„Coolout“ in der Pflege

Für Anna Stephan –
stellvertretend für alle PatientInnen,
die in Krankenhäusern fixiert werden

Mabuse-Verlag
Wissenschaft 114

**Karin Kersting** ist Krankenschwester, Lehrerin für Pflege, Diplom-Pädagogin und Professorin für Pflegewissenschaft/Pflegeforschung an der Fachhochschule Ludwigshafen am Rhein.

Karin Kersting

# „Coolout“ in der Pflege

## Eine Studie zur moralischen Desensibilisierung

Mabuse-Verlag
Frankfurt am Main

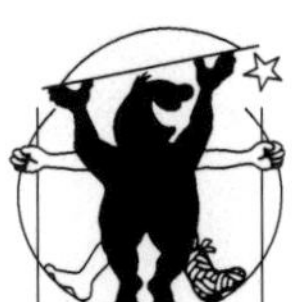

**Bibliografische Information der Deutschen Nationalbibliothek**
Die Deutsche Nationalbibliothek verzeichnet diese Publikation in der Deutschen Nationalbibliografie; detaillierte bibliografische Angaben sind im Internet unter http://dnb.d-nb.de abrufbar.

Informationen zu unserem gesamten Programm, unseren AutorInnen und zum Verlag finden Sie unter: www.mabuse-verlag.de.

Wenn Sie unseren Newsletter zu aktuellen Neuerscheinungen und anderen Neuigkeiten abonnieren möchten, schicken Sie einfach eine E-Mail mit dem Vermerk „Newsletter" an: online@mabuse-verlag.de.

6. Auflage 2022

Kasseler Str. 1 a
60486 Frankfurt am Main
Tel.: 069-70 79 96-13
Fax: 069-70 41 52
verlag@mabuse-verlag.de
www.mabuse-verlag.de
www.facebook.com/mabuseverlag

Umschlaggestaltung: Marion Ullrich, Frankfurt am Main
Druck: SOL Service GmbH, Schrobenhausen
ISBN: 978-3-940529-99-2
Printed in Germany

# Inhalt

# Dank

Zu danken habe ich Prof. Dr. Andreas Gruschka für seine Betreuung während des Studiums und während der Promotion. Um den Perspektivenwechsel von einer «positiven Pädagogik» zu einer «negativen Pädagogik» zu vollziehen, bedarf es der Zeit und der Geduld, nicht nur seitens des Studierenden, sondern auch seitens des Lehrers mit dem Studierenden. Dafür danke ich ihm sehr.

Ich danke meinen Kommilitonen, insbesondere Anke Reichenbach, Thomas Geier, Markus Uecker, Ralf Boost und Sebastian Vogel – sowie Martin Heinrich und Marion Pollmanns, die zu einem späteren Zeitpunkt dazu gestoßen sind – für ihre Bereitschaft, sich mit der Situation in der Krankenpflege auseinander zu setzen, ihre Unterstützung bei der Interviewführung, ihre Hilfe bei der Transkription und vor allen Dingen für die unzähligen Stunden, die sie mit mir interpretiert und meine Texte diskutiert haben. Diese Zusammenarbeit hat die vorliegende Arbeit erst ermöglicht. Martin Heinrich hat mir darüber hinaus wertvolle Hinweise für die Diskussion der pflegeethischen Ansätze gegeben.

Ein ganz besonderer Dank gilt Vera Timmerberg, mit der ich nicht nur fünf Jahre intensiv im Forschungsprojekt zusammengearbeitet habe, sondern die darüber hinaus unermüdlich meine Textentwürfe gelesen, kritisiert und diskutiert hat und mich als Freundin begleitet hat.

Frau Prof. Dr. Ruth Schröck hat mich durch ihr Interesse an dieser Forschungs - arbeit in den letzten zweieinhalb Jahren sehr motiviert. Für ihre Bereitschaft, die Arbeit aus pflegewissenschaftlicher und pflegeethischer Sicht zu betreuen, für die Zeit, die sie sich für meine Texte und für Diskussionen nahm, und für ihre Ermutigungen habe ich ihr zu danken.

Nicht zuletzt danke ich allen Pflegenden, die sich zu den Interviews bereit erklärten und die damit erst die Grundlage für diese Untersuchung geboten haben.

Klaus-Martin Lugge bewahrte Ruhe und half bei der Neuformatierung der Dateien nach einem Computerabsturz kurz vor Abgabe der Arbeit, und er hat fünf Jahre «Kältestudien» ertragen. Ihm sei Dank für seine Geduld ausgesprochen.

Ein Dank geht an Achim Fischer, der die Arbeit Korrektur las. Ulli Deppe managte das Drucken und Kopieren mit großer Gelassenheit.

Der Robert Bosch Stiftung danke ich für die finanzielle Unterstützung während der Promotion, Frau Dr. Satrapa-Schill darüber hinaus für ihr Interesse an der in dieser Arbeit geführten Diskussion über die Pflegeethik.

Karin Kersting

# Vorwort zur zweiten Auflage

Im Geleitwort zur ersten Auflage dieses Buches schreibt Prof. Dr. Claus Offermann: „Jeder Beruf hat in der Praxis seine Unzulänglichkeiten. Es war zu vermuten, dass dies auch auf die Pflege als Inbegriff des helfenden Berufs zutrifft. Karin Kersting lässt uns jedoch mit ihrer Dissertation in einen Abgrund schauen, der sich zwischen Anspruch und Wirklichkeit des Pflegeberufs auftut."[1]

Dieser „Abgrund" ist nichts anderes als das, was Pflegekräfte täglich aushalten: der unauflösbare Widerspruch zwischen dem normativen pflegerischen Anspruch und der Funktionalität in einem Arbeitsalltag, der durch knappe Ressourcen bestimmt wird.

Dieses Spannungsfeld im Pflegealltag besteht nach wie vor bzw. es scheint sich weiter zuzuspitzen:

1. Der pflegerische Anspruch wird durch die Weiterentwicklung der Pflegewissenschaft heute fundierter, differenzierter und elaborierter formuliert als das im Zeitraum der Durchführung der Studie in den Jahren 1995–2000 der Fall war.
2. Die Rahmenbedingungen, unter denen Pflege stattfindet, verschlechtern sich gleichzeitig zunehmend, ein „Pflegenotstand" wird nicht nur in der Fachöffentlichkeit, sondern auch in der breiten Öffentlichkeit immer häufiger thematisiert.

Wie halten Pflegekräfte es aus, wenn sie im Alltag immer wieder erleben, dass sie das „Gute", also eine Pflege, die sich am je individuellen Patienten und seinen Bedürfnissen ausrichtet, nicht verwirklichen können? Die Antwort lautet: moralische Desensibilisierung. Dies bedeutet, dass Pflegende lernen, sich gegenüber dem strukturellen Widerspruch in der Pflege in unterschiedlichen Formen (Reaktionsmustern) *kalt* zu machen. Die Reaktionsmuster erklären, wie am pflegerischen Anspruch festgehalten werden kann, während er gleichzeitig unterwandert wird.

Für mich resultierte aus diesen „Kälte"-Studien[2] u. a. die Frage, inwieweit die Auseinandersetzung damit Bildung im emphatischen Sinne ermöglichen kann:

---

1 Offermann, Claus, in: Kersting, Karin (2002): *Berufsbildung zwischen Anspruch und Wirklichkeit. Eine Studie zur moralischen Desensibilisierung.* Verlag Hans Huber, Bern u. a., S. 9.

2 In den Diskussionen über die Studien zur Berufsbildung zwischen Anspruch und Wirklichkeit haben sich im Laufe der Zeit zunehmend zwei Begriffe durchgesetzt: „Kältestudien" und „Coolout". Erste Ergebnisse wurden 1999 unter dem Titel „Coolout im Pflegealltag" in der Zeitschrift *Pflege & Gesellschaft,* Heft 3, S. 53–60 veröffentlicht.

Bildung aus Auseinandersetzung mit Selbst und Welt, um so den Prozess der Emanzipation aktiv mitzugestalten und sich nicht nur an das gesellschaftlich Notwendige anzupassen.[3] Das ist mit den Studien deshalb möglich, weil sie genau das zum Thema haben: Das Festhalten am normativen Anspruch bei gleichzeitiger Verstrickung in den Anpassungszwängen. Darüber klären die Studien auf.

Seit 2003 sind die Studien Inhalt der Studiengänge Pflegepädagogik und Pflegemanagement an der Fachhochschule Ludwigshafen. Sobald die Studierenden, die alle eine Pflegeausbildung und Berufserfahrung haben, die Studien kennenlernen, zeigen sich in den anschließenden Diskussionen folgende Reaktionen: Erstaunen, Irritation und Verunsicherung, Empörung, Trauer und auch Erleichterung darüber, dass (Pflege-)Wissenschaft auch über die scheiternde Praxis aufklärt.

Die Vermittlung der „Kälte"-Studien ist so angelegt, dass damit zweierlei erreicht werden kann:

*Inhaltlich* setzen sich die Studierenden mit dem Verhältnis von normativ überschüssigen Konzepten zur Pflegepraxis auseinander. Sie lernen, die Strategien im Alltag hinsichtlich des Umgangs mit dem Widerspruch zu durchschauen – auch ihre eigenen Strategien. Sie suchen nach Lösungen, identifizieren in den Lösungen selbst z. B. Idealisierungs- oder Kompensationsstrategien, kündigen berufspolitisches Engagement an, stoßen Diskussionen an und tauschen sich vereinzelt in Pflege-Chatrooms darüber aus. Pflegepädagogen/-innen und -manager/-innen halten es für unabdingbar, dass sich auch und gerade der pflegerische Nachwuchs schon in der Ausbildung mit den „Kälte"-Studien auseinandersetzt. Gerade die Nachwuchskräfte werden diejenigen sein, die zukünftig in der Pflegepraxis agieren, d. h. in dem Spannungsfeld bestehen müssen und unter Anpassungszwang stehen werden. Als nachwachsende Generation sind sie auch diejenigen, die sich (berufs-)politisch einbringen müssen.

Über das Inhaltliche hinaus gewinnen die Studierenden durch den Nachvollzug der *forschungsmethodischen Vorgehensweise* bei den Studien einen Zugang zur qualitativen Forschung. Darüber wird das Interesse an Forschung geweckt. In den pflegebezogenen Studiengängen der Fachhochschule Ludwigshafen führen alle Studierenden eigene kleinere Forschungsprojekte durch. Auf diese Weise haben sich die „Kälte"-Studien dort zu einem neuen Forschungsschwerpunkt im Fachbereich Sozial- und Gesundheitswesen entwickelt.

Ludwigshafen am Rhein, Januar 2011
Karin Kersting

3 Vgl. dazu auch Borst, Eva (2009): *Theorie der Bildung. Eine Einführung.* Schneider Verlag Hohengehren, Baltmannsweiler.

## Geleitwort

# Moralisch handeln in effizienten Organisationen

Anspruch und Wirklichkeit des beruflichen Alltags klaffen in jedem Beruf auseinander. Jeder Beruf hat seinen Mythos sei es bezüglich der Bedeutung für die Gesellschaft oder sei es für die Persönlichkeit des Individuums. Jeder Beruf hat in der alltäglichen Praxis seine Unzulänglichkeiten. Es war zu vermuten, dass dies auch auf die Pflege als Inbegriff des helfenden Berufs zutrifft. Karin Kersting lässt uns jedoch mit ihrer Dissertation in einen Abgrund schauen, der sich zwischen Anspruch und Wirklichkeit des Pflegeberufs auftut. Sie relativiert nicht nur den Mythos von der moralisch stabilen Krankenschwester, sondern sie weist mit ihrer Untersuchung nach, dass sich ein Prozess der moralischen Desensibilisierung im Laufe der beruflichen Tätigkeit vollzieht. Die Krankenschwestern und Krankenpfleger werden aufgrund der strukturellen Bedingungen nicht nur nicht in die Lage versetzt, ihre Ethik der Patientenorientierung zu leben, sondern sie werden gezwungen, eine falsche Praxis, die zu negativen Folgen für die Patienten führt, gut zu finden. Karin Kersting nennt es Kälte verursachende Strukturen, die zu moralischen Konflikten führen. Vor allem der Mangel an Zeitressourcen ist für die Verursachung der Kälte verantwortlich.

Es ist das Verdienst von Karin Kersting, durch ihre Studien die «Kälteellipse» entdeckt zu haben, der die Pflege unterworfen ist. Es sind neun Stufen, die von der Wahrnehmung der Strukturen über die moralische Verunsicherung bis zur reflektierten Hinnahme der Zustände und Verfahren reichen. Eindrucksvoll dargestellt ist vor allem der persönliche Kampf der Pflegenden mit sich zwischen Widerspruch, Verdrängung, Idealisierung und Kompensation der falschen Praxis.

Die Pflegethik hat nach Karin Kersting bisher keine positiven Beiträge zur Bewältigung des Problems geleistet. Die Pflegeethiker/innen nehmen die materiellen und gesellschaftlichen Bedingungen als unveränderbar hin und belassen es bei einer praxistauglichen Kritik. Für Karin Kersting ist die Pflegeethik in Wirklichkeit der Handlanger zur Förderung der Kälte durch ihre Idealisierung falscher Praxis. Die Pflegeethik scheint der moralischen Desensibilisierung auf theoretischer Ebene noch die Krone aufzusetzen.

Karin Kerstings Arbeit kann eine Diskussion auslösen, in der sich vor allem Sozialpolitik, Pflegewissenschaften, Pflegepädagogik, Pflegemanagement und die Berufsverbände angesprochen fühlen können. Es ist dieser Arbeit zu wünschen, dass sie konstruktiv auf breiter Basis wahrgenommen wird. An dieser Stelle soll auch sogleich mit der Diskussion begonnen werden.

Betriebswirte und Verwaltungswissenschaftler verstehen nichts von Pflege, sondern lediglich etwas von Prozessen, die eine Organisation aufrecht erhalten und verbessern sollte, um versprochene Leistungen mit so wenig wie möglich Reibungsverlust zu erbringen. Einzelne Teile der klagenden Einführung einer Stationsschwester «Wie sieht heute unser Stationsalltag aus?» könnte ein mit Organisationen Beschäftigter mit folgenden Fragen zu verstehen versuchen:

- «Nach einer von vielen Anfragen, von Telefon und Glocke ständig unterbrochenen Pause»: Gibt es denn keine Springerin, die diese Arbeiten übernimmt? Gibt es eine Erhebung, wie viele Unterbrechungen es gibt, wer unterbricht und wie diese Unterbrechungen zu reduzieren sind, damit in Ruhe Pause gemacht werden kann?

- «Eine Kollegin ist den ganzen Tag mit Visite und anschließendem Ausarbeiten beschäftigt: Gibt es die Möglichkeit, die Visitendokumentation so aufzubereiten, dass ein anschließendes Ausarbeiten minimiert werden kann?

- «Die Oberschwester will wissen, ob die Kollegin die Krankmeldung gebracht hat»: Gibt es einen Ort, an dem die Krankmeldung deponiert werden muss? Wenn sie dort nicht ist, dann ist sie nicht da. Dann braucht die Oberschwester auch nicht den Betrieb aufzuhalten.

- «Die Schülerin fragt, ob der Patient mit Herzinfarkt schon zur Toilette darf»: Wurde diese Frage bei der Dienstübergabe behandelt oder ist die Vorgehensweise dokumentiert? Gibt es eine definierte Ansprechpartnerin, die die Schülerin gezielt betreut?

- «Nebenbei suchen wir noch das Gebiss von Herrn. D.»: Gibt es die Festlegung, dass an den drei Punkten gesucht wird, wo mit hoher Wahrscheinlichkeit das Gebiss liegt – und wenn es dort nicht liegt, ein freundliches «Tut mir Leid!» fällig ist?

- «Wir haben noch keine Apotheken-, keine Lagerbestellung geschrieben»: Gibt es ein Bestellsystem mit Barcodescanner und ein modernes Lager, um das sich ein Lagerassistent kümmert, der bestellt und liefert?

- «Nach dem Blutbild von Herrn Schulze hat der Arzt schon zweimal gefragt»: Gibt es eine Vereinbarung mit dem Arzt, bis wann er damit realistischerweise rechnen kann?

Wohlgemerkt, es gibt immer noch genug Hast und Zeitdruck für die Pflege, die die These von Karin Kersting von der moralischen Desensibilisierung unterstützt, auch wenn die gestellten Fragen positiv beantwortet würden. Es könnte jedoch sein, dass Verbesserungen jeder Art den Druck von den Pflegemitarbeiterinnen nehmen.

Leider wird das «Regelwerk der Praxis», das die Pflegemitarbeiterinnen in ihre desolate Situation treibt, nicht als veränderbar oder verbesserbar thematisiert. Bedeutet es, dass das Krankenhaus als Organisation nicht veränderbar ist? Bedeutet das, dass weder in der beruflichen Ausbildung noch in der beruflichen Praxis das Thema «Organisatorische Verbesserungen» in den Blick gerät?

Unter Umständen geht die organisatorische Desensibilisierung, als Nicht-Wahrnehmen-Können organisatorischer Veränderungen der moralischen Desensibilisierung voraus. Schwächen der Organisation wären danach die Normalität der Organisation, gerade wenn sie zu Lasten der Pflegemitarbeiterinnen gehen. Mögliche freiwerdende Zeitressourcen durch organisatorische Verbesserungen in der Organisation werden dadurch nicht wahrgenommen. Die Pflege hat dadurch nicht die Chance, ein strategischer Beruf zu sein, der zielgerichtet und entscheidungsstark patientenorientiert arbeitet.

Zudem verbirgt sich dahinter ein hierarchisches Problem: Die Pflegemitarbeiterinnen als *frontline staff* sind ganz selbstverständlich die Frontschweine, die verheizt werden, damit die Krankenhausküche ihre Essenswagen pünktlich zurück, das Labor sein Blut und der Arzt sein Blutbild zügig bekommt. Es scheint auch keine hierarchische organisatorische Spitze in Form einer Pflegedirektorin zu geben, die Verbesserungsprojekte zugunsten der Pflege forciert. Die Pflege stellt sich hier nicht als Herrin des Verfahrens dar, d.h. sie definiert nicht die Situation. Diejenigen, die die Situationen definieren, haben es immer einfacher zu Lasten der Definitionsschwachen, moralisch einwandfrei zu handeln.

Aus der Sicht eines Organisationsentwicklers könnte damit angefangen werden, die alltäglichen Prozesse anhand der eingangs so schön beispielhaft geschilderten Situationsbeschreibung zu analysieren und zu verbessern. Denn – so denken die Organisationsentwickler – moralisch handeln lässt es sich besser in Organisationen, die effizient organisiert sind.

Prof. Dr. Claus Offermann

# Vorwort

Die vorliegende Studie ist im Rahmen des Forschungsprojekts *Moralische Krisenerfahrung in Kindheit und Jugend* entstanden. Vom Sommersemester 1995 bis zum Wintersemester 1999/2000 untersuchte eine Gruppe von Studenten[1] und Doktoranden, zu der auch die Verfasserin gehörte, unter der Leitung von Prof. Dr. Andreas Gruschka Reaktionen von Kindern, Jugendlichen und jungen Erwachsenen auf moralische Konfliktsituationen. Zu diesem Zweck wurden klinische Interviews mit 209 Probanden geführt. In den Gesprächen wurden verschiedene, ihnen aus ihrem Alltag bekannte moralische Konfliktsituationen thematisiert. Die Inhalte wechselten dabei je nach Altersgruppe und Thema; strukturell waren die Konflikte jedoch identisch: Immer ging es um Situationen, in denen ein Verhalten gemäß einer postulierten Norm im Widerstreit zu den Bedingungen des Alltags stand. Diese Konfliktsituationen wurden in kleine Geschichten (Szenarien) eingearbeitet, die den Probanden vorgelesen bzw. vorgelegt wurden, und sie wurden aufgefordert, ihre Meinung zu äußern. Die Probanden – Kindergartenkinder, Schüler der Primarstufe, der Sekundarstufe I und II, Studenten sowie junge Arbeitslose, die an einer Qualifizierungsmaßnahme des Arbeitsamtes teilnahmen – wurden zu verschiedenen Normkonflikten in pädagogischen Institutionen und im außerpädagogischen Bereich befragt. Organisiert wurde das Projekt, indem die Themen der moralischen Konflikte einzelnen Projektmitarbeitern zugeordnet wurden, die dann in kleinen Arbeitsgruppen die Reaktionen darauf in allen Altersgruppen untersuchten. Weil die Konflikte strukturidentisch sind, ist eine Verallgemeinerung der Ergebnisse sowohl bzgl. der Altersgruppen der Probanden als auch der Arbeitsgruppen – und damit der verschiedenen Normkonflikte untereinander – möglich. 1996 wurde die Untersuchung auf den Bereich der beruflichen Bildung ausgeweitet. Ergänzend zu den genannten Probanden

1 Mit dieser Bezeichnung sind gleichzeitig auch Studentinnen gemeint. Im Interesse einer besseren Lesbarkeit wurde bei allen Personen nur eine Geschlechtsform gewählt, die stellvertretend für beide Geschlechter steht. Das gilt ebenso für die Bezeichnungen Krankenpflegeschüler, Krankenschwester, Proband, Patient etc. Ausgenommen davon sind jeweils konkrete Personen.

hat die Verfasserin Auszubildende der Krankenpflege und später auch examinierte Pflegekräfte in das Projekt einbezogen, weil die Untersuchungsanlage die Möglichkeit bot, zusätzliche Erkenntnisse über die Moralentwicklung in der Pflege zu gewinnen. Denn mit der Auswertung der Interviews wird beschrieben, welche Strategien die Befragten für eine moralische Orientierung in ihrem Alltag entwickeln. Der für die Krankenpflegeprobanden relevante moralische Konflikt ist ihrem Arbeitsalltag entnommen und bezieht sich auf das normative Postulat einer patientenorientierten Pflege und die an die Pflegenden herangetragene Forderung nach funktionalen Verhaltensweisen in der Pflegepraxis.

Gegenstand der vorliegenden Arbeit ist die Untersuchung im Bereich der Krankenpflege; sie spiegelt den Aufbau des gesamten Forschungsprojekts wider. Die Ausführungen zur Forschungsmethode haben Geltung für das ganze Projekt und ein großer Teil der Untersuchungsergebnisse in der Pflege findet sich auch bei Probanden der anderen Arbeitsgruppen.[2] An den entsprechenden Stellen werden Bezüge hergestellt.

2 Eine Beschreibung der moralischen Konflikte, zu denen Kinder, Jugendliche und junge Erwachsene befragt wurden, ist in einer Darstellung der Themen der Moralkonflikte des Forschungsprojekts im Anhang nachzulesen.

# Einleitung

Eine Stationsschwester schildert ihren Arbeitsalltag in der Krankenpflege wie folgt:

> Wie sieht noch heute unser Stationsalltag aus? Wir kommen morgens um 6.00 Uhr zum Dienst, stürzen uns nach der Übergabe auf die Patienten, teilen in Hast das Frühstück aus. Wenn dann gegen 8.00 Uhr die ärztliche Besatzung anrückt, haben die ersten von uns schon Rückenschmerzen vom Betten, Lagern, Hochziehen, Heben. Nach einer von vielen Anfragen, von Telefon und Glocke ständig unterbrochenen sog. Frühstückspause geht die Hektik dann erst richtig los. Eine Kollegin ist den ganzen Vormittag mit Visite und anschließendem Ausarbeiten beschäftigt, die anderen rennen rum. Sie suchen ein Bett für den Zugang und die Papiere für die Entlassung. Rennen zum Telefon und – weil ein Patient klingelt – von einem Ende des Flures zum anderen und wieder zurück, zum nächsten Patienten und wieder zum Telefon. Dazwischen will die EKG-Schwester wissen, wo Herr A. bleibt, der Klinikpfarrer will wissen, wo Herr B. liegt, die Oberschwester will wissen, ob die Kollegin die Krankmeldung gebracht hat. Herr Schulze will wissen, ob er noch nüchtern bleiben muß; die Schülerin fragt, ob der Patient mit Herzinfarkt schon zur Toilette darf und ob Frau Meier noch eine Infusion bekommt. Frau Schmitt will wissen, wie es ihrer Mutter geht. Zwischendurch fällt Herr A. aus dem Bett, Frau B. hat Durchfall, und das ganze Bett samt Gitter ist schmutzig. Frau C. muß erbrechen und kam nicht mehr rechtzeitig ins Bad. ‹Nebenbei› suchen wir noch das Gebiß von Herrn D., den Hausschuh von Frau E. und wenn eine Woche nach der Entlassung Frau Schmitt nach dem Handtuch mit den roten Punkten fragt, dann suchen wir das auch noch. Es muss nicht unbedingt noch ein Notfall dazukommen, um das Chaos perfekt zu machen. Übertreibe ich? Ich denke nicht. […] Und ich bin, leider, noch nicht fertig mit dem Aufzählen. Wir haben nämlich noch nicht – nebenbei, versteht sich – die Küche für das Mittagessen vorbereitet, das ‹Gift› aus der Apotheke abgeholt, den Untersuchungsantrag zum Institut gebracht, das Blut ins Labor. […] Und ich bin noch immer nicht fertig mit dem Aufzählen. Wir haben nämlich noch keine Apotheken-, keine Lagerbestellung geschrieben und keinen Wäschewagen ausgeräumt. Die Tabletten für morgen sind noch nicht gerichtet, die Schälchen noch nicht mal ausgewaschen. […] Nach dem Blutbild von Herrn Schulze hat der Arzt schon zweimal gefragt, und die Blutkonserven sind noch immer nicht abgeholt.

Sie fügt ergänzend hinzu, dass nicht jeder Tag so schlimm sei, «aber doch die meisten normalen Werktage». (Zieger, 1992: 230 ff.)

In diesem lebhaft geschilderten und jedem Pflegepraktiker bekannten Kontext findet Krankenpflege statt. Pflege will und soll aber mehr sein, als ein «Sich-auf-die-Patienten-Stürzen» zwischen 6.00 Uhr und 8.00 Uhr. Sie will und soll durch etwas anderes charakterisiert sein, als durch das beschriebene permanente «Rumrennen» vom Telefon zu Patientenzimmern und zurück. Das formuliert auch die zitierte Autorin. Sie stellt den Anspruch, dass Patienten ganzheitlich betreut, Schwerkranke und Sterbende begleitet werden sollen (Zieger, 1992: 233). Eine ganzheitliche Betreuung, eine am einzelnen Patienten orientierte Pflege, bei der seine individuellen Bedürfnisse Berücksichtigung finden, soll die Pflege auszeichnen.

Krankenpflege heißt, sich um Patienten kümmern, ihnen Gutes tun, sich ihnen zuwenden, sie trösten, wenn sie traurig sind, sie unterstützen und ihnen helfen, ihre Selbständigkeit wiederzuerlangen, wenn sie aufgrund einer Erkrankung in ihren Lebensaktivitäten eingeschränkt sind. Jeder einzelne Patient und sein Wohlbefinden soll im Mittelpunkt der Bemühungen der Pflegenden[3] stehen, die ihr pflegerisches Handeln daran ausrichten sollen und wollen.[4] Dazu gehört es, entsprechendes Fachwissen in praktisches Handeln zu überführen: Pflegemaßnahmen sollen mittels Informationen über die Patienten unter Einbeziehung ihrer Ressourcen zielgerichtet geplant, durchgeführt und evaluiert werden. Das lernen die Krankenpflegeschüler in der Ausbildung. Mit Blick auf ihren Arbeitsalltag äußern Pflegende sich aber auch dahingehend, dass man das nicht uneingeschränkt könne: Auch für die sehr pflegebedürftigen Patienten habe man sehr wenig Zeit, und wenn man sich die Zeit nehmen möchte, dann könne man das einfach aufgrund der vielen Arbeit nicht. Auszubildende berichten von dramatischen Einzelfällen, in denen es dazu komme, dass Pflegende die Türen schließen, und zwar von außen, wenn Patienten sterben. Eine Begleitung der Sterbenden sei nicht möglich, wenn – so drückt sich eine Auszubildende aus – die Station tobe. Patienten, die eingestuhlt sind, müssen in ihren Exkrementen liegen bleiben, weil es erst andere Aufgaben zu erledigen gelte, die dazu dienen, den reibungslosen Arbeitsablauf zu gewährleisten. Man müsse sich bei der Pflege beeilen, denn Zeit zu sparen, das gehöre nun einmal zum Krankenhausalltag. (Vgl. Kap. 5: S. 172 f.; Kersting, 1997: 57 ff.)

Diese Situationsschilderung und die Aussagen Pflegender sind vor dem Hintergrund der derzeitigen Entwicklungen in der Pflege zu betrachten. Einerseits eta-

3 Die Bezeichnung «Pflegende» bezieht sich in dieser Arbeit durchgehend sowohl auf die Auszubildenden der Krankenpflege, als auch auf die examinierten Pflegekräfte.

4 Diese Vorstellungen von Pflege formulieren Auszubildende der Krankenpflege und examinierte Pflegekräfte z. B. in Kapitel 5. Vgl. auch den Materialienband, der bei der Verfasserin zur Einsichtnahme angefordert werden kann.

bliert diese sich zunehmend als Wissenschaft.[5] Pflegespezifische Fragen und Themen werden erforscht und aufgearbeitet und der zu verwirklichende pflegerische Anspruch wird durch pflegewissenschaftliche Erkenntnisse immer differenzierter beschrieben. Andererseits gelten die öffentlichen Kassen als immer leerer. Die Budgetierung im Gesundheitswesen, die daraus folgenden Einsparungen und personellen Engpässe, die mittlerweile nicht mehr nur in der Fachwelt, sondern auch in der Öffentlichkeit diskutiert werden (vgl. z. B. Bartholomeyczik, 1993; Galuschka et al., 1993; Bolle, 1999)[6], sind eher dazu geeignet, den Prozess der steigenden Belastungen zu kultivieren, als ihn zu stoppen.

> Schwestern, Pfleger, Altenpflegerinnen, Altenpfleger und andere an professioneller Pflege beteiligte spüren die Diskrepanzen zwischen den Forderungen einer optimalen Pflege und den gesundheitspolitischen Gegebenheiten, die eine solche oft als Utopie erscheinen lassen. (Arndt, 1996: V)

Aus diesen Diskrepanzen resultieren moralische Konfliktsituationen, in denen Pflegende entscheiden müssen, wie sie sich verhalten sollen.

Vor diesem Hintergrund gewinnt die Frage nach der moralischen Haltung Pflegender in dem Konfliktfeld zwischen Anspruch und Wirklichkeit in der Pflege an Bedeutung, denn es nimmt nicht nur das pflegespezifische Wissen zu, sondern es werden auch die Diskrepanzen zur Wirklichkeit beschrieben und Probleme aufgedeckt. Der «Boom» der Ethik-Diskussion unterstreicht die Notwendigkeit der Thematisierung von Fragen im Zusammenhang mit der Moralität im Pflegealltag

---

5 Zegelin-Abt gibt in dem Vorwort zu *Pflegeforschung. Methoden – Kritische Einschätzung – Anwendung* einen Überblick über die Entwicklung der Pflegeforschung in Deutschland bis zur Etablierung der Pflegestudiengänge *Pflegewissenschaft* (1996: V-XI).

6 Der Deutsche Berufsverband für Pflegeberufe e. V. (DBfK) rief im Juni 1999 zu einer Großdemonstration auf dem Berliner Alexanderplatz auf, um gegen eine weitere Verschlechterung der Arbeitsbedingungen zu protestieren. Die Westdeutsche Allgemeine Zeitung schreibt am 31.03.2000, dass die Sozialverbände einen «neuen Pflegenotstand» beklagen, berichtet am 10.04.2000 über den «harten Alltag in den Krankenhäusern» und weist auf «knappes Personal» hin.

(Zegelin-Abt, 1997: 361).[7] So wird auf moralische Probleme in der Pflege reagiert. Pflegewissenschaftler wollen für moralische Probleme in der Pflege sensibilisieren. In der Auseinandersetzung mit ethischen Theorien, Prinzipien, Konzepten wollen sie einen Beitrag für einen reflektierten Umgang mit moralischen Konflikten leisten. Sie sprechen Empfehlungen und Vorschläge für moralische Orientierungslinien aus, bieten Entscheidungsfindungsstrategien an, die in der Ausbildung vermittelt werden und Konfliktsituationen in der Pflegepraxis bewältigen und auf moralisches Handeln orientieren sollen. (Vgl. Kap. 7, S. 251 ff. und S. 275 ff.)

Es fehlt bisher allerdings an einer Ist-Analyse, das heißt an einer Untersuchung über Moralität im Pflegealltag. Bevor Empfehlungen ausgesprochen werden, wie Pflegende moralisch (-er) handeln können, ist zunächst die Frage zu beantworten, welche Orientierungsmöglichkeiten Pflegende in ihrem Arbeitsalltag überhaupt haben, wenn sie in moralische Konflikte verwickelt sind. Zu diagnostizieren ist, worauf sie sich beziehen, wenn sie Entscheidungen darüber treffen, welche Formen des Handelns für sie verpflichtend oder richtig sind. Wie lässt sich die Moralität Pflegender in einem Arbeitsalltag beschreiben, in dem sie «rumrennen» und Handtücher mit roten Punkten suchen, während, um dieses drastische Beispiel von Zieger aufzugreifen, zugleich Patienten aus dem Bett fallen? Wie können Pflegende an einer ganzheitlichen Betreuung Schwerkranker und Sterbender als dem guten und richtigen Handeln in der Pflege festhalten, wenn die «Station tobt» und die Patientenzimmertür von außen geschlossen wird? Oder weniger dramatisch formuliert: wie gehen Pflegende in ihrem Arbeitsalltag mit moralischen Konfliktsituationen um, die dadurch gekennzeichnet sind, dass sie ihr pflegerisches Handeln an den Bedürfnissen der Patienten ausrichten sollen und sie sich zugleich

---

7 Die Veröffentlichungen zum Themenbereich *Ethik in der Pflege* haben in den letzten Jahren an Umfang zugenommen. Die Arbeitsgruppe *Ethik in der Pflege* des Deutschen Vereins für Pflegewissenschaft und -forschung hat aus diesem Grunde eine annotierte Bibliographie (2000) erarbeitet, die Interessierten den Zugang zu den in den letzten Jahren erschienenen Aufsätzen und Monographien durch einen Überblick erleichtern soll. Ein weiterer Indikator für das steigende Interesse ist z. B., dass das Thema *Ethik in der Pflege* mit einem eigenen Schwerpunkt auf dem *«Pflegekongress München 2000»* vertreten war. 1999 wurde das International Centre for Nursing Ethics gegründet. Es werden Modellprojekte ins Leben gerufen, wie etwa *Implementierung ethischen Denkens in den beruflichen Alltag Pflegender* (Katholischer Berufsverband für Pflegeberufe e.V.). Die Themen, die unter ethischen Aspekten diskutiert werden, sind vielfältig. Zum Beispiel: alltägliche Konflikte im Rahmen der Hygiene, Sexualität im Pflegealltag, Kooperationsbeziehungen in der Pflege, Zwangsernährung von Patienten, die Wahrung der Würde des Menschen, Tod und Sterben, Konflikte, die sich durch mangelnde personelle und finanzielle Ressourcen ergeben u. v. a. m. (Vgl. auch Kap. 7)

durch knappe personelle Ressourcen, den Zeitdruck und die beschriebene Hektik im Pflegealltag gezwungen sehen, bei der Pflege zu beeilen? Warum unterläuft die Pflegepraxis ihren eigenen Anspruch, und wie reagieren die Pflegenden auf diese Diskrepanzen?

Schröck spricht im Zusammenhang mit dem moralischem Handeln in der Pflege von einem «Prozeß einer moralischen Desensibilisierung», der sich im Laufe der beruflichen Tätigkeit nicht nur fortzusetzen, sondern zu verstärken scheine (1995: 322). Gemeint ist damit der Verlust von Sensibilität gegenüber Verhaltensweisen, die vor dem eigenen Gewissen nicht zu rechtfertigen sind, weil sie dem normativ Gebotenen widersprechen. Zugleich scheint es Mechanismen zu geben, mit denen es gelingt, diese Verhaltensweisen zu praktizieren und hinzunehmen, ohne dass diese grundsätzlich in Frage gestellt werden und ohne dass es zu einer Beunruhigung kommt.[8] Dieser Einschätzung Schröcks ist angesichts der Diskrepanzen zwischen pflegerischen Ansprüchen und den gegebenen Bedingungen im Alltag zuzustimmen, denn sie gibt einen Hinweis darauf, wie es kommt, dass Pflegende handlungsfähig bleiben können, auch wenn sie erleben, dass sie das, was sie machen sollen, nicht uneingeschränkt leisten können. Gerade indem sie ihre Sensibilität verlieren, können sie auch Situationen dulden, die nicht einer optimalen Pflege entsprechen.

Das Erkenntnisinteresse der vorliegenden Untersuchung richtet sich auf diesen vermuteten Prozess. Was genau dabei unter «moralischer Desensibilisierung» zu verstehen ist, wie sie beschrieben werden kann, wie es dazu kommt und was unter einer «Verstärkung» des Prozesses zu verstehen ist, ist bislang ungeklärt. Hier wird diesen Fragen nachgegangen. Eine Annahme geht davon aus, dass den Anforderungen, die an Pflegende gestellt werden, eine Strukturlogik innewohnt, die mit diesem vermuteten Desensibilisierungsprozess im Pflegealltag zusammenhängt. Eine zweite Annahme ist, dass die zunehmende Berufserfahrung auch zu einer zunehmenden Erkenntnis des Widerstreits in den Anforderungen führt. Daraus resultieren Bewältigungsmechanismen, die sich in den unterschiedlichen Reaktionen auf moralische Konfliktsituationen zum Ausdruck bringen. Werden sie aufgedeckt, kann der Prozess der moralischen Desensibilisierung beschrieben werden.

Daraus folgt zweierlei. Erstens muss die Moralität Pflegender an dem Ort untersucht werden, an dem sie sich entwickelt: in dem oben skizzierten Spannungsfeld des beruflichen Alltags. Zweitens müssen Pflegende untersucht werden, die unterschiedlich lange in der Praxis tätig sind. Da auch Pflegeschüler die Diskre-

8 Schröck bezieht sich beispielhaft auf die Lüge oder eine «andere Untat», die im Kindesalter subjektiv als außerordentlich bedrängend empfunden wurde und mit zunehmenden Alter an Brisanz und Problematik verliert (1995: 321 f.).

panzen zwischen dem pflegerischen Anspruch und den Bedingungen des Alltags vom Beginn ihrer Ausbildung an erleben, macht es Sinn, eine Untersuchung bereits bei der Ausbildung anzusetzen. Die Auszubildenden sind die Adressaten der pflegepädagogischen Bemühungen, über die der Anspruch vermittelt wird, und sie stehen im Stationsalltag unter Handlungsdruck: Sie sollen praktisch umsetzen, was sie lernen, und sind Mitarbeiter in einem Team auf den Stationen, deren Abläufe gesichert sein müssen. Um herauszufinden, welche Orientierungsmöglichkeiten der Alltag den Pflegenden hinsichtlich der Lösung moralischer Konflikte bietet und inwieweit die Kenntniszunahme in der Ausbildung und die Dauer der beruflichen Erfahrungen eine Rolle spielen, werden Krankenpflegeschüler aus allen drei Ausbildungsjahren, sowie einige von ihnen zu einem späteren Zeitpunkt als examinierte Pflegekräfte in diese Untersuchung einbezogen. Die Betrachtung einer typischen, alltäglichen moralischen Konfliktsituation und die Reaktionen Pflegender darauf stehen im Mittelpunkt dieser Arbeit.

Das Ziel dieser empirischen Untersuchung, die auf 40 Interviews mit Pflegenden basiert, ist es also zu beschreiben, wie sich Moralität als Prozess der moralischen Desensibilisierung in der täglichen Konfrontation mit den strukturellen Bedingungen des Pflegealltag entwickelt. Das Medium sind die Reaktionen Pflegender auf einen typischen Alltagskonflikt.

## Aufbau der Forschungsarbeit

In Kapitel 1 wird das oben angesprochene Spannungsfeld zwischen Sollen und Sein in der Pflege analysiert. Dazu wird der normative Anspruch der Pflege anhand des Konzeptes einer patientenorientierten Pflege vorgestellt, wie es die in der vorliegenden Untersuchung befragten Pflegenden kennen lernen. Zu den Arbeitsaufgaben im Stationsalltag gehört eine Vielzahl von Routinetätigkeiten, die zum Teil an bestimmte Zeiten gebunden sind, weil sie in Zusammenarbeit mit anderen Berufsgruppen und Abteilungen des Krankenhauses ausgeführt werden (Funktionsabteilungen wie Röntgenabteilung, Labor, OP, Endoskopie, hauswirtschaftliche Dienste, Verwaltung, Ärzte, Krankengymnasten u. a.). Hinzu kommen unvorhergesehene Tätigkeiten und Zwischenfälle, wie sie von Zieger beschrieben werden (s. o. S. 5). Es ist erforderlich, dass die Pflegenden die Arbeitsabläufe sichern und die Routinetätigkeiten erledigen, die über die unmittelbare Pflege der Patienten hinausgehen. Eine Orientierung an funktionalen Verhaltensweisen ist im Alltag unerlässlich. Die damit beschriebenen Anforderungen an Pflegende werden in diesem Kapitel als in sich widersprüchlich aufgedeckt, und die Dialektik von normativem Anspruch und Funktionalität wird herausgearbeitet.

In Kapitel 2 wird der an der Kritischen Theorie ausgerichtete theoretische Hintergrund des Gesamtprojekts vorgestellt. Der für die vorliegende Arbeit zentrale

Begriff der «Kälte», wie er von Theodor W. Adorno und Max Horkheimer geprägt worden ist, wird im Rückgriff auf eine Analyse Andreas Gruschkas und seinen Erläuterungen zur Kältemetapher als einer moralischen Kategorie referiert. Daraus ergibt sich eine spezifische Perspektive hinsichtlich der Moral und der Moralentwicklung: Die eingangs formulierte «moralische Desensibilisierung» und der Begriff der Kälte werden aufeinander bezogen. Dies expliziert den Hintergrund für die Beschreibung des Prozesses moralischer Desensibilisierung in der Pflege.

Die Forschungen Kohlbergs gelten als die bisher umfangreichsten, systematisch durchgeführten Untersuchungen zur Moralentwicklung. In Kapitel 3 werden die Theorie der Moralentwicklung von Kohlberg und seine forschungsmethodische Vorgehensweise dargestellt und diskutiert. Kohlberg geht davon aus, dass Moralentwicklung gemäß einer bestimmten Stufenabfolge verläuft, bei der Regressionen ausgeschlossen sind und in der die letzte Stufe ein moralisch reifes, konsensfähiges, weil dezentriertes Urteil beschreibt. Es werden Unstimmigkeiten dieser Theorie hinsichtlich ihrer invarianten, in einer bestimmten Hierarchie fortschreitenden Entwicklungsstufen aufgedeckt, und es wird herausgearbeitet, dass Kohlbergs methodische Vorgehensweise dazu beiträgt, diese Unstimmigkeiten zu verdecken. In Abgrenzung dazu werden erste Kriterien für die Vorgehensweise in der vorliegenden Forschungsarbeit aufgezeigt.

In Kapitel 4 werden der methodologische Hintergrund dieser Forschungsarbeit und die objektive Hermeneutik als Forschungsmethode zur Erkenntnis der Moralentwicklung in der Pflege vorgestellt und begründet. Das Kapitel ist mit dem Anspruch einer «Einführung in die objektive Hermeneutik» verfasst, um sie in der pflegewissenschaftlichen Forschung bekannter zu machen. Die Untersuchungsanlage wird beschrieben: die Probanden, das Interviewverfahren, das Auswertungsverfahren. Das empirische Material umfasst 40 transkribierte Interviews mit Pflegenden. Herausgearbeitet wird, dass sich jenseits des subjektiv intentional Repräsentierten in den Aussagen Pflegender zu einer moralischer Konfliktsituation latente Sinnstrukturen aufdecken und als Reaktionsmuster auf moralische Konflikte beschreiben lassen. Die Interviewauswertungen und die Interviewtranskripte einschließlich der Transkriptionsregeln sind im Materialienband nachzulesen.

Die Reaktionsmuster werden in Kapitel 5 dargestellt und erläutert. Mit jedem Reaktionsmuster wird ein Ausschnitt der Pflegewirklichkeit gezeigt, in dem die Strukturlogik in den Anforderungen transparent wird. Mit ihnen wird geklärt, wie Pflegende sich zu einem typischen moralischen Konflikt ihres Arbeitsalltages verhalten und in welcher Weise sie ihre Sensibilität für die Verletzung des normativen Anspruchs verlieren. Die Reaktionsmuster werden zuerst in Form von Beispielen einzelner Probanden (als «Portraits» der Probanden) vorgestellt, um so die konkreten Ausprägungen im Pflegealltag zu veranschaulichen und danach in einer abstrakten Form, um die allgemeinen Merkmale deutlich zu machen und so den übergreifenden, das heißt über die Untersuchung der Krankenpflegeprobanden hinausweisenden Gehalt, darzustellen.

In Kapitel 6 wird die Entwicklungslogik der Reaktionsmuster analysiert. Es wird herausgearbeitet, inwieweit Entwicklung als eine zunehmende Erkenntnis der strukturellen Bedingungen und des moralischen Problems, sowie als eine zunehmende moralische Desensibilisierung zu verstehen ist. Beispielhaft wird an einigen Probanden gezeigt, wie sich eine moralische Desensibilisierung als Prozess darstellt und in welche Richtung sich diese Probanden entwickelt haben.

In Kapitel 7 wird die Frage bearbeitet, welchen Beitrag die Pflegeethik zur Sensibilisierung für moralische Probleme und für die Bewältigung von moralischen Konfliktsituationen im Pflegealltag leistet. Dazu werden zwei pflegeethische Ansätze vorgestellt und analysiert.

Eine Zusammenfassung der Forschungsarbeit findet sich in Kapitel 8. Die Untersuchungsergebnisse werden an die Pflegewissenschaft und die Pflegeausbildung zurückgebunden.

In Kapitel 9 werden einige weiterführende Forschungsfragen formuliert, und es wird Bezug genommen auf bereits vorliegende Forschungsarbeiten zum Burnout-Syndrom und zur beruflichen Sozialisation. Beispielhaft wird aufgezeigt, in welcher Weise die Ergebnisse dieser Studie für andere Forschungsfelder relevant sind.

# 1. Sollen und Sein in der Pflege

Ein Szenario, welches beispielhaft eine Situation aus dem Pflegealltag beschreibt, bietet den Ausgangspunkt für die nachfolgende Analyse. Es handelt sich um einen Gesprächsausschnitt nach der morgendlichen Dienstübergabe in einem Stationsteam eines Krankenhauses. Die Akteure des Szenarios sind frei erfunden und die geschilderte Situation hat es so nicht gegeben.[9]

Ulli ist Schüler auf einer internistischen Station und hat Frühdienst. Die Stationsleitung, Schwester Claudia, teilt morgens nach der Übergabe die Arbeit ein. Sie sagt: «Es sind zehn Patienten zu waschen. Du Ulli, gehst erst mal nach Zimmer 14 zu Frau M., Britta und Harry betten durch und fangen an, die anderen Patienten zu waschen. Heute ist zügiges Arbeiten angesagt, wir sind wieder nur zu viert.» Ulli sagt: «Zügiges Arbeiten – ja. Aber du weißt ja, wie Frau M. ist.» (Frau M. ist eine Patientin mit einer Halbseitenlähmung und einer Sprachstörung. Sie gilt als schwierige Patientin, ist nicht besonders kooperativ, wehrt sich oft gegen die Mundpflege (sie hat einen Soor[10]) und sträubt sich auch immer dagegen, wenn sie rausgesetzt werden soll. Wenn das Pflegepersonal sie dazu aktivieren soll, die Tätigkeiten, die sie allein verrichten kann, auch selbst durchzuführen, so dauert das immer recht lange. Zudem versteht man sie sehr schlecht, und es dauert eben immer eine ganze Zeit, bis man weiß, was sie möchte). Britta sagt: «Ja, stimmt. Aber wenn Harry und ich uns beim Betten beeilen, schaffen wir das schon.» Harry sagt: «Nein Ulli. Du musst dich eben auch beeilen. So viel Zeit ist einfach nicht. Das kann doch nicht alles an uns hängen bleiben. Heute ist Visite, die Blutdrücke müssen vorher gemessen werden, und das Labor wird sich bedanken, wenn das Blut wieder so spät runter kommt. Außerdem kommen sonst die anderen Patienten auch zu kurz, wenn wir so hetzen müssen.»

9 Das Szenario hat die Verfasserin mit Blick auf ihre eigenen Erfahrungen in der praktischen Krankenpflege und in direkter Anlehnung an die Szenarien, die für die anderen Probanden des Forschungsprojekts erarbeitet wurden, verfasst. Es ist Teil des Forschungsdesigns und wurde Pflegenden im Rahmen der Befragung vorgelegt. (Vgl. ausführlicher Kapitel 4, S. 50 ff. und Gruschka et al., 1996)

10 Pilzbefall der Mundhöhle, der es erforderlich macht, dass die Mundhöhle mehrmals täglich sorgfältig gereinigt und mit einem Medikament ausgepinselt wird.

Das Szenario steht stellvertretend für einen typischen Konflikt in der praktischen Krankenpflege.

Die Patientin darin repräsentiert die Forderung nach einer individuellen, ihren Bedürfnissen entsprechenden Pflege und damit nach dem, was die Auszubildenden der Krankenpflege als «patientenorientierte Pflege» kennen lernen. Denn im Verhalten der Patientin steckt implizit die Aufforderungen nach einer entsprechenden Pflege und Zuwendung. Die Krankenschwester Britta unterstützt diese Aufforderung: Der Schüler Ulli soll sich dieser Patientin so zuwenden, wie es für sie angemessen ist. Schwester Claudia verhält sich neutral, das heißt, sie bezieht keine Position. Sie stellt fest, wie viele Patienten Unterstützung bei der Körperpflege brauchen, wie viel Pflegepersonal zur Verfügung steht und teilt ihren Kollegen erste Arbeitsaufgaben zu. Der Pfleger Harry steht für die Anforderungen, die mit dem Regelwerk der Praxis einhergehen. Es gibt bestimmte Arbeitsaufgaben, einige müssen zügig erledigt werden, damit ein reibungsloser Stationsablauf gewährleistet ist, unabhängig davon, wie viel Pflegepersonal anwesend ist. Es ist ja nicht nur die Patienten Frau M., die versorgt werden muss, sondern neben allen anderen Patienten der Station sind noch neun weitere Patienten aufgeführt, die Unterstützung bei der Körperpflege benötigen.

Das ist keine spektakuläre, sondern eine typische Situation aus dem Arbeitsalltag der Pflegenden. Sie spiegelt die Normalität des Stationsalltages wider[11] und zeigt zugleich, dass die Ansprüche, die an die Pflegenden – hier an den Schüler Ulli – herangetragen werden, in sich widersprüchlich sind. Das Szenario dient im Folgenden der Veranschaulichung des Widerspruchs in den Anforderungen an Pflegende.

## 1.1 Die eine Seite der Medaille – Patientenorientierte Pflege

Die Verwendung des Begriffs «Patientenorientierung» wird umso problematischer je mehr man die aktuelle Fachliteratur nach dessen konkreter Bedeutung hin befragt. Diskutiert werden Begriffe wie «patientenorientierte Pflege», «patienten - zentrierte Pflege», «ganzheitliche Pflege», «individuelle Pflege», «personzentrierte Pflege». Was sich dahinter jeweils inhaltlich verbirgt, wird in der Pflegewissenschaft zunehmend differenzierter beschrieben und diskutiert. In der vorliegenden

11 Zum Begriff der Normalität vgl. auch Kapitel 4, S. 50 f. und S. 65 ff. Vorab sei schon angemerkt, dass die Probanden diese unterstellte Normalität bestätigt haben (vgl. die Interviewtranskripte im Materialienband).

Arbeit geht es jedoch nicht um eine Diskussion der bislang vorliegenden Definitionen und Abgrenzungen von Begrifflichkeiten. Die Begriffe «ganzheitliche Pflege», «individuelle Pflege» und «patientenorientierte Pflege» werden hier nicht auf ihren theoretischen Gehalt hin analysiert, um so die für diese Untersuchung maßgebliche Bedeutung festzulegen. Vielmehr ist Ausgangspunkt das, was die befragten Pflegenden als patientenorientierte Pflege kennen lernen. Die o. g. Begriffe werden dabei von den Pflegenden zum Teil synonym verwendet. Gegen dieses Verfahren kann eingewendet werden, dass die Diffusität der Begriffe keine Aussagen darüber zulasse, was tatsächlich verbindlich von den Pflegenden gefordert sei. Der Einwand könnte außerdem lauten, dass erst über eine klare Abgrenzung, Begriffsbestimmung und inhaltliche Auslegung eine Diskussion über die Geltung der normativen Forderung nach einer patientenorientierten Pflege in der Pflegepraxis geführt werden könne. Erst wenn geklärt sei, was etwa unter «Patientenorientierung», «individueller Pflege», «Bedürfnis», «Ressourcen» zu verstehen sei, könne die Pflegepraxis unter diesen Paradigmen betrachtet und eine Verwirklichung dessen, was theoretisch beschrieben wird, auch erfolgversprechend angestrebt werden.

In dieser Untersuchung geht es jedoch um das Allgemeine, diese Begriffe Verbindende: die Selbstverständlichkeit, dass Menschen, die sich in die Obhut Pflegender begeben, in ihrem Menschsein, in ihrer physischen und psychischen Integrität, respektiert und angenommen werden. Mit Hilfe des fachlichen Wissens der Pflegenden werden die Maßnahmen, einschließlich der kommunikativen Zuwendung, ergriffen, die von Bedeutung für die Genesung, Gesundheitsförderung und Krankheitsverhinderung, Linderung des Leidens und das Wohlbefinden der Patienten sind. Weil sich der so umschriebene pflegerische Anspruch für die in der Untersuchung Befragten primär in dem Pflegemodell von Nancy Roper konkretisiert, wird dieses Modell dem Begriff der patientenorientierten Pflege zugrunde gelegt, auch wenn diese Vorgehensweise der Kritik anheimfallen mag, es charakterisiere die Bedeutung des Begriffs nur ungenau und der aktuelle Stand der Pflegewissenschaft sei darüber schon hinausgegangen.

Am Wohle des Patienten sollen alle pflegerischen Tätigkeiten ausgerichtet sein. Das lernen Auszubildende der Krankenpflege vom ersten Tag an. Die Pflege soll sich an der Bedürftigkeit des Menschen orientieren und nicht an der Medizin oder an einzelnen Körperfunktionen. Der Mensch soll in seiner Ganzheit betreut werden, das bedeutet, dass Pflege Hilfe leistet «zur Erhaltung, Anpassung und Wiederherstellung der physischen, psychischen und sozialen Funktionen und Aktivitäten des Lebens». (DBfK, 1992: 8 f.)

> Im Mittelpunkt des Interesses der Schwester steht der Mensch, insbesondere derjenige, der Gesundheits- und Beziehungsprobleme hat, und seine Umwelt. Ihre Hauptaufgabe ist es, dem ihr anvertrauten Menschen in seinem Anpassungsprozeß beizustehen und

> ihm zu helfen, in einem physischen, psychischen und sozialen Gleichgewicht zu bleiben oder ein neues Gleichgewicht zu finden, wenn er mit bleibenden Behinderungen leben muß. Die Krankenpflege wird als Beziehungsprozeß und als Problemlösungsprozeß gesehen, in dem die Schwester einen eigenen Beitrag zum Wohlbefinden des Patienten erbringen kann. (Fiechter/Meier, 1987: 17)

Um aufzuzeigen, welche Aspekte eine patientenorientierte Pflege dem Kenntnisstand der Befragten nach zu berücksichtigen hat, werden die Grundzüge des Modells von Roper et al. (1989: 21–36; 114–148) vorgestellt. Das Pflegedokumentationssystem[12] des Krankenhauses, in dem die befragten Schüler eingesetzt sind, ist nach Elementen des Roper-Modells strukturiert. Auch das den befragten Probanden zur Verfügung stehende Krankenpflegebuch von Juchli (1991: 77 ff.; 1994: 79 ff.[13]) lehnt sich zum Teil an dieses Modell an. Roper baut ihr Modell der Pflege auf dem Modell des Lebens auf. Dies setzt sich aus fünf Komponenten zusammen:

1. Lebensaktivitäten (LA)
2. Lebensspanne
3. Abhängigkeits-/Unabhängigkeitskontinuum
4. Faktoren, die die Lebensaktivitäten beeinflussen
5. Individualität im Leben.

Im Mittelpunkt des Modells stehen die 12 *Lebensaktivitäten (LA)*, die jeder Mensch in irgendeiner Form ausführt (schlafen; sich bewegen; sich sauberhalten und kleiden; essen und trinken; die Körpertemperatur regulieren; atmen; für eine sichere Umgebung sorgen; arbeiten und spielen; kommunizieren; Sinn finden im Werden, Sein, Vergehen, Selbstwerdung, Selbsttranszendenz, Sterben; sich als Mann oder Frau fühlen und verhalten). Der Mensch befindet sich auf dem Weg an seiner *Lebensspanne* entlang. Je nachdem, auf welchem Abschnitt er sich auf der Lebensspanne befindet, kann er mehr oder weniger abhängig von anderen Personen seine Lebensaktivitäten ausführen. Er bewegt sich auf einem *Abhängigkeits-/Unabhängigkeitskontinuum.* Zudem gibt es weitere Faktoren, die auf die Ausfüh-

---

12 Das Pflegedokumentationssytem löste vor etwa 15 Jahren die sogenannten «Fieberkurven» der Patienten ab. Es beinhaltet z. B. die Pflegeanamnese, die schriftliche Fixierung von Pflegezielen, die Planung und Durchführung von Pflegemaßnahmen, je aktuelle Informationen über den Patienten, sowie Patientendaten, Untersuchungsbefunde, Anordnungen etc.

13 Den befragten Probanden des Oberkurses lag die ältere Auflage, allen anderen Probanden die neue Auflage vor.

rung der Lebensaktivitäten einwirken. Das sind körperliche, psychologische, soziokulturelle, umgebungsabhängige und politisch-ökonomische *Einflussfaktoren.* Die *Individualität* im Leben zeigt sich an der Art und Weise, wie die Lebensaktivitäten ausgeführt werden, bzw. wie oft, wo, warum, mit welcher Überzeugung und was der Mensch über die Lebensaktivitäten weiß. Alle oben genannten Elemente nehmen Einfluss auf die Individualität.

Das Modell des Lebens kann nach Roper auf die Krankenpflege übertragen werden; dabei werden alle Elemente auf den einzelnen Patienten bezogen, überdacht und in der Pflege berücksichtigt. Daraus ergibt sich die «individuelle Krankenpflege». Ropers Definition für Krankenpflege ist demnach:

> Krankenpflege wird als Hilfe für die Patienten gesehen, Probleme im Zusammenhang mit den LA zu vermeiden, zu lösen, zu lindern oder zu bewältigen. Vorausgesetzt wird dabei, daß Probleme der Patienten mit den LA aktuell oder potentiell sein können und daß Krankenpflege nicht nur auf tatsächlich bestehende Probleme reagiert, sondern auch möglichen Problemen vorbeugt. (1989: 116 f.)

Als Hilfsinstrument für die Durchführung einer individuellen Pflege gilt der Pflegeprozess. Nach einer Sammlung von Informationen über den Patienten werden Probleme und Ressourcen des Patienten ermittelt, Pflegeziele formuliert, die entsprechenden Maßnahmen geplant und durchgeführt, die Pflege evaluiert, ggf. neue Probleme oder neue Ziele formuliert. Dabei soll der Patient aktiv mitwirken, soweit ihm dies möglich ist. Im Pflegedokumentationssystem werden alle Schritte des Prozesses schriftlich festgehalten.

Für die Ausführung der geplanten Pflege benötigt das Pflegepersonal nach Roper eine Fülle verschiedener Fähigkeiten und Fertigkeiten:

- Beobachten der Patienten auf jede Veränderung in ihrem Zustand oder in ihrem nichtverbalen Verhalten.
- Hören nicht nur, was die Patienten sagen, sondern auch wie sie es sagen.
- Sprechen zu den Patienten auf eine Weise, die ihnen vermittelt, daß ihr Erleben für die Schwester wichtig ist.
- Sätze so formulieren, daß sie die beabsichtigte Aussage weitergeben – unterstützend, ermutigend, einfühlsam, versichernd, beruhigend, nicht urteilend usw.
- Fragen so stellen, daß sie grundsätzlich offen sind, das heißt nicht einfach mit ‹ja› oder ‹nein› beantwortet werden können.
- Gespräche mit Patienten so planen, daß sie ohne Eile stattfinden können und die Reihenfolge der Aufgaben so einteilen, daß ein Patient nicht immerzu gestört wird.

- Den Patienten ermöglichen, so unabhängig zu sein, wie es ihnen ihr Zustand erlaubt, jedoch abhängig zu sein, wenn es in ihrem besten Interesse ist.
- Erleichtern der ‹unterstützten Unabhängigkeit›, wenn geeignet, durch Besorgen der nötigen Hilfsmittel.
- Anleiten des Patienten zum Wiedererlernen der grundlegenden Fertigkeiten wie ankleiden, gehen, sprechen. (Fiechter/Meier, 1987: 145)

Die Auflistung macht deutlich, wie sich das Pflegepersonal über konkrete Tätigkeiten hinaus dem einzelnen Patienten zuwenden soll und welche Aspekte im Umgang mit dem Patienten berücksichtigt werden sollen. Der patientenorientierte Ansatz in der Krankenpflege ist im Krankenpflegegesetz (Kurtenbach, 1987: 7; § 4, Abs. 1, KrPflAPrV ), in der Pflegepersonalregelung (Benzmann, 1997: 42) und auch im Berufsbild des Deutschen Berufsverbandes für Pflegeberufe (DBfK) dargestellt. Als Aufgaben der Pflege werden vom DBfK u. a. genannt:

- die körperlichen, geistigen, seelischen und sozialen Bedürfnisse, Möglichkeiten und Probleme der anvertrauten Menschen zu erkennen und zu beurteilen
- unter Einbeziehung dieses Wissens individuelle Pflege zu planen und durchzuführen, zu dokumentieren und auszuwerten
- Gesunde und Kranken zu motivieren und anzuleiten, ihre Gesundheit zu erhalten oder wiederzuerlangen
- Menschen aller Altersstufen in ihrer letzten Lebensphase individuell zu begleiten und dem einzelnen ein würdiges Sterben zu ermöglichen (1992: 8 f.).

Dieses hier in seinen wesentlichen Umrissen erläuterte Pflegeverständnis und die sich daraus ergebenden Ansprüche an die Pflege werden den Befragten in ihrer Ausbildung vermittelt.[14] Das Konzept der patientenorientierten Pflege kann wie folgt zusammengefasst werden:

> Der Patient soll ganz im Mittelpunkt aller pflegerischen Bemühungen stehen, ihm will man sich im Sinn einer ganzheitlichen und individualisierenden Betrachtungsweise zuwenden, seine psychischen und physischen Bedürfnisse sollen unter Einbeziehung seiner sozialen Umwelt und seiner vorhandenen Ressourcen umfassend befriedigt werden. Er soll ‹gleichberechtigter Partner› sein, das heißt auch, aktiv in die Pflege miteinbezogen werden. (Bischoff, 1984: 144)

---

14 Diese Angaben beruhen auf mündlichen Informationen von den Lehrenden der Krankenpflegeschule.

Der Patient und das Pflegepersonal sollen Partner sein: Gemeinsam soll die Pflege geplant, durchgeführt und die Ziele des Patienten sollen erreicht werden. Vom Pflegepersonal ist somit solidarisches Handeln gefordert. Solidarisch ist hier in dem Sinne gemeint, dass die Pflegeziele des Patienten gemeinsam mit ihm angestrebt werden. Solidarisch heißt zugleich, dass man sich für jemanden, für den Patienten als den Schwachen und Hilfsbedürftigen, einsetzt. Bezieht man diese Ausführungen auf das eingangs beschriebene Szenario (S. 10), dann kann man an der Krankenschwester Britta zeigen, wie sich patientenorientierte Pflege im Alltag auch als solidarisches Handeln mit dem Patienten widerspiegelt: Sie vertritt – im Gegensatz zu dem Pfleger Harry – den Standpunkt, dass der Auszubildende sich der Patientin so zuwenden soll, wie er es gelernt hat und wie es für sie angemessen ist, auch wenn wenig Personal zur Verfügung steht. Aus der Schilderung der Patientin Frau M. lässt sich nun ableiten, was von dem Auszubildenden im Hinblick auf eine patientenorientierte Pflege erwartet werden kann. Dies ist zwar genau so hypothetisch wie die fiktive Geschichte, aber für Pflegepraktiker ist es ebenso plausibel und nachvollziehbar wie das Szenario selbst:

Der Schüler betritt das Zimmer, begrüßt die Patientin und erkundigt sich nach ihrem Befinden. Er informiert sie über die geplanten Maßnahmen und bezieht ihre Wünsche oder individuellen Eigenarten bei der Körperpflege, soweit sie ihm bereits bekannt sind, in die Planung ein. Sind sie ihm nicht bekannt und sind sie auch nicht dokumentiert, so erfragt er sie zunächst. Nun hat die Patientin eine Sprachstörung und es dauert erfahrungsgemäß dann eine Zeit, bis er weiß, was sie möchte. Vielleicht möchte sie etwas über die vergangene Nacht mitteilen oder über ihren Besuch, den sie am Vortag hatte. Sie könnte den Wunsch nach einem Getränk äußern, sich kaltes Wasser oder warmes Wasser für die Körperpflege erbitten oder den Zeitpunkt des Zähneputzens bestimmen wollen (vor dem Waschen oder nach dem Waschen). Zudem muss er mit der Patientin absprechen, ob die Körperpflege in der aktuellen Situation zum Teil im Bett oder am Waschbecken durchgeführt wird.

Sieht eine zielgerichtete Pflege im Interesse der Patientin vor, dass die Körperpflege am Waschbecken stattfinden sollte, so muss der Auszubildende die Patientin, so wie sie im Szenario beschrieben ist, zunächst dazu motivieren. Das bedeutet, er muss ihr den Sinn und Zweck ihrer eigenverantwortlichen Mitarbeit an einer Pflege, die rehabilitativ und damit auch therapeutisch sein soll, verdeutlichen. Er soll die Pflege aktivierend gestalten. Dazu gehört es, ihre Ressourcen zu (er-) kennen, einzubeziehen und so einen Beitrag zur Förderung ihrer Selbständigkeit zu leisten. Somit muss er bei einzelnen Pflegehandlungen jeweils entscheiden, inwieweit die Patientin selbst Handlungen durchführt, er sie dabei unterstützt oder aber er Pflegehandlungen durchführt. Zudem ist das Wiedererlernen von Bewegungsabläufen gemäß des Bobath-Konzeptes im Rahmen der pflegerischen Handlungen zu berücksichtigen.[15]

## 1.2 Die andere Seite der Medaille – Systemrationalität im Arbeitsalltag

Neben der direkten Pflege der Patienten gehört eine Vielzahl von anderen Tätigkeiten zum Arbeitsalltag in der Krankenpflege, die in dem von Zieger geschilderten Stationsalltag (s. o. S. 15) anschaulich dargestellt und in dem oben vorgestellten Szenario angedeutet werden. Die Verhaltenserwartungen, die in der Pflegepraxis im Zusammenhang mit der Sicherung des Stationsablaufes an die Schüler gestellt werden, sind ebenfalls Normen, die realitätsgerechtes und damit legitimes Handeln einfordern. Gefordert wird von den Schülern eine Arbeitsweise, die dazu beiträgt, den Anforderungen des Stationsablaufes gerecht zu werden. Beeilen sie sich bei der Arbeit, und das heißt auch bei der direkten Pflege, so können sie aber den pflegerischen Anspruch nicht in der Form erfüllen, wie sie es gelernt haben. Orientieren sie sich am normativen Anspruch, dann werden andere Tätigkeiten im Arbeitsalltag nicht zeitgerecht durchgeführt und der reibungslose Ablauf im Krankenhaus gefährdet.

Ein typisches Beispiel dafür ist das morgendliche Bettenmachen und die «Grundpflege» der Patienten, das heißt, Hilfestellungen bei oder Durchführung der Körperpflege der Patienten zu leisten, die dies allein nicht können. In der Zeit zwischen 6.30 Uhr und ca. 8.00 Uhr fallen diese Tätigkeiten an. Gegen 8.00 Uhr kommt das Frühstück der Patienten und muss ausgeteilt werden, da gegen 9.00 Uhr der Essenswagen wieder abholt wird. Bis zum Austeilen des Frühstücks sollte die Morgenarbeit erledigt sein. Ist das nicht der Fall, so kommt es zur Verzögerung, die nicht nur mit Klagen aus der Krankenhausküche einhergehen, die den Essenswagen nicht zeitgerecht zurückbekommt. Im Laufe des Vormittags fällt eine Vielzahl von weiteren Tätigkeiten an, bei denen es «störend» wäre, wenn z. B.

---

15 Das weiß der Auszubildende allerdings erst ab einem bestimmten Ausbildungsstand. Pflege nach dem Bobath-Konzept wird im zweiten Ausbildungsjahr vermittelt. Es handelt sich dabei um ein umfassendes Behandlungs- und pflegetherapeutisches Konzept, welches von einer Krankengymnastin und einem Neurologen für Patienten mit Halbseitenlähmungen entwickelt wurde und Handlungsanweisungen nicht nur für pflegerische Maßnahmen, sondern darüber hinaus für alle Personen enthält, die in Kontakt zu den Patienten treten (z. B. Krankengymnasten, Ergotherapeuten, Logopäden und auch Angehörige). Ein Ziel dieses Konzeptes ist das Wiedererlernen von Bewegungsabläufen. (Vgl. etwa Bobath, 1993; Urbas, 1994)

noch Patienten nach dem Frühstück gewaschen werden müssen und dadurch eine Pflegekraft weniger für andere Tätigkeiten zu Verfügung steht, wie etwa für die Zusammenarbeit mit Funktionsabteilungen des Krankenhauses, deren Organisationsabläufe keine Rücksicht auf die jeweilige Situation einer Station nehmen; Vorbereitung und Assistenz bei diagnostischen Maßnahmen oder Vorbereitung, Durchführung und Überwachung von therapeutischen Maßnahmen; Entlassungen und Aufnahmen von Patienten, einschließlich der Aufnahmegespräche und des Bekanntmachens der neuen Patienten mit den Mitpatienten und den Räumlichkeiten der Station u. a. m. Bis auf einige Ausnahmen kann es als «ungeschriebenes Gesetz» auf den Stationen gelten, dass alle Patienten bis zum Frühstück gewaschen sein sollen. (Vgl. die Interviewtranskripte im Materialienband.) Die Schüler lernen so die Notwendigkeit des schnellen Arbeitens kennen. Vor diesem Hintergrund kann die Situation des Auszubildenden Ulli im Patientenzimmer nun anders dargestellt werden, als oben ausgeführt:

Der Schüler ist im Zimmer von Frau M. Er begrüßt die Patientin und erkundigt sich nach ihrem Befinden. Dabei trifft er schon erste Vorbereitungen für die Durchführung der Pflege. Die Patientin versucht, ihm etwas mitzuteilen. Er versteht sie jedoch nicht auf Anhieb: Vielleicht möchte sie sich mit kaltem oder warmen Wasser waschen, die Zähne vor oder nach dem Waschen putzen. Oder sie möchte etwas über die vergangene Nacht mitteilen. Sie könnte auch Durst haben oder aber sie möchte zur Toilette. Vielleicht will sie ihm signalisieren, dass sie nicht bereit ist aufzustehen oder aber dass sie die erforderliche Mundpflege verweigert. Der Schüler kann nun ein Repertoire von Möglichkeiten abfragen, um herauszufinden, was sie ihm sagen möchte, was zeitaufwendig sein kann. Er muss die geplante Vorgehensweise bei der Körperpflege mit ihr absprechen, sie ggf. dazu motivieren, das Bett zu verlassen. Mit dem Betreten des Zimmers hat er die Anwesenheitslampe[16] angestellt und hört so das Klingeln des Telefons und das Klingeln aus den anderen Patientenzimmern, das manchmal lang andauernd ist – ein Zeichen dafür, dass die Kollegen anderweitig beschäftigt sind und nicht sofort zum Telefon oder zu den klingelnden Patienten gehen können. Er hört durch die

16 Lichtsignal, welches außen an jedem Zimmer angebracht ist und angestellt wird, wenn sich eine Pflegeperson im Zimmer befindet. Damit wird sichergestellt, dass das Personal auf der Station/auf dem Flur erkennen kann, in welchen Zimmern sich Pflegende aufhalten. Die Pflegeperson im Zimmer hört dadurch sowohl das Telefon, wie auch die Klingeln aus anderen Patientenzimmern. Bei Notfällen – das soll auf die besondere Bedeutung der Anwesenheitslampe hinweisen – kann die Klingel im Zimmer betätigt werden, es ertönt dann ein prägnanter Ton über die Station und die Pflegenden erkennen an diesem Ton und einem veränderten Lichtsignal, in welchem Patientenzimmer ein Notfall ist. Umgekehrt kann der Pflegende im Zimmer ebenfalls Notfallsignale hören.

Tür auf dem Flur Schritte, die auf und ab laufen, Stimmen, die Informationen und Arbeitsaufträge weitergeben, das «Anrollen» des Frühstückswagens, die beginnende Visite usw. Jeder, der in der Pflegepraxis einmal tätig war oder noch ist, kennt das zu Genüge. Ulli weiß, es ist viel zu tun, darauf wurde er aufmerksam gemacht, und er hat vielleicht noch Harrys Aufforderung im Ohr, auch er müsse sich beeilen.

Das Krankenhaus stellt eine Einrichtung dar, in der Krankenpflege auch «Massenpflege» (Bischoff, 1984: 169) ist. Alle Patienten haben bestimmte Ansprüche, haben das Recht darauf, ihrem Befinden und ihren Bedürfnissen entsprechend versorgt zu werden. Überdies jedoch hält der Stationsalltag eine Fülle von weiteren Aufgaben bereit, die erledigt werden müssen. Als Mitarbeiter im Stationsteam trägt auch der Auszubildende Ulli Sorge dafür, dass der reibungslose Arbeitsablauf gewährleistet wird. Das bedeutet, dass er seine Kollegen bei der Bewältigung der verbleibenden Aufgaben unterstützen, ihnen beim Betten und bei der Körperpflege der anderen Patienten helfen sollte, um danach quasi zum zweiten Teil des Arbeitstages überzugehen, welcher mit dem Austeilen des Frühstückes bzw. danach beginnt, also nachdem für ihn die Körperpflege oder «Grundversorgung»[17] der Patienten beendet ist. Strebt Ulli das an, so wird er sich bei Frau M. beeilen, was dazu führt, dass seine Kommunikationsbereitschaft, die Zuwendung und Förderung der Eigenaktivität dieser Patientin darunter notwendig leiden wird.

Beide Forderungen gelten für den Schüler als legitim. Orientiert er sich zur Seite des normativen Anspruches der Pflege, so wird er dieser Patientin gerecht, aber seinen Kollegen und den anderen Patienten nicht. Orientiert er sich an den normativen Erwartungen eines geregelten Stationsablaufes, so wird er Zugeständnisse bei der Pflege machen, was streng genommen dazu führt, dieser Patientin bezüglich des pflegerischen Anspruches nicht gerecht zu werden, jedoch seinen Teil zur Sicherung der Arbeitsabläufe beizutragen.

Bartholomeyczik schildert im Zusammenhang mit verschiedenen Studien zur Arbeitssituation und zur Arbeitsbelastung beim Pflegepersonal im Krankenhaus drei Problembereiche in den Anforderungsstrukturen an Pflegende:

---

17 Diese Sicht auf eine «Zweiteilung» des Arbeitsablaufes im Frühdienst geht auf die eigenen Praxiserfahrungen der Verfasserin zurück und wird von Praktikern wohl nachvollzogen werden können. Der Begriff der Grundversorgung soll nicht auf die viel diskutierte Trennung von Grund- und Behandlungspflege verweisen, sondern auf einen zeitlichen Abschnitt der Pflegetätigkeiten bzw. der Organisation der Tätigkeiten im Stationsablaufes, der in der Praxis durch den festgelegten Zeitpunkt des Frühstückes plausibel erscheint und so im Alltag empfunden werden kann.

> Ein erster Bereich betrifft die Struktur der Arbeitsorganisation. Pflegearbeit ist intensiv, mit hoher Genauigkeit, ständiger Konzentration verbunden und gleichzeitig überaus zerrissen. Die notwendige Konzentration auf eine Aufgabe wird ständig unterbrochen. Diese Zerrissenheit ist das tägliche Chaos auf der Station, bei dem die Krankenschwester gleichzeitig verschiedenen Vorgesetzten und den Anforderungen der Funktionseinheiten Rechnung tragen muß, unterschiedlichen Bedürfnissen der Patientinnen genügen möchte und von Angehörigen ebenfalls gefordert wird. Keine Arbeit kann in der erforderlichen Zeit hintereinander weg ausgeführt werden. (1993, 89)

> Das zweite Problem betrifft das Defizit-Gefühl im zentralsten Bereich der Pflege, nämlich nicht genügend Zeit für PatientInnen zu haben. Dieses nimmt in der EFA-Studie, in der Göttinger und in der eben erwähnten süddeutschen Untersuchung einen besonders hohen Stellenwert ein. Dies ist einmal als Ausdruck eines unspezifischen Zeitdruckes zu verstehen, aber gleichzeitig auch als das Gefühl, ein selbstverständliches Berufsziel nie erreichen zu können. Je schlechter die Personalbesetzung ist, desto größer sind auch die qualitativen Probleme bei der Arbeit. Bei schlechten organisatorischen Rahmenbedingungen steigern sich auch die psychischen Probleme im Umgang mit Patienten. (1993, 91)

Als dritten Belastungsbereich nennt Bartholomeyczik die körperliche Schwerarbeit «ständig auf den Beinen zu sein, sehr viel und schnell herumzulaufen» und «das Heben und Tragen bei der Pflege von schwer pflegebedürftigen, bettlägerigen Patienten». (1993, 91)

Die Zerrissenheit zeigt sich nicht nur in dem «täglichen Chaos auf der Station», wie auch Zieger es beschreibt, sondern sie beeinflusst auch das subjektive Empfinden der Pflegenden; sie sind hin und her gerissen zwischen den Anforderungen. Der Zeitdruck und die unterschiedlichen Anforderungen, die an Pflegende gestellt werden, führen dazu, dass sich die oben ausgeführten Forderungen nach einer patientenorientierten Pflege nicht ohne weiteres verwirklichen lassen. Patientenorientierte Pflege braucht neben der Qualifikation der Pflegenden auch Zeit, das heißt genügend Pflegepersonal – und das ist nicht gegeben.[18] Unter dem Stichwort «Pflegenotstand» ist dies in der Öffentlichkeit hinlänglich bekannt.

18 Aufgrund der Kostendämpfungen im Gesundheitswesen war bereits 1997 mit Personalminimierung im Krankenhaus zu rechnen (Hübinger, 1997: 16 ff.). So klagte der DBfK auf der Großdemonstration in Berlin über die Kostendämpfung im Gesundheitswesen und wies auf die Gefahr hin, dass aufgrund der knappen Budgets Stellenstreichungen im Pflegedienst drohen, wobei sich der Arbeitsdruck schon jetzt erhöhe. Eine weitere Verschlechterung der Arbeitsbedingungen sei im Interesse der gepflegten und betreuten Menschen nicht mehr zu verantworten. Neben einer Verbesserung der Bezahlung und der Arbeitsbedingungen fordert der DBfK u. a. einen Maßstab zur Personalbemessung. Vgl. den Aufruf zur Großdemonstration des DBfK am 15.06.1999 auf dem Berliner Alexanderplatz.

Die Schüler in der Krankenpflege werden vom Beginn ihrer Ausbildung[19] an mit den kontroversen Anforderungen konfrontiert. Der Grundtenor im Krankenpflegeunterricht ist neben der Vermittlung von Fachwissen das Postulat, dass an erster Stelle in der Pflege der Patient steht. Auf der einen Seite wird ihnen der normative Anspruch vermittelt, und dies nicht in einer abstrakt bleibenden Form, sondern verbunden mit ganz konkreten Handlungsanweisungen für die Pflegetätigkeiten. Auf der anderen Seite jedoch steht die Systemrationalität, mit der der Betrieb Krankenhaus zweckmäßiges, effektives, funktionsgerechtes Arbeiten auch von den Auszubildenden einfordert.[20]

## 1.3 Die dialektische Verknüpfung von Patientenorientierung und Systemrationalität

Den Gegensatz zwischen den Forderungen an Pflegende greift Bischoff auf. Sie schreibt, dass das Krankenhaus nach allgemeiner gesellschaftlicher Übereinkunft am Wohl des Patienten orientiert sei. Auf der anderen Seite aber sei das Krankenhaus eine ökonomische Einrichtung:

> Tatsächlich aber unterliegt das Krankenhaus einem Doppelzweck: Einerseits – von seinem Selbstverständnis her und in seiner Präsentation nach außen – ist es eine humane Institution zum Zweck der uneigennützigen Krankenversorgung, andererseits ist es ein Wirtschaftsbetrieb, der verbrauchte Arbeitskraft bis zur Wiederherstellung der Arbeits- und Leistungsfähigkeit reproduzieren soll und dabei orientiert ist an den Prinzipien auch anderer bürokratischer und wirtschaftlicher Organisationen: an Effektivität, Rationalität und störungsfreiem Ablauf. Die humanen und ökonomischen Zielsetzungen des Krankenhauses stimmen nicht notwendigerweise überein, stehen sich vielmehr oft antagonistisch gegenüber. (1984: 171)

---

19 Die Krankenpflegeausbildung dauert drei Jahre und gliedert sich in die theoretische (1600 Stunden) und praktische (3000 Stunden). Sie beginnt mit einem ca. vier- bis sechswöchigen Einführungsblock; danach werden die Schüler auf den verschiedenen Stationen des Krankenhauses eingesetzt, dem die Krankenpflegeschule angegliedert ist (ca. acht bis zwölf Wochen pro Station). An dieser Krankenpflegeschule haben die Schüler im weiteren Verlauf der Ausbildung einen Studientag pro Woche in der Schule und ca. dreimal im Jahr einen Unterrichtsblock. Die praktische Ausbildung wird laut Krankenpflegegesetz durch das examinierte Pflegepersonal des Krankenhauses gewährleistet, wobei dies durch Praxisbesuche des Unterrichtspersonals und der Praxisanleiter mehrmals im Jahr unterstützt wird.

20 Nach der Bundespflegesatzverordnung werden die Auszubildenden im Stellenplan der Krankenhäuser mitgerechnet. Die Anrechnungsschlüssel sind bundesweit auf 7:1 festgelegt. (Singel, 1994: 91)

Das Krankenhaus als wirtschaftlicher Betrieb ist an einem rationalen Einsatz der Arbeitskräfte und an einem reibungslosen Arbeitsablauf interessiert, in dem alle anfallenden Aufgaben erledigt werden. Rationalisierung geht einher mit schnellem, zeitsparendem Arbeiten, bei dem individuelle Besonderheiten der Patienten eher als Störfaktoren angesehen werden.

> Auf der Strecke bleibt als erstes die Kommunikation mit dem Patienten, sobald sie über ein unbedingt notwendiges Maß hinausgeht; später werden auch an der körperlichen Versorgung Abstriche gemacht. Die Pflege wird unter dem Druck der ständigen psychischen und physischen Überlastung nur noch mechanisch ausgeführt und das mit zunehmender Geschwindigkeit. Für menschliche Zuwendung bleibt keine Zeit. Dieser Mangel kann nur noch durch Mehrarbeit ausgeglichen werden. (1984: 179)

Somit beinhaltet eine Orientierung des Pflegepersonals an einer patientenorientierten Pflege auch immer das Moment, sich gegen institutionelle Rahmenbedingungen und den Druck der Systemrationalität durchsetzen zu müssen, um diese Pflege tatsächlich durchführen zu können. Soll die Vorgabe der patientenorientierten Pflege erfüllt werden, so muss sich das Pflegepersonal konkret in der jeweiligen Pflegesituation dafür einsetzen und sich solidarisch mit dem Patienten zeigen. Das würde bedeutet, andere Tätigkeiten zurückzustellen und sich zunächst ganz dem einzelnen Patienten zu widmen. Von Bischoff wird kritisch herausgearbeitet, dass der Ansatz der patientenorientierten Pflege verknüpft ist mit dem persönlichen Einsatz der Krankenschwester für den Patienten. Patientenorientierte Pflege ist damit nicht nur eine Anweisung für eine bestimmte Art und Weise, den Patienten zu pflegen, nämlich die Pflege an seinen individuellen Bedürfnissen auszurichten, sondern heißt gleichzeitig immer auch, sich dafür einzusetzen, dass diese Vorstellung von Pflege überhaupt umgesetzt werden kann.

Nun steht die Norm einer patientenorientierten Pflege nicht theoretisch formuliert und isoliert der Praxis gegenüber, sondern sie ist selber Bestandteil der Praxis und konstituiert diese. Ein Krankenhaus, welches sich nicht darauf beruft, dass die Patienten im Mittelpunkt der Bemühungen aller Beschäftigten stehen, ist aufgrund des Selbstverständnisses der in ihm tätigen Berufsgruppen und der Institution selbst nicht vorstellbar. Der Anspruch, der mit der Erfüllung der Norm einer patientenorientierten Pflege einhergeht, hat seine Grundlegung in der Praxis. Er ist dem Berufsrollenverständnis immanent, und die Praxis selbst liefert den Maßstab für die Norm. Das, was sein soll, hat auch praktisch eine Geltung und ist einklagbar. In Leitbildern, die Krankenhäuser für sich erarbeiten, wird dies auch an die Öffentlichkeit herangetragen.[21]

---

21 Das Krankenhaus, in dem die Probanden der vorliegenden Untersuchung tätig sind, hat bislang kein Leitbild vorgelegt. Als Beispiel für ein solches Leitbild vgl. etwa das des Klinikums Nürnberg, in dem es heißt: «Wir sind Patientenorientiert. Unsere vordring-

Auch durch Stellenanzeigen in den einschlägigen Fachzeitschriften ist ersichtlich, dass die Norm als Maßgabe für den Krankenhausalltag gilt und ihre Verwirklichung angestrebt wird. Je nach Annonce wird mit ihr «geworben» oder auch die Bereitschaft zu ihrer Erfüllung als Bewerbungsvoraussetzung angegeben:

- Die Organisation unserer Pflege [...] soll uns unserem Ziel der patientenorientierten Pflege näher bringen.
- Wir wünschen uns von Ihnen, daß Sie im Rahmen unserer pflegerischen Zielsetzung engagiert an der Weiterentwicklung unseres ganzheitlichen Pflegekonzeptes mitarbeiten.
- Wir reden nicht nur von ganzheitlicher Pflege, wir setzen sie auch um!
- Wir bieten ganzheitliche, pflegerische Betreuung durch einen hohen Personalschlüssel.
- Wir wünschen uns engagierte MitarbeiterInnen, die sich gerne und verantwortungsbewußt für die Patienten einsetzen.
- Diesen Anspruch realisieren wir durch unser ganzheitliches Pflegekonzept.
- Wir erwarten [...] Positive Einstellung zur patientenorientierten Pflege.
- Wir wünschen uns [...] Aktive Mitarbeit an einer ganzheitlichen Pflege.
- Voraussetzungen: positive Einstellung zur patientenorientierten Pflege.
- Wir bieten Ihnen: Patientenorientiertes Pflegekonzept. (Zitiert aus Stellenanzeigen in: Pflege aktuell 1/1996, 7-8/1996, 9/1996, 10/1996; Die Schwester/ Der Pfleger 1/1997; Pflege aktuell 10/1999, 2/2000)

Die Anzeigen lassen erkennen, welches Interesse sowohl von der Seite der Krankenhäuser bezogen auf den normativen Anspruch gezeigt, als auch von potentiellen Bewerbern vorausgesetzt wird. Er wird als Selbstverpflichtung der Institution und des Pflegeberufes reklamiert. Er ist nicht nur historisch überliefert oder findet sich im Krankenpflegegesetz, im Berufsbild oder in der Krankenpflegeliteratur wieder, sondern er ist im Anspruch der Praxis verankert. Selbst wenn er in der Praxis nicht umgesetzt wird, so wird an ihm festgehalten bzw. die Ausrichtung der Pflege an den Bedürfnissen des einzelnen Patienten auch gegen die Wirklichkeit

lichste Aufgabe ist die Behandlung, Begleitung, Betreuung und Beratung unserer Patientinnen und Patienten. Wir sehen den Menschen als ganzheitlich und berücksichtigen seine individuellen physischen, psychischen, kulturellen und geistigen Bedürfnisse. Wir respektieren die Würde des Menschen und sein Recht auf Selbstbestimmung.»

unterstellt. Wäre das nicht der Fall, so hätten das Krankenhaus, die Medizin und die Krankenpflege nicht die Berechtigung darauf, als humane Einrichtung bzw. humane Dienstleistungen zu gelten, sondern dann würde der betriebswirtschaftliche Aspekt offen im Vordergrund stehen. Dies aber ließe sich nicht mit der Erwartungshaltung der Gesellschaft verbinden, nach der die im Krankenhaus Tätigen am Wohle des einzelnen Kranken und Hilfsbedürftigen interessiert sind, sie ihm die Zuwendung zuteil werden lassen, der er bedarf, und dies in den Mittelpunkt ihrer Arbeit stellen.[22] Die Norm einer patientenorientierten Pflege hat damit nach außen hin eine Funktion: die Institution Krankenhaus als eine humane Einrichtung zu präsentieren, der sich der Einzelne anvertrauen darf und in der er sich gut aufgehoben weiß.

Aber nicht nur auf die Erwartungshaltung der Gesellschaft bezogen hat diese Norm eine Funktion, sondern für die im Krankenhaus Arbeitenden ebenfalls. Sie orientieren sich wider besseren Wissens über die Realität an der Norm als einem moralischen Versprechen des Berufsethos. Der schon zitierte Artikel *Ganzheitliche Pflege – Stationsalltag* von Zieger bietet sich an, das aufzuzeigen. Sie gibt nach ihrer Schilderung des Stationsalltags einige Anregungen zu einer Verbesserung der Situation: bessere Organisation, Zeit einsparen durch sinnvolle Schreibwaren- und Apothekenbestellungen, weniger Rücksicht auf Sonderwünsche bei der Dienstplangestaltung. Der Artikel schließt dann mit den hoffnungsvollen Worten:

> Bei aller notwendigen Vorsicht kann ich Ihnen aber etwas garantieren: Krankenpflege kann, wenn wir unsere Patienten ganzheitlich betreuen, wenn wir Schwerkranke und Sterbende begleiten, ein Beruf sein, der uns sehr viel geben kann, zumindest aber das, was wir uns alle wünschen – berufliche Zufriedenheit. (1992: 233)

Unklar bleibt dabei, ob sie als die Stationsleitung diese Verbesserungsmaßnahmen in Zukunft erst einführen will oder ihre Alltagsschilderung noch auf den Zustand vor der Verbesserung bezogen ist. Dann muss man aber fragen, warum sie die Maßnahmen nicht schon längst umgesetzt hat, die ihr ja als Verbesserungsmaßnahmen bekannt sind. Mit ihrer Einschränkung der «notwendigen Vorsicht»

22 Das zeigt sich auch deutlich in der Art und Weise, wie neue hochtechnisierte medizinische Operations- und Diagnoseverfahren in der Öffentlichkeit vorgestellt werden, indem selbst in diesem Bereich von liebevoller Betreuung gesprochen wird: «Mit Mini-Zangen greifen Ärzte ans pochende Herz. [...] Mit High-tech hat die Medizin ein phantastisches Hilfsmittel in der Hand, um kranke Menschen *liebevoll zu betreuen.*» (Westdeutsche Allgemeine Zeitung, 01.02.97; Hervorhebung K. K.). Neben schnelleren Heilungschancen und geringeren Kosten bei den sog. minimalinvasiven Verfahren in der Operationstechnik wird damit eine intensive Zuwendung zum Betroffenen signalisiert und der humane Aspekt hervorgehoben.

weist sie indirekt darauf hin, dass die vorgeschlagenen Maßnahmen vielleicht nicht ganz so wirkungsvoll sind, wie sie es sich wünschen mag, denn konkrete Angaben darüber, wie eine ganzheitliche Pflege in der zuvor beschriebenen Hektik des Alltags durchgeführt werden kann, macht sie nicht. Dennoch hebt sie «warm» hervor, beschwört fast, dass die Patienten bei einer ganzheitlichen Pflege Zuwendung erfahren und das Pflegepersonal zudem eine eigene Befriedigung findet. Trotz der Darstellung des problematischen Arbeitsalltages und der «Vorsicht» wird hier unbeirrt am Anspruch festgehalten.

Theoretische oder normative Vorgaben können nicht gegen eine defizitäre Praxis ausgespielt werden, denn damit verkürzt man die Problematik. Der Blick auf den Widerspruch in den Anforderungen muss über eine einfache Betrachtung – hier der theoretisch formulierte Anspruch, der leitend für die Praxis sein soll, dort die Praxis, die diesen Anspruch nicht einlöst – hinausgehen. Die beiden Seiten des Widerspruchs verweisen vielmehr aufeinander. Sie sind miteinander verknüpft; das eine bedingt das andere und umgekehrt. Gezeigt wird das dialektische Verhältnis von notwendiger Patientenorientierung und ebenso – unter den gegebenen Bedingungen – notwendiger Systemrationalität, die den Anspruch unterläuft:

Wie die Medizin hat auch die Pflege ein gesellschaftliches Mandat. Die Gesellschaft hat dafür gesorgt, dass die Pflege institutionalisiert wurde. Unter ökonomischen Gesichtspunkten organisierte Institutionen sollen eine medizinisch-pflegerische Versorgung breiter Bevölkerungsmassen gewährleisten. Die von der Gesellschaft eingerichteten Gesundheitsinstitutionen müssen jedoch bezahlbar bleiben - so lauten die Warnungen aus der Politik und von der Seite der Kranken- und Pflegeversicherungsträger. Das führt zu wirtschaftlichen Zwängen, die in die Pflegepraxis hineinreichen. Und zugleich wird die Forderung nach einer individuellen, bedürfnisorientierten Pflege ausgesprochen. Diese wird unter zwei Paradigmen gefordert, die in einander übergehen:

Erstens nimmt im Zuge der Etablierung der Pflege als Wissenschaft das pflegerische Wissen zu. Pflegerisches Wissen und pflegetherapeutische Aufgaben werden in ihrem Facettenreichtum erforscht, beschrieben und sollen in eine professionelle Pflegepraxis übertragen werden. Die Bedeutsamkeit des pflegespezifischen Wissens für die Versorgung und Betreuung der Patienten wird transparent und die Forderung nach einer an den einzelnen Individuen ausgerichteten Pflege wird theoretisch untermauert.

Pflegeethische Ansätze, die aus der Pflegewissenschaft hervorgehen, fordern zweitens aus ethischer Perspektive, dass Pflegende den Hilfsbedürftigen neben der korrekten Durchführung begründeter pflegerischer Handlungen auch Anteilnahme, Fürsorge und Zuwendung unter Berücksichtigung des Erlebnishintergrundes und der Lebenswelt der einzelnen Patienten zuteil werden lassen. (Vgl. dazu die Ausführungen zum inhärenten Pflegewissen in Kap. 7, S. 270.)

Patientenorientierte Pflege ist somit eine selbstverständliche und von der Gesellschaft erwartete, auf wissenschaftlichen Erkenntnissen und auf ethischen Verpflichtungen basierende Hilfeleistung, zu der immer auch kommunikative Zuwendung gehört. Eingeklagt werden muss sie erst in dem Moment, in dem diese Selbstverständlichkeit gar nicht einzulösen ist, und auch die wissenschaftlichen Erkenntnisse, so wie die ethischen Verpflichtungen nicht dazu führen, dass damit einhergehende Verhaltensanweisungen realisiert werden können. Mit der Forderung nach patientenorientierter Pflege wird auf den Anspruch auf Humanität innerhalb der nach wirtschaftlichen Gesichtspunkten organisierten und ausgestatteten Institutionen verwiesen. Wäre dies nicht der Fall, so hätten die Institutionen ihren Anspruch verwirkt und die Pflege ihr Selbstverständnis verloren.

Eine volle Einlösung des normativen Anspruchs kann in der Institution Krankenhaus nicht geleistet werden. Würden Pflegende all die Aspekte, die zur Patientenorientierung hier ausgeführt wurden, tatsächlich als Maßstab für den Alltag ernst nehmen und sich allein daran orientieren, dann könnte das Krankenhaus seinen Auftrag der Massenversorgung mit dem zur Verfügung stehenden Personal nicht erfüllen. Es ist unter den herrschenden Bedingungen des Pflegealltags faktisch nicht möglich, die Pflege systematisch nach den normativen Vorgaben auszurichten. Um jedoch als humane Einrichtung gelten zu können, muss zwangsläufig der Anspruch an die Pflege in dieser, als überschüssig einzuschätzenden Weise postuliert werden. Der normative Überschuss in der Forderung nach einer patientenorientierten Pflege meint das über das zu realisierende Hinausgehende. Realisiert werden kann eine Pflege – und das wird zu zeigen sein –, die im Hinblick auf den normativen Anspruch als defizitär gilt. Das den normativen Anspruch jedoch ausmachende – die Zuwendung zum Einzelnen gemäß seinen Bedürfnissen –, ist unter den gegebenen Umständen systematisch nicht zu erfüllen. Damit schießt die Norm über die Wirklichkeit hinaus und ist so ein nicht zu erreichendes Ideal, oder anders ausgedrückt, nicht mehr und nicht weniger als eine regulative Idee (wie sie z. B. in (Pflege-) Leitbildern formuliert wird).

Das Ideal gewinnt so eine Funktion: Die Herstellung eines ideellen Fundamentes sowohl bezogen auf die theoretisch gebotene Norm, als auch auf die Pflegepraxis. Die gesellschaftliche Akzeptanz der Institution Krankenhaus als eine humane Einrichtung ist nur dann gegeben, wenn Menschen in der Annahme, dass sie sich in ihrem Person-Sein aufgehoben fühlen können, sich in die Abhängigkeit von ihnen fremden Personen begeben können. Mit dieser Erwartung einer individuellen Betreuung, bei der das Wohl des einzelnen Menschen im Mittelpunkt steht (sowohl bezogen auf medizinische wie auch auf pflegerische Belange), vertrauen die Menschen sich selbst bzw. ihre Angehörigen der Institution Krankenhaus und fremden Personen, den Pflegenden, an. Erst das, was zur Verhinderung des pflegerischen Anspruchs führt, macht die normative Forderung notwendig. Erst das Postulat der Norm wiederum ermöglicht den Institutionen und der in ihnen steckenden Funktionalität ihre Daseinsberechtigung und ihre gesellschaftliche Akzeptanz. Unter dieser Perspektive ist der der Pflege immanente Widerspruch, der in der kleinen Sequenz des obigen Szenarios zum Ausdruck kommt, nicht aufzulösen.[23] Aufzulösen wäre dieser nur, wenn das, was als selbstverständliche Aufgabe der Pflege formuliert und von der Gesellschaft erwartet wird, auch die Rahmenbedingungen erhalten würde, innerhalb der diese Erwartungen überhaupt erst erfüllt werden können.

Eine Polarisierung zwischen dem «Guten», welches von der Theorie gefordert wird, und dem «weniger Guten», welches in der Praxis machbar ist, verbietet sich somit. Sein und Sollen in der Pflege sind in sich dialektisch und sie stehen in einem dialektischen Verhältnis zueinander. Wie oben gezeigt werden konnte, ist der normative Anspruch der Pflege nicht allein theoretisch formuliert, sondern auch konstitutiv für die Pflegepraxis und damit für das «Sein». Zugleich muss der Arbeitsalltag auch bestimmt sein von einem reibungslosen Ablauf, was zu einer «schnellen Pflege» führt. Auch das Sollenspostulat umfasst mehr als nur die Aufforderung, sich dem einzelnen Patienten zuzuwenden, nämlich sich *jedem* einzelnen Patienten zuzuwenden. Damit geht die Forderung nach Fähigkeiten einher, Handlungsspielräume auszuschöpfen, Prioritäten zu setzen und aufgrund des Fachwissens Entscheidungen treffen zu können, welche Maßnahmen, wann, bei wem, sinnvollerweise durchgeführt werden sollten. «Die Krankenschwester hält die Pflege auf dem höchsten Stand, der in einer gegebenen Situation möglich ist», so formuliert es der International Council of Nurses (ICN) in seinen ethischen Grundregeln (1973).

Berücksichtigt werden muss neben der Einschätzung des einzelnen Patienten auch die gegebene Situation; sie bestimmt mit, was in einer aktuellen Situation der höchste Stand der Pflege sein kann. Für den Ablauf des Arbeitsalltages bedeutet das, die jeweiligen Situationen und Rahmenbedingungen, unter denen die Pflege stattfindet, zu berücksichtigen und zwar so, dass für jeden Patienten der höchste Stand der Pflege unter gegebenen Bedingungen erreicht werden kann. Der Blick der Pflegenden muss sich so auch auf den Kontext richten und das bedeutet, die Pflege aller Patienten und die Ausführung aller Tätigkeiten im Blick zu haben, die

---

23 Die Situation des Szenarios ist demnach strenggenommen eine Dilemmasituation: «Moralische Dilemmata entstehen, wenn eine Person oder auch eine Gruppe zwei oder mehr Verpflichtungen in einer Situation gleichzeitig einhalten sollte, aber nur eine Verpflichtung erfüllen kann.» (Höffe, 1997: 206). Strukturell handelt es sich bei der Situation einerseits um eine Dilemmasituation, andererseits bietet sie Möglichkeiten der Lösung, die zu einer scheinbaren Vermittlung führen können, und das heißt, eine Entscheidung muss praktisch nicht notwendig allein zu der einen oder zu der anderen Seite getroffen werden. Aus diesem Grunde wird hier von einer Konfliktsituation gesprochen. (Zu den Lösungsmöglichkeiten vgl. Kap. 5.)

im Alltag anfallen und die über die direkte pflegerische Zuwendung zum einzelnen Patienten hinausgehen und denen nachgekommen werden muss, um die institutionalisierte Pflege aller Patienten zu gewährleisten.

Die Bedingungen, die in einer Situation gegeben sein können, beziehen sich auch auf materielle und personelle Ressourcen. Sind diese knapp bemessen, dann sind sie für die optimale Gestaltung der Pflege hinderlich und dieser Aspekt ist in der Formulierung des ICN schon eingearbeitet. Jedoch ist der theoretische Anspruch – Patientenorientierung – eindeutig so formuliert, dass die Belange des Einzelnen der Maßstab des Handelns sein soll. Alle Beschreibungen, wie Pflege sein soll, sind so formuliert, dass sie für einen und für alle Patienten Geltung haben. Die Ideologie, die in dem Postulat der Norm steckt, ist somit erforderlich, um den pflegerischen Anspruch anzustreben. Aber erst weil seine Verwirklichung verhindert wird, muss der Anspruch auch als solcher formuliert werden.

Innerhalb des Seins – also der Wirklichkeit, dem Alltag von Pflegenden – gelten die Forderungen nach individueller Pflege und nach schnellem Arbeiten. Innerhalb des Sollens gilt das gleiche: die Forderung nach Patientenorientierung und zugleich nach der Gewährleistung der Pflege und Versorgung Kranker, die allen zugänglich ist und die für die Gesellschaft bezahlbar bleiben muss. Unter dieser Perspektive spiegelt sich das Sollen im Sein wider. Diese Interdependenz von Norm und Funktion führt zu einer immanenten Unauflösbarkeit des Widerspruchs. Das heißt, solange die künstliche Begrenzung durch die unzureichenden Mittel, die für die Betreuung Kranker zur Verfügung gestellt werden, und der damit einhergehende Zeit- bzw. Personalmangel in der Institution anhält und der Normverwirklichung gegenübersteht, lässt sich der Widerspruch nicht auflösen. Praktisch können zwar Maßnahmen ergriffen werden, mit denen er entschärft werden kann; eine systematische Auflösung und damit ein systematisches Gelingen der Pflegepraxis gemäß der Norm ist aber solange ausgeschlossen, wie die Funktionalität das Handeln in der Institution diktiert. Es gibt unter den herrschenden Bedingungen keinen Ausgang aus diesem Widerspruch.

Die Dialektik von Sein und Sollen legt es nahe, auf einen Terminus zurückgreifen, der als «bürgerliche Kälte» in der Kritischen Theorie von Adorno und Horkheimer geprägt wurde. Sie ist der theoretische Bezugspunkt der vorliegenden Arbeit.

# 2. «Bürgerliche Kälte» und Krankenpflege

Das oben geschilderte Themenfeld der Krankenpflege wurde 1996 in das Forschungsprojekt *Moralische Krisenerfahrung in Kindheit und Jugend* eingebracht. Erforscht wurde im Projekt zwar die Moralentwicklung bei Kindern, Jugendlichen und jungen Erwachsenen im Zusammenhang mit Konflikten aus dem pädagogischen und außerpädagogischen Bereich, aber die Untersuchungsanlage ließ sich auf den Pflegebereich ausweiten. (Vgl. die Darstellung der Themen der Moralkonflikte des Forschungsprojekts im Anhang.) Die für diese Forschungsarbeit wesentlichen Vorarbeiten gehen zurück auf Gruschkas Analyse *Bürgerlicher Kälte* (1994). Die wesentlichen Gedankengänge und Grundaussagen werden im Folgenden referiert, der Begriff der Kälte wird expliziert und es wird ein Bezug zur Situation in der Pflege hergestellt. Es folgt eine Erläuterung des daraus resultierenden Verständnisses von Moralentwicklung im Allgemeinen und für die Moralentwicklung in Pflegeberufen im Besonderen.

## 2.1 Gesellschaftliche Widersprüche und objektiv Kälte verursachende Strukturen

Wie die Subjekte auf die Erfahrung der Diskrepanzen zwischen Sein und Sollen reagieren, das erfasst Gruschka in der Metapher der Kälte. Der Kältebegriff, wie er hier verwendet wird, geht zurück auf die Kritische Theorie und die Schriften von Adorno und Horkheimer (Gruschka, 1994: 36 ff.). Adorno bezeichnet Kälte als das «Grundprinzip bürgerlicher Subjektivität» (1994 a: 356). Gruschka beschreibt den Hintergrund des Begriffs und seine Bedeutung für die Widersprüche in der Gesellschaft. Im historischen Rückgriff stellen Adorno und Horkheimer dar, dass erst über die Konkurrenz der Menschen untereinander die wirtschaftliche Entwicklung so weit fortschreiten konnte, dass die Möglichkeit einer Befreiung von materieller Not für alle Gesellschaftsmitglieder gegeben war. Die wirtschaftliche Produktionsweise,

> in der das Prinzip der Kälte und Feindschaft notwendig die Wirklichkeit beherrscht, weil alle sich als Konkurrenten begegnen, entfaltete gegenüber den alten Formen der Gesellschaft seine positiven Seiten: Jeder weitere Schritt der Verwirklichung, jede Ausbreitung der Konkurrenz brachte schließlich Erleichterungen, lieferte stärkere Proben dafür, daß auf Grund des neuen Prinzips eigener Entscheidungen der Wirtschaftssubjekte das gesellschaftliche Leben in Gang gehalten werden konnte. (Zitiert nach Gruschka, 1994: 37)

Gruschka führt dies weiter aus: Erst in dem Moment, in dem die Menschen in dieser Weise ihre bürgerliche Subjektivität bestimmten,

> eröffnete sich erstmals in einem allgemeinen Sinne die Möglichkeit des guten Lebens für alle. Nur die Inkorporation von Kälte ließ dies zu. An späterer Stelle in seiner Schrift macht Horkheimer deutlich, warum die Kälte sich zum Existential verselbständigte, warum sie nicht in dem Augenblick verschwindet, in dem sie ihre Aufgabe im Zivilisationsprozeß erfüllt hat. [...] Die bürgerliche Gesellschaft beruht nicht auf bewußter Zusammenarbeit für Dasein und Glück ihrer Mitglieder. Ihr Lebensgesetz ist ein anderes. Jeder meint, für sich selbst zu arbeiten, muß auf seine eigene Erhaltung bedacht sein. Es gibt keinen Plan, der festlegt, wie das allgemeine Bedürfnis befriedigt werden soll. Indem jeder versucht, solche Dinge bereitzustellen, gegen die er sich andere, die er braucht, beschaffen kann, wird die Produktion gerade noch so reguliert, daß die Gesellschaft sich in der gegebenen Form entwickeln kann. Je mehr im Verlauf der Jahrhunderte eine bessere, rationellere Regelung technisch in den Bereich der Möglichkeit rückt, als desto gröber und umständlicher erweist sich dieses ‹feine› Instrument, der Markt, der nur unter schwersten Verlusten von Menschenleben und Gütern die Reproduktion der Gesellschaft vermittelt und mit dem Fortschreiten der kapitalistischen Wirtschaft die Menschheit trotz ihres wachsenden Reichtums nicht vor dem Rückfall in die Barbarei bewahren kann. Schon aus diesem Tatbestand, daß während der Epoche, die das Individuum emanzipierte, der Mensch in der grundlegenden wirtschaftlichen Sphäre sich selbst als isoliertes Subjekt von Interessen erfährt und nur durch Kauf und Verkauf mit anderen in Verbindungen tritt, ergibt sich die Fremdheit als anthropologische Kategorie. (Vgl. sinngleich Adorno in den Minima Moralia, 1994b, S. 27ff.). Und Fremdheit im moralischen Sinne bedeutet Kälte gegeneinander. Diese muß so lang fortdauern, wie die Bedingungen der ‹wirtschaftlichen Sphäre› bestehen. (1994: 38)

Die Menschen als Wirtschaftssubjekte entfalten somit nicht nur eine positive Wirkung in der – und für die – Gesellschaft, sondern auch eine negative: Der Preis für den Fortschritt, den die Erleichterung und ein angenehmeres Lebens für alle Menschen darstellt, ist die Entfremdung und damit die Kälte. Erst durch diese wiederum ergab sich der Fortschritt.

Gruschka erläutert sodann, was unter der Idee des «guten Lebens» zu verstehen ist. Nach Adorno und Horkheimer verlange sie von der Ökonomie die Sicherung der grundlegenden Reproduktionsbedingungen für alle Gesellschaftsmitglieder:

> Die Befreiung von existentieller Not, ausreichende Lebensmittel, Wohnung, Schutz vor und Hilfe bei Krankheit, die Sicherung personaler Integrität, die Möglichkeit authenti-

> scher Zuwendung zu Mitmenschen, die nicht lizenzierte und limitierte Teilhabe an der Kultur etc. Adorno und Horkheimer belegen in ihren Schriften, daß die genannten Bedingungen in der Gesellschaft entgegen dem Potential der Produktivkräfte entweder privilegierten Gruppen vorbehalten oder aber insgesamt nicht gesichert sind. Dafür, daß das hingenommen wird, machen sie die bürgerliche Kälte verantwortlich. (1994: 36)

Herausgearbeitet wird von Gruschka, dass die Menschen selbst ihr Leben nach der Funktionslogik der Wirtschaftlichkeit und der damit einhergehenden Kälte gegeneinander organisieren. Notwendig richten sie ihr Leben an den daraus resultierenden strukturellen Bedingungen des Alltags aus und zeigen die Fähigkeit, sich diesem Regelwerk zu unterwerfen. Diese Unterwerfung, so Adorno und Horkheimer, führe dazu, dass mit der Versachlichung des Geistes die Beziehungen der Menschen selber «verhext» wurden, «auch die jedes Einzelnen zu sich. Er schrumpft zum Knotenpunkt konventioneller Reaktionen und Funktionsweisen zusammen, die sachlich von ihm erwartet werden.» (Adorno/Horkheimer, 1994: 34)

Die Kälte ist somit nur bedingt den Menschen zuzuschreiben; sie resultiert aus den materiellen Grundlagen der Reproduktion in der bürgerlichen Gesellschaft. Deren Regeln verurteilen die Menschen zur Übernahme der Kälte. Indessen wäre die Kälte nicht, wenn die Menschen nicht fähig wären, sie zu übernehmen. (Gruschka, 1994: 59)

Die Regeln des gesellschaftlichen Lebens führen demnach zu einer Entfremdung der Menschen untereinander und zugleich sind die Menschen in der Lage, das damit einhergehende Unbehagen gering zu halten und sich anzupassen. Dies gelingt ihnen, weil sich die Epoche des aufstrebenden Bürgertums und seiner Emanzipation nicht nur durch das Selbstverständnis der einzelnen Individuen als Wirtschaftssubjekte auszeichnet, sondern es werden auch Normen aufgestellt, die den wirtschaftlichen Interessen gegenübertreten und eine humane Gestaltung der Gesellschaft ermöglichen sollen. Die Forderung Kants, sich seines Verstandes zu bedienen, um aus der selbstverschuldeten Unmündigkeit herauszutreten, ist an einen Vernunftbegriff gebunden, der doppeldeutig ist. Die Vernunft als

> Instanz des kalkulierenden Denkens, das die Welt für die Zwecke der Selbsterhaltung zurichtet [...] und die Vernunft, die als [...] das transzendentale überindividuelle Ich [...] die Idee eines freien Zusammenlebens der Menschen [enthält, K.K.], in dem sie zum allgemeinen Subjekt sich organisieren und den Widerstreit zwischen der reinen und empirischen Vernunft in der bewußten Solidarität des Ganzen aufheben. (Adorno/Horkheimer, 1994: 90)

Der andere darf «nie bloß als Mittel gebraucht werden», sondern der «Mensch ist unbedingt Selbstwert und Selbstzweck». (Reble, 1989: 203). Dies soll das sittliche

Zusammenleben der Menschen mitbestimmen und in der Einrichtung gesellschaftlicher Institutionen, die allen zugute kommen, soll das zum Ausdruck gebracht werden.

> Das Bürgertum hat im Ein- und Widerspruch zu den materiellen Grundlagen der von ihm durchgesetzten Wirtschaftsweise zur Seite einer allgemeinen Gültigkeit postulierende Ethik wie zur Seite der subjektiven moralischen Empfindungen das praktische Dementi der Kälte gefordert. (Gruschka, 1994: 38)

Seinen Niederschlag findet dies in den Postulaten der Französischen Revolution: Freiheit, Gleichheit und Brüderlichkeit. Gruschka arbeitet heraus, dass diese in der bürgerlichen Gesellschaft Geltung beanspruchenden Normen differenziert und konkretisiert werden für die Pädagogik. Diese hat den gesellschaftlichen Auftrag, der nachwachsenden Generation nicht nur Wissen zu vermitteln, sondern sie auch zu sittlichem und humanem Zusammenleben zu erziehen. Als strukturbildend für pädagogische Institutionen gelten die Ansprüche, Kinder und Jugendliche zu Mündigkeit und Solidarität zu erziehen und allen die Teilhabe an den Bildungsgütern zu sichern. Allgemeinbildung wird so auch als soziale Allgemeinheit der Bildung formuliert und geht einher mit Gerechtigkeit und Chancengleichheit. Diese Normen, die das Selbstverständnis der pädagogischen Institutionen konstituieren, stehen der Funktionslogik der Gesellschaft gegenüber, welche auf den Prinzipien der Vereinzelung, der Leistung und der Konkurrenz basiert. Auch pädagogische Institutionen sind jedoch von diesen Prinzipien nicht frei. Sie sind Spiegel der Gesellschaft, und Kinder und Jugendliche werden hier auf die Gesellschaft vorbereitet, und das heißt, sie müssen hier auch lernen, sich den Prinzipien entsprechend zu verhalten, die sie dazu befähigen, zu vergesellschafteten Wirtschaftssubjekten zu werden. Solidarität untereinander und in Konkurrenz zueinander zu treten widersprechen sich indessen. Denn neben der Selbstverpflichtung der pädagogischen Einrichtungen auf die oben genannten Normen haben sie auch eine Qualifikations-, eine Selektions- und eine Legitimationsfunktion. (Gruschka, 1994: 119–131. Vgl. auch die Darstellung der Themen der Moralkonflikte des Forschungsprojekts im Anhang.)

Heranwachsende müssen mit Qualifikationen ausgestattet werden, mit denen sie im gesellschaftlichen und beruflichen Leben bestehen können. Diese muss jeder Einzelne unter Beweis stellen. Solidarität mit dem Schwächeren findet spätestens bei Klassenarbeiten und Leistungsbewertungen ihre Grenze. Schule selektiert nach Leistungen, zertifiziert diese und führt damit zu unterschiedlichen Chancen im weiteren Leben. Schule ist so angelegt, dass die Kinder und Jugendlichen diese Selektion akzeptieren und als legitim ansehen. Das Leistungsprinzip wird verinnerlicht. (Timmerberg, 1999: 8–22; Heinrich, 2000: 247 ff.). Die Heranwachsenden werden so in die Lage versetzt, sowohl sich selbst, als auch die Gesellschaft zu reproduzieren, und das bedeutet, die materiellen Grundlagen für das

Leben des Einzelnen und gleichzeitig für alle zu sichern. Zugleich wird an sie die Forderung nach moralischen Verhaltensweisen etwa gegenüber den Schwächeren gestellt:

> Die humane Qualität einer Gesellschaft und damit die Identifikation der Menschen mit ihr hängt wesentlich ab von ihrer ökonomischen Potenz und den liberalen Reproduktionsbedingungen und sozialen Austauschprozessen. Die Integration der Menschen in die Gesellschaft ist zugleich nicht ohne eine Moral zu denken, die diesen Bedingungen eben auch widerspricht. (Gruschka, 1994: 15)

Die moralischen Maximen der Gesellschaft sollen dem Zweckrationalismus der wirtschaftlichen Sphäre entgegengesetzt werden. Zu diesen gehören neben den genannten, in pädagogische Institutionen eingehenden Normen auch die Freundschafts- und Liebesmoral, die frei von Berechnung und Kalkül sein sollen, sowie ein schonender Umgang mit den Gütern der Gesellschaft und deren gerechte Verteilung. Kaum vorstellbar wäre eine Gesellschaft, in der alle Beziehungen der Menschen untereinander ausschließlich von ökonomischen Gesichtspunkten aus betrachtet würden, sie sich nur am Konkurrenz-, Leistungs- und Vereinzelungsprinzips orientierten, und die Menschen keinen Hehl daraus machten, sich allein als Verfügungsobjekte zu begegnen. Genauso wenig vorstellbar ist, dass die Menschen sich tatsächlich uneingeschränkt an dem normativ Gebotenen orientieren. Verhielten sie sich ausnahmslos solidarisch mit den Schwächeren, so wäre ihre Selbsterhaltung in der ökonomisch geprägten Sphäre der Gesellschaft gefährdet. Wollten sie uneingeschränkt die moralischen Postulate in den Mittelpunkt ihres Handelns stellen, so würden sie in der Wirklichkeit, die realitätstüchtiges Verhalten erforderlich macht, scheitern und verzweifeln. Die Erkenntnis, dass das, was als gut und richtig erachtet wird, durch die Bedingungen des Alltags nicht umgesetzt werden kann, zwingt die Menschen dazu, sich realitätsgerecht zu verhalten und dennoch am normativ Gebotenen festzuhalten.

## 2.2 Moralentwicklung im Medium der Widersprüche

An die Menschen werden im täglichen Leben gegensätzliche Anforderungen gestellt: die Anpassung an die Prinzipien einer an wirtschaftlichen Interessen ausgerichteten Gesellschaft und zugleich die Forderungen nach moralischem und sittlichem Verhalten. Hier wird die Parallele zu den vorangestellten Ausführungen zur Krankenpflege deutlich: Bezieht sich der hier nur in Umrissen skizzierte und stark verkürzt beschriebene Teil aus Gruschkas Forschungsbereich auf die normativen Ansprüche der pädagogischen Institutionen und das Bestehen des Einzelnen innerhalb der Funktionslogik der Gesellschaft, so bezieht sich das Forschungsfeld der Verfasserin auf einen anderen Ausschnitt gesellschaftlicher Wirklichkeit: das normative Postulat und die Funktionslogik der institutionalisierten Pflege, die auch ökonomischen Zwängen unterliegt. Für das Bestehen der Menschen in diesen strukturell vergleichbaren Spannungsfeldern ist es erforderlich, diese Widersprüche auszuhalten.

Wie dies gelingen kann, entfaltet Gruschka in der Analyse der «bürgerlichen Kälte»: Mit der Metapher der Kälte erklärt er die Leistung der Menschen, die in Anschlag gebrachten Normen und den Zwang, ihnen zuwider zu handeln, in ihr moralisches Urteil zu integrieren. Bürgerliche Kälte wird als das moralische Prinzip bezeichnet, mit dem dieser Widerspruch ausgehalten werden kann. Mit der Kälte tendieren die Menschen zu einem Zustand der Gleichgültigkeit gegenüber dem Widerspruch. Dies geschieht aber nicht nur in einer polarisierenden Haltung, also nicht nur in der Form, dass sie sich auf die eine oder die Seite des Widerspruchs schlagen, sondern vor allen Dingen in Form einer Integrationsleistung. Mit dieser werden die gegensätzlichen Forderungen – hier Befolgung der Norm, dort befolgen der Funktionslogik – so in Einklang gebracht, dass es vermeintlich einen Ausgleich gibt und die Menschen handlungsfähig bleiben. «Mit ihr [der Kälte, K. K.] wird das mehr oder weniger widerstandslose Hinnehmen der Tatsache möglich, daß die Welt nicht so ist, wie sie zu sein beansprucht, bzw. wie sie sein sollte.» (Gruschka, 1994: 76). Die Menschen müssen Fähigkeiten erwerben, mit denen sie den Widerspruch zwischen der normativen Forderung nach moralischem Handeln und ihren empirischen Erfahrungen verarbeiten. Diese Kompetenzen sind nach Gruschka derart ausgeprägt, dass die moralische Dimension erkannt und zugleich so verarbeitet wird, dass die eigene Selbsterhaltung nicht gefährdet wird und die Subjekte den realen Umständen entsprechend handeln können.

> Die Fähigkeit der Kälte bedeutet damit eine zentrale Orientierungsleistung des Menschen, mit ihr bewertet er die auf ihn einströmenden moralisch verstandenen Verhaltenserwartungen für sich so, daß ein Handeln unter Anerkennung des Realitätsprinzips und der Realität möglich bleibt. (1994: 80)

Der Begriff der Kälte erhält so eine Doppelsinnigkeit: die Kälte, die von den Strukturen in der Gesellschaft ausgeht und sich in dem Widerspruch zwischen Anspruch und Wirklichkeit, konkreter in dem Widerspruch zwischen den gebotenen Normen und der Forderung nach funktionalen Handeln im Alltags objektiviert, und Kälte als Reaktionsform des einzelnen darauf. Reagieren die Menschen aufgrund des Handlungsdrucks im Alltag und der permanenten Konfrontation mit den Strukturen mit einer Tendenz zur Gleichgültigkeit, dann machen sie sich selber kalt. Sie lernen es, die strukturellen Bedingungen als unveränderliche hinzunehmen und stabilisieren damit das, wovor sie sich zu schützen suchen. Die Folgerung Gruschkas, in Übereinstimmung mit Adorno und Horkheimer, ist die These der Allgemeinheit und Unhintergehbarkeit der Kälte.

Nicht zuletzt zeigen gerade seine Analysen der «Gegenbilder» zur Kältemetapher die Unhintergehbarkeit der Kälte. So werden Hilfsbereitschaft, Mitleid, Solidarität als «warme Reaktionen» und Empörung, spontane Erregung und Auflehnung als «heiße Reaktionen» etwa auf Unrecht, auf Menschenrechtsverletzung, auf gesellschaftliche Verhältnisse, die einzelne Menschen zu gesellschaftlichen Verlierern machen, untersucht. «Hitzige» Reaktionsformen richten sich beispielsweise durch vehemente Proteste gegen Gleichgültigkeit und damit gegen Kälte. Das Realitätsprinzip, die nicht mehr zu durchschauende gesellschaftliche Komplexität stehen der Wirkung eines empörten Einspruches jedoch gegenüber und können das, wogegen protestiert wird, nicht aufheben. Bestenfalls können vereinzelt Verbesserungen im kleinen Stil herbeigeführt werden und zudem der Beruhigung dienen, man habe zumindest versucht, sich der Kälte zu erwehren. (1994: 90–104). Auch die Wärme, die in Mitleid, Empathie, individueller Zuwendung zu einzelnen und Nächstenliebe ihren Ausdruck findet, wird in Gruschkas Analyse zwar als ein moralischer Anspruch herausgearbeitet, mit dem Widerstand gegen die Kälte gezeigt wird. Jedoch kann auch sie strukturell nichts ausrichten: Mitgefühl und Mitleid etwa stellen nicht konsequent in Frage, was Unrecht und Leiden auslöst. Sie bleiben zufällig, und weil sie auf die individuelle Zuwendung setzen, die stellvertretend für das Allgemeine des Unrechts und Leidens steht, reichen sie an dieses nicht heran.[24] Der mitleidende Blick auf den Adressaten verkürzt sich paradoxerweise durch die Zentrierung auf ihn: «Die gesellschaftlichen Ursachen des Leidens werden ausgeblendet, gerade weil man sich der Illusion hingibt, mit der Abwendung des Blicks vom Objektiven und der Zuwendung zum Subjektiven das Subjektive retten zu können.» (1994: 115). Beide Reaktionsformen – Hitze wie Wärme – führen nicht zu Aufhebung der Kälte, denn sie reichen nicht an die strukturellen gesellschaftlichen Bedingungen heran. Solange diese bestehen, bleibt es den Menschen versagt, sich uneingeschränkt an dem «Guten» zu orientieren. Noch in ihrem Einspruch bleiben sie der Kälte verhaftet.

24 «Es [das Mitleid, K. K.] bestätigt die Regel der Unmenschlichkeit durch die Ausnahme, die es praktiziert. Indem Mitleid die Aufhebung des Unrechts der Nächstenliebe in ihrer Zufälligkeit vorbehält, nimmt es das Gesetz der universalen Entfremdung, die es mildern möchte, als unabänderlich hin. Wohl vertritt der Mitleidige als Einzelner den Anspruch des Allgemeinen, nämlich den zu leben, gegen das Allgemeine, gegen Natur und Gesellschaft, die ihn verweigern. Aber die Einheit mit dem Allgemeinen, als dem Inneren, die der Einzelne betätigt, erweist an seiner eigenen Schwäche sich als trügerisch. Nicht die Weichheit sondern das beschränkende am Mitleid macht es fragwürdig, es ist immer zu wenig.» (Adorno/Horkheimer, 1994: 110. Ausführlicher zum Gegenbild der Wärme: Gruschka, 1994: 104–116)

## 2.3 Kälte als moralische Kategorie

Eine Untersuchung der Moralität Pflegender in ihrem Arbeitsalltag muss vor dem Hintergrund der Widersprüchlichkeit in den Anforderungen, der subjektiven Verarbeitung und damit der Integrationsleistung der Pflegenden dieser Widersprüchlichkeit in ihr moralisches Urteil und den daraus resultierenden Mechanismen der Anpassung nachspüren. Es ist darüber aufzuklären, was Moral nicht nur sein will – eine Orientierung am Guten und Richtigen-, sondern tatsächlich auch ist: «Nur am Widerspruch des Seienden zu dem, was zu sein es behauptet, lässt Wesen sich erkennen.» (Adorno, 1994 a: 169). Im Medium des Widerspruchs ist damit Moral und auch Moralentwicklung zu beschreiben, denn die in der Pflege Tätigen stehen unaufhörlich vor dem Widerspruch zwischen dem normativ Geforderten und der empirischen Erfahrung, dass sie dem nicht folgen können. Unter dieser Perspektive kann eine positive Bestimmung der Moral als empirische Sittlichkeit nicht formuliert werden, ist doch immer schon das eingearbeitet, was dem verbindlichen Anspruch, das Gute zu tun, entgegensteht. «Der mit dem Konzept der Kälte vollzogene Perspektivenwechsel von der Bestimmung der positiven Moral zu den Mechanismen der Anpassung macht aus der Kälte eine moralische Kategorie in einem spezifischen Sinne.» (Gruschka, 1994: 77). Das heißt, mit der Kritik an den objektiven Bedingungen, die mit der Analyse der Kälte als Anpassungsmechanismus bzw. als Mechanismus der Desensibilisierung einhergeht, wird Partei ergriffen für einen Zustand, in dem das «Gute» verwirklicht ist. Kälte ist somit als eine «moralische Kategorie und als Reaktionsform auf die Differenz zwischen Anspruch und Wirklichkeit» (Gruschka, 1994: 76) zu beschreiben.

Die damit einhergehende Kritik ist nicht als moralisierend zu verstehen. Sie soll vielmehr darüber aufklären, warum das in Normen festgeschriebene Gute nicht verwirklicht werden kann. Die Voraussetzung für eine solche Kritik ist Distanz. Sie versetzt den Kritiker aber weder in einen Zustand jenseits der Kälte, noch kann daraus eine praktische Moral erwachsen:

> Der Distanzierte bleibt so verstrickt wie der Betriebsame; vor diesem hat er nichts voraus als die Einsicht in seine Verstricktheit und das Glück der winzigen Freiheit, die im Erkennen als solchem liegt. Die eigene Distanz vom Betrieb ist ein Luxus, den einzig der Betrieb abwirft. (Adorno, 1994 b: 23)

Diese Einsicht und die darin liegende «winzige Freiheit» ist wichtig

> als geistige Haltung, denn ohne sie wäre Kälte gar nicht mehr aufzuklären, sie verschwände im dumpfen Gefühl. Aber eine geistige Haltung stiftet noch keine Alternative zur praktischen Selbstbehauptung in der Gesellschaft. Der Kritiker der Kälte ist gegenüber denen, die er als kalt kritisieren mag, nicht der bessere Mensch. (Gruschka, 1994: 51)

Intention und praktische Konsequenzen der Analyse von Kälte fallen also auseinander, was den Perspektivenwechsel schwer macht:

> Kälte erregt Anstoß. Ihre Analyse ist vom Motiv bestimmt, sie zu überwinden. Zugleich zeigt die Analyse unter den gegebenen Umständen die Unüberwindbarkeit der Kälte. Die Behauptung provoziert nun ihrerseits nicht etwa Gleichgültigkeit, sondern in moralischem Sinn die Frage, was denn dann noch gegen Kälte zu tun sei?! Wer sich mit dieser Frage wehrt, zeigt, daß er sich nicht mit Kälte einverstanden erklärt. In dieser Regung wird der innere Widerwille gegen eine Verhaltenslehre deutlich, der in der eigenen Praxis gleichwohl nicht konsequent widersprochen werden darf. (Gruschka, 1994: 51)

Mit der Kältemetapher wird hier also ein bestimmter Blickwinkel eingenommen, der sich auf die strukturellen Bedingungen richtet, unter denen Pflege stattfindet. Gruschkas Analyse folgend werden diese, einen Ausschnitt gesellschaftlicher Wirklichkeit repräsentierenden Bedingungen als objektiv Kälte verursachend betrachtet. Kälte als Reaktionsform auf die Strukturlogik der Anforderungen an Pflegende soll in ihren besonderen Ausprägungen geprüft und belegt werden. Also muss untersucht werden, wie die Pflegenden sich in einem Prozess der moralischen Desensibilisierung mit Kälte ausstatten oder wie sie sich dagegen zur Wehr setzen und das heißt, es ist die im Spannungsfeld der Pflege notwendig von den dort Tätigen zu erbringende Integrationsleistung von Norm und Funktionalität zu beschreiben.

Moralität im Pflegealltag wird so in ihrer Negation untersucht: der moralischen Desensibilisierung, die aus den objektiv Kälte verursachenden Bedingungen resultiert. Mit der Untersuchung soll also folgende Frage beantwortet werden: Wie lernen Pflegende kalt zu werden gegenüber dem Widerspruch in den Anforderungen?

# 3. Kohlbergs Stufen der Moralentwicklung

Eine Untersuchung zur Moralentwicklung führt zwangsläufig über einen Klassiker, der die umfassendsten Studien dazu durchgeführt und die Diskussionen maßgeblich geprägt hat: Lawrence Kohlberg.

Kohlberg will mit seinen Forschungen die Ontogenese moralischer Urteilsfähigkeit rekonstruieren. Dazu führen er und seine Mitarbeiter Längsschnittstudien[25] durch: Untersucht werden Probanden im Kindes-, Jugend- und Erwachse-

25 Als Auftakt seiner Untersuchungen gilt seine (unveröffentlichte) Dissertation 1958: *The Development of Modes of Moral Thinking and Choice in the Years Ten to Sixteen.* Geht man davon aus, dass Moralentwicklung bereits vor dem zehnten Lebensjahr stattfindet, dann fragt man sich, warum die jüngsten Probanden bereits zehn Jahre alt waren. Eine Erklärung lässt sich aus den Ausführungen von Garz ableiten: «Mit den Befragungen, die Kohlberg für seine Doktorarbeit durchführte, wollte er zunächst lediglich Piagets Studie *Das moralische Urteil beim Kinde* aus dem Jahre 1932 fortsetzen und die Hypothese überprüfen, ob das moralische Urteil, wie von Piaget behauptet, aber nicht gezeigt, sich bei einem Kind von etwa zwölf oder dreizehn Jahren vom heteronomen zum autonomen Denken ausgebildet hat und damit abgeschlossen ist.» (Garz, 1996: 53)
Die genauen Angaben über die Dauer der Längsschnittstudie und die Anzahl der Teilnehmer schwanken etwas und die Angaben zur Häufigkeit der Befragungen sind ungenau. So gibt Garz darüber Auskunft, dass die erste, 20 Jahre andauernde Längsschnittstudie 1955/1956 mir 72 Jungen begann. Der Kreis der Probanden wurde zunächst erweitert durch 12 delinquente Jungen und zu einem späteren Zeitpunkt (vermutet wird von Garz das Jahr 1964) durch weitere 12 Teilnehmer. Ausgewählt wurden zehn-, dreizehn-, und sechszehnjährige Jungen. Die Probanden wurden im Abstand von etwa vier Jahren befragt und zwar 1960, 1964,1969, 1973 und 1977. «Mit 60 der insgesamt 96 Teilnehmer wurden mindesten zwei Interviews geführt.» (Garz, 1996: 54). An andere Stelle wiederum schreibt Garz, dass diese Studie weitergeführt wurde und sich somit über 25 Jahre erstreckte (1996: 93). Nach Gielen begann die Längsschnittstudie mit 98 Probanden, «von denen viele mehrmals befragt wurden». Längsschnittdaten gebe es von 51 Probanden (Kuhmerker et al., 1996: 61). Als weitere Längsschnittstudie in anderen Kulturen wird beispielsweise eine Untersuchung von 92 israelischen Frauen

nenalter, die aus unterschiedlichen gesellschaftlichen Schichten und Kulturen stammen. Er präsentiert als Ergebnis seiner Untersuchungen ein Stufenmodell, in dem zwischen drei Niveaus der Moralentwicklung unterschieden wird, denen wiederum jeweils zwei Stufen der Moralentwicklung zugeordnet sind. Diese erfuhren im Laufe seiner Forschungsarbeiten noch einmal eine Ergänzung in Form von je zwei Unterstufen (A und B). Die höchste Stufe auf dem dritten Niveau zeigt, wie Menschen idealerweise ein moralisches Urteil fällen sollten.

Kohlbergs Rekonstruktion der Logik der Moralentwicklung kann einen wichtigen Beitrag für die Konzeption einer eigenen Untersuchung zur Moralentwicklung leisten. Dieses Kapitel wird mit dem Anspruch verfasst, Defizite der Kohlberg'schen Theorie aufzudecken, um aus ihnen zu lernen, welche andere Möglichkeit sich anbietet, Moralentwicklung zu erforschen. Die Entscheidung, in der vorliegenden Arbeit ausführlich auf Kohlbergs Untersuchungsarrangement einzugehen, lässt sich in zweifacher Hinsicht begründen:

1. Die Konfliktsituationen, an denen Kohlberg Moralentwicklung erforscht, handeln von konfligierenden Ansprüchen, und zeigen so eine gewisse Nähe zu der hier zugrunde liegenden Ausgangsfrage.
2. Aus der Analyse seiner Vorgehensweise sowohl bezogen auf die Dilemmasituationen, die er den Probanden vorlegt, als auch auf die Art und Weise der Interviewführung, ergeben sich Folgerungen für die Konzeption der vorliegenden Forschungsarbeit.

Kohlbergs Untersuchungsanlage und das Stufenmodell werden zu diesem Zweck vorgestellt[26] (3.1) und anschließend unter zwei Aspekten diskutiert:

---

und Männern im Alter zwischen 12 und 26 Jahren beschrieben: «wobei 28 Personen einmal, weitere 32 zweimal und 32 Subjekte dreimal im Abstand von einem oder zwei Jahren befragt wurden». (Garz, 1996: 99). Die Angabe über den Zeitraum von 20 oder, je nach Autor auch 25 Jahren für die Längsschnittstudie bedeutet für die Befragungen der einzelnen Teilnehmer somit nicht, dass tatsächlich auch alle Probanden in regelmäßigen Abständen von ein oder zwei oder auch vier Jahren befragt wurden.

26 Kohlbergs Theorie zur Moralentwicklung wird mit Rückgriff auf sieben Aufsätze dargestellt, die er zum Teil allein, zum Teil mit einigen seiner Mitarbeitern verfasst hat. (Die Aufsätze sind zusammen herausgegeben in: Kohlberg 1997). Sie geben die Entwicklung seiner Theorie von 1968 bis 1984 wieder. Auf eine Darstellung aller Aspekte, die im Laufe der 16 Jahre überarbeitet und verändert wurden, die zwischen dem ersten und letzten Aufsatz liegen, wird nicht im einzelnen eingegangen. Es werden nur die Punkte herausgestellt, die im Zusammenhang mit der hier formulierten Kritik an Kohlbergs Untersuchungsanlage und im Hinblick auf die eigene Untersuchung sinnvoll erscheinen.

- Die Konstruktion der Dilemmasituationen, die Kohlberg seinen Interviews zugrunde legt, wird betrachtet (3.2).
- Die Hermetik des Kohlberg'schen Theoriegebäudes wird hinsichtlich einiger seiner empirischen Befunde beleuchtet. Es wird untersucht, wie Kohlberg mit Ergebnissen umgeht, die mit seiner Theorie nicht kompatibel sind (3.3).

Danach werden Schlussfolgerungen für die vorliegende Untersuchung gezogen (3.4).

## 3.1 Kohlbergs Untersuchungsanlage und das Stufenmodell

Kohlberg erforscht die Entwicklung moralischer Urteilsfähigkeit anhand des Gerechtigkeitsdenkens als inhaltlicher Kategorie.[27] Die Messung der moralischen Urteilsfähigkeit wird bei ihm jedoch nicht an inhaltlichen, sondern an formalen Kriterien festgemacht.

Kohlberg legt den Fokus auf Gerechtigkeit als Thema für eine Auseinandersetzung um richtig und falsch, weil Gerechtigkeit eine Bemühung um wechselseitige und gleichwertige Beziehung zwischen Individuen kennzeichne und damit konstitutiv für das Gelingen menschlicher Gesellschaft sei. Das Konzept der Gerechtigkeit zeige, inwieweit ein Recht auch eine Pflicht beinhalte: Weil sich jeder auf bestimmte Rechte berufen könne, diese verbindlich seien und deshalb eine legitime Erwartungshaltung damit einhergehe, könne das Einverständnis der anderen zur Wahrung des eigenen Rechtes erwartet werden. Daraus ergebe sich zugleich eine Pflicht: das Recht des anderen zu wahren, genau wie das eigene Recht gewahrt werden solle. Gerechtigkeit sei reziprok, so Kohlberg, es bestehe eine Wechselbeziehung untereinander und damit eine Gleichheit, jeder habe die gleichen Rechte. Weil sich innerhalb einer Gesellschaft und im Zusammenleben mit anderen Individuen jeder als ein Selbst erfahre, in einer Welt mit vielen anderen Menschen, die sich ebenfalls als Selbst erfahren, komme es so in der Interaktion zur Übernahme einer Rolle im Kreis anderer Rollenträger. Es gebe also Erwartungen, die an jeden gestellt werden und das gehe mit Rechten und Pflichten einher. (1997: 30; 32; 144). Da ein moralisches Urteil und eine moralische Entscheidung in einer Kon-

27 Diese begriffliche Eingrenzung von Moral auf «Gerechtigkeit» zeigt sich in Kohlbergs Aufsätzen bereits 1968, wenngleich er im Laufe der Jahre den Gerechtigkeitsbegriff zunehmend expliziert. Dabei nimmt er Bezug auf die Theorie der idealen Rollenübernahme. (1997: z. B. 32 f; 35; 344)

fliktsituation erst zur moralischen Entscheidung werde, wenn andere Personen als einzelne oder als Gesellschaft in ihrem Wohl davon betroffen seien, mache es nach Kohlberg Sinn, moralische Urteile als Gerechtigkeitsurteile zu formulieren. Gerechtigkeit ist so für Kohlberg der Kern der Moral. (1997: 268; Gruschka, 1996: 56). Sie ist die wichtigste Tugend für jeden Einzelnen und die wichtigste Tugend für die Gesellschaft (Kohlberg, 1997: 352).

Eine Kritik an Kohlberg, wie sie beispielsweise von der ehemaligen Mitarbeiterin Carol Gilligan (1996: 29 f.; 72 f.; 92 ff.) formuliert wird, impliziert, dass Gerechtigkeit als moralische Kategorie zu eng gefasst sei. Gerechtigkeitsdenken allein präge nicht ein sittliches Verhalten, sondern ebenso Verantwortung, Fürsorge, Anteilnahme und auch Gefühle – also nicht nur kognitive Denkleistungen – seien für moralische Urteile entscheidend. Kohlberg begegnet dieser Kritik mit dem Verweis darauf, dass sein Gerechtigkeitsbegriff sich auch auf die Fähigkeit beziehe, sich in die Rolle/Person des anderen hineinzuversetzen und damit eine andere Perspektive in die Entscheidung einzubeziehen, wenn sie eine moralische Entscheidung sein soll: Um sich in eine andere Person hineinversetzen und eine andere Perspektive einnehmen zu können, bedürfe es auch der Anteilnahme; Sorge und Verantwortung für einen anderen ließen sich somit nach Kohlberg unter Gerechtigkeit als übergeordnete Kategorie fassen. An dieser lasse sich moralische Urteilsfähigkeit, im Sinne einer kognitiven Leistung untersuchen. (1997: 125; 165; 246; 352). Moralische Urteile sind kognitive Urteile, so Kohlberg, auch wenn emotionale Aspekte ebenfalls eine Rolle spielen, denn sie beziehen sich auf die Erkenntnisfähigkeit des Einzelnen hinsichtlich der eigenen Person und anderer Personen, bzw. der Einschätzung und Bewertung von postulierten Normen (1997: 33; ausführlicher zur Auseinandersetzung Kohlbergs mit Gilligans Kritik z. B.: 242–256). Diese Entgegnung Kohlbergs auf die Kritik verdeutlicht, was er unter dem Begriff Gerechtigkeit verstanden wissen möchte.

Gilligans Kritik könnte man in Zusammenhang bringen mit einer Kritik daran, dass Gerechtigkeitsdenken sich bei Kohlberg mit juridischem Denken vermischt. Das Heinz-Dilemma (s. u.), aber auch andere Dilemmata, beinhalten nicht allein einen Gerechtigkeitskonflikt, sondern die involvierten Personen stehen auch einem Rechtskonflikt im Sinne eines Gesetzeskonflikts gegenüber (z. B. Diebstahl oder Sterbehilfe; Kohlberg, 1997: 499). Das gibt diesen Dilemmata eine besondere Brisanz, denn juristisches Recht steht hier im Widerspruch zu Gerechtigkeit, die nach Kohlberg ja auch mit Anteilnahme und Fürsorge einhergeht.

Als Instrument zur Erforschung der moralischen Urteilsfähigkeit erarbeitet Kohlberg verschiedene Dilemmageschichten, in denen es um «konfligierende Rechtsansprüche oder die Verteilung knapper Ressourcen» (1997: 351) geht. Die Dilemmata werden den Probanden im Rahmen von Interviews vorgelegt. Sie werden danach gefragt, was die Person in der entsprechenden moralischen Konfliktsituation tun soll.

Die Nähe der aus diesem Konflikt abgeleiteten Dilemmasituationen zu der vorliegenden Untersuchung wird an dieser Stelle deutlich und damit die Notwendigkeit einer Auseinandersetzung mit Kohlberg. Denn auch in dieser Untersuchung, so könnte man sagen, geht es um konfligierende Rechtsansprüche bzw. um die Verteilung mangelnder Ressourcen. Nur wird dieser Konflikt von uns nicht vorab als Rechtskonflikt gedeutet, sondern entsprechend der Analyse zunächst einmal als Widerspruch in den Anforderungen an die Pflegenden (vgl. Kap. 1, S. 23 ff.). Diese erst führen zu dem Konflikt. Wie die Probanden in der vorliegenden Untersuchung den Konflikt für sich deuten – ob als Rechtskonflikt oder aber als etwas ganz anderes – und wie sie damit umgehen, ist Gegenstand dieser Untersuchung und wird im Kapitel 5 dargestellt.[28]

An dem bekanntesten Dilemma, dem «Heinz-Dilemma» wird das Kohlberg'sche Interviewverfahren vorgestellt:

> In einem fernen Land lag eine Frau, die an einer besonderen Krebsart erkrankt war, im Sterben. Es gab eine Medizin, von der die Ärzte glauben, sie könne die Frau retten. Es handelt sich um eine besondere Form von Radium, die ein Apotheker in der gleichen Stadt erst kürzlich entdeckt hatte. Die Herstellung war teuer, doch der Apotheker verlangte zehnmal mehr dafür, als ihn die Produktion gekostet hatte. Er hatte zweihundert Dollar für das Radium bezahlt und verlangte 2000 Dollar für eine kleine Dosis des Medikamentes. Heinz, der Ehemann der kranken Frau, suchte alle seine Bekannten auf, um sich Geld zu auszuleihen, und er bemühe sich um Unterstützung der Behörden. Doch er bekam nur 1000 Dollar zusammen, also die Hälfte des verlangten Preises. Er erzählt, daß seine Frau im Sterben lag, und bat, ihm die Medizin billiger zu verkaufen, bzw. ihn den Rest später bezahlen zu lassen. Doch der Apotheker sagte: ‹Nein, ich habe das Mittel entdeckt, und ich will damit viel Geld verdienen.› – Heinz hat nun alle legalen

28 Damit soll zugleich begründet werden, warum Gilligans Konzept einer Fürsorgeethik, welches von der Pflegeethik aufgegriffen wurde, hier nicht Gegenstand der Analyse ist. Die Gilligans Konzept einer Fürsorgeethik zugrunde liegenden narrativen Interviews beziehen sich auf moralische Konflikte, die stark auf das persönliche Leben der Beteiligten einwirken, wie beispielsweise die Abtreibungsentscheidungsuntersuchung. Zudem ist die Fragestellung in Gilligans Interviews auch darauf gerichtet, wie die Probanden Moral definieren und welche Erfahrungen als moralische Konflikte erlebt werden. Der Fokus liegt somit nicht uneingeschränkt auf der Lösung moralischer Konflikt - situationen (vgl. etwa 1996: 11 f.). In Kohlbergs Konfliktsituationen hingegen werden Ansprüche eines Einzelnen (wie Recht auf Leben) mit Ansprüchen der Gesellschaft oder Autoritäten (wie Recht auf Eigentum/Einhaltung von Gesetzen) in Zusammenhang gebracht. Dies steht der hier vorliegenden Fragestellung nach der Verarbeitung des Widerspruchs zwischen einer gebotenen Norm (patientenorientierte Pflege) und der gleichermaßen legitimen Forderungen nach Funktionalität (Sicherung des funktionalen Arbeitsablaufes in der Pflege) näher als eine in das eigene Leben eingreifende persönliche Entscheidung. Aus diesem Grunde ist Kohlbergs Untersuchungsarrangement geeigneter, um daran Grundlagen für eine eigene Untersuchung zu erarbeiten.

Möglichkeiten ausgeschöpft; er ist ganz verzweifelt und überlegt, ob er in die Apotheke einbrechen und das Medikament für seine Frau stehlen soll. (Kohlberg, 1997: 495)[29]

Im Interview werden den Probanden folgende Fragen gestellt:

1. Sollte Heinz das Medikament stehlen?

1. a) Warum oder warum nicht?

2. (Wenn der Proband den Diebstahl befürwortet hat): Wenn Heinz seine Frau nicht liebt, sollte er dann das Medikament für sie stehlen? Bzw. (wenn der Proband sich gegen den Diebstahl ausgesprochen hat): bedeutet es einen Unterschied, ob Heinz seine Frau liebt oder nicht?

2. a) Warum oder warum nicht?

3. Angenommen, die Person, die im Sterben liegt, ist nicht seine Frau, sondern ein Fremder. Sollte Heinz das Medikament für einen Fremden stehlen?

3. a) warum oder warum nicht?

4. (Wenn der Proband sich dafür ausspricht, das Medikament auch für einen Fremden zu stehlen): Angenommen, es handelt sich um ein Haustier, das Heinz liebt. Sollte er das Medikament stehlen, um das Haustier zu retten?

4. a) Warum oder warum nicht?

5. Ist es wichtig, dass Menschen alles versuchen, was sie können, um das Leben eines anderen zu retten?

5. a) Warum oder warum nicht?

6. Es ist gegen das Gesetz, wenn Heinz einbricht. Ist diese Handlungsweise deshalb moralisch falsch?

6. a) Warum oder warum nicht?

7. Sollten Menschen im allgemeinen alles versuchen, um dem Gesetz Folge zu leisten?

7. a) Warum oder warum nicht?

---

29 Insgesamt hat Kohlberg 11 Dilemmasituationen, die den Probanden vorgelegt werden, veröffentlicht. Auf den genauen Aufbau, die Reihenfolge und den Sinn der Reihenfolge wird hier nicht eingegangen. (Dazu Gruschka, 1996: 54 ff.). In weiterführenden Untersuchungen entwickelten Kohlberg-Mitarbeiter noch andere Dilemmasituationen, die hier ebenfalls nicht aufgegriffen werden (vgl. etwa Kohlberg, 1997: 420).

7. b) Wie lässt sich das (die vorherige Antwort) auf das beziehen, was Heinz tun sollte?

8. Wenn Sie noch einmal an das Dilemma (den Ausgangskonflikt) zurückdenken: was wäre das Verantwortungsvollste, was Heinz tun könnte?

8. a) Warum? (1997: 496)

In der Dilemmasituation steht das Recht der Frau auf Leben dem Recht des Apothekers auf Eigentum gegenüber. Wie die Fragen zeigen, haben die Probanden die Möglichkeit, sich zwischen beiden Rechtsansprüchen zu entscheiden, um dann diese Entscheidung zu begründen. Individuelle Lösungsvorschläge für einen anderen Umgang mit dem Dilemma sind in dem Interviewverfahren unzulässig, da es Kohlberg allein um die Begründung des moralischen Urteils für oder gegen einen der Rechtsansprüche geht.

Kohlberg bezeichnet seine Theorie der Moralentwicklung zwar als normative Theorie, jedoch bezieht sich die zugrunde liegende Norm nicht auf den konkreten Inhalt der Aussagen, die Probanden zur Gerechtigkeit machen. Vielmehr ist die Vorstellung einer Norm im Sinne einer höchsten Moralität oder eines anzustrebenden Zieles als formal zu bezeichnen. Was heißt formal in dem Zusammenhang? Nicht die Entscheidung, wie jemand sich in der Dilemmasituation verhalten soll, ist für Kohlbergs Bewertung eines Moralurteils maßgeblich, sondern die Art der Argumentation für die Entscheidung. Das bedeutet für das Heinz-Dilemma konkret: Ausschlaggebend ist nicht, ob Heinz das Medikament stehlen soll oder nicht, sondern wie die Entscheidung für oder wider das Stehlen begründet wird. In der Vorstellung Kohlbergs ist somit unter Norm ein Hineinversetzen in die Situation aller Personen, die an der Dilemmasituation beteiligt sind, verstanden, wobei die Begründung für die gefällte Entscheidung darüber hinaus im Idealfall einen Weitblick auf die Gesamtgesellschaft widerspiegelt. In der Fähigkeit der Übernahme der Perspektiven aller Beteiligten und damit in einer Reflexionsleistung liegt nach Kohlberg der Schlüssel für eine Lösung des Problems. Die Logik der Argumentation ist für ihn der entscheidende Punkt, von dem aus Aussagen über die Moralentwicklung der Probanden gemacht werden können.

Um eine Entwicklung strukturell beschreiben zu können, müssen für die Auswertung der Interviews Merkmale der Begründung für die Entscheidung in den Aussagen der Probanden gesucht werden, aufgrund der qualitativ Unterschiede festgestellt werden können. Kohlberg benötigt somit ein Kriterium, an dem er diese Merkmale ausrichten kann. Es ergibt so für ihn ein moralischer Standpunkt, der sich nicht am Inhalt, sondern an der Form der Begründungen ausrichtet. Er sucht nach einem einheitlichen Konstrukt und findet dies in der *«soziomoralischen Perspektive»* (1997: 133; Hervorhebung im Original): Sie ist derjenige Standpunkt, den jemand einnimmt, wenn er Werte oder ein Recht als richtig oder falsch bestimmt und von dem aus er argumentiert. Ausschlaggebend für Kohlbergs Stufentheorie ist somit eine Unterscheidung zwischen den Beziehungen des Individuums zu den gesellschaftlichen Regeln und Erwartungen, die sich in den Aussagen von Probanden finden lassen. Die Ebene der sozialen Perspektive legt das Niveau des moralischen Urteils fest (1997: 133; s. **Tab. 1**).

Die drei Niveaus zeigen, inwiefern eine Entwicklung im Sinne der Steigerung moralischer Urteilsfähigkeit eine kognitive Entwicklung ist: Das Subjekt muss sich selbst als eines unter anderen Subjekten wahrnehmen, die Rolle bzw. Perspektive der anderen übernehmen können. Es muss den Sinn von Gesetzen für das Zusammenleben erkennen und diesen Sinn abwägend wieder auf den einzelnen rückbeziehen. Das macht die Struktur der Denkweise und damit die Qualität der Entscheidung aus.

**Tabelle 1:** Die drei Niveaus des moralischen Urteils nach Kohlberg.

| Moralisches Urteil | Soziale Perspektive |
|---|---|
| **I. Präkonventionelles Niveau** | konkret individuelle Perspektive, Orientierung an der eigenen Person* |
| **II. Konventionelles Niveau** | Perspektive eines Mitgliedes auf Regeln des Umgangs, Regeln der Gesellschaft und des sozialen Verhaltens; Berücksichtigung anderer Personen und der Gesetze, die das Zusammenleben regeln |
| **III. Postkonventionelles Niveau (prinzipienorientiert)** | Der Gesellschaft vorgeordnete Perspektive; Perspektive der Gesellschaft wird befragt und ggf. revidiert, indem der Blick auf das einzelne Individuum zurückgeht. Das Individuum gilt als Ausgangspunkt für gesamtgesellschaftliche Regeln/ Gesetze, die jedem Einzelnen dienlich sein sollen und Voraussetzung für das Gesetz sind** |

* Zum präkonventionellen Niveau schreibt Kohlberg, daß dieses «die moralische Denkebene der meisten Kinder bis zum 9. Lebensjahr, einiger Jugendlicher und vieler jugendlicher und erwachsener Straftäter» sei. Ebenda, S. 126. Dies wundert den Leser, denn wo kommen die neunjährigen Kinder her, wenn nach allen Angaben zu den Probanden, die in den Längsschnittuntersuchungen befragt wurden, diese mindestens zehn Jahre alt waren?

** Vgl. ebenda, S. 126–133. Eine Darstellung an Beispielen von Probandenaussagen ist auf S. 134 ff nachzulesen.

Kohlberg stellt als Ergebnis seiner Untersuchung je zwei Stufen für jedes Niveau vor, wobei die zweite Stufe jeweils den Übergang zum nächsten Niveau vorbereitet. Die Entwicklungsniveaus verlaufen dabei in genau der von ihm vorgestellten Reihenfolge. Jedes höhere Niveau beinhaltet das vorherige Niveau. Die Reihenfolge ist unveränderbar. Kohlberg hat diese Logik in der Steigerung der moralischen Urteile bei Personen unterschiedlicher Schichten und Kulturen gefunden und erhebt Anspruch auf Allgemeingültigkeit seines Stufenkonzeptes. Das hieße jedoch nicht, dass alle Probanden im gleichen Alter oder im selben Tempo alle Stufen durchlaufen bzw. erreichen. Es könne durchaus sein, dass Probanden über eine bestimmte Stufe nicht hinauskommen. Jedoch sei die Abfolge der Stufen immer gleich, auch in unterschiedlichen Kulturen, so dass sich «in der Entwicklung etwas Universelles spiegelt, etwas, was Bestandteil jeder Kultur ist» (1997: 30 f.). Nachfolgend werden diese sechs Stufen beschrieben.

*Präkonventionelles Niveau*

Die Entscheidungsbegründungen beziehen sich auf drohende Strafen, Autoritäten oder eigene Interessen; Interessen anderer werden nur im direkten Austausch berücksichtigt.

**Stufe 1:** *Orientierung an Strafe und Gehorsam, heteronome Moralität*
Charakteristisch ist eine Orientierung an Bestrafung und Gehorsam. Es wird erkannt, dass Machtverhältnisse und äußerer Druck ein bestimmtes Verhalten erfordern. Eine dahinterstehende Ordnung wird nicht wahrgenommen, sondern allein die Autoritäten, die diese repräsentieren. Diese Perspektive ist egozentrisch: Die Einschätzung einer Handlung als gut oder böse wird von den physischen Konsequenzen, die damit einhergehen, abhängig gemacht.

**Stufe 2:** *Naiver instrumenteller Hedonismus, Individualismus, Zielbewusstsein und Austausch*
Hier wird eine individualistische Perspektive eingenommen: Die eigenen Interessen stehen im Vordergrund und die richtige Handlung ist die, die zur eigenen Bedürfnisbefriedigung führt. Dabei werden die Bedürfnisse und Interessen anderer Beteiligter zwar erkannt, aber als gerecht gilt, was fair ist, und das ist ein gleichwertiger Austausch im Sinne von: «Wie du mir, so ich dir» oder «Eine Hand wäscht die andere».

*Konventionelles Niveau*

Entscheidungsbegründungen werden an Sozialbeziehungen festgemacht, die sich zunächst auf den direkten Umkreis beziehen. Dieser erweitert sich anschließend, so dass große Systeme, die Gesellschaft, einbezogen werden.

**Stufe 3:** *Moral des «guten Kindes», wechselseitige Erwartungen und Beziehungen und interpersonelle Kompetenz*
Es wird die Perspektive eines Individuums eingenommen, welches in direkter Verbindung zu anderen Individuen steht. Es ist ein Bewusstsein dafür vorhanden, dass es gemeinsame Übereinkünfte und Erwartungen gibt, die Vorrang vor individuellen Bedürfnissen/Interessen haben. Man muss sich in die Lage des jeweils anderen versetzen. Es gibt legitime Erwartungen, die an einen gestellt werden, und man will den Erwartungen anderer entsprechen («guter Junge», «gutes Mädchen» sein).

**Stufe 4:** *Soziales System und Gewissen*
Ein Unterschied zwischen dem gesellschaftlichen Standpunkt und der Übereinkunft zwischen einzelnen Personen wird wahrgenommen. Es werden legitime Erwartungen formuliert, die über die direkt beteiligten Personen hinausgehen. Recht, Ordnung und Gesetze sind zu befolgen, um einen Zusammenbruch des sozialen Systems zu verhindern (mit Blick auf die Frage danach, was wäre, wenn jeder ein bestimmtes Verhalten zeigen würde), außer sie stehen im Widerspruch zu anderen festgelegten Verpflichtungen. Hier kommt das Gewissen ins Spiel, welches durch Konventionen geformt ist. Individuelle Verpflichtungen und Beziehungen untereinander werden in einem gesellschaftlichen Kontext gesehen.

*Postkonventionelles Niveau*

Bestehende Ordnungen werden nicht als unveränderbar angesehen, sondern sie werden hinterfragt und zugleich wird versucht, eigene Werte und Prinzipien zu definieren.

**Stufe 5:** *Moral des sozialen Kontraktes, bzw. der gesellschaftlichen Nützlichkeit, zugleich die Stufe individueller Rechte*
Hier wird eine Perspektive hinsichtlich des Problems eingenommen, die der Gesellschaft vorgeordnet ist. Gesetze sind für gesellschaftliches Leben notwendig, sie sollen das Zusammenleben ermöglichen und dem Wohle der Gesellschaftsmitglieder dienen. Durch Gesetze werden unterschiedliche Werte, die es durchaus z. B. innerhalb verschiedener Gruppen gibt, relativiert, denn Gesetze gibt es zum

Wohle aller. Das Wohl aller ist aber auch in Zusammenhang mit dem Stellenwert des einzelnen menschlichen Lebens zu bringen und es ist trotz aller Schwierigkeiten, die erkannt werden, sorgfältig abzuwägen, was nun übergeordnet ist. Berücksichtigt werden Prinzipien der sozialen Organisation.

**Stufe 6:** *Moral der individuellen Gewissensprinzipien, universelle ethische Prinzipien*
Die hier eingenommene Perspektive ist die eines moralischen Standpunktes, von dem aus sich gesellschaftliche Ordnungen herleiten. Ein durchdachtes Menschenbild liegt den Überlegungen zugrunde: Jeder Mensch trägt seinen Endzweck in sich. Das Wesen der Moralität ist, dass dieser Endzweck des Menschen anerkannt wird und bewahrt werden muss. Daraus ergeben sich Prinzipien im Umgang mit anderen. Diese Prinzipien sind die Grundlage für Gesetze, die die Gesellschaft regeln sollen. Die Prinzipien selbst stehen damit vor dem Gesetz, sie sind Ausgangspunkt für das Gesetz. Damit ist der moralische Standpunkt, der Blick auf die Anerkennung des Endzweckes jedes Menschen vor dem Gesetz angesiedelt. Die Legitimation eines moralischen Urteils bezieht sich nicht zwingend auf das Gesetz. Sie kann durchaus auch dagegen formuliert werden, wenn es aufgrund des o. g. Menschenbildes sein muss, weil der Endzweck des Menschseins zum Prinzip erhoben wird. (1997: 26 ff.; 51 ff.; in Beziehung zu Piagets Stufen des logischen Denkens: 93; 128 ff.; 135)

Die Entscheidungsbegründungen entfernen sich von Stufe zu Stufe immer mehr von dem konkreten Konflikt. Auf dem 3. Niveau geht es in der Begründung nicht mehr um Heinz als liebenden Ehemann und um den Apotheker als profitorientierten Erfinder, sondern um prinzipienorientierte Begründungen. Kohlberg postuliert die Aufhebung von Form und Inhalt, zu der es durch die Abstraktion des Argumentationsniveaus kommt. Das lässt nach Kohlberg die Hoffnung zu, dass moralische Konflikte zur Zufriedenheit aller gelöst werden können, wenn sich alle Menschen auf der Stufe 6 befänden. Denn auf der Stufe 6 würden alle Menschen dieselbe Entscheidungsrichtung wählen. Im Falle des Heinz-Dilemmas hieße das, eine Entscheidung für Heinzens Frau und gegen das Eigentum des Apothekers zu treffen. (1997: 305; 366)

Als Beispiel, das die gesellschaftliche, ja mehr noch, die weltumfassende Tragweite dieser Annahme widerspiegelt, nennt er die kriegerischen Auseinandersetzungen zwischen Vietnamesen und Amerikanern, die sich im Namen der Gerechtigkeit gegenseitig umbrachten. Werden diese Auseinandersetzungen auf der Stufe 4 beurteilt und begründet, «dann gibt es augenscheinlich keinen moralischen Konsens». Argumentierten die Personen hingegen auf der Stufe 6, und diese wären in dem Falle ja Entscheidungsträger der gegnerischen Staaten, dann würden die Personen dieselbe Entscheidungsrichtung wählen und ein Konsens wäre möglich.[30] (1997: 305)

Entscheidend für die Stufenzuordnung ist somit das Einnehmen eines moralischen Standpunktes, der gekennzeichnet von einer idealen Rollenübernahme ist.[31] Moralische Urteile gehen immer mit dem subjektiven Anspruch einher, dass sie als verallgemeinerbar gelten können. Kohlberg will mit seinen Forschungen nachweisen, dass es eine universell gültige Form des rationalen moralischen Denkprozesses gibt, der alle Personen, so sie denn innerhalb von Bedingungen leben, die diese Entwicklung zulassen, Ausdruck verleihen können. Der Prozess vom egozentrischen Standpunkt bis hin zu universellen Prinzipien kann bei allen Konflikten (gleichgültig, um welchen Inhalt es sich handelt) und in allen Kulturen gleich verlaufen.

30 Hier kann man feststellen, dass Kohlberg in dem Moment, in dem er auf die Wirklichkeit rekurriert, die empirischen Tatsachen nicht berücksichtigt und seine Aussagen weltfremd anmuten.

31 Die methodische Vorgehensweise sowohl bei der Datenerhebung wie auch bei der Auswertung der Interviews mittels eines Auswertungshandbuches hat im Laufe der Forschungsjahre Veränderungen erfahren. Das Prinzip, eine Klassifikation von Inhalt und Begründungsfiguren und die Subsumtion der Probandenaussagen, blieb aber erhalten. In den Anfängen der Forschungen wurden Aspekte für jede Moralstufe definiert, in Hauptgruppen klassifiziert (z. B. Regeln, Gewissen, Wohlergehen anderer u. a. m.) und prototypische Sätze dazu aufgelistet. Diese lagen dann im ersten Schritt der Auswertung für alle Einzelaussagen, im zweiten Schritt für die Aussagen zu dem jeweiligen gesamten Dilemma zugrunde. Anhand der definierten Stufen mit ihren prototypischen Sätzen wurde dann ein Prozentwert ermittelt, um den jeweiligen Probanden einer Stufe zuzuordnen. Je höher die Stufe verortet ist, desto stärker sind diese Aspekte internalisiert und desto autonomer sind die moralischen Argumentationen. Diese Methode wurde später überarbeitet, um eine zunehmend bessere Trennung zwischen Inhalt und Struktur der Aussagen gewährleisten zu können. Nun geht es nicht mehr um Aspekte, sondern um Themen. Die Inhaltsmomente wurden für jede Stufe standardisiert und analysiert. Nach der Festlegung der einzelnen Inhaltskomponenten wurde für jede Komponente eine Reihe stufenspezifischer Argumentationen herausgearbeitet. Somit enthält das Handbuch Kriteriumsurteile, die die einzelnen Stufen für jede Inhaltskomponente eines jeden Dilemmas definieren (z. B. Leben und Eigentum im Heinz-Dilemma, Gewissen und Strafe, Vertrag und Autorität in anderen Dilemmata). Geprüft wird, ob diese Themen (konkrete Inhalte) angesprochen werden. Danach wird die Argumentation identifiziert. Ein Kriteriumsurteil repräsentiert das für eine gegebene Stufe charakteristischste Denk- und Argumentationsmuster. Theoretisch ergibt sich dieses aus der strukturellen Stufendefinition. Das entsprechende Kriteriumsurteil wird dann von Probanden der jeweiligen Stufen verwendet und so können die Probanden den Stufen zugeordnet werden. (Kohlberg, 1997: z. B. 146; 160; 183–215. Eine Beschreibung einer weiteren Überarbeitung der Auswertungen findet sich im Rahmen der Ausführungen zur Stufe 6, vgl. Fußnote 40 auf S. 71.)

Kohlbergs Kriterium für die Bestimmung der Entwicklung der moralischen Urteilsfähigkeit ist also eine in alle Richtungen durchdachte Entscheidung, die auch verbal zum Ausdruck kommt. Seine Ausführungen zur Entwicklungslogik der Stufen kann man wie folgt zusammenfassen (1997: z. B. 30; 48 f.; 259 zu allgemeinen Merkmalen von klar abgrenzbaren Stufen):

- Die Stufen unterscheiden sich hinsichtlich ihrer Qualität, die an der sozio-moralischen Perspektive festgemacht wird.
- Die stufenweise Entwicklung erfolgt universell schrittweise und die Abfolge ist invariant.
- Die Stufen bilden eine Hierarchie und auf jeder höheren Stufe wird die niedrigere Stufe inhaltlich differenzierter betrachtet und integriert (1997: 56). Jede Stufe ist damit eine Voraussetzung für eine Weiterentwicklung: Ist auf der Stufe 1 eine undifferenzierte, egozentrische Perspektive charakteristisch, so wird auf der Stufe 2 eine über die eigene Person hinausgehende Perspektive eingenommen. Damit sind auf Stufe 2 Konsequenzen bewusst, die zu einem auf Gegenseitigkeit beruhenden Tauschgeschäft führen, welches auf der 1. Stufe noch unberücksichtigt bleibt. Auf Stufe 3 werden einzelne Personen mit ihren Bedürfnissen erkannt, an diesen einzelnen Personen ist die Entscheidung dann festgemacht. Auf Stufe 4 wird der Blick von einzelnen Personen auf die Gesellschaft gelenkt. Auf Stufe 5 muss ein Bewusstsein für Konventionen vorhanden sein, diese werden dann aber kritisch befragt. Stufe 6 zeichnet sich durch eine ideale Rollenübernahme aus, der ein durchdachtes Menschenbild zugrunde liegt und die Fähigkeit, den Zweck des Menschen in Beziehung zu setzen mit der Organisation der Gesellschaft. Zur Integration schreibt Kohlberg allerdings: «Wie es auf jeder Stufe zur Integration kommt, ist dagegen schwieriger zu erklären [als Aussagen von Probanden auf den einzelnen Stufen vorzustellen, K. K.], aber wir denken, dass das wohl jedem selbst beim Lesen der Beispiele intuitiv klar wird.» (1997: 56). Hier ist der Leser Kohlbergs also aufgefordert, den Mechanismus der Steigerung der moralischen Urteilsfähigkeit intuitiv zu erfassen. Das, was interessant wäre für eine Erhellung der Entwicklung moralischer Urteilsfähigkeit, wird nicht erklärt, sondern dem «Leseerlebnis» des Lesers überlassen.
- Die Stufen sind unumkehrbar. Rückläufige Veränderungen/Regressionen sind äußerst selten.[32]

32 Als Ausnahmen werden genannt: «etliche» Personen über 65 Jahre, schizophrene Personen und inhaftierte Kriminelle (Kohlberg, 1997: 69; vgl. die Ausführungen in der vorliegenden Arbeit zur Stufe 4 $^1/_2$, S. 74 f.).

Für die vorliegende Untersuchung sind zwei Aspekte der Theorie Kohlbergs von Bedeutung: die Stringenz der Stufen und sein Forschungsinstrument, also die Dilemmasituationen und die Interviewführung. Die Ausführungen beginnen mit dem Untersuchungsinstrument. Dabei wird auf eine bereits von Gruschka vorgelegte Analyse der Kohlberg-Dilemmata zurückgegriffen (1996), um daran anschließend erste Überlegungen für eigene Erhebungsinstrumente abzuleiten.

## 3.2 Die Konstruktion der Dilemmasituationen und die Interviewführung

Gruschka hinterfragt das Konstruktionsprinzip der Kohlberg'schen Dilemmasituationen dahingehend, ob die «verfahrene Krisenkonstellation das geeignete Material darstellt, um moralische Urteilsfähigkeit zu diagnostizieren und zu stimulieren» (1996: 52). Es bleibe den Probanden nichts anderes übrig, als sich zwischen zwei Übeln zu entscheiden. Die als «richtig» getroffene Entscheidung beinhalte immer auch eine eklatante Verletzung der anderen Position. Individuelle Lösungen, die über die Vorgaben der Interviewfragen hinausgehen, und Vermittlungsversuche der Probanden seien durch das vorgegebene Gabelverfahren in der Abfolge der Fragen nicht möglich. Die Probanden werden durch die enge Fragestellung dahin diszipliniert, ausschließlich in Kohlbergs eigenem strukturellen Denksystem zu argumentieren.[33] Die Inhalte, zu denen die Probanden Stellung beziehen müssen, seien zudem keineswegs Inhalte aus der Lebenswelt der Probanden, vielmehr handele es sich um künstlich zugespitzte, dramatisch anmutende Konflikte, die zum Teil als «die großen Fälle der Moralphilosophie» bezeichnet werden können, die in Kohlbergs Forschung an Kindern und Jugendlichen integriert werden. (1996: 54 f.)[34]

33 In Gruschkas Schilderung einer Unterrichtsstunde, in der ein Lehrer die Schüler seiner Klasse nach Kohlbergs Interviewvorgabe zum Heinz-Dilemma befragt, zeigt sich zweierlei: Erstens wird sehr deutlich, dass andere Reaktionsformen als die, die durch die Steuerung in Form des Ausschlussverfahrens in der Fragestellung nach einem á la Kohlberg geführten Interview nicht zu integrieren sind. Immer wieder muss der Lehrer die «richtige» Sicht auf das Problem zurechtrücken, um mit den vorgegebenen Standardfragen weiterzukommen. Zweitens zeigt sich, dass die Schüler das Frageraster mit ihren spontanen Antworten, Einwänden und Lösungsvorschlägen sprengen. (Gruschka, 1996: 49 ff.)

34 Hier wird jeweils auch eine Kurzversion aller anderen Dilemma-Situationen präsentiert.

> Als ginge erst vom tragisch oder dramaturgisch gesteigerten Konflikt eine intellektuelle Faszination in der Sache aus, die der Normalfall der moralischen Entscheidung nicht bereithält, wird aus dem antiken Griechenland der klassischen Stoffe des ethischen Diskurses ‹das ferne Land› von Heinz' Dilemma. Bei dieser Transposition ist auffällig, daß Kohlberg sich nicht mit dem gesuchten Grundkonflikt zwischen Moral, Leben und Eigentum bescheidet, sondern diesen auch noch klischeehaft aufmöbelt. (1996: 52 f.)

Gruschka fragt weiter:

> Und wenn man die innere Logik der Moralentwicklung rekonstruieren will, kann es dann ratsam sein, bereits Kindern komplizierte moralphilosophische Problemfälle vorzulegen, eben solche, an denen bis heute erbitterte Diskussionen der professionellen Ethiker entbrennen? [...] Warum hat man den Kindern und Jugendlichen nicht die Probleme vorgelegt, die in ihrer lebensweltlichen und entwicklungsbedingten Eingebundenheit typisch auch für das Lernen der Moral und der Entwicklung des Urteils - vermögens sind? Warum sind die Dilemmaaufgaben nicht an den Konflikten entwickelt worden, in die Kinder und Jugendliche real verwickelt sind?[35] (1996: 62)

Gruschka beantwortet seine Frage u. a. dahingehend, dass nach Kohlberg der konkrete Inhalt der Szenarien irrelevant sei, weil er für die Einstufung der konkreten Aussagen der Probanden keine Rolle spiele. Wie bereits hervorgehoben, ist die soziomoralische Perspektive und damit allein die Begründung entscheidend für die Stufenzuordnung. Auf allen Stufen – ausgenommen der Stufe 6 – können die Probanden sowohl für wie gegen den Diebstahl im Heinz-Dilemma argumentieren. Nicht das «Was» mache die Moral der Kohlbergtheorie aus, sondern das «Wie» der Begründung, so Gruschka.[36] Somit seien die Dilemmata, insbesondere das Heinz Dilemma mit seiner künstlichen Zuspitzung, geeignet, «kognitive

35 Einige der von Kohlberg entwickelten Dilemmata sind auf den Alltag von Kindern bezogen. Jedoch sind diese in einer Weise konzipiert, dass sie eher unwahrscheinlich anmuten, denn der Konflikt entsteht dadurch, dass Eltern sich willkürlich und ihrem Erziehungsauftrag gegenüber unangemessen verhalten. In Joes-Dilemma z. B. wird der Konflikt dadurch ausgelöst, dass einem Jungen von seinem Vater versprochen wird, er dürfe ins Ferienlager fahren, wenn er sich das Geld dafür zusammenspare. Nachdem der Junge fleißig gearbeitet hat und 100 Dollar gespart hat, verlangt der Vater von ihm das Geld, um selber einen Angelausflug mit seinen Freunden zu unternehmen. (Kohlberg, 1997: 498, und auch Judys-Dilemma: 503)

36 Bezieht man das auf andere Kohlberg-Dilemmata, so heißt es z. B.: Ob für oder gegen die Sterbehilfe eines Arztes bei einer krebskranken Frau entschieden wird, ist ohne Bedeutung für die Stufenzuordnung. Ein anderes Beispiel bezieht sich auf die Frage, ob im Krieg ein Hauptmann befehlen soll, dass sich ein Soldat opfert, wenn dadurch die Überlebenschancen der restlichen Truppe vergrößert werden. Auf jeder Stufe kann für oder gegen die Sterbehilfe, für oder gegen den Befehl zur Selbstaufopferung votiert werden. (Gruschka, 1996: z. B. 58)

Argumentationsübungen» hervorzulocken, «die zudem in dem Maße virtuos statt autonom werden können, in dem sie – wie auch die Moralphilosophie selbst – sich vom Leben der Menschen und der Gesellschaft zugunsten der Logifizierung von Begründungsfiguren distanzieren» (1996: 60).

Die Kritik Gruschkas bleibt auch nach der Analyse einer weiteren Dilemmasituation bestehen, die der Lebenswelt von Kindern und Jugendlichen näher steht - das Sharon-Dilemma[37] (1996: 63–70). Der Fokus seiner Kritik liegt dabei auf der engen Fragestellung Kohlbergs. Sie erzwinge eine Entweder-Oder-Entscheidung und erkläre eigene Lösungsvorschläge der Probanden als unzulässig. Erst mit der Erforschung der Vermittlungsversuche der Probanden ließe sich der subjektive moralische Gehalt erfahrener Normen, die im Widerspruch zueinander stehen, nachweisen. Denn die gesellschaftliche Wirklichkeit erlaube es durchaus auch, andere Varianten und Erklärungen für eine moralische Entscheidung zu bieten, die in einer Analyse Aufschluss darüber geben könnten, wie Kinder und Jugendliche (oder auch Erwachsene) tatsächlich mit den sich gegenüberstehenden Forderungen in ihrem Alltag umgehen.

Um also etwas über die moralischen Urteile von Kindern, Jugendlichen und Erwachsenen zu lernen, müssten den Probanden moralische Konfliktsituationen vorgelegt werden, die ihrem eigenen Alltag entnommen sind. Denn dann könnten die Forscher den Möglichkeiten Rechnung tragen, die die gesellschaftliche Wirklichkeit im Umgang mit diesen Konflikten bietet. Der Anspruch an das Untersuchungsinstrument ist somit folgendermaßen zu beschreiben: Konfliktsituationen, die einer Befragung zugrunde gelegt werden, könnten hypothetisch sein, müssten aber dem Erfahrungskreis aller Probanden angehören. Das heißt, sie müssten erstens so konstruiert sein, dass sie exemplarisch für moralische Konflikte aus den Lebensbereichen der Probanden stehen und diesen auch bekannt sind. Sie müssten zweitens strukturell gleichartig aufgebaut sein, damit sowohl altersspezifische wie auch lebensweltspezifische Unterschiede berücksichtigt werden können und die Aussagen der Probanden zu den Konflikten dennoch ver-

37 Das moralische Dilemma liegt in diesem Fall in der Wahl zwischen der Solidarität mit einer Freundin, die gestohlen hat, und der Eigentumsordnung. (Zu Gruschkas weiterführender Analyse des Sharon-Dilemmas vgl. insbesondere 1996: 66 f.) Das Sharon-Dilemma ist kein von Kohlberg entwickeltes Dilemma zur Untersuchung von Moralentwicklung. Nach Angaben von Kuhmerker stammt es aus einer Materialsammlung von Gomberg et al: *Leading dilemma discussions. A workshop.* Pittsburgh: Carnegie Mellon University, 1980. Die Materialien werden für eine Integration der Kohlberg'schen Forschungsergebnisse in die pädagogische Praxis genutzt. Die Dilemmasituationen werden im Unterricht verwendet, um über Dilemmadiskussionen den Schülern zu helfen, «sich auf allgemein anerkannte Erziehungsziel hinzubewegen». (Kuhmerker et al., 1996: 131)

gleichbar sind. Die Interviewführung müsste so gestaltet sein, dass nicht eine enge Fragestellung leitend wäre, bei der sich die Probanden zwischen zwei Übeln entscheiden müssen, sondern eine offene Gesprächshaltung, bei der die Probanden sich zu einem zwar fiktiven, jedoch aus eigener Erfahrung bekannten moralischen Konflikt offen äußern können. Offen heißt dann, den Probanden im Gespräch die Möglichkeit zu geben, über die vorgelegte Situation hinauszugehen, eigene Erlebnisse und Lösungsstrategien zu präsentieren, die dann erst Aufschluss über die moralische Haltung der Probanden geben können. Erkenntnisse über die Entwicklung von moralischen Urteilen im Alltag der Probanden können erst daran gewonnen werden und nicht in der Konfrontation mit Moralkonflikten, «deren volle Beurteilung letztlich die moralische Reife voraussetzt, die mit dem letzten Entwicklungsniveau gegeben ist» (Gruschka, 1996: 62). In der hier vorliegenden Untersuchung wird diesen Überlegungen entsprechend Rechnung getragen.

## 3.3 Die Hermetik des Kohlberg'schen Theoriegebäudes

Es stellt sich nun die Frage, ob Kohlberg vor Beginn der empirischen Forschungsarbeit bereits das Stufenmodell festgelegt hat, um es anschließend an das empirische Material anzulegen, oder ob er die Stufenabfolge erst aus dem Material herausgearbeitet hat. Einzelne Aussagen Kohlbergs verweisen darauf, dass die Stufen vorab in der Form erarbeitet wurden, wie sie auch heute noch Geltung beanspruchen.

> Als er [Kohlberg, K. K.] seine Interviews dann tatsächlich durchgeführt hatte und sie durchsah, dämmerte ihm, daß Kinder, um wirklich eine moralische Reife zu erlangen, nach Piagets autonomer Stufe noch einen weiten Weg zu gehen haben. Also konzipierte er [Kohlberg, K. K.] ein Sechs-Stufen-Modell der Moralentwicklung. (Kohlberg, 1997: 41)

In einem Aufsatz von 1968 werden ohne nähere Erläuterung ihrer Herkunft die Stufen mit den Worten eingeführt: «Die in diesen Untersuchungen erhobenen Antworten (bzw. ihre einzelnen Bestandteile) konnten zuverlässig jeweils einer von 6 Stufen zugeordnet werden, die wiederum zu drei Hauptgruppen der Entwicklung zusammengefasst wurden.» (Kohlberg, 1997: 26). Das spricht dafür, dass das Stufenmodell theoretisch konzipiert und anschließend empirisch nachgewiesen wurde. (Gruschka, 1996: 59)

Diese Vorgehensweise begründet Kohlberg wie folgt:

> Wenn ein Test als Ertrag eine Stufenstruktur ergeben soll, muß ein Konzept dieser Struktur von Anfang an in die Beobachtung, die Testkonstruktion und das Auswertungsverfahren eingebaut sein. Sie wird nicht durch bloße Faktorenanalyse von Antworten zutage treten, die dem Inhalt nach klassifiziert wurden. (1997: 184)

Wird ein Stufenmodell vorab konzipiert und in die Untersuchungsanlage «eingebaut», so kann man fragen, ob sich in der Untersuchung dann nicht zwangsläufig das auffinden lässt, was vorher eingebaut wurde, zumal der Ertrag der Untersuchung – ein Stufenmodell – damit schon vorher feststand. Die sich daran anschließende interessante Frage lautet notwendig: Passen alle Aussagen der Probanden zu der Stufentheorie? Und: Was passiert mit Aussagen von Probanden, die nicht in diese Stufenstruktur passen?

Kohlbergs Angaben zu seiner Vorgehensweise weisen solche Fragen implizit zurück, weil er die Wechselwirkung von Theorie und Empirie betont: Diese Wechselwirkung wird in Kohlbergs Beschreibung des «mutual bootstrapping» erklärt. Es handelt sich dabei um «ein fortlaufendes Hin-und-Her-Arbeiten zwischen theoretischen Annahmen, wie den postulierten Strukturen, auf der einen Seite und empirischen Niederschlägen dieser Strukturen in den Antworten der Befragten auf der anderen Seite» (1997: 184 f.). Dieses Verfahren wird in einer vom Herausgeber der Aufsätze eingefügten Fußnote näher erläutert:

> Der für Kohlbergs Methode zentrale, nicht wörtlich übersetzbare Begriff des ‹bootstrapping› wird von Webster's New World Dictionary (Ausgabe 1986, S. 163) wie folgt erläutert: ‹Einen Riemen am Kutschkasten anbringen, um diesen selber zu ziehen – fig.: Bewirken, daß man eine Sache ohne fremde Hilfe schafft› – ‹lift (or: raise) oneself by the (or: one's own) bootstraps = to achieve success by one's own unaided efforts› (was in die Richtung der dem Baron von Münchhausen unterstellten Fähigkeit geht, sich am eigenen Schopfe aus dem Sumpf zu ziehen). Im vorliegenden Zusammenhang ist gemeint, daß (a) theoretische Konstrukte – wie im Text erläutert – sich nicht induktiv aus den empirischen Fakten ableiten lassen, daß aber auch (b) Theorieentwicklung nicht rein deduktiv vollzogen werden kann, sondern daß (c) das ‹bootstrapping› nur gegenseitig (‹mutual›) in dem Sinne funktionieren kann, daß Theorie und Empirie, wenn sie aufeinander bezogen und angemessen interpretiert werden, die jeweils nächsten Schritte aus sich selbst heraus begründen, sich gegenseitig befruchten können. (Kohlberg, 1997: 184 f.)

Diese gegenseitige Befruchtung von theoretischem Konstrukt und empirischen Ergebnissen, die in die Modifikationen der Auswertungen einging, soll nun näher beleuchtet werden.

## 3.3.1 Die Stufe 6 als theoretische Konstruktion

Die Stufe 6, der Personen wie etwa Moralphilosophen, oder als besonders prominente Person z. B. Martin Luther King, zuzuordnen sind und mit der aus Kohlbergs Sicht die Hoffnung auf eine moralische Gesellschaft verbunden ist, konnte im Laufe der Forschungsarbeit von ihm und seinen Mitarbeitern nicht verifiziert werden (1997: 223).[38] Kohlberg bietet verschiedene Erklärungen an, warum diese Stufe im Laufe der Forschungen doch nicht als empirisch gesichert gelten kann:

Die am wenigsten überzeugende Erklärung ist, dass in den sechziger Jahren alle Personen der Stufe 6 «umgekommen» seien, «wie Martin Luther King» (1997: 215).[39] Eine andere Erklärung dafür, dass Stufe 6 empirisch nicht bestätigt werden konnte, liege im Auswertungsverfahren begründet. Dieses war nach Angaben Kohlbergs nicht präzise genug und wurde deshalb im weiteren Verlauf der Forschung modifiziert.[40] Denn die Personen, die ehemals der Stufe 6 zugeordnet wurden, lieferten zwar intuitiv eine Begründung dafür, dass der Wert menschlichen Lebens vor dem des Eigentums rangiere und verknüpften auch eine verallgemeinerbare Forderung damit. Es fehle aber eine Begründung aufgrund von Prinzipien,

---

38 Kohlberg ordnet sich selbst nach eigenen Angaben im Rahmen der Überlegungen zum Zeitpunkt eines reifen moralischen Urteils der Stufe 6 zu und legt sein damaliges Alter – 25 Jahre – zugrunde (1997: 41). Garz schreibt zum Nachweis der Stufe 6: «Eine Antwort auf dieser Stufe liegt in Kohlbergs Längsschnittstudie nicht vor. Die Aussagen der Stufe 6 entstammen vielmehr entweder aus gezielt geführten Interviews oder der Interpretation vorliegender Dokumente von ausgesuchten Personen (‹moral exemplars› nach Colby und Damon) wie Martin Luther King, Abraham Lincoln, Gandhi oder Sokrates.» (Garz, 1996: 61; vgl. auch 129). Was denn «gezielte Interviews» in diesem Zusammenhang sind und wie sie sich von den anderen Interviews unterscheiden, wird nicht explizit benannt. An einem Interviewbeispiel kann man den Unterschied jedoch erahnen. Es handelt sich bei der Probandin um eine 32-jährige Frau mit abgeschlossenem Philosophiestudium, an die am Ende ihrer Kommentare zum Heinz-Dilemma folgende Frage gerichtet wird: «Gibt es ein Kriterium, das für Ihre Entscheidung alle anderen Bedeutungen übertrifft?» (Garz, 1996: 62). Die Probandin ist also einerseits philosophisch vorgebildet und zum anderen wird ihr deutlich die Richtung gezeigt, in die die Frage zielt – übergeordnete Prinzipien.

39 Ob Kohlberg die in den 60er Jahren «umgekommen» Personen, die der Stufe 6 zugeordnet werden, vorher interviewt hat, oder ob er sie alle aufgrund ihrer öffentlichen Aussagen und Verhaltensweisen dieser Stufe zugeordnet hat, das bleibt bis auf die Person Martin Luther Kings und die anderen verstorbenen «moral exemplars» unklar.

40 Dieser neue Auswertungsmodus trennt nun explizit zwischen der Form und dem Inhalt des moralischen Urteils: «Zuerst ermittelt man bei einem Interview die Entscheidungsrichtung; dann wird das Interviewtranskript nach der inhaltlichen Begründung der Entscheidung und schließlich im Hinblick auf Werte klassifiziert, die in dieser Begründung herangezogen werden. Erst im Anschluß an die Inhaltsbeurteilung anhand dieser drei Kategorien erfolgt die Stufenfestlegung. Dazu wird das Transkript nach formalen Gerechtigkeitsstrukturen untersucht, die Aufschluß über die Gerechtigkeitsperspektive und die Verwendung der Gerechtigkeitsoperationen der Gleichheit, Reziprozität und Billigkeit auf einer Stufe geben. [...] Die Auswertungsschritte erlauben ausdrücklich eine Trennung des Inhalts von der Struktur.» (1997: 268 f.; vgl. auch S. 276; vgl. auch Gruschka, 1996: 61)

warum das Leben höherwertig sei und deshalb als Forderung an alle gestellt werden solle. Die Intuition, die nach Kohlberg auch mit einem Gefühl der Verantwortlichkeit einhergeht und sich in den Aussagen der Probanden widerspiegelt, wird in die daraufhin entwickelten Unterstufen A und B eingearbeitet, die dann wiederum jeder einzelnen Stufe zugeordnet werden.[41] Der Maßstab der moralischen Urteilsfähigkeit – die Logik der Argumentation und die Begründungsfiguren – wird so durch Intuition ergänzt.

Die Intuition versucht Kohlberg in den Unterstufen A und B anhand von Kriterien zu objektivieren. Damit einher geht eine Zurücknahme der Bedeutung der rationalen Begründung für die Wirklichkeit. Denn für den Schritt, sich auch tatsächlich gemäß des Urteils zu verhalten, scheint nach Kohlberg nun nicht die rationale Begründung entscheidend zu sein – die seine Entwicklungstheorie in ihrem Kern bestimmt – sondern die Eingebung.

> In diesem Sinne halten wir die Vorstellung für plausibel, daß moralisches Handeln verantwortliches Entscheiden ist, das durch intuitives Erkennen moralischer Werte gelenkt wird und nicht von einer differenzierten Urteilsfähigkeit abhängt, wie sie sich mit den höheren Stufen ergibt.[42] (1997: 428)

Der Stellenwert seiner Theorie «des moralischen Urteilens als rationale Rekonstruktion der Ontogenese des Gerechtigkeitsdenkens», wie sie von Kohlberg auch genannt wird (1997: 226), verliert damit an Bedeutsamkeit für die Wirklichkeit der Menschen. In die Wirklichkeit hinein reicht demnach eher die Intuition als das rationale Gerechtigkeitsdenken.

Kohlbergs Überlegungen, wie die Existenz einer Stufe 6 nachzuweisen sein könnte, mündet in einen Vorschlag, der die Distanz seiner Theorie zur Lebenswelt

---

41 Die Unterstufen A und B wurden konzipiert, als Kohlberg und seine Mitarbeiter feststellten, «daß es gleichsam zwischen Form und Inhalt liegende Merkmale des moralischen Urteils gibt» (1997: 278). Diese konnten durch die strukturellen Stufendefinitionen und das Auswertungssystem bislang nicht erfasst werden. Es wurden deshalb zusätzlich neue Kriterien erarbeitet, mit denen dann die Unterstufen in den Aussagen der Probanden identifiziert werden können (1997: 280-282). Die Unterstufe A ist dabei durch eine heteronome Orientierung (an Regeln und Autorität) analog Piagets heteronomer Moralstufe gekennzeichnet, während die Unterstufe B Piagets Vorstellung einer Haltung der Autonomie, des gegenseitigen Respekts und der Reversibilität gleichzusetzen ist. Urteile auf der Unterstufe B sind nach Kohlberg präskriptiver und universalistischer. (1997: 221; 277–283; 302 ff.; 426 ff.)

42 Hier drängen sich die Fragen danach auf, was denn genau die Intuition ist (eher ein Geistesblitz oder eine plötzliche Eingebung oder eine natürliche Regung), wie sie sich entwickelt, welchen kognitiven Status sie hat und inwieweit man ihr nachspüren kann, um dieses nicht auf Reflexion basierende Erkennen der Reflexion zugänglich zu machen. Diesen Fragen geht Kohlberg nicht nach.

der Menschen vollends aufdeckt und zugleich das Festhalten an einmal konzipierten Stufen verdeutlicht: Zur Erbringung des Nachweises einer Stufe 6 müssten ausgewählte Personen interviewt werden. Erforderlich wären erwachsene Personen, «deren moralische Entscheidungen ihnen den Ruf großer Kompetenz und Führerschaft eingebracht haben, etwa Richter oder bedeutende Politiker». Für diese Interviews müssten dann «anstelle der in unserer Längsschnittforschung verwendeten Standarddilemmata spezielle Dilemmata [eingesetzt werden, K. K.], in denen es um Fragen geht, die unsere Konzeption einer Stufe 6 zentral betreffen» (1997: 371 f.).[43]

Das Ergebnis einer derartigen Interviewergänzung wäre m. E. aber nicht eine empirische Sicherung einer Moralstufe, die von allen Menschen erreicht werden kann. Es wäre nur ein anderer Modus zur Konzeption einer höchsten Moralstufe, die etwas darüber aussagt, wie entsprechend (aus-) gebildete Personen zu hypothetischen Dilemmata argumentieren können. Zur Erhellung der Moralentwicklung im Rahmen der Sozialisation trüge eine solche Untersuchungserweiterung nichts bei. Vielmehr bestätigt sie in zugespitzter Form noch einmal Gruschkas Kritik an der «Argumentationsakrobatik» (Gruschka, 1996: 71), die im Vordergrund der Kohlberg'schen Theorie der Moralentwicklung steht.

Empirische Befunde, die nicht nahtlos in das hermetische Theoriegebäude Kohlbergs passen, werden doch wieder kompatibel mit den bestehenden Stufen gemacht. Das geschieht hier mittels der Konstruktion von A und B Unterstufen, die der bestehenden Stufenstruktur zugeordnet werden, da mittels der Befragung von ausgewählten Personen, von denen man sich eine Argumentation entsprechend der Stufe 6 verspricht. Die sechs Stufen können durch Modifikationen in der methodischen Vorgehensweise so in jedem Falle beibehalten werden. Ein weiterer Kunstgriff Kohlbergs mit «Ausbrechern» umzugehen, ist an der Stufe 4 $^1/_2$ zu demonstrieren.

43 Die Frage ist, warum Kohlberg den Richtern und bedeutenden Politikern nicht die vorhandenen Dilemmata vorlegen mag? Handelt doch z. B. das Heinz-Dilemma von einem außerordentlich brisanten Konflikt, in dem es um «Leben und Tod» geht und der zugleich auch ein Rechtskonflikt ist. Vielleicht, so darf man vermuten, ist gerade die Brisanz, die in der Konfliktkonstruktion steckt, nämlich die Vermischung von Gerechtigkeit und Recht, der Grund dafür, ihn Richtern nicht vorzulegen. Um welche anderen Fragen es gehen soll, die die Konzeption der Stufe 6 dann zentral treffen, wird nicht ausgeführt.

### 3.3.2 Vom wunderlichsten und interessantesten Kauz und den geheimnisvollen Entwicklungskräften

Nach Kohlbergs Theorie sind die Stufen invariant, ein Zurückschreiten gibt es nicht. In Längsschnittuntersuchungen wurde jedoch festgestellt, dass Probanden, die zunächst auf dem konventionellen Niveau (Stufe 4) oder gar auf dem postkonventionellen Niveau (Stufe 5) argumentierten, in einem späteren Interview Aussagen machten, die dem präkonventionellem Niveau, nämlich der Stufe 2 zuzuordnen sind (Individualismus, Zielbewusstsein, Austausch, eigene Bedürfnisbefriedigung, ohne Berücksichtigung einer legitimen Gesetzesordnung). Diese Regression, die es nach der Theorie nicht hätte geben dürfen, wird als relative Regression bezeichnet und erhält eine besondere Stelle im Stufenschema. Die besondere Stelle ist nicht die Stufe 2, sondern vielmehr eine Stufe 4 ½.

Kohlberg liefert dazu folgende Erklärung: Die Probanden (Collegestudenten) stellten, nachdem sie die gesellschaftliche Ordnung als notwendig erkannt hatten, diese in Frage. Sie haben sich auf ihrer vorherigen Stufe noch nicht stabilisiert und geraten gewissermaßen im Laufe ihrer Entwicklung aus dem Gleichgewicht. Sie hinterfragten die gesellschaftlichen Normen und dies sei nötig, um die eigene Identität zu stabilisieren. Im Rahmen der Entwicklung komme es so zur Regression im Sinne eines Anzweifelns, ob das, was die Gesellschaft vorgebe, auch tatsächlich das Richtige sei. Ursache dafür sind nach Angaben Kohlbergs zeitweise politische Rebellion sowie die Tatsache, dass im College ein größerer Freiraum bestehe als zu Hause und ein Zusammensein mit unterschiedlichen Menschen das Leben bestimme (statt wie bisher die geschützte Elternhausatmosphäre). Die Probanden erführen im Laufe der Zeit die Relativität der moralischen Erwartungen und Meinungen und die Kluft zwischen konventionellen moralischen Urteilen und dem tatsächlich erlebten Verhalten. (1997: 64 ff.). Dazu führt er aus:

> Während der High School zählen die 20 Prozent, die anschließend regredieren, zu den Probanden mit dem am weitesten entwickelten moralischen Urteil und zeigen eine Mischung aus konventionellem (Stufe 4) und prinzipienorientiertem Denken (Stufe 5). Im zweiten College-Jahr wird dieser bisherigen Moralität ein Tritt versetzt, und sie macht wieder dem wackeren alten hedonistischen Relativismus Platz, der nun noch mit einem gewissen philosophischen oder sozio-politischen Jargon ‹aufgemotzt› wird. (1997: 64)

Dass es sich bei diesen Probanden jedoch nicht um eine Regression, sondern um eine Zwischenstufe, also um eine Stufe 4 ½ handelt, darauf verweisen laut Kohlberg drei Fakten in ihren Interviewaussagen:

1. einige Elemente in ihren Argumentationen seien der Stufe 4 oder 5 zuzuordnen
2. auf die Aufforderung hin, die Probanden sollten «hochmoralisch» argumentieren, lieferten sie Begründungen, die der Stufe 4 und 5 zuzuordnen sind

3. letztlich zeige die Rückkehr zu den Stufen 4 und 5, dass die Probanden diese Stufen in Wirklichkeit nie verlassen hätten. (1997: 69; 97–102).

Es handelt sich nach Kohlberg also nur um eine scheinbare Regression, die im Grunde nichts anderes sei, als ein Aus-dem-Gleichgewicht-Geraten, welches im Übergang von Stufe zu Stufe nach Kohlberg typisch zu sein scheint. Es ist sozusagen ein individuelles moralisches Aufbegehren. Bei der

> zu beobachtende[n] scheinbare[n] Rückkehr zu Argumentationsfiguren von Stufe 2, waren wir zu der Interpretation gekommen, daß es sich strukturell um eine Regression, das heißt Zurückfallen auf eine niedrigere strukturelle Stufe, funktionell aber um einen Fortschritt handele, und zwar um einen Fortschritt, der aus dem Infragestellen früherer Überzeugungen und Standards herrührt, das nötig ist, bevor diese Standards als wirklich ‹zur eigenen Identität gehörig› stabilisiert werden können. (1997: 98).

> Dieser skeptische Relativismus [ist, K. K.] eher eine Übergangsstufe zwischen konventioneller und prinzipienorientierter Moral [als ein Rückfall K. K]. (1997: 82)

Das, was mit der Theorie ausgesagt werden soll – eine universell gültige Entwicklung von einer egozentrischen hin zur prinzipiengeleiteten Moral, die schrittweise vorwärts verläuft – wird von Kohlbergs eigenem Material in Frage gestellt, denn «es ist richtig, daß anscheinend jeder – wie unsere Regressoren – auf niedrigere Stufen zurückfallen kann» (1997: 71). Und obgleich jeder zurückfallen kann, spricht Kohlberg von dem «wunderlichsten und interessantesten Kauz» – das ist nicht eine Person, wie Kohlberg es vielleicht rhetorisch glauben machen will, sondern es sind viele Personen, ja es können alle «wunderlich-kauzig» reagieren. Die Begriffe «wunderlich» und «Kauz» tauchen interessanterweise in dem Moment auf, in dem diese Probanden nicht ins Stufenschema passen, sondern in dem die Wirkung der widersprüchlichen Realität auf die Menschen bis ins glatte Stufenschema hineinreicht und dieses in Frage stellt.

Der Stellenwert der Wirkung der von den Probanden als widersprüchlich erlebten und erfahrenen Wirklichkeit wird von Kohlberg aber nicht weiter problematisiert. Die Einschränkungen, die seine Stufen durch das Untersuchungsmaterial selbst erfahren, werden von Kohlberg so bearbeitet und interpretiert, dass sie am Ende stimmig sind. Es reicht für die Kohlberg'sche Theorie, wenn die Probanden zu einem späteren Zeitpunkt dann doch wieder in die höheren Stufen zu integrieren sind:

> Nun, dieselben geheimnisvollen Entwicklungskräfte, die diese 20 % unserer Probanden von der stabilen konventionellen Moral zu einer Trotzmoral Raskolnikowscher Prägung führten, haben auch alles wieder ins Lot gebracht: Jeder einzelne von unseren ‹Rückfälligen› ist im Alter von 25 Jahren zu einer Moral, die durch eine Mischung aus Stufe 4- und Stufe 5-Urteilen gekennzeichnet ist, zurückgekehrt.

Die Ausführungen Kohlbergs zu «unseren Rückfälligen» werden als eine «Geschichte, die wir gerade erzählten» bezeichnet und dadurch, so könnte man interpretieren, wird der Eindruck erweckt, dass es sich um eine kleine, eher unwesentliche Begebenheit handelt, von der berichtet wird. Und zur Erleichterung der Forscher ist am Ende ja auch wieder alles im «Lot», das heißt, alles ist wieder ins Schema gekommen. (1997: 68 f.)

> Die konventionelle Moralität steht also unter dem Druck von zwei Entwicklungsherausforderungen, auf die unsere ‹Rückentwickler› nicht sehr freudig reagieren. Die erste besteht in der Relativität der moralischen Erwartungen und Meinungen, die zweite in der Kluft zwischen den konventionellen moralischen Erwartungen und dem tatsächlichen moralischen Verhalten. Nun ist es klar, daß dies Herausforderungen von universeller Natur sind. Es stellt für die Jugendlichen in einer offenen Gesellschaft eine allgemeine ‹Entwicklungsaufgabe› dar, sich mit den eigenen Moralvorstellungen in die vorgefundene Vielfalt und Widersprüchlichkeit im moralischen Bereich einzuordnen. (1997: 73)

Der Ursprung der oben genannten «geheimnisvollen Kräfte» scheint in eben dieser Vielfalt der Moralvorstellungen und ihrer Widersprüchlichkeit zu liegen. Das aber deutet nicht auf etwas Geheimnisvolles hin, sondern auf die alltäglichen Anforderungen und Erfahrungen. Die Lösung der Entwicklungsaufgabe, sich mit den eigenen Moralvorstellungen in die «vorgefundene Vielfalt und Widersprüchlichkeit im moralischen Bereich» einzuordnen, kann aufgrund der Widersprüchlichkeit nicht so geradlinig vonstatten gehen, wie die Stufentheorie es darstellt. Aber diese Widersprüchlichkeit wird von Kohlberg nicht entfaltet, sondern er selbst arbeitet die Relativität der moralischen Erwartungen und Meinungen bereits in zweifacher Weise in seine Theorie ein. Erstens, indem er die als «Anomalien» bezeichneten Regressionen dann doch nicht als Regression interpretiert – was die Invarianz der Stufenabfolge und damit einen bedeutsamen Teil seiner Theorie in Frage stellen würde – sondern als Ausdruck der Schwäche der klinischen Methode, «nämlich der mangelnden Fähigkeit, Personen gerecht zu werden, die sich in einem Übergangsstadium befinden» (1997: 177). Erstaunlich erscheint es, dass Kohlberg, trotz seiner Schwierigkeiten, seinen stringenten Stufen in einer Gesellschaft, die widersprüchliche Normen postuliert, zu folgen, auch nach diesen Hinweisen auf regredierte Probanden nicht konsequent nachgeht. Und so wird nicht die Stufentheorie als solche von ihm in Zweifel gezogen, sondern das Auswertungsinstrument lediglich modifiziert. Der zweite Hinweis darauf, dass Kohlberg die Widersprüchlichkeit im moralischen Bereich in einer Form einarbeitet, die sie überdeckt, ist die Tatsache, dass inhaltlich völlig gegensätzliche Aussagen zur gleichen Stufe der Moralentwicklung gehören können, weil für Kohlberg allein der formale Aspekt das Entscheidende ist. Der moralische Konflikt ist in jede Stufe eingearbeitet und bleibt so auf jeder einzelnen Stufe bestehen. In seinen Bemühungen um eine stringente Theorie greift Kohlberg diese Widersprüchlichkeit der Wirklichkeit, die kein klares moralisches Urteil zulässt, nicht auf – wäre doch damit immer auch einem Unrecht stattgegeben.[44]

### 3.3.3 Zur Sprengung der Stufenabfolge: die ‹polymorph-perverse› Flexibilität im Stufengebrauch

Im Zusammenhang mit den Probanden, bei denen eine Regression beobachtet werden konnte, berichtet Kohlberg von einem Probanden, der behauptet, man habe eine Stufe 7 erreicht, «wenn man nach Belieben alle Stufen zur Begründung heranziehen könne» (1997: 70 f.).[45] Er schreibt dazu: «Dieser Student formuliert Regression im Dienste des Ich als eine ‹Lebenshaltung›, um dann am Ende schlicht für eine Regression auf Stufe 2 einzutreten.» Weiter führt er aus:

> Rest […] hat nachgewiesen, daß die Fähigkeit, niedrigere Stufen zu verstehen und (weniger ausgeprägt) zu gebrauchen, erhalten bleibt, selbst in den Fällen, in denen sie nie spontan zur Lösung moralischer Probleme herangezogen werden. Aber er hat auch nachgewiesen, daß die ‹polymorph-perverse› Flexibilität im Stufengebrauch, die der

44 Bezieht man diesen, den Stufen inhärenten inhaltlichen Widerspruch noch einmal auf die Stufe 5 als der höchsten empirisch nachgewiesenen Stufe der Moralentwicklung nach Kohlberg, so wird deutlich: auch diese Moralstufe taugt dazu, gegen Heinz' Frau und für den Apotheker zu argumentieren. Gerade weil beides möglich ist, wird die «Sprengkraft», die in einer moralischen Forderung stecken kann, in dem Moment dementiert, in dem allein die Begründung entscheidend ist, und nicht das, was begründet wird. Überträgt man Kohlbergs Theorie auf das zu Beginn der vorliegenden Arbeit vorgestellte Szenario aus der Krankenpflege, so ist festzuhalten, dass mit Kohlberg auf allen fünf nachweisbaren Stufen für und gegen eine patientenorientierte Pflege der halbseitengelähmten Frau M. argumentiert werden kann. Moralentwicklung nach Kohlberg bleibt damit inhaltlich beliebig, die nach allen Seiten durchdachteste Begründung allein zählt. Dies zeigt eine Parallele zu den Vorschlägen von Sara T. Fry und Marianne Arndt für moralische Entscheidungen, die in Kapitel 7 vorgestellt werden. Geht es bei ihnen um eine begründete Entscheidung vor dem Hintergrund ethischen Wissen, so geht es hier um eine Begründung aus soziomoralischer Perspektive. Die Frage nach dem normativen Anspruch geht in den Fragen nach Begründungen verloren – hier wie da.

45 Hier stellt sich die Frage danach, ob die Probanden um die Stufen und die Stufenbeschreibungen wissen, denen ihre Aussagen zugeordnet werden, so dass sie sich selbst auch zuordnen können. Die von diesem Studenten beschriebene Stufe 7 hat nichts mit dem zu tun, was Kohlberg selbst unter einer hypothetischen Stufen 7 versteht: eine Argumentation, die über das postkonventionelle Gerechtigkeitsdenken hinaus geht und sich durch religiöses und ethisches Denken, wie dem «Gefühl der Identität oder Einheit mit dem sein, dem Leben oder mit Gott» auszeichnet (1997: 274).

> graduierte Student als Stufe 7 bezeichnet, also die Verwendung aller Stufen nach jeweiligem Belieben, für Jugendliche völlig untypisch ist. Spontan gebrauchen Personen in unterschiedlichen Situationen sehr konsistent eine Modalstufe sowie die ihr unmittelbar benachbarten Stufen. Legt man ihnen moralische Urteile anderer Personen vor, so bevorzugen sie das höchste Niveau, das sie verstehen können [...]. In gewissem Sinne handelt es sich bei der Veränderung im Erwachsenenalter, die wir als Stabilisierung bezeichnen, also genau um eine noch weiter zunehmende Antwortkonsistenz und eine weitere Abnahme moralischer Regression im Dienste des Ich.[46] (1997: 71)

An dieser Aussage fällt zweierlei hinsichtlich der Stabilität der Stufenentwicklung auf. Zum einen spricht Kohlberg von dem konsistenten Gebrauch einer Stufe sowie den «unmittelbar benachbarten Stufen». Unmittelbar benachbart sind einer Stufe jeweils zwei weitere Stufen. Da zwei Stufen je einem Niveau zugeordnet sind, folgt daraus notwendig, dass es auch Unterschiede im Niveau geben kann. Das von Kohlberg dargestellte Konsistente des moralischen Urteils bezieht hier demnach eine Bandbreite von drei Stufen und zwei Niveaus ein. Bei einer genauen Betrachtung aller Niveaus und Stufen stellt sich dies wie in **Abbildung 1** dar. Die aktuelle Stufe ist unterstrichen, die benachbarten Stufen auf den beiden Niveaus sind fett hervorgehoben.

Diese Möglichkeit des Changierens zwischen drei Stufen und zwei Niveaus relativiert die These der Invarianz erheblich. Denn rechnerisch handelt es sich bei

| Beispiel 1 | Beispiel 2 |
|---|---|
| ***Präkonventionelles Niveau*** | *Präkonventionelles Niveau* |
| Stufe 1 | Stufe 1 |
| **Stufe 2** | Stufe 2 |
| ***Konventionelles Niveau*** | ***Konventionelles Niveau*** |
| <u>**Stufe 3**</u> | **Stufe 3** |
| **Stufe 4** | <u>**Stufe 4**</u> |
| *Postkonventionelles Niveau* | ***Postkonventionelles Niveau*** |
| Stufe 5 | **Stufe 5** |
| Stufe 6 | Stufe 6 |

**Abbildung 1:** Bandbreite dreier Stufen auf zwei Niveaus.

46 Kohlberg spricht an manchen Stellen von Modalstufen, wobei für den Leser unklar bleibt, was der Unterschied zwischen Moral- und Modalstufen ist (1997: 71; 213; 265; 270).

drei von insgesamt sechs Stufen um die Hälfte des gesamten Theoriegebäudes, wobei man die Stufe 6 noch abziehen könnte, da sie nur theoretisch konzipiert ist. Das heißt, die Konsistenz im Gebrauch der Stufen bezieht sich darauf, dass über die Hälfte aller in der Theorie zur Verfügung stehenden Stufen verwendet werden kann. Daran zeigt sich, wie dehnbar die «invariante» stufenweise Moralentwicklung ist.

Zum anderen spricht Kohlberg dem zitierten Studenten die Existenz einer Stufe 7 ab. Diese Absage relativiert sich angesichts des oben ausgeführten Rechenexempels. Denn im Grunde überzieht dieser Student nur das, was nach Kohlbergs Aussage zum Wechsel der unmittelbar benachbarten Stufen in der Argumentation noch «legitim» ist. Auch ist es erklärbar, was dieser hinsichtlich der Möglichkeiten aussagt, die sich aufgrund der Kenntnisse aller Stufen ergeben. Warum dies allein angesichts der erfahrenen Wirklichkeit plausibel ist (und das heißt, die Menschen müssen noch nicht einmal die Kohlberg'schen Stufen kennen, um so verfahren zu können), soll abschließend noch einmal mit Rückgriff auf Gruschkas Stellungnahme zu Kohlberg verdeutlicht werden. Die von Gruschka geäußerten Zweifel hinsichtlich der Geltung der Kohlberg'schen Stufen für eine schrittweise Moralentwicklung werden im Zusammenhang mit Reaktionen von Schülern aufgegriffen, denen das Heinz-Dilemma im Unterricht von ihrem Lehrer vorgestellt wurde und die im Klassenverband darüber diskutiert haben. Gruschka beschreibt zusammenfassend, inwieweit die Schüler zur Kohlberg'schen Dilemmasituation «quer zu allen Niveaus argumentieren» (1996: 70) und sich gerade darin als realitätstüchtig erweisen:

> Sie urteilen personalistisch, sind solidarisch in der spontanen Zuwendung zum Opfer, das heißt Heinz und seiner Frau; sie urteilen prinzipienorientiert, wenn es darauf ankommt, das eigene Urteil generalisierend zu rechtfertigen und sie argumentieren zugleich vermittelnd zwischen Einzelfall und Regel in der Einschränkung der Geltungsbedingungen des moralischen Prinzips, sobald ihnen deutlich wird, sie könnten Opfer ihres eigenen Prinzips werden. Dann erwarten sie Schutz durch die Konvention der (wehrhaft verteidigten) Eigentumsordnung. [... In der Reaktion der Schüler auf das Dilemma K.K] zeigt sich im Wechsel der Perspektiven in erster Linie nicht etwa ein Mangel an Stabilität der Urteile, sondern der Umgang mit der widersprüchlichen Realität. [...] Die Schüler der Klasse zeigen während der Diskussion in der Mehrheit eine Fähigkeit, die bei Kohlberg, sobald sie in den Blick gerät, mit der Stufung eher weginterpretiert wird, nämlich diejenige, je nach Fall und Interesse moralische Urteile unterschiedlicher Art (auf unterschiedlichem Niveau) zu generieren. Sie wissen, daß moralische Normen nur via Generalisierung Geltung beanspruchen können. Sie wissen auch, daß sich solche Prinzipien verselbständigen können, weswegen sie mit einer Rechtsordnung kompatibel gemacht werden müssen, die die unbedingte Geltung des Prinzips einschränkt. Und am Ende wissen sie, daß jedes Urteil nochmals auf die subjektive Interessenlage zurückbezogen werden muß. Die Schüler haben erfahren, daß die obersten Bezugsnormen moralischen Urteilens, das Prinzip der Solidarität mit dem Schwachen und das Prinzip der Eigentumsordnung zueinander im Widerspruch ste-

> hen. Sie können mit den Normen die Praxis kritisieren, in unserem Fall [dem Heinz-Dilemma, K. K.] die Ungerechtigkeit der Eigentumsordnung, und zugleich können sie das Gegenteil fordern, deren Respektierung durch Menschen, die sich sonst einfach holen, was sie benötigen. An ihren wechselnden Urteilen ist die Strategie zu studieren, mit der sie eine Praxis, die zunächst ihrer Kritik verfällt, in dem Augenblick idealisieren, in dem ihre materiellen Interessen bedroht sind. Auffällig ist die Koexistenz von hehren moralischen Normen und angepaßtem Verhalten. Der protestierende Schüler [der Gerechtigkeit als ein Ideal bezeichnet, welches nicht ernst zu nehmen sei, wenn es um das eigene Interesse geht, K. K.] hat das in seiner Sprache kenntlich gemacht: als Doppelcharakter der angedienten Moral. In diesem Sinne spiegelt die Diskussion des Kohlberg-Dilemmas contre coeur die Einübung in die bürgerliche Kälte, das Prinzip bürgerlicher Subjektivität. Wo Moralerziehung deren Widersprüche nicht substantiell aufklärt, leistet sie selbst eine Desensibilisierung gegenüber Kälte. Denn mit der Vermittlung von Argumentationsakrobatik gelingt es Menschen zunehmend, die erlebte Kluft zwischen moralischen Ansprüchen und realitätsgerechtem Verhalten zu überbrücken. Die Diagnose der Moralentwicklung wie ggf. auch die Moralerziehung hätten vor diesem Hintergrund die Aufgabe zu fragen: Wie lernen Menschen, Widersprüche in ihr moralischen Urteil zu integrieren, und wie ließe sich darüber Aufklärung betreiben? (1996: 70 f.)

Gruschka zeigt an den Schülern auf, was Kohlbergs Student mit einer Stufe 7 vorschlägt, auch wenn er sich nicht explizit darauf bezieht: eine Argumentation, die sich aller Stufen bedienen kann. Gruschka erklärt diese Reaktionen der Schüler mit der Notwendigkeit, sich im Alltag realitätstüchtig verhalten und zugleich moralischen Ansprüchen genügen zu können. Kohlberg hingegen bezeichnet das Verhalten des Studenten als «‹polymorph-perverse› Flexibilität im Stufengebrauch» (1997: 71). Damit wird die Anpassung an die «normale» Wirklichkeit von Kohlberg als Abweichung von der «normalen Stufentheorie» angesehen, statt Fragen an die Theorie selbst zu stellen. Aus dieser Sicht wird das theoretische Konstrukt der Kohlberg'schen Stufen zum Maßstab für Normalität gemacht.

Theorie und Empirie sollen sich nach dem Verfahren des «bootstrapping» gegenseitig befruchten. Das Vorgehen Kohlbergs als fortlaufendes «Hin-und-her-Arbeiten zwischen theoretischen Annahmen, wie den postulierten Strukturen, auf der einen Seite und empirischen Niederschlägen dieser Strukturen in den Antworten der Befragten auf der anderen Seite» (1997: 184) ist nach diesen Ausführungen wörtlich zu nehmen: Gesucht wird nach empirischen Niederschlägen der Stufen in den Antworten der Probanden. Damit «befruchtet» zwar die Theorie die Empirie in dem Sinne, dass die Forscher wissen, was sie in der Empirie suchen müssen. Die Umkehrung bleibt jedoch aus, denn finden sich diese Niederschläge nicht, geht das «bootstrapping» nicht so weit, dass die Stufenabfolge und damit die Theorie selbst auf ihre Tragfähigkeit hin überprüft würden. Die Konsequenz sind Modifikationen des Auswertungsverfahrens: neue Verfahrensweisen, um besser zwischen Struktur und Inhalt unterscheiden zu können, Ergänzung von

Kriterien, mit denen sich die Intuition zuordnen lässt, Befragung von Probanden, von denen man sich eine Bestätigung der empirisch nicht gesicherten Stufe verspricht, eine Relativierung von Aussagen, die die vermeintliche stringente Stufenabfolge dementieren. Die Hermetik des Kohlberg'schen Theoriegebäudes kann dadurch weiter bestehen bleiben.

## 3.4 Schlussfolgerungen

Die Ausführungen Gruschkas, die seine Kritik bzw. die daraus resultierende Forderung auf den Punkt bringen – Moralerziehung müsse die Widersprüche zwischen normativen Ansprüchen und Realität aufklären –, können auf Kohlberg noch einmal rückbezogen werden und zwar auf seine Definition von Entwicklung:

> Mit *Webster's Dictionary* definieren wir Entwicklung folgendermaßen: ‹aktivieren; sich von der Ausgangsposition auf andere, mehr Möglichkeiten erfolgreicher Nutzung bietende Positionen bewegen; Anstoß zu Wachstum und Differenzierung entsprechend den natürlichen Entwicklungslinien; Durchlaufen eines Prozesses des natürlichen Wachstums, der Differenzierung oder Evolution durch schrittweise Veränderungen.› Diese Definition legt einen internen Angemessenheitsmaßstab als Leitlinie für Entwicklung nahe, und das bedeutet, daß Entwicklung nicht einfach irgendeine Verhaltensänderung, sondern vielmehr eine Veränderung in Richtung auf größere Differenziertheit, Integration und Anpassung ist. Das bedeutet natürlich, daß der Theoretiker Positionen zu der Frage beziehen muß, was ‹integrierter› und ‹angepaßter› bedeutet. Die *Entwicklung* des moralischen Denkens kann man nicht ohne irgendwelche Annahmen darüber untersuchen, was es heißt moralisch zu sein, ohne die unzweideutige Voraussetzung, daß Moral etwas Wünschenswertes, nicht etwas Wertneutrales ist. (1997: 315)

Diese Aussage macht Kohlberg im Zusammenhang mit seinem Postulat der Wertrelevanz von Definitionen des Moralischen. Wenngleich Kohlberg damit meint, die differenziertere, angepasstere und integriertere Verhaltensänderung bezieht sich dabei auf die Merkmale der Stufe 6 und damit auf die höchste Stufe des moralischen Urteils, so könnte dies aber auch gleichermaßen auf die Aussagen Gruschkas bezogen werden und damit eben gerade eine Sprengung der Stufenabfolge bedeuten. Denn die Anpassung und Integration bezieht sich aus dieser Perspektive auf die Realität, in der moralische Urteile erforderlich sind, und diese stellt sich, wie oben ausgeführt wurde, als widersprüchlich dar. Gerade Argumentationen quer zu allen Niveaus, wie Gruschka sie bei den Schülern beobachtet hat, zeigen dann eine differenzierte, angepasste, integrierte Betrachtungsweise. Differenzierung, Anpassung und Integration außerhalb Kohlbergs künstlicher Dilemmasituationen und enger Interviewführung bedeuten in der Wirklichkeit:

- Unterschiede und Widersprüche in den moralischen Anforderungen zu erkennen
- einen Modus zu finden, sich innerhalb dieser Widersprüche zu bewegen
- die Widersprüchlichkeit der Wirklichkeit in das moralische Urteil zu integrieren.

Diese notwendige Integrationsleistung, wie sie erbracht wird und welche Wirkung sie hat, ignoriert Kohlberg. Er kann das, weil seine Untersuchung so angelegt ist, dass sie gar nicht erst zum Vorschein kommt, bzw. nur als kurze Sequenz und Übergangsstadium in der Entwicklung der rückfälligen Probanden oder m. a. W. den «wunderlichen Kauzen» thematisiert wird.[47] Kohlbergs Stufentheorie hat sich genau in der Form, wie sie bereits 1958 konzipiert wurde, durchgesetzt, was darauf hinweist, dass Theorie als Theorie nicht scheitern kann.

Aufgrund dieser Kritik an Kohlbergs Untersuchung ist hinsichtlich unserer eigenen Arbeit nun Folgendes zu beachten:

1. Eine Untersuchung zur Moralentwicklung muss forschungsmethodisch so angelegt sein, dass die reale Widersprüchlichkeit in der konkreten Lebenswelt der Subjekte einbezogen wird, um deren Reaktionen und das heißt ihre Deutungen der moralischen Konflikte und ihre Lösungsvorschläge zu erfassen. Hypothetische Szenarien, die einer Befragung zu moralischen Konflikten zugrunde gelegt werden, müssen so angelegt sein, dass sie den Probanden aus ihrem eigenen Alltag bekannt sind. Je nach Alter und Lebenswelt der Probanden müssen sie entsprechend inhaltlich gestaltet werden. Zugleich müssen sie strukturell so aufgebaut sein, dass sie einen Vergleich unterschiedlicher Altersgruppen und Lebenswelten zulassen. (Gruschka et al., 1996; Gruschka 1997; Heinrich, 2000; Kersting, 1997; Timmerberg, 1999)

2. Eine Befragung der Probanden muss so offen gestaltet werden, dass die Vielfalt der Reaktionen zugelassen wird, wie sie von Probanden im Gespräch gezeigt werden. Diese gilt es anschließend herauszuarbeiten, was eine subsumtions - logische Vorgehensweise bei der Interviewauswertung ausschließt. Eine Zuord-

47 Dass die aus der Stufentheorie herausfallenden Untersuchungsergebnisse keinen Einfluss auf die Stufenkonzeption haben, zeigt sich auch daran, dass in der Sekundärliteratur weder eine Stufe 4½, noch A und B Unterstufen oder der Student der Stufe 7 Erwähnung finden (vgl. z. B. Fry, 1995: 31; Arndt, 1996: 35; Gruschka, 1996, der sich nur auf die Unterstufen bezieht; oder auch Montada, 1995: 874 ff.). Auch in der für die vorliegende Analyse verwendeten Aufsatzsammlung Kohlbergs wird nach dem Aufsatz von 1979, in dem die Stufe 4½ und die Regression diskutiert werden, in den späteren Aufsätzen von 1984 beides nicht mehr erwähnt.

nung von Probandenaussagen unter verallgemeinerbare Kriterien kann somit erst im Anschluss an eine zu identifizierende Logik in den Reaktionen der einzelnen Probanden erfolgen.

3. Die Mechanismen, die einer Integration der widersprüchlichen Anforderungen in die Moralentwicklung zugrunde liegen, müssen aufgedeckt werden. Dazu bedarf es eines entsprechenden Interpretations- und Auswertungsverfahrens.

Legt Kohlberg seine Stufentheorie an das zu untersuchende Material an, so lehnt Ulrich Oevermann, der Autor, auf den im nächsten Kapitel Bezug genommen wird, genau diese Vorgehensweise kategorisch ab. Seine Forschungsmethode ist die «objektive Hermeneutik» und sein Forschungsgegenstand sind die objektiven Bedeutungsstrukturen, die sich jenseits dessen, was subjektiv intentional repräsentiert wird, auffinden lassen. Damit ist vorab ausgesagt, was das «Objektive» der objektiven Hermeneutik ist: die objektiven oder auch latenten Bedeutungsstrukturen. Sie gilt es in den Aussagen der Probanden zu alltäglichen moralischen Konfliktsituationen aufzudecken und auf diesem Weg Erkenntnisse über die im (beruflichen) Alltag stattfindende Moralentwicklung zu gewinnen.

Kohlberg konzipierte sein Modell der Entwicklungsstufen vorab. Im Gegensatz dazu gehen der vorliegenden Untersuchung die zusammenfassend dargestellten Annahmen voraus, die in Kapitel 1 und 2 vorgestellt wurden: Die Menschen werden mit widersprüchlichen Anforderungen konfrontiert (hier die Auszubildenden und examinierten Pflegekräfte) und sie reagieren mit einer moralischen Desensibilisierung. Wie das zum Ausdruck kommt, inwieweit der Prozess einer moralischen Desensibilisierung beschrieben und welche Logik in der Moralentwicklung rekonstruiert werden kann, das kann erst anhand des Untersuchungsmaterials erarbeitet werden.

Im folgenden Kapitel wird beschrieben, in welcher Form die Schlussfolgerungen aus der Analyse der Kohlberg-Untersuchung bezüglich Oevermanns Forschungsansatz in die konkrete forschungsmethodische Vorgehensweise der vorliegenden Arbeit überführt werden.

# 4. Untersuchungsanlage und Forschungsmethode

Angenommen wird also, dass es im Pflegealltag zu einem Prozess moralischer Desensibilisierung kommt und dieser bereits in der Ausbildung einsetzt. Der Prozess, so wurde in Kapitel 1 und 2 ausgeführt, scheint sich in dem beschriebenen Spannungsfeld zwischen dem normativen Anspruch der Pflege und den Bedingungen des Arbeitsalltages, die diesem Anspruch entgegenstehen, zu entwickeln. In Abgrenzung zu dem Verfahren von Kohlberg soll diesem Widerspruch hier Rechnung getragen werden. Um über die Beschreibung von Sachverhalten und die Subsumtion von Aussagen hinaus Mechanismen aufzudecken und nachzuweisen, die für diese Entwicklung von Bedeutung sind, wurden Interviews mit Pflegenden geführt, in denen sie sich zu einem moralischen Konflikt äußern sollten. Als für die Auswertung geeignete Methode wurde die objektive Hermeneutik von Ulrich Oevermann gewählt, die dem Forschungsgegenstand entsprechend modifiziert wurde.

Die Darstellung der Forschungsmethode nimmt einen großen Raum in dieser Arbeit ein, denn die objektive Hermeneutik ist in der Pflegewissenschaft kaum bekannt. Im Rahmen einer Diskussion mit Pflegewissenschaftlern wurde der Verfasserin deutlich, dass diese Methode gemeinhin als ungenau, subjektiv, als am Einzelfall haftend eingeschätzt wird. Folglich lautet die Kritik, dass sie nicht zu verallgemeinerbaren Aussagen über die (Pflege-) Wirklichkeit führen könne.[48] Der in einem pflegewissenschaftlichen Workshop gegebene Hinweis an die Verfasserin, auch für die objektive Hermeneutik ein computerunterstütztes Auswertungsverfahren verwenden zu können wie es für inhaltsanalytische Vorgehensweisen möglich ist, lässt darauf schließen, dass die objektive Hermeneutik – als eine «Kunstlehre» (Oevermann et al., 1979: 392), die auf der Interpretations -

48 Die Diskussion fand statt im Rahmen der 13. Mitgliederversammlung des Deutschen Vereins für Pflegewissenschaften am 17. 05. 1999 im Allgemeinen Krankenhaus in Hamburg Barmbeck.

leistung einer Gruppe basiert – nicht als allgemein bekannt gelten kann.[49] Dieses Kapitel ist mit dem Anspruch verfasst, nicht nur die Möglichkeit zum Nachvollzug der Vorgehensweise und der Begründung sowie der Prüfung und Kritik der Methode zu gewährleisten, sondern es soll auch einer «Einführung» in die objektive Hermeneutik dienen.

Deshalb werden die Forschungsmethode nicht nur referiert und die von uns vorgenommenen Abweichungen von Oevermann beschrieben und legitimiert, sondern auch die Oevermann'sche Terminologie wird in ihrem Bezug auf unsere Untersuchung erklärt. Die Schwierigkeiten, Oevermanns Termini transparent zu machen, liegen erstens in der Komplexität der Annahmen, die der Methode zugrunde liegen, zweitens in der Interdependenz der Bedeutung der verschiedenen Begriffe und drittens in der Beziehung zwischen Forschungsgegenstand, Methode und Theorieentwicklung. Mit dem letzten Punkt beginnend, wird zunächst Oevermanns Sicht auf diese Beziehung, mit der auch eine bestimmte Vorstellung für die Form der Darstellung der Forschungsmethode einhergeht, erläutert.

## 4.1 Das Prinzip der Sachhaltigkeit

Leitend für Oevermanns Forschungsprogramm ist eine enge Verknüpfung zwischen Forschungsgegenstand, methodischer Vorgehensweise und Theorieentwicklung: Die Methode gehe aus dem Erkenntnisobjekt hervor und erst über eine Analyse des Erkenntnisobjekts sei Theoriebildung möglich. Zur Begründung für seine Methode formuliert Oevermann das *«Prinzip der Sachhaltigkeit»*, welches diese Verknüpfung beinhaltet. Unter dem Prinzip ist zu verstehen, dass

> Theorieentwicklung und Erkenntnisfortschritt in der Soziologie nur über konkrete Analyse zu sichern sind, die die Sache selbst zum Sprechen bringen, indem sie sich an sie anschmiegen und durch dieses unvoreingenommene, radikale Sicheinlassen auf die

49 Workshop zum Thema *Ethik in der Pflege*, Mai/Juni 1999, Evangelische Fachhochschule Bochum. So machen z. B. auch Galuschka et al. in einer qualitativen Studie zur Belastungswahrnehmung beim Pflegepersonal Angaben zur objektiven Hermeneutik, die diese Schlussfolgerung erhärten. Sie schreiben, dass bei der objektiven Hermeneutik ein Dialog mit dem Interpretierten zu führen sei, das heißt, dass die Interpretationen in einer diskursiven Verständigung mit dem Befragten validiert und er also in die Auswertung einbezogen wird. «Dies ist sehr arbeitsaufwendig (für eine Seite Protokoll 40 bis 60 Seiten Interpretation), außerdem methodisch zum Teil unbegründet und beliebig. Wegen des hohen Zeitaufwandes und der Fragwürdigkeit einer derart ausführlichen Interpretation, wird diese Methode von den Autoren ausgeschlossen.» Sie beziehen sich dabei nach eigenen Angaben auf Mayring, Philipp: *Qualitative Inhaltsanalyse* (1988). (1993: 67 f.)

> jeweilige Besonderheit des Gegenstandes hindurch zum zugleich klärenden wie kritisch überwindenden, allgemeinen Begreifen der gesellschaftlichen Wirklichkeit gelangen. Demgegenüber wäre die Hoffnung auf Erkenntnisfortschritt durch von Datenanalyse unbelastete, freischwebend konstruierte Anstrengung des Begriffs in Gestalt von Theoriekonstruktion und Theorievergleichen, die Datenanalyse allenfalls als empirische Überprüfung nomologisch deduzierter Einzelhypothesen vorsehen, die darüber hinaus an die empirischen Sozialforscher delegiert werden können, von vornherein zum Scheitern verurteilt. Theoriebildung und Datenanalyse lassen sich aus der Perspektive des Sachhaltigkeitsprinzips eben nicht voneinander trennen, wenn sie nicht beide für sich schon falsch sein sollen. So wie der theoretische Begriff erst in der rekonstruierenden Darstellung einer konkreten Sache seine Gültigkeit erweisen kann, so kann gleichzeitig – in umgekehrter Richtung – die konkrete Sache erst in der Allgemeinheit der rekonstruierenden Begriffsbildung ihre gültige Ausdrucksgestalt gewinnen. [...] Auch die allgemeine Begründung dieser Methodologie [...] muß sich in der exemplarischen Analyse der Sache selbst vollziehen und in ihr ausdrücken. (1999: 234)

Die Forderung, die Sache selbst zum Sprechen zu bringen, wird von Oevermann in Anlehnung an Adorno formuliert. Dieser schreibt von sich, dass er dazu neige, «nicht sowohl zu sagen, was und wie er etwas tue, als es zu tun. Das ist die Konsequenz einer Theorie, welche die akzeptierte Trennung von Methode und Sache nicht zu eigen sich macht und der abstrakten Methodologie misstraut.» (1996: 7). Oevermann et al. folgen dieser Sicht, indem sie ihre Forschungsmethode im praktischen Vollzug am Textmaterial dokumentieren und darüber verallgemeinerbare theoretische Erkenntnisse formulieren (1979; 1999). Theoretische Hintergründe für sich, das heißt losgelöst vom zu untersuchenden Gegenstand zu erläutern, führt Oevermanns Ansicht nach dazu, dass der Umfang der Ausführungen «ein falsches Bild von der Einfachheit der Probleme der Überprüfung der Geltung einer Interpretation in der Forschungspraxis angesichts von konkreten Texten der unterschiedlichen Art gibt».[50] (1986: 44)

Gefordert ist gemäß des Prinzips zunächst, die Sache selbst zum Sprechen zu bringen. Was ist die konkrete «Sache» in der vorliegenden Untersuchung? Ziel ist es erst einmal, die Reaktionen von Pflegenden auf eine ausgewählte Konfliktsituation ihres Arbeitsalltages zu ermitteln. Die «Sache» ist demnach die Reaktion des einzelnen Pflegenden auf den Konflikt. Die Pflegenden zum Sprechen bringen zu können, erfordert zunächst, die konkreten Umstände des Konflikts, ihn selbst und die jeweiligen Aussagen der Pflegenden dazu kennen zu lernen. Diese Aussagen müssen analysiert werden. In der Analyse muss jede einzelne Aussage der Probanden zu dem Konflikt ernst genommen werden. Dabei muss der Interpret mit seinem Vorwissen über den Konflikt völlig offen sein für die Sichtweisen und Stel-

50 Oevermanns Ausführungen zu dieser Problematik beziehen sich auf eine der seiner Methode zugrunde liegenden Annahme: der Regelgeleitetheit sozialen Handelns.

lungnahmen der Pflegenden und sich auf deren Aussagen zu dem Sachverhalt einlassen. Anschmiegsamkeit und ein radikales «Sicheinlassen» auf die Sache, wie es oben formuliert ist, heißt, jeder Äußerung der Pflegenden zu folgen und deren Logik zu durchdringen, ungeachtet der eigenen Einschätzung des Konflikts und ungeachtet dessen, was im Rahmen einer Befragung an späterer Stelle dazu gesagt wird.[51] Jede Bemerkung steht für sich und wird auf ihren Bedeutungsgehalt hin ausgelegt.

Damit ist eine Kernaussage zur methodischen Vorgehensweise benannt. Es wird nun schrittweise gezeigt, wie sie in eine forschungspraktische Vorgehensweise überführt wird. Dies ist indessen nicht möglich, ohne den theoretischen Hintergrund zu erläutern. In dieser Arbeit wird der Versuch gemacht, einen Mittelweg zu finden zwischen abstrakten Ausführungen zur Methode und der Veranschaulichung am Material: eine Beschreibung der objektiven Hermeneutik und die Erklärung der Begriffe und Grundannahmen im Zusammenhang mit der hier vorliegenden Fragestellung, sowie eine Darstellung der praktischen methodischen Vorgehensweise am Textmaterial.

## 4.2 Die forschungsmethodische Vorgehensweise und deren Begründung

In folgenden Schritten wird die vorliegende Untersuchungsanlage vorgestellt:

1. Die in Kapitel 1 diskutierten widersprüchlichen Anforderungen an die Pflegenden werden den Probanden in der Form des dort entwickelten Szenarios exemplarisch dargestellt. (Da das Szenario Grundlage des gesamten Interviewverfahrens ist, wird es hier zur Erinnerung nochmals wiedergegeben.) Der konflikthafte Alltag wird sodann in Beziehung gesetzt zu strukturell regelverletzenden Abläufen und deren Bedeutung für die Sicht der Pflegenden auf die Normalität des Alltags wird herausgestellt.

2. Anschließend werden die Probanden vorgestellt und Aussagen zur Repräsentativität gemacht.

3. Es folgt eine Beschreibung des Interviewverfahrens.

51 «Bei der Interpretation eines einzelnen kommunikativen Aktes an einer bestimmten Stelle in der Interaktionssequenz darf das Wissen vom Inhalt und der Bedeutung nächstfolgender kommunikativer Akte auf gar keinen Fall berücksichtigt werden.» (Ulrich Oevermann, zitiert nach Reichertz, 1995: 391)

4. Die Transkription der Interviews wird in Zusammenhang gebracht mit einer der Grundannahmen der objektiven Hermeneutik: der «Textförmigkeit sozialer Wirklichkeit». Die Begriffe der «Strukturiertheit» und «Strukturierungsgesetzlichkeit» werden dabei unter Rückbezug auf die Situation in der Krankenpflege erklärt.

5. In einer ersten Beschreibung der Grundzüge der Interviewauswertung wird dann Oevermanns Grundannahme der «Regelgeleitetheit sozialen Handelns», welche für das Verständnis der konkreten (sequenzanalytischen) Vorgehensweise bei der Textinterpretation erforderlich ist, erläutert. In diesem Zusammenhang werden auch die zentralen Begriffe der objektiven Hermeneutik eingeführt: «latente Sinnstrukturen», «objektive soziale Bedeutungsstrukturen» oder auch «objektive Bedeutungsstrukturen» und deren Abgrenzung zu «subjektiv intentionalen Repräsentanzen». Der Unterschied zu inhaltsanalytischen und subsumtionslogischen Vorgehensweisen in der qualitativen Forschung wird dabei herausgestellt. Bis zu diesem Punkt sind die Aussagen zur forschungsmethodischen Vorgehensweise allgemein gehalten.

6. Es folgt eine Beschreibung der einzelnen Auswertungsschritte der Interviewtranskripte und zur Veranschaulichung eine beispielhafte Interpretation eines Interviewausschnittes.

7. Im Anschluss daran wird der für die Auswertungsergebnisse zentrale Begriff der «Reaktionsmuster» oder auch «Deutungsmuster» bezüglich der «latenten Sinnstrukturen» und des «Prinzips der Sachhaltigkeit» ausgelegt.

8. Der Begriff der «Verdichtungstypen» wird erklärt und begründet.

Am Beispiel der vorliegenden Untersuchung sollte im Durchgang durch die einzelnen Bearbeitungsphasen das «Prinzip der Sachhaltigkeit» bis hin zur rekonstruierenden Begriffsbildung deutlich werden.

### 4.2.1 Zur Normalitätstendenz strukturell regelverletzender Abläufe

Eine beispielhafte Situation zeigt den Kontext in dem Pflegende sich bewegen. Unsere Fragestellung bezieht sich darauf, wie reagieren die Pflegenden auf diesen oder ähnliche Konflikte, die als moralische Konflikte gelten: Das, was die Pflegenden als das «Gute und Richtige» kennen lernen – eine an den individuellen Bedürfnissen der Patienten ausgerichtete Pflege – kann nicht ohne weiteres eingelöst werden. Dieses Szenario, dessen Konfliktebenen bereits dargestellt sind, lag während der Interviewführung den Probanden vor. Die Probanden wurden mit dem Ziel befragt, herauszufinden, wie sie den Konflikt deuten und welche Handlungsoptionen sie zu seiner Bewältigung vorschlagen.

Ulli ist Schüler auf einer internistischen Station und hat Frühdienst. Die Stationsleitung, Schwester Claudia, teilt morgens nach der Übergabe die Arbeit ein. Sie sagt: «Es sind zehn Patienten zu waschen. Du Ulli, gehst erst mal nach Zimmer 14 zu Frau M., Britta und Harry betten durch und fangen an, die anderen Patienten zu waschen. Heute ist zügiges Arbeiten angesagt, wir sind wieder nur zu viert.» Ulli sagt: «Zügiges Arbeiten – ja. Aber du weißt ja, wie Frau M. ist.» (Frau M. ist eine Patientin mit einer Halbseitenlähmung und einer Sprachstörung. Sie gilt als schwierige Patientin, ist nicht besonders kooperativ, wehrt sich oft gegen die Mundpflege ,sie hat einen Soor) und sträubt sich auch immer dagegen, wenn sie rausgesetzt werden soll. Wenn das Pflegepersonal sie dazu aktivieren soll, die Tätigkeiten, die sie allein verrichten kann, auch selbst durchzuführen, so dauert das immer recht lange. Zudem versteht man sie sehr schlecht, und es dauert eben immer eine ganze Zeit, bis man weiß, was sie möchte). Britta sagt: «Ja, stimmt. Aber wenn Harry und ich uns beim Betten beeilen, schaffen wir das schon.» Harry sagt: «Nein Ulli. Du musst dich eben auch beeilen. So viel Zeit ist einfach nicht. Das kann doch nicht alles an uns hängen bleiben. Heute ist Visite, die Blutdrücke müssen vorher gemessen werden, und das Labor wird sich bedanken, wenn das Blut wieder so spät runter kommt. Außerdem kommen sonst die anderen Patienten auch zu kurz, wenn wir so hetzen müssen.

Das Szenario wurde auf der Grundlage der Praxiserfahrungen der Verfasserin in verschiedenen Krankenhäusern und Fachabteilungen geschrieben.[52] Dies mag die Kritik nach sich ziehen, dass hier von einer subjektiven Sicht ausgegangen werde, die allein auf sehr ungünstige Momente des Pflegealltages eingehe, die aber nicht die Regel seien. Die der Untersuchung zugrunde liegende Annahme eines objektiven Widerspruchs im Arbeitsalltag Pflegender, der hier eingearbeitet ist, wurde jedoch im ersten Kapitel schon plausibilisiert. Um darüber noch hinaus das Szenario möglichst realitätsnah zu gestalten, wurden im Zuge der Erarbeitung einige Krankenschwestern aus verschiedenen Institutionen dazu befragt. Sie schätzten die Situation als alltäglich ein. Auch im anschließenden Pretest (3 Probanden), in dem das Interviewverfahren auf der Grundlage des Szenarios getestet wurde, ist die Situation als «typisch» beurteilt worden. Im Verlauf der Untersuchung

52 Dabei wird von einer 36-Betten-Station ausgegangen, wie sie in dem Krankenhaus üblich ist, in dem die Probanden arbeiten. Darauf wurde im Interview nicht ausdrücklich hingewiesen, jedoch sind alle Befragten in den Gesprächen von ihrem eigenen Arbeitsumfeld ausgegangen. Nun steht in der Geschichte zwar ein Auszubildender im Mittelpunkt, jedoch ist die Situation so angelegt, dass es gleichermaßen eine examinierte Pflegeperson sein kann, die aufgefordert wird, sich bei Frau M. zu beeilen.

wurde dies von den Probanden bestätigt (vgl. die Transkripte und Auswertungen im Materialienband). Somit kann davon ausgegangen werden, dass das Szenario einen typischen Konflikt beschreibt und die Normalität des Alltags widerspiegelt.

Gerade diese Normalität einer kleinen Alltagssequenz ist einer der entscheidenden Aspekte der vorliegenden Untersuchung. Es geht hier nicht darum, die «großen» moralischen Konfliktsituationen aufzugreifen, die z. B. in der Pflegeethik gerne thematisiert werden, um an diesen Maßstäbe und Orientierungslinien für moralisches Handeln in der Pflege aufzuzeigen (vgl. Kap. 7). Bei den dort aufgegriffenen Konflikten handelt es sich oftmals um schwerwiegende Probleme (wie beispielsweise Sterbehilfe oder Zwangsernährung), die jedoch nicht jeden Tag aufs Neue entschieden werden müssen und den Alltag nicht bestimmen. Oder aber die Konflikte erscheinen aufgrund ihrer Brisanz und Folgen für die Beteiligten (mögliche strafrechtliche Verfolgung, deutlich zu erkennende Nachteile, Gefahren oder Schäden für Beteiligte) als besonders explosiv und spannungsgeladen. Solche Konflikte lassen zu Recht erschrecken, und sie erregen Aufmerksamkeit durch die offenkundigen Schwierigkeiten, die mit einer moralisch zu rechtfertigenden Entscheidung einhergehen. Sie können jedoch nicht als die Normalität im Pflegealltag angesehen werden. Es gibt diese Konflikte, das ist keine Frage, aber sie bestimmen nicht den Arbeitsalltag, und sie müssen nicht täglich von allen Pflegenden entschieden werden. «Demgegenüber können vom Inhalt tolerierbare oder gar als normal erscheinende, jedoch strukturell regelverletzende Abläufe auf die Dauer, gerade weil sie keinen Widerstand mobilisieren, sich als besonders transformationsfähig erweisen», so Oevermann. «Gerade jene objektiv ‹unvernünftigen› Struktureigenschaften alltäglicher Abläufe, die weniger dramatisch erscheinen und insofern harmlos erscheinen, [und die K. K.] deshalb wirkungsvoll sind, weil sie aufgrund ihrer Unscheinbarkeit nicht bemerkt und als normal akzeptiert werden» sind nach Oevermann geeignet, eine allgemeine Strukturiertheit der Sozialität aufzudecken. (1999: 257)[53]

Eine als typisch geltende kleine Alltagssequenz birgt aufgrund ihrer Alltäglichkeit und fehlenden Besonderheit eine Normalisierungstendenz, die zum Maßstab für Normalität selbst gesetzt wird. Die Aufforderung an den Schüler Ulli im Szenario bedeutet nicht, dass er eine Patientin nicht pflegen soll, sondern dahinter verbirgt sich, dass er sie nicht so pflegen soll (und kann), wie es für sie optimal

53 Wir argumentieren hier analog zu Oevermann, der eine kurze Begrüßungssequenz einer Fernsehansprache analysiert, um daran die Strukturlogik der Fernsehkommunikation als Verblendung und Entfremdung im Rahmen der Logik der Kulturindustrie allgemein nachzuweisen. Diese Entfremdung und Verblendung wird durch eine offensichtlich harmlose Beeinträchtigung der Autonomie fernsehender Menschen aufgedeckt.

wäre. Das Regelverletzende besteht damit in mehr oder weniger kleinen Abweichungen von gebotenen Vorgehensweisen, die für die Förderung der Selbständigkeit und das Wohlbefinden der Patientin erforderlich wären. Dies erscheint zugleich angesichts der personellen Situation und der Forderung nach schnellem Arbeiten als legitim. Da die von uns entworfene Situation exemplarisch für das Alltägliche steht, muss demnach zwangsläufig der in der Situation strukturell verankerte Widerspruch auch Eingang in die Deutung des Alltags und damit in der Haltung der Agierenden zum Alltäglichen gefunden werden.[54]

> Die Reproduktionsgewalt von gesamtgesellschaftlichen Strukturierungsgesetzlichkeiten kann nicht auf Reservate besonders dramatischer und problemgeladener sozialer Vorgänge beschränkt sein, sondern muß sich bis in die unscheinbarsten Vorgänge hinein, die kleinsten Poren des Alltagslebens durchdringend, nachweisen lassen. (Oevermann, 1999: 277)

Dafür steht das Szenario.

### 4.2.2 Die Probanden

Bei den Krankenpflegeprobanden handelt es sich um jeweils zehn Schüler aus dem 1., 2. und 3. Ausbildungsjahr (Unter-, Mittel-, Oberkurs). Die Auswahl der Probanden war zufällig, jeweils die ersten zehn Schüler eines Kurses, die sich für die Interviews bereit erklärten, wurden befragt. Die Schüler wurden alle am Ende des jeweiligen Ausbildungsjahres interviewt, wenn es sich auch aus organisatorischen Gründen nicht vermeiden ließ, dass einige der Mittelkursschüler schon ca. vier bis sechs Wochen im Oberkurs waren. Da es sich aber um einen kurzen Zeitraum handelte, schien es der Verfasserin sinnvoller, diese Schüler in die Untersuchung einzubeziehen, als Mittelkursschüler, die zu dem betreffenden Zeitpunkt erst vier Wochen im Mittelkurs waren. Das Alter der Probanden liegt zwischen 18 und 37 Jahren. Die Vorbildung ist unterschiedlich: Hauptschulabschluss und anschließende Berufsausbildung, Mittlere Reife, Fachabitur, Abitur, abgebrochenes Studium.[55] Der Grund für die Auswahl der Schüler aus allen drei Kursen liegt in einem später anzustellenden Vergleich, ob z. B. bestimmte Reaktionen auf den Konflikt gehäuft in einem Ausbildungsjahr auftreten (vgl. Kap. 5). Elf dieser Probanden wurden zweimal, ein Proband dreimal interviewt. Die zweite Befragung fand ca. eineinhalb Jahre nach dem Examen statt, um herauszufinden, ob sich

54 Vgl. dazu die beispielhafte Interpretation einer Gesprächseingangssequenz, in der diese Normalisierungstendenz aufscheint, S. @65@.

55 Um die Anonymität der Probanden zu wahren, liegen diese Angaben nur der Verfasserin vor. Sie finden in der Auswertung aber keine Berücksichtigung.

die Reaktionen auf den Konflikt im Laufe der weiteren Berufstätigkeit verändert haben.[56]

Allen Probanden wurde die gleiche Geschichte vorgelegt, da sie im Erfahrungshorizont aller Pflegenden liegt.[57] Wie der unterschiedliche Ausbildungsstand spielt auch die unterschiedliche Vorbildung der Probanden auf den Konflikt bezogen keine Rolle. Die im Szenario geschilderte Situation ist so angelegt, dass sie erstens allen in der Krankenpflege Tätigen bekannt ist, zweitens alle Probanden strukturell die gleichen Möglichkeiten haben, auf diesen Konflikt zu reagieren, und drittens alle im Alltag genötigt sind, sich in irgendeiner Form dazu zu verhalten.

Im Zusammenhang mit der Frage nach der Auswahl der Probanden ist auch die Frage nach der Anzahl und der Repräsentativität zu stellen. Bei unserer Untersuchung geht es nicht um eine zu ermittelnde Häufigkeit bestimmter Reaktionen auf den Konflikt, sondern um ein möglichst zutreffendes Set an Reaktionsformen, die im Arbeitsalltag zu finden sind. Dieser Befund kann aufgrund der geringen Anzahl von Interviews keineswegs als vollständig gelten, jedoch sind «Generalisierungen im Sinne von *Existenzaussagen* (‹Es gibt...›) durchaus möglich» (Lamnek, 1995: 92). Auch lassen sich Erklärungen für die, erst im nachhinein festzustellende, auffällige Häufigkeit bestimmter Reaktionen auf den Konflikt erbringen (vgl. Kap. 5). Das gesamte Projekt war von Anfang an so angelegt, dass so lange neue Probanden interviewt werden, bis keine neuen Reaktionen mehr gefunden werden. Dies ist zwar eine sehr vage Angabe, jedoch hat sich gezeigt, dass sich nach der Befragung von 209 Probanden die identifizierten Reaktionen wiederholten.[58]

56 Alle Probanden haben ihre Ausbildung in einer Krankenpflegeschule in Deutschland absolviert, die einem Krankenhaus mit ca. 550 Betten angeschlossen ist. Die Probanden, mit denen Folgeinterviews durchgeführt wurden, haben nach ihrer Ausbildung als examinierte Pflegekräfte in diesem Krankenhaus ihre Tätigkeit aufgenommen. Ursprünglich sollte der zeitliche Abstand zwischen den Interviews ca. eineinhalb Jahre betragen. Nachdem zwei Probanden aus dem Unterkurs eineinhalb Jahre nach dem ersten Gespräch im Laufe ihres dritten Ausbildungsjahres interviewt waren, wurde die Planung geändert: Um eine einheitliche Kohorte zu haben, sollten nun alle Folgeinterviews eineinhalb Jahre *nach* dem Examen stattfinden. Das erklärt, warum zwei Probanden des Unterkurses zunächst als Oberkursschüler interviewt wurden. Einer von ihnen wurde dann ein drittes Mal eineinhalb Jahre nach dem Examen befragt.

57 Dies wird in der folgenden Aussage einer Probandin auf den Punkt gebracht: «Sehr typisch, sehr bekannt [...] das hat jeder schon erlebt, der auch nur ein halbes Jahr in der Pflege gearbeitet hat, so eine Situation.» (MK 3, Materialienband)

58 Nachdem wir in den Jahren 1995 bis 1998 14 verschiedene Reaktionsmuster gefunden hatten, dauerte es knapp ein weiteres Jahr bis zwei neue Reaktionen identifiziert werden konnten. Diese wurden mit dem Beginn der Auswertungen der Interviews bei Studenten gefunden, also einer Probandengruppe, die bis dahin noch nicht systematisch untersucht wurde.

Das ist kein sicheres Zeichen dafür, dass es nicht auch andere Reaktionen geben kann. Aus pragmatischen Erwägung, die auch auf die Krankenpflegeprobanden zutreffen, muss der Umfang des Projekts jedoch zwangsläufig eingegrenzt werden. Aus diesem Grunde muss der Forschungsprozess als offen und jederzeit fortzuführen gelten. Repräsentativität im Sinne einer statistischen Repräsentativität ist hier also nicht gemeint. Vielmehr geht es darum, den unauflösbaren Norm-Funktionskonflikt in den Aussagen der Probanden zu objektivieren und deren Reaktionsmöglichkeiten darauf kennen zu lernen.

Indessen wäre die Gültigkeit der Untersuchungsergebnisse auch zu kurz gefasst, beschränkte man sich auf die Quantität der gefundenen Reaktionen bei den befragten Probanden. Die Bedeutung ist viel weitreichender, bezieht man sich auf die der Untersuchung zugrunde liegende These von der Strukturiertheit gesellschaftlicher Wirklichkeit (s. w. u. S. 99): Es geht nicht nur um Reaktionen, die an eine konkrete Situation gebunden sind, sondern diese sind ein Verweis auf gesellschaftliche Strukturierungen, bzw. auf Strukturierungsgesetzlichkeiten – hier innerhalb des sozialen Gebildes Krankenhaus. Die Gültigkeit der Aussagen der Untersuchung ist somit nicht über eine möglichst große Anzahl von Probanden, sondern über die Transparenz und Rekonstruktion der methodischen Vorgehensweise nachzuweisen. Anders gesagt: Der Verallgemeinerungsanspruch begründet sich nicht aus einer statistischen Repräsentativität, sondern aus der Idee der Strukturgeneralisierung (Bonß, 1999: 221).

### 4.2.3 Die Interviewführung

Einige Projektmitarbeiter wurden in die spezielle Thematik der Krankenpflege eingeführt. Sie lernten das Konzept der patientenorientierten Pflege am Beispiel des Modells der Krankenpflege von Roper et al. und die Schritte des Pflegeprozessmodells kennen (s. o. S. 26 ff.), erhielten Informationen über die Ausbildungsorganisation und -inhalte in der Krankenpflege, über das Krankheitsbild der Patientin im Szenario und über Grundzüge des Bobath-Konzeptes, sowie die Alltagssituation im Krankenhaus, also die Zusammenarbeit mit Funktionsabteilungen, die Arbeitsabläufe und anfallenden Tätigkeiten auf den Stationen und die Personalsituation. Die «Einführung in die Krankenpflege» war erforderlich, damit die Mitarbeiter, die zu diesem Zeitpunkt zu strukturell gleichen Widersprüchen in der Lebenswelt von Kindern und Jugendlichen arbeiteten, diese inhaltlich auf die berufliche Situation der Pflegenden übertragen konnten. Diese Kenntnisse über den Kontext der Ausbildung waren für die Interviewführung notwendig und für die Möglichkeit, Aussagen von Probanden im Gespräch zu hinterfragen und zu problematisieren. Für den Schritt der Sequenzanalyse (s. w. u. S. 109, sowie S. 114 ff.) im Rahmen der Auswertung der Interviews waren sie nicht erforderlich;

hier war es im Gegenteil von Vorteil, dass die Projektmitarbeiter die Gepflogenheiten des Pflegealltags nicht internalisiert hatten und so aus einer gewissen Distanz heraus die Interpretation vornehmen konnten. Bedeutsam waren die Kenntnisse dann wieder in dem Moment, in dem der reale Kontext als Kontrastfolie den Aussagen der Probanden bzw. den Lesarten gegenüber gestellt wurde (s. u.). Das vorab geschriebene Szenario wurde in der Arbeitsgruppe gemeinsam überarbeitet und nach der Durchführung eines Pretests noch einmal ein wenig verändert.[59]

Die Probanden wurden einzeln von je einem Interviewer in dafür zur Verfügung gestellten Räumen der Krankenpflegeschule befragt. Die Länge der Gespräche variierte zwischen 20 und 45 Minuten; je nach «Redseligkeit» der Probanden dauerte es unterschiedlich lange, bis die in den Leitfragen angegebenen Perspektiven «abgearbeitet» waren. Den Probanden wurde vorab versichert, dass ihre Aussagen anonym bleiben und das Unterrichtspersonal keinen Zugriff auf die Interviews bekommt. Ihnen wurde deutlich gemacht, dass es sich nicht um eine Testsituation handelt, bei der eine «richtige» Lösung gesucht werden soll, sondern um ein Gespräch über eine Situation aus dem Stationsalltag, ihre Sicht auf diese Situation und ihre Meinung dazu. Ihr Einverständnis zur Aufzeichnung der Gespräche wurde eingeholt. Die Probanden bekamen zunächst die Geschichte in schriftlicher Form vorgelegt. Nach dem Lesen wurden die Interviews mit Hilfe einer Liste von Leitfragen geführt:

- Wie finden Sie die Situation?
- Wie finden Sie, wie Harry sich verhält? Können Sie ihn verstehen?
- Wie finden Sie, wie Britta sich verhält? Können Sie sie verstehen?
- Wie finden Sie, wie Schwester Claudia sich verhält? Können Sie sie verstehen?
- Was würden Sie in Ullis Situation machen?

59 In der ersten Version gab es noch einen Hinweis darauf, wie der Schüler im Szenario sich verhalten wird. In der nun vorliegenden Version ist dies offen gestaltet; es wird keine Lösung vorgegeben.

- Haben Sie so eine oder eine ähnliche Situation schon einmal selber erlebt? Wenn ja, schildern Sie sie bitte.
- Wenn Sie die Situation verändern könnten, wie hätten Sie sie gern?[60]

Die Fragen gaben den Probanden die Möglichkeit, sich zu allen Positionen zu äußern. Zum Teil nahmen sie unaufgefordert Stellung, so dass sich dann einige Fragen erübrigten. Während des Interviews wurde, je nach Gesprächsverlauf und Aussagen des Probanden, die gegenteilige Position dessen, was dieser vertrat, vom Interviewer stark gemacht, um den Konflikt zu verdeutlichen und herauszufinden, wie der Proband sich dazu äußert. Die Reihenfolge der Fragen oder auch andere, zusätzliche Fragen ergaben sich jeweils in den Gesprächen. Oftmals wurde schon nach kurzer Zeit das Szenario verlassen und die Probanden schilderten den Konflikt an selbst erlebten ähnlichen Situationen, ohne dass sie dazu aufgefordert werden mussten. Da es im Gespräch nicht primär um den konkreten Inhalt des Szenarios ging, sondern dieses nur ein «Vehikel» für einen allgemeinen Konflikt darstellte, um so die Reaktionsformen auf den Norm-Funktionskonflikt in Erfahrung zu bringen, ist das Verlassen des Szenarios insofern als positiv anzusehen, weil der Realitätsbezug damit besonders deutlich hergestellt werden konnte.

Will man das Verfahren den definierten gängigen Interviewverfahren zuordnen, wie sie in der Überblicksliteratur zu Forschungsmethoden zu finden sind, so ist festzustellen, dass keine der dort formulierten Definitionen eindeutig zutrifft (Lamnek, 1995). Am ehesten ist das Verfahren dem *Leitfaden-Interview* zuzuordnen, wenngleich unser Vorgehen nicht als unstrukturiert gelten kann, so wie

60 Diese Frageleiste, mit der die unterschiedlichen Positionen abgefragt werden, ist in ihrem Aufbau bei allen Interviews gleich, nur der Inhalt der Fragen variiert, je nach Probandengruppe und Konfliktthema. Die letzte Frage dient dazu, herauszufinden, in welcher Weise die Probanden über das Bestehende und Erlebte hinaus denken. Angeregt wurde diese Frage nach den ersten Auswertungen von Interviews mit Kindern und Jugendlichen. Diese haben gezeigt, dass Kindergartenkinder und Kinder der Primarstufe auf einen strukturell gleichen Konflikt anderen Inhaltes in naiver Weise den Widerspruch quasi aushebelten, indem sie fast selbstverständlich als Lösung Bedingungen einforderten, bei denen mangelnde materielle Ressourcen und den Konflikt erst bedingende Zwänge aufgehoben waren. Dies – so kann an dieser Stelle vorweggenommen werden – haben wir bei den Krankenpflegeprobanden, übrigens auch bei älteren Kindern und den Jugendlichen, nicht mehr gefunden. Vielmehr erwies sich bei der Durchführung der Interviews diese Frage eher als Aufforderung für die Probanden, noch einmal das zusammenzufassen, was im Gespräch an Lösungen für den Konflikt vorgeschlagen wurde. Bei den Probanden, mit denen Folgeinterviews geführt wurden, kam eine weitere Frage hinzu: «*Können Sie beschreiben, ob und was sich in der Art und Weise, mit solchen Situationen umzugehen, in der Zwischenzeit verändert hat?*» (Vgl. auch Kap. 6, S. 232).

Lamnek es definiert (1995: 395). Die Struktur der Interviewführung ist durch die widersprüchlichen Positionen in dem Szenario bereits vorgegeben, wobei die Reihenfolge der Fragen nicht verbindlich ist, sondern durchaus im Gespräch den Gedankengängen und auch den Erzählungen der Probanden gefolgt wird. Geprüft wird im Laufe des Gespräches aber, inwieweit der Proband sich zu den Positionen geäußert hat, und ob noch gezielte Fragen zu stellen sind. Die Definition des *qualitativen Interviews* trifft ebenfalls nicht eindeutig zu, weil dabei nur ein Rahmenthema festgelegt ist und kein festes Frageschema vorliegt, sondern der Interviewer lediglich Zwischenfragen zur Präzisierung etc. stellt. Das Ziel, welches damit verfolgt wird, ist unserem Ziel jedoch gleichzusetzen: die «Exploration von Sachverhalten und [die] Ermittlung von Bedeutungssystemen der Befragten». (Lamnek, 1995: 392)

Auch ist die hier vorgestellte Gesprächsführung weder als *hartes* noch als *weiches* Interview zu bezeichnen (Lamnek, 1995: 392 f.). Ein *hartes Interview* meint, bezogen auf die Kommunikationshaltung des Interviewers, dass dieser als Autorität auftritt und sich skeptisch gegenüber den Antworten des Befragten verhält. Das Kommunikationsverhalten bei einem *weichen Interview* hingegen zielt darauf ab, ein Vertrauensverhältnis zum Befragten zu entwickeln, um durch eine angenehme Atmosphäre möglichst viele Informationen zu erhalten. In dem hier angewendeten Verfahren ist beides der Fall: ein Gespräch, bei dem auch durchaus skeptisch nachgefragt werden kann, der Interviewer jedoch nicht als Autorität auftritt, sondern als ein interessierter Gesprächspartner, der über das Sachinteresse an den Aussagen der Probanden möglichst viele Informationen erhält. Von Bedeutung ist dabei, dass den Probanden zugesichert wird, dass erstens diese Informationen anonym behandelt werden und zweitens keine richtigen oder falschen Antworten möglich sind, sondern allein deren Sicht auf die Geschichte und den Pflegealltag interessiert.[61]

Der Vorteil, den *standardisierte Interviews* durch ihre optimale Vergleichbarkeit bieten (wobei die Frageformulierung und die Abfolge genau vorgeschrieben sind, vgl. Lamnek, 1995: 393), ist bei unserem Verfahren auch ohne den engen Standard gegeben, da bei allen Probanden das gleiche Szenario zugrunde lag und bei allen, wenn auch je nach Gesprächsverlauf variabel, alle Positionen thematisiert wurden.[62] Auch die Definition von *fokussiertem* oder *zentriertem Interview*

61 Viele Krankenpflegeprobanden haben nach den Interviews geäußert, dass sie über die Möglichkeit, einmal ausführlich über ihren Arbeitsalltag zu berichten, sehr erfreut waren.

62 Im Falle der Krankenpflegeschüler lag bei allen Probanden das gleiche Szenario zugrunde. Zu den konkreten Inhalten der strukturell gleich aufgebauten Szenarien der anderen Probanden des Projekts vgl. Gruschka (1997), Heinrich, (1999 b), Timmerberg (1999).

(Lamnek, 1995: 392 f.) trifft nicht auf unsere Vorgehensweise zu, weil es nicht um eine Falsifikation von vorab entwickelten deduktiv gewonnen Hypothesen geht. Vielmehr wird die Bedeutungsstrukturierung allein aus dem Textmaterial gewonnen (s. u.). Diese Abgrenzung zu den oben genannten Verfahrensweisen zeigt, dass wir uns nicht auf eine per Definition anerkannte Vorgehensweise für die Führung von Interviews beziehen, sondern allein der Erkenntnisgegenstand – die Reaktion des einzelnen Probanden auf den Konflikt -die Entwicklung unseres Interviewverfahrens leitete.

### 4.2.4 Die Transkription der Interviews: zur Textförmigkeit sozialer Wirklichkeit

Die Interviews wurden transkribiert, wobei unter dem Aspekt einer besseren Lesbarkeit dann nicht jedes Räuspern schriftlich fixiert wurde, wenn ein Proband z. B. nur heiser war. Auch extrem häufige Wortwiederholungen bei einem Probanden, der stotterte, wurden nicht in das Transkript aufgenommen. «Äh» und «Ähm» vor, in oder nach den Sätzen wurden dann nicht aufgenommen, wenn die Sätze damit gespickt waren. (Vgl. die Transkriptionsregeln im Materialienband). Graphisch wurden die Transkriptionstexte so gestaltet, dass ausreichend Platz für eine stichpunktartige schriftliche Fixierung von Lesarten im Rahmen der Interpretation vorhanden war.

Die Transkripte sind durch Nummerierungen codiert, «UK» steht für Unterkurs, «MK» für Mittelkurs und «OK» für Oberkurs. Jeder Proband erhält so ein Kürzel und eine Ziffer. In der Durchnummerierung des Oberkurses fehlen OK 6 (ein Pretest mit der ersten Version des Szenarios) und OK 7 (ungültig aufgrund eines technischen Defektes bei der Aufnahme). Ein Interview (UK 10) hat sich während der Interpretation als ungültig herausgestellt, weil entscheidende Fragen und Aspekte im Gespräch fehlten. Die Folgeinterviewtranskripte behalten ihren «Probandenkürzel» mit dem Zusatz * für das zweite Gespräch und ** für das dritte Gespräch.

Dem Sinn der Aufzeichnung und der wörtlichen Transkription der Gespräche liegt eine Annahme der objektiven Hermeneutik zugrunde: die Textförmigkeit sozialer Wirklichkeit. Oevermann et al. führen zum Textbegriff aus:

> Wir [...] fassen dabei den Begriff des Textes sehr weit als die Klasse von in welchem Medium auch immer protokollierten Handlungen. Dazu gehören auch historische Monumente, erzählte Erinnerungen – welche Spuren der Vergangenheit und Gegenwart von Handeln auch immer. Wir können diesen Textbegriff bezogen auf das materielle Substrat von Protokollen sozialen Handelns so weit fassen, weil wir gleichzeitig

> davon ausgehen können, daß die sprachliche Explikation dieser Protokolle prinzipiell möglich ist.[63] (1979: 369)

Soziales Handeln lässt sich demnach grundsätzlich in sprachliche Ausdrücke überführen. Weil es sprachlich auszudrücken ist, kann das Handeln auf der Grundlage von Erzeugungs- und Verwendungsregeln der Sprache hinsichtlich seiner Bedeutung verstanden und interpretiert werden. Die Grundannahme, dass soziale Handlungen in Form von Texten, Protokollen, Videoaufzeichnungen festgehalten werden können, eröffnet erst deren Zugang für eine wissenschaftliche Untersuchung. Soziale Wirklichkeit kann so in eine Form überführt werden,

> die sie aus dem Zeitstrom des je aktuellen alltagspraktischen Handelns heraushebt und eine von Handlungs- und Entscheidungsdruck entlastete wissenschaftliche Interpretationspraxis ermöglicht. Entscheidend für letztere ist die Möglichkeit zur beliebig wiederholbaren Betrachtung des Protokolls. Die objektiv hermeneutische Bedeutungsrekonstruktion zielt in ihrer Interpretationspraxis immer auf die Textur des sozialen Handelns selbst, welches im Protokoll nur konserviert wird. (Schneider, 1985: 73)

Oevermann weist darauf hin, dass eine die Lebenspraxis abbildende Struktur eines protokollierten Ablaufes erst zur Erschließung der Strukturiertheit der konkreten Lebenspraxis führe (1986: 49). Im Textmaterial bilde sich so die Strukturiertheit der sozialen Wirklichkeit ab. Er geht dabei von einem erweiterten Strukturbegriff aus. Dieser bezieht sich nicht allein auf einzelne Elemente (z. B. des Kontextes einer Handlung), deren Verhältnis zueinander erfasst werden muss. Struktur als Strukturiertheit umfasst bei Oevermann auch dynamische Momente und meint damit zugleich die Reproduktion der Struktur der sozialen Wirklichkeit. Diese Reproduktion lässt sich in ihrer je fallspezifischen Gesetzlichkeit erst im Textprotokoll nachweisen. Strukturiertheit heißt damit in Oevermanns Sinne, dass sich die Struktur sozialer Gebilde (oder der sozialen Wirklichkeit) in der Interaktion der Subjekte reproduziert. Die Reproduktion geschieht nach fallspezifischen Gesetzlichkeiten. Diese wiederum können erst in der Analyse der Interaktion (die im Textprotokoll fixiert ist) aufgedeckt werden. (1999: 270 f.)

Für die vorliegende Untersuchung heißt das: Nicht die soziale Struktur als etwas Statisches des sozialen Gebildes Krankenhaus soll auf seine, die berufliche Tätigkeit bestimmenden Elemente hin analysiert, sondern die Mechanismen sollen aufgedeckt werden, die dazu führen, dass sich die soziale Struktur in der Sicht auf den Alltag und damit notwendig in den Reaktionen auf diese soziale Wirklichkeit reproduziert. Die schriftlich fixierten Reaktionen der Probanden auf den Konflikt zeigen die Reproduktion des Pflegealltags in Form der Verknüpfung von

63 Oevermann verweist dabei auf Searle, John R.: *Sprechakte,* Frankfurt 1971.

objektiven Bedingungen/Anforderungen mit der je besonderen Sicht darauf. Daraus lässt sich erschließen, wie sich in den individuellen Reaktionen die objektiven Gegebenheiten des Arbeitsalltages reproduzieren. Dies ist am Textmaterial nachzuweisen, und zwar nicht an einzelnen Textstellen, sondern an verschiedenen Stellen. Damit wird der Versuch gemacht, das jeweilige Regelsystem – als fallspezifische Gesetzlichkeit – zu identifizieren, mit dem der einzelne Proband dem Alltag gegenübertritt. Oevermann nennt dies eine «generative Strukturformel»:

> Der Strukturbegriff ist in dieser, der Methodologie der objektiven Hermeneutik – eigentlich einer strukturalen Hermeneutik – affinen Sichtweise nur sinnvoll zu verwenden, wenn die Verpflichtung ernst genommen wird, für ein strukturiert vermutetes, konkretes soziales Gebilde dessen Strukturiertheit durch die Rekonstruktion einer vollständigen Phase seiner Reproduktion material, das heißt sachhaltig nachweisen zu müssen. [...] Soziale Strukturen kennt man erst, wenn man die rekonstruierte Strukturiertheit einer konkreten Sache vor sich hat, und diese Kenntnis verdichtet sich zur Explikation einer Strukturierungsgesetzlichkeit, wenn mit Bezug auf heterogene, verschiedene Inhalte und Handlungsprobleme eines Gebildes eine gleichartige Strukturiertheit aufgefunden und in eine generative Strukturformel gebracht worden ist. (1999: 271)

Reichertz schreibt zum Strukturbegriff im Konzept der objektiven Hermeneutik, dass die Strukturen das Handeln der Subjekte in der Lebenspraxis steuern (Reichertz, 1995: 383. Zu dessen Kritik dieser Steuerung vgl. S. 417). Dies indessen kann nicht einfach gesetzt werden, sondern muss sachhaltig, und damit inhaltlich belegt werden. Dieser Nachweis kann nur erbracht werden, wenn das entsprechende zur Verfügung stehende Textmaterial in einem sinnerschließenden Interpretationsverfahren bearbeitet wird.[64]

---

64 Nun könnte eine Kritik zu den Ausführungen lauten, dass die Probanden im Rahmen dieser Untersuchung selbst gar nicht handeln, sondern sich nur verbal zu einem Konflikt äußern und sich in ihrem Alltag ganz anders verhalten. Dem ist entgegenzuhalten, dass sie in dem Interviewgespräch mit Bezug zu ihrem eigenen Alltag aufgefordert sind, mögliche Handlungsoptionen vorzuschlagen bzw. Lösungsstrategien zu schildern und – ausgelöst durch die Problematisierung ihrer Aussagen vom Interviewer – die Tragfähigkeit der Vorschläge auszuweisen. «Womöglich – so der Vorwurf weiter – versuchen sie auch, im Interview zu ‹beschönigen›, als besonders ‹gute Menschen› sich darzustellen. Dieser Einwand verkennt jedoch in einer fundamentalen Weise das Setting der Versuchsanordnung: Die Interviewtexte sind in erster Linie keine Protokolle, die lediglich aus der Distanz der Interviewten zu einem realen Fall mögliche Verhaltensweisen in moralisch-relevanten Situationen beschreiben. Die aufgezeichneten Texte sind vielmehr direkt als ‹moralische Handlung› zu verstehen. Und so müssen die Texte vom Interviewer auch interpretiert werden: Wir halten nicht einen Bericht über mögliche moralische Verhaltensweisen fest, sondern beobachten den Probanden während einer moralischen Handlung: der Rechtfertigung seiner ethischen Haltung

### 4.2.5 Grundzüge der Interviewauswertung: «Regelgeleitetheit sozialen Handelns» und «latente Sinnstrukturen»

Die Frage, die sich nun stellt, ist, wie der Nachweis der Strukturierungsgesetzlichkeit erbracht werden kann. Richtungsweisend für eine Antwort ist die «Grundannahme der Regelgeleitetheit sozialen Handelns» und damit ein intuitives Alltagswissen über sinnhafte Kommunikation, Regeln der Sprache sowie Kenntnisse über die semantische Bedeutung von Aussagen (Oevermann, 1986: 23). Durch die gemeinsame Lebenswelt, im Sinne einer sprachlich-kulturellen Lebenswelt, sind die Textinterpreten mit dem Probanden verbunden. Weil sie dieselbe Sprache sprechen, die Handlungen, das heißt auch Sprechhandlungen, regelgeleitet sind, sind überhaupt erst Sozialität und soziales Handeln als sinnstrukturiertes möglich.

> Handlungen weisen Bedeutungen auf, weil sie durch Regeln erzeugte sinnhaltige Gebilde darstellen. Ohne das Konzept des ‹Folgens einer Regel› (Wittgenstein) wäre der Handlungsbegriff – in Abgrenzung zu den Begriffen des Verhaltens und Motillität – selber sinnlos. Das Regelsystem, welches die Bedeutung der Handlungen eines Subjektes überhaupt erst konstituiert, existiert dabei objektiv als kulturell Allgemeines unabhängig von den Intentionen eines konkreten Subjektes in Gestalt der Regeln der Sprache und des Handelns in sozialen Kontexten, von der Ebene universalistischer Regeln bis zur Ebene von variablen Normen spezifischer Lebenswelten oder Subkulturen. Vor diesem Hintergrund ist jeder einzelne Sprechakt einer Interaktionssequenz (bzw. eine im Protokoll versprachlichte non-verbale bedeutungstragende Handlung) ein Erzeugnis phonologischer, grammatikalischer, semantischer und pragmatischer Regeln. (Schneider, 1985: 74)

Diese Regeln kommen bewusst oder unbewusst in (Sprech-) Handlungen zum Ausdruck.

Zur Begründung der Annahme der Regelgeleitetheit sozialen Handeln greift Oevermann zurück auf Chomskys sprachtheoretischen Ansatz. Beim Spracherwerb sind folgende Aspekte erklärungsbedürftig:

---

gegenüber einem spekulativen und doch alltagsweltlichen Problemfall: ‹Protokolle erscheinen leicht wie bloß forschungstechnisch bedeutsame Datenblätter. Sie sind aber immer viel mehr. Sie repräsentieren zugleich die Textförmigkeit sozialer Wirklichkeit› (Oevermann [...]). Der Proband kann somit gar nicht wirklich den Interviewer täuschen, indem er zu retuschieren oder zu idealisieren sucht. Denn der Interpret kennt die objektiven, widersprüchlichen Bedingungen des lebensweltlichen Szenarios. Dementsprechend wäre der Versuch seitens des Probanden zu verdecken oder zu idealisieren selbst das moralisch relevante Datum, um das es dem Interviewer geht: die Vermittlungsleistung zwischen objektiven Widersprüchen.» (Heinrich, 1999 a: 6)

> Erstens die Erklärung der kreativen bzw. schöpferischen Funktion von Sprache, derzufolge ein (sprachkompetenter) Sprecher im Prinzip Sätze formulieren kann, die er zuvor niemals vernommen hat; zweitens der Umstand, daß auch komplexe Versionen vorliegender Grammatiken letztlich nicht jene Fälle strukturhomolog formulierter Sätze erklären können, die nach Maßgabe unstrittiger Grammatikalitäts- und Akzeptabilitätsurteile gleichwohl nicht zum Korpus der erklärenden Sprache gehören. (Sutter, 1997: 34)

Chomsky begründet in seinem Ansatz einer generativen Grammatik drei für die Theorieentwicklung grundlegende Annahmen:

- 1. die *Annahme eines ‹generativen Regelsystems›*, welches [...] aus einer endlichen Zahl an Formationsregeln die Konstruktion einer unendlichen Zahl grammatisch wohlgeformter Sätze ermöglicht und festlegt, welche Ausdrücke, Sätze einer Sprache sind;
- 2. die *Annahme eines ‹impliziten Wissens› (‹tacid knowledge›)*, das erst die sprachangemessene Verwendungsweise jener Regeln erklärt, die im Mittelpunkt traditioneller Grammatiken stehen [...];
- 3. die *Annahme einer ‹universellen Grammatik›*, die die Klasse der möglichen Grammatiken von Einzelsprachen charakterisiert und – im Sinne eines theoretisch abstrahierbaren ‹Spracherwerbsapparates› – die ontogentische Entwicklung eines Regelsystems einer Einzelsprache erklärt. (Sutter, 1997: 34)

Oevermann knüpft an dieses kompetenztheoretische Prinzip an und weitet es auf jegliche Form von Handlung aus. Diese Ausweitung bezieht sich darauf, dass – wie im Fall der Grammatik – die Subjekte in der sozialen Interaktion ein Regelwerk erlernen, ohne dass die zugrunde liegenden Regeln als solche ins Bewusstsein dringen (müssen). Neben der Sprachkompetenz bezieht Oevermann sich auch auf die Emergenz sozialer Interaktionen, also den Erwerb von Regeln in der sozialen Interaktion, welcher unbewusst stattfinden kann. Die kognitiven Fähigkeiten einer vollen Einschätzung der Bedeutung der Regeln muss nicht als Voraussetzung gelten. Aus diesem Grunde kann die objektive Bedeutung einer Handlung dem Subjekt durchaus verschlossen bleiben, es kann jedoch gleichwohl, qua Sozialisation; ein regelgeleitetes Handeln ausbilden.[65]

---

65 Zur Ausweitung des Kompetenz-Performanzmodells und der theoretischen Fundierung mit Bezug auf Piaget, Mead, Peirce und Freud vgl. die ausführlichen Erläuterungen von Gerald Schneider (1989: 73 ff.), Hansjörg Sutter (1997: 29–88), sowie Ulrich Oevermann (1986: 22–44; 1999: 116; 125; Oevermann et al., 1979: 368; 377 f.; 380 f.; 383; 390).

Zu diesem Regelwerk gehört ein implizites (oder auch explizites) Wissen um lebensweltliche Normen. Auf die vorliegende Untersuchung bezogen heißt das, die Probanden verfügen über ein Wissen sowohl um die Norm, als auch um die Funktion: In der Krankenpflege (-ausbildung) wird der normative Anspruch der Pflege in den verschiedensten Formen und an unterschiedlichen Inhalten thematisiert und an die Auszubildenden herangetragen. Funktionale Verhaltensweisen und die damit einhergehende Regelhaftigkeit einer bestimmten Arbeitsweise im Stationsalltag, nämlich zügig zu arbeiten, kennen alle Probanden aufgrund ihrer beruflichen Eingebundenheit. Die Auszubildenden sind also aufgrund ihres Regelwissens in der Lage, eine Konfliktsituation in ihrem Alltag zu erkennen, sich verbal dazu zu äußern und zu handeln.

Zusammenfassend kann man sagen, in der Sozialisation, in der sozialen Interaktion eignen sich die Subjekte «unter den Bedingungen der organischen Ausstattung der Gattung Mensch» (Oevermann, 1986: 23) ein Regelwerk von Sprach- und Handlungskompetenz an, mit dem sie auf die Anforderungen der sozialen Umwelt überhaupt erst sinnvoll reagieren können. Nagler und Reichertz bezeichnen dies auch als das «Wissen um die Normalität und Vernünftigkeit von Handeln», welches man durch das Miterleben in der Lebenspraxis erworben hat (1986: 88). Dieses Wissen bestehe nicht aus «dem Verfügen über Daten», sondern aus

> der Kenntnis handlungsgenerierender Regeln (universeller und historischer), welche die Normalität und Vernünftigkeit von Handeln sichern. In der Untersuchungspraxis muß dieses Wissen als Als-ob-Wissen behandelt werden, da die explizite Kenntnis der Handlungsregeln ja erst Ziel der Untersuchung ist. Gemeint ist damit, daß man virtuell die Gültigkeit von konstruierten Regeln unterstellt, den Fall betrachtet und fragt: ‹Was wäre, wenn die Regeln gültig wären,› oder anders herum: man betrachtet den Fall und konstruiert Regeln, die dazu passen. (1986: 88 f.)

Das ist im Zusammenhang mit der Darstellung der Forschungsmethode in zweifacher Hinsicht von Bedeutung: Zum einen kann die konkrete methodische Vorgehensweise der Interpretation legitimiert werden, zum anderen wird damit ein Schlüsselbegriff der objektiven Hermeneutik erhellt – der, der latenten oder (objektiven) Sinnstrukturen.

In der konkreten Interpretation der Texte wird auf das oben beschriebene intuitive Regelwissen, welches die Textproduzenten und die Interpreten besitzen, zurückgegriffen. Auf dieser gemeinsamen Basis ist es möglich, die Bedeutungsstrukturen von Texten zu rekonstruieren. Die objektive Bedeutung der einzelnen Aussagen wird mit diesem Regelwissen/Alltagswissen der Interpreten herausgearbeitet. Dazu werden alle sinnvoll erscheinenden möglichen Lesarten, allein bezogen auf eine Aussage – ohne Berücksichtigung des Kontextes, in dem die Aussage gemacht wird –, benannt und argumentativ von dem Interpreten stark gemacht. Die Interpreten nutzen also ihr eigenes Alltagswissen für die Auslegung der Texte, um so dem objektiven Bedeutungsgehalt der Aussagen auf die Spur zu kommen (s. u. zur Sequenzanalyse). Diese objektive Bedeutung, das heißt also: intersubjektiv Geltung zukommende Bedeutung, wird von Oevermann et al. mit den Begriffen der «objektiven sozialen Strukturen» oder auch «objektiven Bedeutungsstrukturen» oder auch «latenten Sinnstrukturen» gefasst (z. B. Oevermann et al., 1979: 368; 370).

Die objektive Bedeutung in den subjektiven Aussagen der Probanden kann so mit einer Rekonstruktion der intersubjektiven Bedeutung nachgezeichnet werden. Indem die Interpreten auf ihr Regelwissen zurückgreifen, je sinnvolle Kontexte, in denen eine Aussage plausibel ist, entwerfen und diese sich im weiteren Textverlauf bestätigen müssen, kann der objektive Sinn der Aussagen, jenseits dessen, was der Proband zu sagen beabsichtigt, rekonstruiert werden.

> Erst nach der Explikation unmittelbar einsichtiger Präsuppositionen und aller noch so unwahrscheinlicher Deutungsmöglichkeiten [unwahrscheinlich allein auf den realen Kontext bezogen, nicht auf die losgelöste Aussage an sich, K. K.] eines Interaktes der untersuchten Personen, wird, iterativ und rekursiv, die wahrscheinlichste Variante herausgearbeitet. (Lamnek, 1995: 219)

Um zu einem im Oevermann'schen Sinne objektiven Urteil über die Bedeutung von Aussagen zu kommen, müssen diese somit immer sorgfältig hinsichtlich ihrer Angemessenheit überprüft werden. Dazu ist es erforderlich, Aussage für Aussage «abduktiv» und damit losgelöst von dem Kontext, in dem die Aussage gemacht wird, zu betrachten (Rumpf, 1991: 152). Dies geschieht, indem die jeweilige Aussage in Kontexte gestellt wird, in denen sie ihrer (objektiven) Bedeutung gemäß Sinn macht. Dieser Vorgang wird auch als die Produktion von Lesarten bezeichnet:

> Der Begriff ‹Lesart› definiert in der Methodologie der objektiven Hermeneutik die Verbindung einer (Sprech-) Handlung und einer Kontextbedingung, die diese (Sprech-) Handlung pragmatisch oder sinnadäquat erfüllt. Die objektive Bedeutungsstruktur eines einzelnen Interaktes kann mindestens mittels so vieler Lesarten rekonstruiert werden, wie sich Typen von Kontexten angeben lassen, in denen der zu untersuchende Interakt als pragmatisch angemessen, sozial akzeptabel oder vernünftig gelten kann. (Sutter, 1997: 189)

An dieser Stelle muss noch einmal daran angeknüpft werden, was zuvor zur Textförmigkeit sozialer Wirklichkeit gesagt wurde: Die die Lebenspraxis abbildende Struktur eines protokollierten Ablaufes führe zur Erschließung der Strukturiertheit der konkreten Lebenspraxis (s. o. S. 99):

> Interaktionstexte konstituieren aufgrund rekonstruierbarer Regeln [die jeder, der der selben sprachlichen Lebenswelt angehört wie der Textproduzent und so aufgrund sei-

nes Alltagswissens kennt, K. K.] objektive Bedeutungsstrukturen und diese objektiven Bedeutungsstrukturen stellen die latenten Sinnstrukturen der Interaktion selber dar. Die objektiven Bedeutungsstrukturen von Interaktionstexten, Prototypen objektiver sozialer Strukturen überhaupt, sind Realität (und haben Bestand) analytisch (wenn auch nicht empirisch) unabhängig von der je konkreten intentionalen Repräsentanz der Interaktionsbedeutung auf seiten der an der Interaktion beteiligten Subjekte. Man kann das auch so ausdrücken, daß ein Text, wenn er einmal produziert ist, eine eigengesetzliche, mit eigenen Verfahren zu rekonstruierende soziale Realität konstituiert, die weder auf die Handlungsdispositionen und psychischen Begleitumstände auf seiten des Sprechers noch auf die innerpsychische Realität der Rezipienten zurückgeführt werden kann. (Oevermann et al., 1979: 379)

Nun muss man einschränkend sagen, dass nur so viele mögliche Kontexte gefunden werden können, wie es die Phantasie und Kreativität der Interpreten zulässt, was auf die Notwendigkeit einer Interpretationsgruppe verweist. Das heißt, es handelt sich also immer nur um eine Annäherung an die objektive Bedeutung der jeweiligen Aussage. Auch aus forschungsökonomischen Gründen muss der zeitliche Aufwand der Interpretation begrenzt sein. Damit ist die Produktion von Lesarten niemals wirklich abgeschlossen, sondern es bleibt eine prinzipiell offene Auslegung, die jederzeit ergänzt oder auch geändert werden kann, z. B. von weiteren Rezipienten, denen das Textmaterial zur Verfügung steht.

Die praktische Vorgehensweise unterscheidet sich nicht prinzipiell von der Anwendung des Regelwissens in der sozialen Interaktion im Alltag, versucht aber «im Sinne einer Kunstlehre ihren Gegenstand approximativ zu erschließen». Dabei sehen Oevermann et al. eine Analogie «zur Popperschen Idee der Falsifikation von Hypothesen, beziehungsweise der ihr vorausgehenden These der prinzipiellen Nicht-Verifizierbarkeit von Hypothesen. Der Interpretationsprozeß ist also prinzipiell offen und seine Ergebnisse sind jederzeit revidierbar.» (1979: 391)

Es wurde dargestellt, dass Sinnverstehen in der objektiven Hermeneutik kein getreues Nacherleben oder Abbilden subjektiven Erlebens ist. Nicht das Verstehen der Motive und damit der subjektiv intentionalen Repräsentanzen, also der absichtsvoll produzierten Aussagen des Textproduzenten, ist das Entscheidende. Bezöge sich die Interpretation der Texte auf eine subjektiv-sinnverstehende Analyse, so würde letztlich nur das Erkenntnisschema des jeweils Befragten selbst reproduziert. Das Regelwerk, welchem der Befragte folgt, bliebe verborgen. Wissenschaftliche Textinterpretation soll gerade das Alltagswissen in den Aussagen des Probanden überschreiten (Gruschka, 1985 a: 81). Dies soll mit der objektiven Hermeneutik erreicht werden, indem, wiederum mit Alltagswissen, die latenten Sinnstruktur rekonstruiert werden. Diese bezeichnen Oevermann et al. als eine «Realität sui generis» (1979: 368). Gemeint ist damit eine Realitätsebene, die quasi über der konkreten Wahrnehmung des Textproduzenten liegt (oder liegen kann, ihm also bewusst sein kann, aber nicht bewusst sein muss). Sie ist vom Kontext der sozialen Wirklichkeit abhängig, aber sie konstituiert sich unabhängig vom Bewusstsein der in diesen Kontext eingebundenen Subjekte. Diese Ebene birgt die Möglichkeiten der Bedeutung, die die Subjekte der Wirklichkeit zuschreiben, wobei die wahrscheinlichste Möglichkeit im Laufe der Interpretation herausgearbeitet wird.

Was diese Realitätsebene für die Erschließung der Wirklichkeit in der Krankenpflege so bedeutsam macht, ist erstens die Objektivierung des unauflösbaren Norm-Funktionskonflikts in den individuellen Ausprägungen der einzelnen Probanden, und zweitens die Tatsache, dass sich mit der Entschlüsselung auch die mit den latenten Sinnstrukturen einhergehenden «unbeabsichtigten Folgen», wie Oevermann et al. es nennen, aufdecken lassen (1979: 368). Gemeint sind in unserem Falle die unbeabsichtigten Folgen hinsichtlich der Ausbildung einer moralischen Haltung, die sich in der Normalität des Alltags vollzieht.

An dieser Stelle ist auf die Abgrenzung zu subsumtionslogischen Vorgehensweisen hinzuweisen, bei denen das vorliegende Material auf vorab formulierte Kategorien/Ordnungssysteme untersucht wird. Aussagen der befragten Personen werden dabei durch interpretative Techniken wie Zusammenfassung (Paraphrasierung durch Auslassungen, Generalisierung, Konstruktion, Integration, Selektion und Bündelung, um zu abstrakten Aussagen zu kommen), Explikation (im Sinne einer Kontextanalyse, die sich auf weitere Textstellen des Transkripts oder aber auch auf Informationen über den Interviewpartner oder die Erhebungssituation beziehen) und Strukturierung (inhaltlich, typisierend, skalierend) herausgearbeitet und den Kategorien zugeordnet. Es wird somit reduktiv vorgegangen, wobei das konkrete Material die Aussagen der Probanden in Form ihrer subjektiv intentionalen Repräsentanzen darstellt. Es werden im jeweiligen Einzelfall spezifische Merkmalkombinationen charakterisiert und anschließend fallübergreifend generalisiert. (Lamnek, 1995: 197–218). Der gravierende Unterschied zu dem hier angewendeten Verfahren ist, dass die Dialektik von objektiven Strukturen und individuellen Reaktionen von subsumtionslogischen Verfahren nicht erfasst werden kann. Das Untersuchungsergebnis im Rahmen einer qualitativen Inhaltsanalyse bleibt so an der Oberfläche, weil der zu untersuchende Gegenstand bei den subjektiv intentionalen Repräsentanzen stehen bleibt. Damit ist eine solche Vorgehensweise für unsere Fragestellung ungeeignet.[66]

66 Nun muss man hinsichtlich eines Ordnungssystems sagen, dass auch für die vorliegende Untersuchung im Laufe der Forschung eine Art Ordnungssystem in Form eines Auswertungsbogens entwickelt wurde. Dieser jedoch kategorisiert den Inhalt der Aussagen nicht, sondern ist ein Hilfsmittel für die Beschreibung der Reaktion des jeweiligen Probanden auf den Konflikt. (Zum Auswertungsbogen vgl. S. 122).

### 4.2.6 Die Auswertungsschritte

Oevermann selbst weist auf die Schwierigkeiten einer theoretischen Darstellung der objektiven Hermeneutik hin. Wie gesagt, muss sich aus seiner Sicht die allgemeine Begründung der Methode in der exemplarischen Analyse der Sache selbst vollziehen und ausdrücken. (1986: 44)[67]. Dazu stellt er sein Untersuchungsmaterial in Form kleiner Ausschnitte dar, an denen er dann in umfangreichen Interpretationen allgemeine Gesetzmäßigkeiten nachweist.

Auch Nagler und Reichertz äußern sich als Anwender der objektiven Hermeneutik dahingehend, dass die Methode am konkreten Material erläutert werden muss, um die Einfachheit und zugleich die Geltung der Interpretation für Leser nachvollziehbar zu machen (1986: 84 ff.). Sie verweisen darauf, dass erst eine exakte Darstellung des Konzepts es dem Rezipienten des wissenschaftlichen Textes ermöglicht, das Konzept genau zu rekonstruieren und seine Nützlichkeit zu prüfen. Im gleichen Zuge gestehen sie aber auch ein, dass hermeneutische Interpretationen nicht darstellbar sind:

> Leider ist das Herzstück der sozialwissenschaftlichen Hermeneutik, nämlich die konkrete Fallanalyse, äußerst sperrig, und sie widersetzt sich vehement einer genauen Darstellung. Mit Recht läßt sich sagen, daß es unmöglich ist, die hermeneutische Forschungspraxis exakt darzustellen. (1986: 85)

Dafür nennen sie verschiedene Gründe: Die Sequenzanalyse selbst kann in einer schriftlichen Arbeit nur rekonstruiert werden und nicht erneut stattfinden. Zudem ist sie zu umfangreich, als dass sie einschließlich aller produzierten Lesarten abgebildet werden kann. Eine weitere Schwierigkeit ist darin zu sehen, dass es

67 Hier weist Oevermann auch auf die Schwierigkeit hin, allein schon den Begriff der Regelgeleitetheit auszuführen. In der Erwiderung auf Zweifel, die die objektive Hermeneutik bei ihren Kritikern nach sich zieht, äußert er sich wie folgt: «Aber auch die Vertreter angeblich qualitativer oder verstehender Methoden frönen häufig einem subsumtionslogischen Ansatz, der der aufschließenden Kraft einer mechanischen Verwendung eingeschliffener theoretischer Begriffe mehr traut als der konkreten sachhaltigen Rekonstruktion von Sinnstrukturen unter der Prämisse, daß genau diejenigen Regeln, durch die sie generiert wurden, auch eindeutig ein Verfahren der Dechiffrierung sichern. Das Mißverhältnis zwischen der Einfachheit dieser Prämisse und der Hartnäckigkeit der Mißverständnisse der objektiven Hermeneutik drückt sich noch in dem Umfang der zu ihrer expliziten Behandlung notwendigen Ausführungen aus und darin, daß der Umfang und der Grad der Abstraktheit meiner Ausführungen in diesem Abschnitt über den Regelbegriff ein ganz falsches Bild von der Einfachheit der Probleme der Überprüfung der Geltung einer Interpretation in der Forschungspraxis angesichts von konkreten Texten der unterschiedlichen Art gibt.» (1986: 44)

«für den Wissenschaftler praktisch unmöglich ist, sich als Schreibender in den Zustand präsequenzanalytischer Unschuld zu versetzen». (1986: 86). Nagler und Reichertz lösen das Problem, indem sie – durchaus im Bewusstsein, eines subsumtionslogischen Vorgehen geziehen werden zu können – Interpretationen von Einzelaussagen zusammenfassend darstellen. Sie betonen dabei, dass die daraus resultierenden Verkürzungen sich jedoch nur auf die Form der Darstellung beziehen, nicht auf die zuvor stattgefundene Durchführung der Interpretation selbst. (1986: 87 f.). Auch in der vorliegenden Untersuchung werden die Interpretationsergebnisse zusammenfassend dargestellt.[68] Um die Vorgehensweise der Auswertung zu verdeutlichen und den Nachvollzug zu gewährleisten, werden die einzelnen Schritte beschrieben und das Interpretationsverfahren an einem kurzen Beispiel veranschaulicht.

Die Ausformulierung der einzelnen Auswertungsschritte verdeutlicht die Gemeinsamkeiten aber auch die Unterschiede zu Oevermanns Vorgehensweise.[69] Da sein Verfahren ursprünglich für familientherapeutische und sozialisationssoziologische Untersuchungen entwickelt wurde, macht eine buchstabengetreue Übernahme für die hier gestellte Forschungsfrage keinen Sinn (Lamnek, 1995: 218; Oevermann et al., 1979). Während bei Oevermann die Struktur der Interaktion der im Textprotokoll erscheinenden Akteure Gegenstand der Interpretation ist, geht es in dieser Untersuchung ausschließlich um die schriftlich fixierte Reaktion auf den im Szenario vorgestellten und lebensweltlich verankerten Konflikt. Ein weiterer Unterschied ist in den zugrundeliegenden Vorannahmen zu sehen. Oevermanns Vorannahmen beziehen sich allein auf die oben genannte Textförmigkeit sozialer Wirklichkeit, die Regelgeleitetheit sozialen Handelns und die

68 Drei Möglichkeiten der Darstellung der Interpretationsergebnisse wurden im Projekt erarbeitet: 1. Auswertungsbögen für jedes Transkript (vgl. S. @70@; sowie im Materialienband), Beschreibung der Reaktionsmuster als «Portraits» einzelner Probanden, in denen das Allgemeine eines je einzelnen Reaktionsmusters in der Besonderheit des jeweiligen Probanden herausgearbeitet wird, und 3. allgemeine Merkmale der Reaktionsmuster als Verdichtungstypen (vgl. S. @72@ ff.; sowie Kapitel 5).

69 Nach Reichertz gibt es nicht *ein* Verfahren der objektiv-hermeneutischen Textinterpretation, sondern verschiedene Varianten mit einem gemeinsamen Grundverständnis. Eine Beschreibung von fünf Varianten (Summarische Interpretation unter Heranziehen eines breiten Kontextwissens, Feinanalyse auf acht Ebenen, Sequenzanalyse, Interpretation der objektiven Sozialdaten vor der Textinterpretation, Veranschaulichung einer Interpretation in Form einer Glosse) findet sich bei Reichertz (1995: 385 f.). Die vorliegende Untersuchung bezieht sich auf die Sequenzanalyse, wobei einige Aspekte der Feinanalyse hinzugezogen werden, um die Sorgfältigkeit der Interpretationen zu sichern. Eine systematische Einordnung dieser Vorgehensweise in die Feinanalyse ist bei Heinrich (1999 a: 10–12) nachzulesen.

These der sich reproduzierenden Strukturiertheit gesellschaftlicher Praxis, die in jeder noch so trivialen Alltagssituation aufzudecken ist. Hypothesen inhaltlicher Art werden nicht formuliert. Dieser Untersuchung hingegen liegt eine Ausgangshypothese zugrunde, die sich im Szenario wiederfindet, und ohne die sich das Thema der Interviews nicht fixieren ließe.[70] Das Szenario ist

> als eine mögliche Validierung des Widerspruchs zwischen Norm und Funktion konzipiert. In der Rekonstruktion der latenten Sinnstruktur des Interviewtextes sollte demnach auf keinen Fall mehr als die allgemeine Hypothese eingehen, daß es einen Widerspruch zwischen Norm und Funktion gibt. Oevermann würde möglicherweise schon diese Ausgangshypothese als unlauteren Vorgriff auf die Rekonstruktion der latenten Sinnstrukturen begreifen. (Heinrich, 1999 a)

In dieser Untersuchung wird aber lediglich angenommen (und das Szenario spiegelt diese Annahme wider),

> daß es auch in der Lebenswelt der Probanden einen objektiven Widerspruch zwischen ihrer Auffassung der Norm und der gesellschaftlichen Funktion [hier Patientenorientierung und Sicherung der funktionalen Arbeitsabläufe, K. K.] gibt, zu dem sich die Subjekte in irgendeiner Weise verhalten müssen. Über die konkrete Ausprägung des Widerspruchs ist damit noch nichts gesagt. (Heinrich, 1999 a)

Dies zu konkretisieren und mögliche Unterschiede in den Reaktionen der Probanden nachzuweisen, ist genau der Zweck dieser Untersuchung.

## Sequenzanalyse

Oevermann et al. formulieren als ersten Schritt, dass der dem ersten zu interpretierenden Interakt vorausgehende Kontext expliziert werden muss, «und zwar aus der virtuellen Sicht desjenigen, der faktisch als nächster agiert». (1979: 395). Diesen Kontext stellt in unserem Fall das Szenario mit (unterstelltem) Bezug zur Lebenswelt der Probanden zur Verfügung. Damit ist er bei allen Probanden gleich, äußern sie sich doch alle nach der Lektüre zu der Konfliktsituation des Szenarios. Der Unterschied zwischen den Probanden ist an dieser Stelle, dass ein Teil zunächst auf eine Frage des Interviewers wartet, ein anderer Teil sich spontan äußert.

70 Aus diesem Grunde wurden Interviews, die das Thema verfehlten, ausgeschlossen. Dies war bei einem Krankenpflegeinterview der Fall (vgl. Transkript UK 10, Materialienband). Nur bedingt aussagekräftig ist das Transkript mit dem Probanden MK 6*, vgl. Kapitel 6, S. 230.

Oevermann et al. fordern nun als nächstes die

> Paraphrase der Bedeutung eines Interaktes gemäß dem Wortlaut der begleitenden Verbalisierung. Kriterium für die Paraphrasierung ist das Verständnis, das die begleitende Verbalisierung beim unterstellten ‹normalen› kompetenten Sprecher der deutschen Sprache auslöst. (1979: 395)

Auf der Grundlage des so festgestellten jeweiligen Verständnisses einer Aussage wird Bemerkung für Bemerkung durchgegangen. Dabei werden in der Sprache des Falles ohne Rücksicht auf den bekannten Kontext Lesarten produziert. Wir verwenden hier den Begriff der Bemerkung oder synonym den der Sequenz. Damit sind in den meisten Fällen ganze Sätze gemeint. Es gibt zwei Ausnahmen, nur Satzteile zu interpretieren. Einmal werden gerade die ersten Äußerungen der Probanden besonders umfassend ausgelegt, und das heißt praktisch, dass die Sätze «auseinandergenommen» werden, nur kurze Satzteile oder auch Pausen sorgfältig ausgelegt werden. Im Laufe der Interpretationspraxis erwies sich, dass die Fallstruktur – was erst jeweils im Nachhinein festgestellt werden konnte – oftmals schon in der ersten Äußerung aufgedeckt wurde. Die zweite Ausnahme sind besonders lange und verschachtelte Sätze, die sich über mehrere Zeilen erstrecken. In solchen Fällen wird dann an irgendeiner Stelle ein Schnitt gemacht, der erste Teil einer Aussage interpretiert und danach der Rest des entsprechenden Satzes.

> Die Rekonstruktion der objektiven Bedeutungsstrukturen einer konkreten Äußerung beginnen wir im Rahmen der objektiven Hermeneutik damit, daß wir zunächst Geschichten über möglichst vielfältige, kontrastierende Situationen erzählen, die konsistent zu einer Äußerung passen, ihre Geltungsbedingungen pragmatisch erfüllen. (Oevermann, 1999: 236)

Diese «Geschichten» oder Lesarten werden innerhalb einer Interpretationsgruppe produziert.[71] Der Sinn der Gruppeninterpretation liegt darin, individualspezifische Beschränkungen der einzelnen Interpreten auszugleichen, individuelle Trübungen von Angemessenheitsurteilen zu minimieren und möglichst viele Lesarten hervorbringen zu können. Einer einseitigen Sichtweise wird durch die viel-

71 Der Interpretationsgruppe gehörten fünf bis sechs Personen an, die zum Teil wechselten. Bei Interpretationsproblemen bestand immer die Möglichkeit auf die Mitarbeiter anderer Arbeitsgruppen zurückzugreifen. Ein Interviewtranskript (UK 8) beispielsweise bereitete der Interpretationsgruppe große Schwierigkeiten. Trotz intensiven Auslegens gelang es der Gruppe zunächst nicht, den objektiven Bedeutungsgehalt der Aussagen freizulegen. Dieses Transkript wurde dann in einer anderen Gruppenkonstellation erneut ohne Erfolg interpretiert. Im Rahmen einer Seminarveranstaltung wurde das Transkript dann ein drittes Mal in einer Gruppe von ca. 12 Personen interpretiert, und dabei konnte das Ergebnis dann gesichert werden. (Vgl. auch Kap. 5, S. 154 ff.)

fältigen Auslegungen und die vehemente Verteidigung jeder Bedeutungsvariante entgegengewirkt. Eine Anforderung an die Interpreten ist deren hohe Bereitschaft, «geradezu streitsüchtig ihre Interpretation möglichst lange mit Argumenten gegen Einwände aufrechtzuerhalten» (Oevermann et al., 1979: 393). Ein schneller Kompromiss ist dabei fehl am Platze, will man der objektiven Bedeutungsstruktur auf die Spur kommen. Nicht ökonomisierende Faktoren, wie es in den Alltagsdeutung gemeinhin notwendig der Fall ist, bestimmen die Suche nach Bedeutungen, vielmehr müssen auch Lesarten produziert werden, die bezogen auf den realen Kontext durchaus unwahrscheinlich erscheinen. Der reale Kontext muss also ausgeblendet werden. Allein die einzelnen Aussagen des Probanden werden ausgelegt. Heinrich schreibt dazu:

> Das Vorwissen über einen Kontext legt dem Interpreten immer schon eine bestimmte, die ‹naheliegendste› Lesart nahe. Dies ist auch pragmatisch gesehen sinnvoll, da der Einzelne im Alltag handlungsfähig bleiben muß und daher für die Produktion vieler Lesarten in der konkreten Situation zumeist keine Zeit bleibt. Dieser ‹Habitus› des Umgangs mit alltagsweltlicher Erfahrung, die möglichst prompte Einschätzung einer Lage, muß indessen während des Interpretationsprozesses aufgebrochen werden. Was unter alltäglichem Handlungsdruck pragmatisch effektiv sein mag (die Übernahme der naheliegendsten Lesart), behindert in der methodologisch angeleiteten Interpretation die für die Produktion möglichst vieler Lesarten notwendige Kreativität im Umgang mit Alltagssituationen. In diesem Sinne muß der Interpret sich von dem Vorwissen distanzieren, das sich als naheliegendste ‹Lösung› im Bewußtsein in den Vordergrund drängt. Das durch dieses pragmatisch-dominante Vorwissen so ‹perspektivierte› Bewußtsein ist nicht mehr fähig, andere Möglichkeiten (die im Sinne regelgeleiteten Bewußtseins auch als Vorwissen gelten können) in Erwägung zu ziehen: Die (pragmatisch gebotene vor-) schnelle Einordnung wird somit zum Hemmschuh: Durch die (vor-) schnelle Einordnung einer Textpassage reproduziert sich nur das Alltagsdenken. In der Textinterpretation nach dem objektiv hermeneutischen Verfahren muß dagegen Zeit bleiben, auch unwahrscheinliche oder auf den ersten Blick abwegig erscheinende Optionen genau zu prüfen. Methodologisch ist die vollständige Entlastung vom Handlungsdruck ein wesentlicher Faktor für die Präzision der Interpretation. Auf diese Weise wird ein qualitativer Unterschied zur Alltagsinterpretation deutlich. (1999 a: 7 f.)

Das heißt, dass die Interpreten sich künstlich naiv stellen müssen, da sie ja in Wirklichkeit sehr wohl wissen, in welchem Kontext die Aussagen stehen. Und dies ist in der Tat ein Problem, welches nur durch Kontrolle der Interpreten innerhalb der Gruppe behoben werden kann: durch strenge Disziplin und die Bereitschaft, auch abwegig erscheinende, nur an den je einzelnen Äußerungen festzumachende Lesarten zu präsentieren und argumentativ zu belegen. An dieser Stelle kann man sagen, dass die Teilnehmer der Krankenpflege-Interpretationsgruppe, von denen außer der Verfasserin keiner aus dem Berufsfeld der Krankenpflege kommt, diese künstliche Naivität leichter herstellen konnten als die Verfasserin. Dies erwies sich gerade zu Beginn der Untersuchung als sinnvolles Korrekturpotential in den

Momenten, in denen sie selbst die Neigung hatte, den Kontext ungewollt zu berücksichtigen.

Zwei weitere Probleme müssen an dieser Stelle noch angesprochen werden: Erstens ein sich manchmal einschleichendes rein assoziatives Vorgehen bei der Auslegung und zweitens das Stehenbleiben bei der Paraphrasierung von Aussagen. Beides stellt keine Interpretationsleistung im Sinne Oevermanns dar. Das Bewusstsein für diese mögliche Fehlleistung, eine beständige Kontrolle, der Einspruch und die Korrektur innerhalb der Gruppe sind erforderlich, will man wirklich die objektive Bedeutung von Einzelaussagen herausfinden und nicht lediglich mit anderen Worten das wiederholen, was der Proband sagt.

Die Lesarten werden stichpunktartig auf dem Transkript notiert. Während der Auslegung darf kein Vorgriff auf spätere Äußerungen des Probanden stattfinden, selbst wenn diese einem der Interpreten bekannt sind, z. B. durch die Interviewführung oder das Erstellen des Transkripts. Solche Informationen dürfen nicht benutzt werden. Damit die Interpreten nicht in Versuchung geführt werden, während der Interpretation unwillkürlich weiterzulesen, wird der nachfolgende Text abgedeckt. Jede Lesart wird als Strukturhypothese solange aufrechterhalten, bis sich in weiteren Äußerungen zeigt, dass sie inkompatibel ist. Im Verlauf der so durchgeführten Interpretation fallen aufgrund der weiteren Aussagen im Transkript nach und nach Lesarten weg. Sie verlieren ihre zunächst unterstellte Geltung erst in dem Moment, in dem sie im Text selbst widerlegt werden. Andere Interpretationsvarianten hingegen finden ihre Bestätigung im Text.

Die Lesarten werden als «Geschichten» erzählt, in denen eine Aussage ihrer Bedeutung nach objektiv, also auf der Grundlage eines «normal» sprachkompetenten Sprechers, Sinn macht. Diesen «Geschichten» werden spekulative Vermutungen beigefügt, mit denen der Versuch unternommen wird, die Bedeutung der Aussage für den Probanden herauszuarbeiten, also zu fragen, was der Proband damit bewusst bezwecken will.

> Dieses spekulative Moment ist wiederum kategorial nicht von dem Verhalten zu scheiden, was wir in alltäglichen Begegnungen mit Interaktionspartnern auch zeigen. Die Einschätzung der motivationalen Ausgangslage des Gegenübers ist notwendig für die Abschätzung der Konsequenzen eines jeden Interaktionsaktes meinerseits. Qualitativ unterschieden von der alltäglichen Motivationseinschätzung ist dieser Interpretationsakt in der objektiven Hermeneutik nur durch die Entlastung vom Handlungsdruck, die es wiederum erlaubt, mehrere (möglichst viele) Möglichkeiten durchzuspielen. Der methodische Einwand, solche Spekulation führe nicht weiter und sei unwissenschaftlich, wird dadurch entkräftet, daß diese Spekulationen ausschließlich als Hypothesen zur motivationalen Einschätzung des Probanden dienen, die es erst noch durch den Fortgang der Untersuchung per Falsifikationsprozeß und der damit verbundenen Auslese wahrscheinlicher zu machen, das heißt zu ‹plausibilisieren› gilt. Eine möglichst extensive und kreativ-spekulative Hypothesenbildung kann so nur von Vorteil sein. (Heinrich, 1999 a: 11)

Die Sequenzanalyse ist solange durchzuführen, bis eine Lesart aufgefunden wird, die sich immer wieder bestätigt, und keine neuen Erkenntnisse aus dem Text hinzukommen. Ist die Interpretationsgruppe sich sicher, dass sich eine Lesart als Fallstruktur durchgesetzt hat, so wird der Rest des Textes sorgfältig gelesen, um dies zu überprüfen. Es ist nicht erforderlich, das ganze Transkript sequenzanalytisch zu bearbeiten. Zur sequenzanalytischen und feinanalytischen Auswertung des gesamten Textmaterials schreibt Oevermann:

> Verkannt worden ist, daß in der Regel nur kurze und wenige Ausschnitte genügen, damit man zu einer konvergierenden und zugleich hinreichend allgemeinen und expliziten Fallrekonstruktion gelangt, die zugleich immer eine Strukturgeneralisierung in Richtung auf einen allgemeinen Typus, auf die Explikation möglicher anderer milieuspezifischer Typen, auf die Strukturlogik der umgebenden Lebenswelt, auf den Bestand allgemeiner lebenspraktischer Lösungen von Problemkonstellationen bedeutet. Das übrige umfangreiche Fallmaterial wird deshalb keineswegs überflüssig, sondern dient gezielten Falsifikationsversuchen der auf der Grundlage weniger extensiver Feinanalysen entwickelter Strukturhypothesen über den Fall und seine soziale Einbettung sowie der auf dieser Grundlage möglichen gezielten Analyse spezifischer objekttheoretischer Fragestellungen. Rechnet man hinzu, daß jede Fallrekonstruktion, wenn sie genügend weit getrieben worden ist, eine reichhaltige Ausgangsbasis für theoretische Modellbildungen bietet, mit Bezug auf die sich die üblichen Hypothesen der subsumtionslogischen Forschung als recht grobe Annäherung erweisen, und selbst zugleich eine reichhaltige Materialanalyse einer konkreten Lebenswelt darstellt, dann erscheint diese Konstellation von exemplarischen, extensiven Feinanalysen auf der Grundlage weniger Ausschnitte bis zum Abbruchkriterium des Vorliegens einer konvergenten, genügend verallgemeinerungsfähigen Explikation der ‹Strukturformel› eines Falles und von systematischen Versuchen der Falsifikation mit Bezug auf die erweiterte Datenbasis als außerordentlich forschungsökonomisch. (1986: 67 f.) [72]

72 Zu Beginn des Forschungsprojekts wurden aufgrund der anfänglichen Unsicherheiten der Interpreten die ersten Interviews bis zum letzten Satz ausgelegt. Das ging mit einem enormen Zeitaufwand einher. Mit zunehmender Interpretationserfahrung jedoch konnte das Verfahren der Sequenzanalyse dann bei den meisten Transkripten abgekürzt werden. Um einen Einblick in den zeitlichen Rahmen zu geben, sei gesagt, dass die Interpretation eines Krankenpflegeinterviews ca. vier bis sechs Stunden, in Einzelfällen auch acht Stunden oder länger dauerte. Die anschließende schriftliche Zusammenfassung der Interpretationsergebnisse nahm weitere 2–3 Stunden in Anspruch.

### Ein Beispiel zur Interpretation

Die Vorgehensweise bei der Sequenzanalyse wird an einen kleinen Beispiel vorgeführt. Es handelt sich um die Antworten eines Probanden auf die ersten beiden Fragen des Interviewers, nachdem der Proband das Szenario gelesen hat (vgl. Transkript UK 9, Materialienband). Folgendes soll damit demonstriert werden:

1. Es wird gezeigt, welcher Gestalt Lesarten/Geschichten zu einzelnen Aussagen sein können, und in welcher Weise sich Spekulationen über die Intention des Probanden daran anschließen.
2. Dieser Gesprächsausschnitt wurde ausgewählt, weil die Antworten des Probanden aufgrund der Kürze und der Pausen auf den ersten Blick etwas kärglich, eher unscheinbar und nicht besonders aussagekräftig erscheinen. Gerade deshalb lässt sich m. E. gut ein Einblick in die mögliche Vielfalt von bedeutungsgenerierenden Lesarten selbst zu kurzen Sequenzen und zu Pausen geben.
3. Die Interpretationen der Aussagen des Probanden geben Hinweise auf die zu Beginn des Kapitels erläuterte Normalitätstendenz strukturell regelverletzender Abläufe.

Interviewer: «Ja, hast du noch Fragen zu der Geschichte?»

Proband: «(...) Nö, (...) Ist bekannt.»

Interviewer: «Ist bekannt? Hmhm. Und wie findest du, was da passiert?»

Proband: «(...) Tja, kommt öfters vor, also ist keine Besonderheit.»

Zur übersichtlicheren Darstellung der möglichen Lesarten werden kleine Sequenzen der Aussagen des Probanden nun gesondert aufgeführt:

Interviewer: Ja, hast du noch Fragen zu der Geschichte?

Proband: (...)

*Lesarten:*

- Die Geschichte wurde nicht verstanden. Der Proband schämt sich, das einzugestehen.
- Eine Geschichte, die sehr komplex ist, muss noch einmal überdacht werden. Sie muss quasi innerlich noch einmal rekapituliert werden, um zu prüfen, ob alle Aspekt verstanden wurden oder ob es noch Unklarheiten gibt. Dann erst kann man zu der sicheren Entscheidung kommen, dass sie in ihrem ganzen

Umfang verstanden wurde und keine weiteren Fragen gestellt werden müssen oder aber Unklarheiten müssen nun gezielt nachgefragt und beseitigt werden.

- Etwas Selbstverständliches wird einem gesagt und auf die Nachfrage, ob das denn nun verstanden wurde, wird überlegt, was denn die Frage soll. Zu einer Begebenheit, die für sich selbst spricht, kann man eigentlich keine Fragen mehr stellen. Also dient die Pause zur Überlegung, was man denn nun anstandshalber fragen könnte.

Proband: Nö,

*Lesarten:*

- «Nö» ist eine lässige Art und Weise der Verneinung. Die lässige Art und Weise des Ausdrucks verweist auf Unbekümmertheit in der Sicht auf etwas oder auch auf die Belanglosigkeit bezüglich eines Sachverhaltes, der nachgefragt wird.
- «Nö» heißt einfach «Nein». Es gibt keine Fragen.

Proband: (...)

*Lesarten:*

- Zu überlegen ist in einer weiteren Pause, ob nicht doch noch eine Frage gestellt werden müsste, also die Antwort etwas voreilig war.
- Da schon eine Verneinung nach einer Überlegungszeit stattgefunden hat, könnte die Pause eine Verlegenheitspause sein.
- Eine weitere Pause in einer Gesprächssequenz dient dem Zeitgewinn. Das wäre bei Prüfungen beispielsweise der Fall, um Zeit zum Nachdenken für die richtige Antwort herauszuschinden. Nachdem noch einmal nachgedacht wurde, weil die Frage so schwierig war oder viel von der richtigen Beantwortung abhängt, kann nun eine umfassende Antwort folgen, oder aber «der Prüfling» weiß nichts und wird weiter schweigen.
- Eine gestellte Frage ist bereits beantwortet. Eine Pause kann Unsicherheit darüber zeigen, was nun noch weiter zu sagen sein könnte. Möglich wären folgende Erklärungen dafür, warum man keine Fragen hat und dennoch eine Gesprächspause macht: 1. Die Geschichte ist so einfach, dass man keine Fragen stellen muss, und man nun nicht weiß, wie man sich zu verhalten hat. 2.

Die Geschichte kennt man gut, sie ist so vertraut, dass es befremdend ist, dass jemand überhaupt noch nachfragt, ob man sie verstanden hat. 3. Die Geschichte ist von keinem großen Interesse, und der Proband überlegt sich nun, was das alles soll. Es könnte dabei vorsichtig überdacht werden, ob man sich nun weiter äußern oder aber erst einmal abwarten sollte.

Proband: Ist bekannt.

*Lesarten:*

- Die Geschichte wurde schon ein- oder mehrmals erzählt, und die Kenntnis des Inhalts wird bestätigt. In der Knappheit - kein vollständiger Satz - liegt eine Abwehr: schon hundert mal erzählt bekommen, es langweilt mich, es nervt mich.
- «Ist bekannt» bezieht sich nicht unbedingt auf die eigene Person, sondern ist allgemein, hinreichend bekannt, wobei der Personenkreis, für den das bekannt ist, nicht benannt wird.
- Gleichmut zeigt sich in der Selbstverständlichkeit – ist allgemein bekannt – mit der eine Situation, in der ein Schüler (quasi ein Kollege) in eine schwierige Situation gebracht wird, bzw. eine Patientin Gefahr läuft, nicht angemessen versorgt zu werden. Die Probleme für die Pflegenden, die möglichen Nachteile für die Patientin werden als solche nicht erkannt, obgleich die Geschichte selbst als bekannt gilt. Das heißt, bekannt ist eine Gesprächssituation nach der Übergabe im Frühdienst, der konkrete Inhalt des Gespräches spielt keine Rolle, 1. weil er nicht erfasst wurde, 2. weil er dem Probanden gleichgültig ist.
- «Ist bekannt» – als knappe Reaktion auf einen geschilderten Konflikt zeigt Zurückhaltung, die Tendenz oder Vorsicht, vorschnell Stellung zu beziehen, nach dem Motto, erst einmal abwarten, was ich damit nun anfangen soll.
- «Ist bekannt» ohne Einbeziehung der eigenen Person, aber auch ohne Ausklammerung der eigenen Person kann gleichermaßen auf «selbst erlebt», wie auch auf «schon gehört» bezogen sein. Da die Geschichte einen Schüler, also eine Person gleichen Status und mit gleichen oder ähnlichen Aufgaben betrifft, kann es aber durchaus sein, dass diese Situation – als allgemein bekannte Situation – selbst erlebt wurde.

Interviewer: Ist bekannt? Hmhm. Und wie findest du, was da passiert?

Proband: (…)

*Lesarten:*

- Weil die Geschichte bekannt und die Brisanz des Inhaltes offenkundig ist, wird Vorsicht bei der Beantwortung gezeigt; zunächst muss eine mögliche Antwort überdacht werden, entweder auf ihre Formulierung oder aber auf den Inhalt hin.
- Stellung zu beziehen zu einem Sachverhalt, der für sich selbst spricht, ist schwierig, da es nur zu einer Wiederholung der beschriebenen Situation kommt.
- Unklar ist, wozu Stellung bezogen werden soll: zur Anzahl des Personals, dem Schwierigkeitsgrad der Pflege, dem Umgang mit dem Auszubildenden oder der gesamten Arbeitssituation. Es wird überlegt, um eine Entscheidung zu treffen, wozu man sich jetzt äußert.
- Die Geschichte ist so schwierig, so komplex, dass eine Antwort schwer fällt. Die Schwierigkeit liegt darin, dass beide Positionen, die in der Geschichte vertreten sind, als richtig angesehen werden; es fällt nun schwer, dies zu formulieren und beide Ansichten mit eigenen Worten zu begründen.
- Weil eine feste Meinung zur Geschichte besteht, jedoch zugleich Unsicherheit in der Vertretung der Meinung besteht (könnte ja auch falsch sein), wird sorgfältig überlegt, wie man nun antworten soll.
- Die Geschichte ist zwar bekannt, aber es kann keine persönliche Meinung geäußert werden, weil man das nur einmal/manchmal gehört hat, dies aber keinen Eindruck hinterlassen hat, man sich so noch keine Gedanken darüber gemacht hat und dies nun nachholen muss.
- Weil das, was in der Geschichte erzählt wird, so ist, wie es nun mal ist – weil hinlänglich bekannt, so auch normal –, besteht Unsicherheit oder Unklarheit, was man noch zu dieser Normalität aussagen soll.

Proband: Tja,

*Lesarten:*

- «Tja» ist der Auftakt für eine Antwort.
- «Tja» ist ein «Füllsel», mit dem noch einmal Zeit für eine Antwort gewonnen wird.
- «Tja» verweist auf fragende Resignation: «Was soll ich sagen, es ist so, wie es ist», «Mir fällt keine Stellungnahme dazu ein», «Es gibt dazu nichts zu sagen».

Proband: kommt öfters vor

*Lesarten:*

- Die Geschichte bekommt einen Realitätsbezug mit Angabe einer Häufigkeit, die nicht genau benannt wird. Der Realitätsbezug sagt nichts darüber aus, ob die Situation selbst erlebt wurde oder nur aus Berichten bekannt ist.
- «Kommt öfters vor» – ohne Angabe dazu, ob es einem als Bericht zugetragen wurde, verweist darauf, dass es eigene Erfahrungen sind.
- Ein «Vorkommen» (wie Erdöl, Goldminen) zeigt die Existenz, die Gegenwart von etwas, was man quasi von außen betrachtet, in das man nicht selbst involviert ist; einen Sachverhalt, der von außen betrachtet wird. Es geht also um einen Konflikt oder aber um eine neutrale Situation, in den/in die man nicht selbst verwickelt ist, sondern der/die aus einer Distanz heraus betrachtet wird.
- Eine (Konflikt-) Situation, die öfters vorkommt, hat man schon selbst erlebt. Weil man aber keine Lösung kennt, bleibt die Antwort knapp. Der Konflikt wird durch die Knappheit bagatellisiert. Damit könnte die Hoffnung einhergehen, nicht weiter mit diesem Thema belästigt zu werden.
- Die Kürze der Antwort kann dagegen auch darauf verweisen, dass die Situation unproblematisch ist. Weil sie «öfters» vorkommt, verfügt man über ein Ensemble von Lösungsmöglichkeiten verfügt, so dass keine Dramatik/Problematik besteht.
- Der Hinweis, dass eine Konfliktsituation häufiger vorkommt, besagt noch nicht, dass es auch eine Lösung dafür gibt. Es kann sein, dass dies als gegeben und nicht zu lösen hingenommen wird.
- Die Situation ist keine Einzelerscheinung. «Öfters» kann so zwar nicht unbedingt als die Regel verstanden, aber auch nicht nur als Ausnahme von der Regel angesehen werden. «Öfters» heißt eher der Regel nahe zu sein, weil es keine Ausnahme ist.

Proband: also ist keine Besonderheit

*Lesarten:*

- Die beschriebene Situation ist nichts, was in irgendeiner Form herausragt, in diesem Fall aus dem Stationsalltag.
- Es handelt sich nicht um eine Ausnahmeerscheinung von der Regel, sondern die Situation ist zumindest der Regel nahe, weil sie nicht deutlich abweicht.

- Keine Besonderheit im Sinne einer nicht herausragenden Situation, kann auch bedeuten, dass die in der Situation steckende Problematik in den Anforderungen an den Schüler in der Geschichte gar nicht verstanden wurde.
- Eine häufig vorkommende Situation, die zwar einen Konflikt und damit ein Problem beinhaltet, ist dann keine herausragende Situation, wenn das Problem bewältigt werden kann und die Besonderheit sich damit wieder zurücknehmen lässt. Anders formuliert: Auf eine geschilderte Situation wird mit dem Begriff «Besonderheit» reagiert und diese Besonderheit wird im gleichen Zuge negiert. Das heißt, eine zur Besonderheit erklärte Situation beruht auf der Tatsache, dass gerade diese Geschichte ausgewählt und vorgetragen wurde. Aber es ist nur eine vermeintlich besondere Situation. In der Verneinung der angegebenen Besonderheit wird die Situation wieder zu einer normalen Situation, weil diese Besonderheit, die die Geschichte zunächst vermeintlich hat, aufgelöst werden kann. Souverän kann gleich aufgrund entsprechender Handlungskompetenz eine Lösung vorgeschlagen werden.
- Eine Leistung, die erbracht wird, wird von jemandem hervorgehoben. Weil derjenige, der diese Leistung erbringt, bescheiden sein will, sagt er aus, dass es keine Besonderheit sei. In dieser Bescheidenheit steckt dann die Aussage, dass das, was für den anderen herausragend ist, für den Erbringer der Leistung selbstverständlich ist. Damit wird der Stellenwert der Leistung zwar vordergründig herabgesetzt, durch die Selbstverständlichkeit, mit der die Leistung erbracht wird, wird sie indessen noch stärker hervorgehoben.

Dieser kurze Gesprächsausschnitt und die Auslegung der Aussagen zeigen, welche Möglichkeiten von Lesarten zu den einzelnen Sequenzen denkbar sind, was unter «Geschichten» zu verstehen ist, und wie diesen Geschichten zudem Spekulationen über die Absicht des Probanden beigefügt sind. Es handelt sich hier um eine Rekonstruktion einiger beispielhafter Lesarten, die – so ist ersichtlich – nicht abgeschlossen ist, aber in diesem Rahmen auch nicht weiter fortgeführt werden soll.

Bislang stehen nur die Lesarten, die als plausibel gelten können, nebeneinander. Im weiteren Verlauf der Interpretation des Transkripts werden sich dann Lesarten anhand der Aussagen des Probanden bestätigen oder aber dementiert werden. Bis hier kann man folgendes zusammenfassen: Eine strukturell regelverletzende Situation aus dem Arbeitsalltag, von der wir annehmen, dass der Proband sie aus eigener Erfahrung kennt (das wissen wir bei diesem Probanden bis hierhin noch nicht genau), erscheint dem Probanden als etwas häufig Vorkommendes und damit eher als eine Regel, denn als Ausnahme. Es ist für ihn nichts

Herausragendes, er kann gelassen darauf reagieren. Die Gründe dafür sind bislang noch hypothetisch:

1. Der Inhalt des Gespräches wird nicht als konflikthaft erkannt, es wird nur die Szene als Gesprächssequenz im Rahmen des beginnenden Frühdienstes als etwas Bekanntes identifiziert.
2. In der Einschätzung, dass das Szenario nichts Besonderes darstellt, wird bei gleichzeitiger Erkenntnis des Konflikts resignierend reagiert: die Häufigkeit und Regelhaftigkeit führt dazu, dass man nichts daran ändern kann und dies so hinnehmen muss.
3. Die Kenntnis der Situation und des Konflikts, das häufige Auftreten führen dazu, dass der Proband souverän damit umgehen kann. Diese unterstellte Souveränität sagt jedoch nichts darüber aus, ob der Proband tatsächlich eine Lösung für den Konflikt parat hat und deshalb die Geschichte nicht als Besonderheit eingeschätzt wird. Es könnte aber erwartet werden, dass im nachfolgenden Text Lösungen präsentiert werden.

Mit dem Fortführen der Sequenzanalyse werden sich diese Hypothesen überprüfen lassen, wahrscheinlich noch andere Optionen hinzukommen, einige werden nach und nach wegfallen und am Ende der Interpretation wird sich eine konsistente Lesart am Textmaterial nachweisen lassen. Der Maßstab für das Wegfallen oder die Bestätigung von Lesarten, die von den Interpreten vorgenommen werden, liegt nicht in deren individueller Sicht, sondern ist als «objektiver Maßstab» im Sinne von Angemessenheitsurteilen, die innerhalb der Gruppe argumentativ belegt werden müssen, zu verstehen. Mit der fortschreitenden Interpretation zeigt sich also, wie der Proband den Konflikt für sich deutet. Die so rekonstruierte Deutung findet sich nicht nur an einer Textstelle wieder, sondern wird an mehreren Textstellen und an verschiedenen Aussagen verifiziert. Es bildet sich in Oevermanns Worten eine Fallstruktur ab oder auch eine Strukturierungsgesetzlichkeit, die im gesamten Text zu belegen ist. Diese Strukturierungsgesetzlichkeit spiegelt das Allgemeine – den Umgang mit dem objektiven Widerspruch – in der Reaktionen jedes Probanden wider. Zugleich zeigt sie das Besondere der Reaktion – die je individuellen Ausprägungen im Umgang mit dem Widerspruch – des je einzelnen Probanden.

## Zusammenfassung der Sequenzanalyse anhand eines Auswertungsbogens

Zu Beginn des Forschungsprojekts wurde auf der Grundlage der ersten Interviewinterpretationen ein Auswertungsbogen entwickelt. Dieser ist ein Hilfsmittel zur

Darstellung der Interpretationsergebnisse, und er bietet die Grundlage für die Weiterarbeit. Ein kurzer Rückblick soll zeigen, welche Erfahrungen und Überlegungen dem zugrunde liegen:

Wie Nagler und Reichertz standen auch wir vor dem Problem, den enormen Umfang der Lesartenproduktion zu dokumentieren, sie damit zugänglich und nachvollziehbar zu machen. Allein das kleine Beispiel zur Sequenzanalyse deutet die Materialfülle an, die mit einem schriftlich fixierten Nachweis des Interpretationsprozesses eines einzelnen Transkripts einhergegangen wäre. Nun handelt es sich zudem bei der hier vorliegenden Arbeit (und dem Gesamtprojekt) nicht um Einzelfallstudien. Vielmehr war von Anfang an geplant, eine Vielzahl von Probanden zu interviewen. Das Volumen der Interpretationsergebnisse und die Masse an Dokumenten hätte zur Unübersichtlichkeit geführt und wäre nicht geeignet gewesen, in einer vergleichenden Studie damit weiterarbeiten zu können. Ein anderer Grund für die Entwicklung eines Hilfsinstrumentes zur Auswertung und Darstellung der Interpretationsergebnisse bestand darin, dass das Forscherteam unsicher war, inwieweit das Herausstellen allein der latenten Sinnstrukturen ausreicht, um die Deutung des Probanden differenziert beschreiben zu können. Es tauchte z. B. die Frage auf, ob nicht die konkreten Vorschläge des einzelnen Probanden zur Konfliktlösung zusammenfassend beschrieben werden müssten, damit sein «Regelsystem», mit dem er der Praxis gegenübertritt, überhaupt plausibel dargestellt werden kann. Eine nächste Frage war, ob es zum Verständnis der Konfliktdeutung nicht erforderlich ist, die eigene Vorstellung des normativen Anspruchs des jeweiligen Probanden zu illustrieren. Auch wurde der Aspekt problematisiert, dass die Annahme, das Szenario entspräche der Lebenswelt und den Erfahrungen eines jeden Probanden, erst mit den einzelnen Interpretationen als gesichert nachgewiesen werden kann. Hier stellte sich die Frage, in welcher Weise das für jeden Probanden in einer Darstellung transparent gemacht werden kann, ohne dass in einer Fülle von Seiten danach gesucht werden muss.

Die Diskussion dieser und anderer Punkte führte dann zu einer weiteren Überlegung: Im Laufe des Forschungsprozesses könnte es sich vielleicht aufgrund von Ergebnissen als sinnvoll oder notwendig herausstellen, einzelne Aspekte der Aussagen von Probanden in einer anderen Weise oder unter einer veränderten Fragestellung weiter zu bearbeiten. Es wurde dann als zweckmäßig erachtet, solche Punkte ausführlicher herauszuarbeiten und in einer Form zu fixieren, die die Voraussetzung für eine mögliche spätere Bearbeitung bietet. Die Diskussionen führten zu dem Beschluss, im Rahmen der Sequenzanalyse die Lesarten zunächst stichpunktartig auf den Transkripten zu notieren und zusätzlich ein Dokumentationsverfahren in Form eines Auswertungsbogens zu entwickeln.

Die konkreten Anforderungen an den Auswertungsbogen ergaben sich aus den oben geschilderten Diskussionspunkten und Fragen, sowie aus den Inhalten der ersten Interviewinterpretationen. Da die Struktur des Konflikts für alle Probanden die gleiche ist, ist auch die allgemeine Strukturierungsgesetzlichkeit der Reaktion auf diesen Konflikt bei allen Probanden die gleiche: Alle Probanden sind im Interview herausgefordert, materiale Lösungen für die Problemsituation anzugeben, alle Probanden machen Äußerungen, die Rückschlüsse über eine Widerspruchserfahrung zulassen, also ob und wie sie den Widerspruch in ihrem Alltag wahrnehmen. Aus den Aussagen ist bei allen herauszulesen, welche Vorstellungen sie bezogen auf die Normerfüllung haben, und ob sie die gesellschaftlichen bzw. institutionellen Strukturen als «objektiv Kälte verursachende Strukturen» erfahren, in dem Sinne, dass sie ein Unbehagen über das, was sie erleben, äußern. Anhand dieser Punkte – so die Überlegungen weiter – könnte dann die Reaktion eines jeden Probanden auf den Konflikt differenziert beschrieben werden. Auf diesem Wege, der nicht ganz so gradlinig war, wie hier in aller Kürze dargestellt, wurden Ordnungskriterien gefunden.

Der Auswertungsbogen umfasst verschiedene Punkte, unter denen entsprechende Angaben nach der Sequenzanalyse zusammenfassend dargestellt und mit «Schlüsselzitaten»[73] belegt werden. Praktisch heißt das, nach der Sequenzanalyse wird die Reaktion des Probanden zunächst anhand der herausgearbeiteten latenten Sinnstrukturen beschrieben. Dazu werden diese noch einmal benannt, gleichsam als mündliche Zusammenfassung, und dann wird das Transkript systematisch anhand der folgenden Punkte ein weiteres Mal durchgearbeitet:

> Als erstes wird herausgestellt, ob der Proband *eigene Erfahrungen* mit der geschilderten Konfliktsituation gemacht hat.
>
> Danach wird die *materiale Lösung* des Konflikts aufgeführt: Welche Vorschläge macht der Proband zur Lösung, welche Angaben macht er dazu, wie er sich selbst verhalten würde.
>
> Diese beiden Punkte sind auf der Grundlage der Sequenzanalyse leicht herauszufiltern.
>
> Problematischer wird es bei dem Punkt *Widerspruchserfahrung.* Aus dem Material geht in sehr unterschiedlicher Form hervor, ob und wie ein Proband den Widerspruch zwischen der Forderung nach patientenorientierter Pflege und den Gegebenheiten in der Praxis erfährt. Aus diesem Grunde haben wir davon abgesehen, generell die Widerspruchserfahrungen nach bestimmten Kriterien qualitativ näher zu bestimmen und formal zu differenzieren, z. B. in Abstufungen bezogen auf die Häufigkeit, die Intensität, das Reflektionsniveau, die Hinnahme oder auch die Opposition gegenüber dem Widerspruch. Es werden die Zitate genannt, die darauf hinweisen, dass der Proband die Anforderungen als

73 Damit sind besonders aussagekräftige Zitate zu den einzelnen Sachverhalten gemeint.

widersprüchlich erlebt, oder die belegen, dass der Proband keine Widerspruchserfahrung macht, oder die zeigen, dass der Proband den Widerspruch zwar kennt, aber sich selbst und sein Handeln nicht als widersprüchlich erfährt. Je nachdem, was das vorliegende Material an Aussagen zu dem Widerspruch noch beinhaltet, wird dies ebenfalls fixiert. Die Intensität eines erfahrenen Widerspruchs oder die Hinnahme bzw. der Widerstand gegen den Widerspruch spiegeln sich in den weiteren Auswertungspunkten wider.

Mit einem Auswertungspunkt wird nach einer *allgemeinen Moral*, quasi als *Die Moral von der Geschicht'* gefragt. Konzipiert wurde der Punkt, wie alle anderen auch, auf der Grundlage der ersten Interviewauswertungen von Kindern und Jugendlichen. Hier sollten generelle Einstellungen des Probanden zum Widerspruch über die Dimension des Konflikts hinaus festgehalten werden (etwa «Man muss mit dem Strom schwimmen» oder «Der Stärkere gewinnt immer» o. ä.). Diese wurde in den Krankenpflegeinterviews nicht gefunden. Wir führen das auf die spezielle Situation in einem Berufsfeld zurück, die offensichtlich von den Probanden nicht auf allgemeine gesellschaftliche Verhältnisse zurückgeführt wird, oder ihnen Anlass geben würde, sich über die Situation in der Krankenpflege hinaus zu äußern.

Das *Konzept der Solidarität* gibt Auskunft darüber, ob der Proband sich solidarisch mit dem Patienten erklärt, und wenn ja, welche Strategie er angibt, um solidarisches Verhalten im Sinne einer patientenorientierten Pflege in die Praxis umzusetzen. Dieser Teilaspekt könnte genauso «Konzept der Patientenorientierung» genannt werden.[74] Inhaltlich werden diesem Punkt Zitate zugeordnet, die beispielsweise aussagen, was der Proband in seiner Praxis unter einer patientenorientierten Pflege kennen lernt und versteht, in welcher Form,

74 Zwei Gründe sprachen seinerzeit dafür, von Solidarität mit dem Patienten zu sprechen: 1. Zu Beginn der Aufnahme der Krankenpflegeprobanden in das Gesamtprojekt erschien es vorteilhaft, die Nähe dieses speziellen Bereiches bzw. Konflikts zu den anderen Themen durch den Begriff herzustellen, und ein Thema der Moralkonflikte, zu denen die anderen Probanden befragt wurden, ist die Solidarität mit dem Schwächeren. 2. Es geht in der vorliegenden Arbeit nicht darum, zu analysieren, welche Definition von Patientenorientierung, Abgrenzungen und Gemeinsamkeiten zu anderen, z. T. synonym verwendeten Begriffen (wie beispielsweise individuelle Pflege, ganzheitliche Pflege, personorientierte Pflege) für die Aussagen der Probanden zutrifft, und in eine theoretische Diskussion darüber einzutreten. Der Begriff der Solidarität verweist stärker auf die Haltung des Probanden zum normativen Anspruch, als auf konkrete inhaltliche Forderungen, die mit einer patientenorientierten Pflege einhergehen. Da die Auswertungsbögen mit diesem Begriff versehen sind, dieser synonym für patientenorientierte Pflege steht, wurden die Auswertungsbögen nicht verändert, auch wenn in der weiteren Bearbeitung nicht mehr explizit von Solidarität gesprochen wird.

also mit welchen konkreten Vorschlägen er diese mit den anderen Anforderungen, die an ihn gestellt werden, vermittelt.

Unter einem Punkt werden *Merkwürdigkeiten/Besonderheiten* notiert wie beispielsweise die, dass ein Proband sagt, «Das ist sehr traurig», und dabei lacht. Ungereimtheiten in den Aussagen werden hier festgehalten.

Aussagen, die Auskunft über eine subjektive Realisierung der Bedingungen des Alltags als objektiv Kälte verursachende geben, werden in der Sprache des Falles mit entsprechenden Zitaten unter *Kälteerfahrung* beschrieben. Dazu gehören z.B. Angaben über Belastungen, die beispielsweise durch den Zeitdruck im Stationsalltag ausgelöst werden, Angst vor Kollegen oder Schilderungen von Begebenheiten und deren Bewertung wie z.B. «Das finde ich furchtbar», wenn diese sich auf die widersprüchlichen Anforderungen beziehen.

Abschließend wird das *Reaktionsmuster auf Kälte* beschrieben und mit einer Chiffre belegt (s.u.). Es zeigt, wie der Proband mit dem Widerspruch umgeht und ist an verschiedenen Textstellen des jeweiligen Transkripts rekonstruierbar. Das Reaktionsmuster auf die objektiv Kälte verursachenden Strukturen ist in jedem Transkript, also in jedem Einzelfall, etwas Besonderes und verweist gleichzeitig auf das Allgemeine, welches jeder der Texte beinhaltet – eine Form des Umgangs mit der Kälte.

Jeder Auswertungsbogen ist zudem mit einem *Label* versehen, das den Probanden bzw. seine Aussagen treffend beschreiben soll. Das Label hat sich in der Interpretationsgruppe der Krankenpflegeinterviews als hilfreich bei Diskussionen über die Auswertungen erwiesen, da es einprägsamer ist als die Probandenkürzel der Transkripte. Im Gesamtprojekt, also bezogen auf alle Interviews, hat es jedoch an Bedeutung verloren, da es nicht gelungen ist, das jeweilige Label so treffend zu formulieren, dass dadurch die Besonderheiten einzelner Probanden auch für die Personen deutlich werden, die die Interviewaussagen nicht kennen.

Es wird ersichtlich, dass einige Punkte des Auswertungsbogens, wie «Eigene Erfahrungen» oder «Materiale Lösung», auch ohne Sequenzanalyse aus den Transkripten herausgearbeitet werden könnten. Jedoch können sowohl die Lösungsvorschläge wie auch die anderen Auswertungspunkte nicht sinnvoll für die Beschreibung des Reaktionsmusters genutzt werden, wenn dieses nicht zugleich auf der Grundlage der latenten Sinnstrukturen rekonstruiert wird. Der eigentliche Gehalt der Interpretationsergebnisse liegt also nicht in den Ordnungskriterien selbst oder den Schlüsselzitaten, die dazu angeführt werden. Die Ordnungskriterien sind nur als Hilfsmittel anzusehen für eine treffende Beschreibung des Reaktionsmuster. Mit den Zitaten soll dies am Textmaterial belegt werden.

Der Auswertungsbogen umfasst pro Transkript ca. zwei bis drei Seiten und ist durch die Gliederung und Kürze der zusammenfassenden Darstellung übersichtlich (vgl. Materialienband). Der Vorteil ist, dass ein Vergleich der Probanden, bzw. Reaktionsmuster untereinander damit ermöglicht wird. Will man die einzelnen Probanden jedoch genau beschreiben mit dem Ziel, sowohl das Allgemeine des Reaktionsmusters – also die allgemeine Strukturierungsgesetzlichkeit im Umgang mit dem objektiven Widerspruch – als auch die individuelle Ausprägung zu verdeutlichen, so reichen die Zusammenfassungen und Zitate oftmals nicht aus. Der Nachteil ist damit benannt: Im Rahmen einer differenzierten «Portraitierung» einzelner Probanden, mit der einzelne Reaktionsmuster so beschrieben werden können, dass sie auch für die Leser schlüssig sind, die die Transkripte nicht kennen, muss zur besseren Anschaulichkeit doch wieder zum Teil auf das jeweilige Transkript zurückgegriffen werden. Da die Auswertungsbögen nur einige Schlüsselzitate wiedergeben, werden also ergänzend Zitate aus den Transkripten herausgenommen, um die Sicht des jeweiligen Probanden möglichst mit seinen eigenen Worten zu veranschaulichen. Die erarbeiteten Auswertungsbögen sind also nicht geeignet, die Ergebnisse vorzustellen, sie sind nur Mittel für die weitere Bearbeitung. Diese setzt an dem Punkt Reaktionsmuster auf Kälte an. Der für die Untersuchung zentrale Begriff «Reaktionsmuster» oder auch «Deutungsmuster» muss nun noch näher qualifiziert werden.

## 4.3 Reaktions-/Deutungsmuster

Die Reaktionsmuster sind Beschreibungen der jeweils am Text zu belegenden Fallstrukturen des Umgangs mit dem Konflikt. Mit den bedeutungsgenerierenden Regeln werden die objektiven Bedeutungsstrukturen im Interpretationsverfahren aufgedeckt. Die objektiven Bedeutungsstrukturen beziehen sich auf die einzelnen Aussagen des jeweiligen Probanden. Herausgearbeitet wird so ein Ensemble von zutreffenden Bedeutungsstrukturen an verschiedenen Textstellen. Sie werden am Ende des Interpretationsverfahrens quasi zusammenfassend als Reaktionsmuster oder synonym als Deutungsmuster des jeweiligen Probanden beschrieben.[75] Wir

75 Reichertz grenzt Oevermanns Strukturbegriff von dem Begriff des «Musters» ab: «Struktur meint ebenfalls nicht ein Verhaltensmuster, ein ‹pattern›. Das ‹pattern› ist wie das ‹Modell› Produkt gedanklicher Abstraktion, gewonnen wird es durch die nachträgliche Rekonstruktion von Ereignissen auf der Suche nach einer Typik. Das Muster erleichtert das Auffinden und Sortieren, aber es ist flüchtig. Das Muster wird von dem Beobachtenden einer Handlung beigegeben, es bewerkstelligt nichts, und es erreicht auch nichts.» (Reichertz, 1995: 382). Indessen scheint uns der Begriff des

greifen hier auf eine Definition von Deutungsmustern zurück, die Gruschka bereits einer anderen Untersuchung zugrunde gelegt hat:

> Deutungsmuster sind bewußtseinsfähige, aber nicht bewußtseinspflichtige generative Regelsysteme für Interpretationen und Argumentationen, die funktional auf Probleme sozialen Handelns bezogen sind. Sie kanalisieren und strukturieren die Wahrnehmung sowie die kognitive und emotionale Verarbeitung der objektiven gesellschaftlichen Lebensbedingungen der Individuen und erleichtern diesen die Erhaltung ihrer persönlichen Integrität. [...] Sie entwickeln und stabilisieren sich innerhalb der durch die objektiven Verhältnisse gesetzten Grenzen relativ autonom. (Wolfgang Lempert, zitiert nach Gruschka, 1985 b: 62)

Diese Definition korrespondiert mit zwei Grundannahmen Oevermanns bezüglich der Konzeptualisierung der Struktur sozialer Deutungsmuster:

> 1. Unter Deutungsmustern sollen nicht isolierte Meinungen oder Einstellungen zu einem partikularen Handlungsobjekt, sondern in sich nach allgemeinen Konsistenzregeln strukturierte Argumentationszusammenhänge verstanden werden. Soziale Deutungsmuster haben also ihre je eigene ‹Logik›, ihre je eigenen Kriterien der ‹Vernünftigkeit› und ‹Gültigkeit›, denen ein systematisches Urteil über ‹Abweichung› korreliert. [...] 2. Soziale Deutungsmuster sind funktional immer auf eine Systematik von objektiven Handlungsproblemen bezogen, die deutungsbedürftig sind. (Zitiert nach Sutter, 1997: 102)

In den Reaktionsmustern objektiviert sich die Strukturiertheit der Alltagspraxis, die von den widersprüchlichen Anforderungen geprägt ist. Sie zeigen, in welcher Weise die Probanden den Pflegealltag wahrnehmen, wie sie selbst den Konflikt interpretieren und wie sie ihre (moralische) Integrität innerhalb der widersprüchlichen Anforderungen zu erhalten suchen. Die Reaktionsmuster lassen so unterschiedliche Möglichkeiten sichtbar werden, wie ein lebensweltlich verankerter Konflikt im Alltag gedeutet werden kann. Diese Möglichkeiten sind begrifflich – eben als Reaktionsmuster – zu fixieren.

Hier kann noch einmal auf das Prinzip der Sachhaltigkeit rekurriert werden: Zu Beginn der Ausführungen wurde gesagt, dass der theoretische Begriff erst in der rekonstruierenden Darstellung einer konkreten Sache seine Gültigkeit erweisen kann, gleichzeitig kann die konkrete Sache erst in der Allgemeinheit der

---

Musters als treffend, um die komplexen Strategien der Probanden auf dem Hintergrund ihrer Deutung des Konfliktes zusammenfassend darzustellen und so sprachlich zugänglich zu machen. Es wird entgegen Reichertz Auffassung eben *nicht* von einem Beobachtenden einer Handlung beigefügt, sondern stellt sich als eine zusammenhänge Beschreibung der Elemente selbst dar. Dabei ist uns bewusst, dass die begrifflichen Bezeichnungen, also die Namen der Muster die Strukturierung der Reaktionen nur ungenau wiedergeben. (Vgl. Kap. 5, Fußnote 78 auf S. 134).

rekonstruierenden Begriffsbildung ihre gültige Ausdrucksgestalt gewinnen (vgl. Oevermanns Ausführungen zum Prinzip der Sachhaltigkeit, oben S. 86 und Oevermann, 1999: 234). Die Ausgangshypothese eines objektiven Widerspruchs zwischen Norm und Funktion, zu dem die Probanden sich in irgendeiner Form im Gespräch verbal verhalten und Handlungsoptionen präsentieren, wird in der Rekonstruktion der Reaktionsmuster (als Zusammenfassung der objektiven Bedeutungsstrukturen der Aussagen der Probanden) selbst rekonstruiert und die (verschiedenen) Reaktionsmuster zeigen, in welchen Formen sich der Widerspruch manifestiert. Die theoretischen Begriffe, mit denen die Reaktionsmuster bezeichnet werden, sind aus den Beschreibungen selbst gewonnen und mit ihnen erst kann das benannt werden, was «die Sache» ist: Reaktionsmuster auf den widersprüchlichen Alltag, die Hinweise darauf geben, wie die moralische Haltung im Alltag geprägt wird. Eine so entwickelte Theorie (hier der Moralentwicklung) wird von der (Forschungs-) Praxis selbst hervorgebracht.

## 4.4 Verdichtungstypen

Bis hierher wurde nur von Reaktionen, die als Muster rekonstruiert sind, gesprochen. Dabei handelt es sich jeweils um ein Reaktionsmuster eines Probanden, das immer auch individuell gefärbt ist. Auf der Grundlage dieser Einzelfallanalysen werden im nächsten Schritt allgemeine Typen beschrieben. Dazu werden alle Auswertungen, die jeweils das gleiche Reaktionsmuster darstellen, miteinander verglichen. Die Aspekte, die bei allen Probanden mit diesem Reaktionsmuster identisch sind, werden herausgefiltert und als allgemeine Merkmale für das Muster formuliert. Mit dieser Vorgehensweise lassen sich allgemeine Strukturmerkmale zusammenfassen und als klar voneinander abgrenzbare Typen, unabhängig von den unterschiedlichen Normbereichen, herausarbeiten.[76]

76 In der Forschungspraxis wurde folgendermaßen vorgegangen: Eine Vielzahl von Auswertungsbögen wurde an eine Wäscheleine quer durch eine Wohnung gehängt. Die Auswertungsbögen wurden immer wieder «abgeschritten», übereinstimmende Punkte herausgeschrieben und mehrfach gegengeprüft, um so erste Hinweis auf allgemeine Merkmale, jenseits der individuellen Ausprägung der einzelnen Probanden zu erhalten. Anhand dieser ersten Beschreibungen, die an Auswertungen der Krankenpflegeinterviews vorgenommen wurden, konnte ein Skript erstellt werden, welches dann als Grundlage für eine Prüfung aller Auswertungsbögen (das heißt auch der Interviews mit Kindern und Jugendlichen) genommen wurde. Auf diesem Wege konnte der übergreifende Gehalt der Merkmale identifiziert werden, die ein Muster zu einem Muster machen. Diese qualitativen Unterschiede der Reaktionsmuster werden im nächsten Kapitel beschrieben.

Die auf diesem Wege vorgenommene Typologie zeigt eine weitere Abweichung von Oevermanns Forschungsprogramm und ist dennoch damit zu vereinbaren, wie oben zur Begriffsbildung bereits gezeigt werden konnte. Im Gegensatz zu Oevermanns Einzelfallanalysen bleibt die vorliegende Untersuchung nicht bei singulären Fällen stehen, sondern es wird vor dem Hintergrund der Annahme eines objektiven Widerspruchs nach einem einigenden Prinzip im Untersuchungsmaterial gesucht. Dieses kann allgemein bezeichnet werden als das Register (wenn es auch nicht als vollständig angesehen werden kann) von möglichen Reaktionsformen auf die widersprüchlichen Anforderungen des Alltags. Das Register besteht aus den im Vergleich der rekonstruierten Reaktionsmuster gefundenen Typen. Diese Typen zeichnen sich jeweils durch qualitative Gemeinsamkeiten aus, auch wenn sie sich bei den einzelnen Probanden in individuellen Ausprägungen zeigen. Erst der inhaltliche Nachweis der allgemeinen Merkmale aus dem empirischen Material legitimiert eine an dieser Stelle vorgenommene Subsumtion.

Jeder einzelne Typ kennzeichnet eine Möglichkeit der Reaktion auf den Widerspruch zwischen Norm und Funktion und stellt, wie Heinrich schreibt, «eine Melange aus einem ‹Prototypen›, bzw. ‹Idealtypus› dar, sowie eine Abstraktion von konkreten Einzelfällen». (1999 a: 13).[77] Mit dieser Typologie ist ein projektübergreifendes Vokabular gefunden, welches seine Gültigkeit jenseits der konkreten Inhalte der Konflikte und der individuellen Reaktionen darauf hat. Die Begründung für diese Vorgehensweise ist also die, dass auf der Grundlage dieser abstrakten Beschreibung der Strukturierungsmerkmale je einzelner Reaktionsformen die Möglichkeit ihrer Abgrenzungen gegeneinander gegeben ist. Erst durch den Vergleich der Merkmale der Reaktionsmuster kann sich eine Typologie der Reaktionsformen auf Kälte herauskristallisieren. Sie werden als *Verdichtungs*-Typen bezeichnet. Dieser semantische Zusatz wurde aus zwei Erwägungen heraus gewählt, und er ist sowohl formal als auch inhaltlich zu verstehen: «Dichte» bezieht sich auf das Zusammentragen der Strukturmerkmale der einzelnen Reaktionsmuster. Es handelt sich also um eine präzise Beschreibung dessen, was das Reaktionsmuster zum Reaktionsmuster macht, und bezeichnet eine Konzentration allein auf diese übergreifenden Merkmale unter Ausschluss individueller Besonderheiten in der konkreten Ausprägung bei den einzelnen Probanden. Aus diesem Grunde ist «Verdichtung» als eine der Form nach anzusehen im Sinne der Vorgehensweise bei der Beschreibung der prägnanten Merkmale. Die Verdich-

77 Vgl. dazu auch die Diskussion zur Logik der Typenbildung auf der Grundlage einer objektiven Hermeneutik im Hinblick auf identifizierte generative Sinnstrukturen in Probandenaussagen, qualitative Gemeinsamkeiten, den Stellenwert der sich in den Typen reproduzierenden Sinnstrukturen, die als rekonstruierte eine verallgemeinerte typische Form aufweisen. (Gruschka, 1985 a: 180 ff.)

tungstypen stellen analog zu Adornos Typen musikalischen Verhaltens «qualitativ bezeichnende Profile» (Adorno, 1996: 15; vgl. auch dessen Ausführungen zu Typen musikalischen Verhaltens, 1996: 14 ff.) dar. Die Qualität bezieht sich auf eine der Untersuchung zugrundeliegende Annahme: Eine zunehmende Erkenntnis des Widerspruchs in den Anforderungen des Pflegealltags, die in den von den Probanden vorgeschlagenen Handlungsoptionen zum Ausdruck kommt und inhaltlich beschrieben werden kann. Damit ist Verdichtung auch unter einem Inhaltsaspekt zu verstehen.

## 4.5 Zur Darstellungsform der Reaktionen

Bisher wurden zwei Möglichkeiten der Präsentation der empirischen Ergebnisse erarbeitet:

- 1. Eine getrennte Darstellung der allgemeinen Merkmale der Reaktionsmuster als Verdichtungstypen und eine je daran anschließende Beschreibung der Reaktionsmuster an einzelnen Probanden, um so die individuellen Ausgestaltungsmöglichkeiten im Alltag aufzuzeigen (Kersting, 1997: 43 ff.).
- 2. Eine Darstellungsform, die das Allgemeine und das Besondere vereint (Timmerberg, 1999: 35 ff.).

Zur getrennten Darstellung von Verdichtungstyp und Reaktionsmuster schreibt Timmerberg:

> Der Leser sollte einen Einblick in die Konstruktion der Reaktionsmuster erhalten und sie an einem Beispiel plausibel vorgeführt bekommen. Der Vorteil bei dieser Art der Darstellung ist, Probanden mit gleichem Reaktionsmuster aufgrund der fallweisen Explikation leicht voneinander unterscheiden zu können. Der Nachteil dieser Art der Darstellung ist, daß die Trennung des Reaktionsmusters des einzelnen Probanden in eine theoretische Konstruktion und eine fallweise Explikation künstlich ist, weil die Reaktionsmuster der Probanden gerade davon gekennzeichnet sind, beides zu vereinbaren. Die geteilte Darstellung beraubt jeweils das subjektive Deutungsmuster um das objektive und umgekehrt beraubt das objektive die fallweise Ausgestaltung. Die Auswertung des Materials soll aber gerade im Hinblick auf den Zusammenhang beider Dimensionen erfolgen, und so wurde diese Darstellungsform im Hinblick auf ein allgemeines Verfahren wieder verworfen. (1999: 35)

Timmerberg stellt in ihrer Arbeit sowohl das Allgemeine als auch das Besondere der jeweiligen Reaktionsmuster in Form von «Portraits» der Probanden gemeinsam heraus. Ziel ist es, die Individualität der Probanden jenseits der Subsumtionslogik wieder stärker in den Vordergrund zu rücken: «Sie [die Portraits, K. K.] sollen ein Bild von den befragten Probanden entwerfen, welches in der Lage ist, dem Leser diese Probanden zugleich als einzelne und als Stellvertreter eines allgemeinen Modus' sozialer Wirklichkeit vor Augen stehen zu lassen.» (1999: 36). Die Portraits sind somit eine Beschreibung eines konkreten Falles, der über sich hinaus etwas Allgemeines über soziale Wirklichkeit aussagt: «Jedes Portrait klärt demnach ein Stück weiter über bürgerliche Kälte als Phänomen auf, weil in ihm die Reaktion eines in sie verstrickten und sie reproduzierenden Individuums steckt.» (1999: 36). Jedes Portrait steht damit stellvertretend für einen Modus, auf Kälte zu reagieren. Die Portraits haben die Aufgabe, über bürgerliche Kälte als Phänomen der Desensibilisierung gegenüber dem Widerspruch aufzuklären, indem in ihnen die subjektive Reaktion eines Probanden auf objektiv Kälte verursachende Strukturen dargestellt wird. Damit zeichnen sie nicht nur ein Bild des je einzelnen Probanden, sondern geben auch Aufschluss über je eine Möglichkeit, sich zu den Kälte verursachenden Strukturen zu verhalten, und bilden so die objektiven Bedingungen der Wirklichkeit (in Timmerbergs Arbeit der pädagogischen Institutionen) ab.

Nach Ansicht der Verfasserin gibt es aber Gründe, die dagegen sprechen, auf eine Beschreibung der allgemeinen Merkmale zu verzichten. Sie ist der Meinung, dass es bislang nicht hinreichend gelungen ist, die Portraits so zu verfassen, dass ein Leser, dem die allgemeinen Merkmale nicht bekannt sind, in die Lage versetzt wird, diese so in den Portraits zu identifizieren, dass er sie auch auf andere moralische Konflikte übertragen kann. Im Laufe der Forschungsarbeit wurde die Logik in der Deutung des Alltags der Probanden anhand der allgemeinen Merkmale rekonstruiert. Erst auf dieser abstrakten Ebene konnte eine klare Abgrenzung der einzelnen Reaktionsmuster untereinander herausgearbeitet werden. Um das transparent zu machen, ist es m. E. erforderlich, dies auch herauszustellen. Auch für weiterführende Forschungen, wie sie in Kapitel 9 vorgeschlagen werden, ist eine Darstellung der allgemeinen Merkmale erforderlich. Deshalb werden im folgenden Kapitel sowohl die einzelnen Reaktionsmuster in Form von «Portraits» *und* als Verdichtungstypen dargestellt.

Wie unter Punkt 4.3.2 erläutert wurde, handelt es sich bei den Untersuchungsergebnissen um ein zutreffendes Set an Reaktionsformen, die im Arbeitsalltag von Pflegenden zu finden sind (s. o. S. 93). Es kann durchaus sein, dass in einer Fortführung der Untersuchung noch andere Reaktionen auf den Konflikt entdeckt werden können. Aus diesem Grunde können die nachfolgend beschriebenen Reaktionsmuster und die allgemeinen Merkmale als Verdichtungstypen keine Vollständigkeit beanspruchen. Sie gelten als vorläufig in dem Sinne, dass es durchaus weitere Reaktionsformen auf den Widerspruch geben kann, die wir bislang nicht erfasst haben.

# 5. Reaktionsmuster auf eine moralische Konfliktsituation

Bei den Krankenpflegeprobanden konnten 12 verschiedene Reaktionsmuster auf den im Kapitel 1 beschriebenen moralischen Konflikt herausgearbeitet werden. Unter 5.1 werden zunächst die Reaktionsmuster in einer Übersicht vorgestellt, und es wird eine Gruppierung der Muster vorgenommen und begründet. Es folgen detaillierte Beschreibungen aller Reaktionsmuster einschließlich ihrer allgemeinen Merkmale (5.2). In einem zusammenfassenden Überblick werden die Häufigkeit einzelner Muster, sowie die Verteilung nach Ausbildungsstand und Berufserfahrung der Probanden dargestellt und erläutert (5.3).

## 5.1 Die Perspektive auf den Widerspruch als Unterscheidungsmerkmal

Folgende Reaktionsmuster wurden bei den Probanden aus der Krankenpflege herausgearbeitet:

1. Fraglose Übernahme objektiv Kälte verursachender Strukturen

2. Ahnung von Kälte

3. a) Opfer durch objektiv Kälte verursachende Strukturen
   b) Täter durch objektiv Kälte verursachende Strukturen

4. Verdrängung falscher Praxis* [78]

78 Die mit * gekennzeichneten Reaktionsmuster sind die einzigen, die bislang nur bei Krankenpflegeprobanden herausgearbeitet werden konnten.
Mit den Chiffren soll das Charakteristische eines jeden Reaktionsmusters resp. Verdichtungstypus bezeichnet und so «auf den Begriff» gebracht werden. Das führt notwendig in den Chiffren immer zu einer Verkürzung der Bestimmung der Merkmale, die ein Muster zum Muster machen. Bei einigen Begriffen wurden treffende Attribute gefunden, wie z. B. «Idealisierung falscher Praxis». Andere hingegen erscheinen miss-

5. a) Virtuelle Auflösung des Widerspruchs*
   b) Definitorische Auflösung des Widerspruchs
   c) Fallweises Aussteigen aus den objektiv Kälte verursachenden Strukturen

6. Idealisierung falscher Praxis

7. Kompensation für falsche Praxis

8. Individuelle Auflösung des Widerspruchs

9. Reflektierte Hinnahme der objektiv Kälte verursachenden Strukturen.

In den Chiffren der Reaktionsmuster klingen bereits unterschiedliche Deutungen der Probanden auf den konflikthaften Alltag an. Wenngleich diese unterschiedlich sind, so sind doch bei verschiedenen Mustern Gemeinsamkeiten hinsichtlich der Perspektive der Probanden auf den Widerspruch zu erkennen. Das heißt, trotz der qualitativen Unterschiede der einzelnen Reaktionsmuster gibt es zum Teil Übereinstimmungen, die eine Zuordnung sinnvoll machen und die auch die oben aufgeführte Reihenfolge erklären. Zunächst einmal wäre festzustellen, dass ein Teil der Probanden den Widerspruch in den an sie gestellten Anforderungen gar nicht wahrnimmt, ein anderer Teil hingegen ihn als objektiv vorhandenen erkennt.

In den Aussagen der Probanden mit den beiden ersten Mustern zeigt sich, dass diesen die objektiv Kälte verursachenden Strukturen und der damit einhergehende Widerspruch nicht bewusst ist, wenngleich sich bei dem zweiten eine Ahnung davon zeigt, dass etwas im Alltag nicht so recht stimmt. Weil diese Probanden den objektiv Kälte verursachenden Strukturen ausgesetzt sind und sich dazu verhalten, macht es trotz ihres fehlenden Bewusstseins Sinn, von einer Reaktion auf die widersprüchlichen Anforderungen zu sprechen. Diese Probanden erkennen den Widerspruch nur nicht, und das ist im Hinblick auf die Logik der Reaktionsmuster erklärbar:

1. Fraglose Übernahme objektiv Kälte verursachender Strukturen

2. Ahnung von Kälte.

Alle anderen Muster können als solche mit Widerspruchserfahrung bezeichnet werden, wobei weitere Unterschiede festzustellen sind. Eine Sichtweise besteht

---

verständlich, weil sie semantisch schon besetzt sind. Dies gilt wohl insbesondere für die Bezeichnungen «Opfer» und «Täter». Timmerberg schreibt dazu: «Das Verhalten eines Probanden als täterhaft zu bezeichnen, ist im Allgemeinen sehr negativ konnotiert und hinterläßt beim Leser einen stark moralisierenden Eindruck. Daß im Gegenteil damit ausschließlich der Modus einer Reaktion beschrieben und nicht bewertet werden soll, geht dabei verloren.» (1999: 70)

darin, dass der Widerspruch in den Anforderungen nicht aufzulösen ist, was zu einer *praktischen Hinnahme des Widerspruchs* im Alltag führt. Das lassen drei Reaktionsmuster erkennen:

3. a) Opfer
   b) Täter

4. Verdrängung falscher Praxis.

Den nächsten Reaktionsmustern ist gemeinsam, dass der Widerspruch als auflösbar gilt, wobei wiederum ein Unterschied festzustellen ist. Drei von ihnen sind dadurch charakterisiert, dass die Lösung in der Vorstellung der Probanden und damit jenseits der realen Praxis stattfindet. Sie werden als Muster der *fiktionalen Auflösung* bezeichnet:

5. a) Virtuelle Auflösung
   b) Definitorische Auflösung
   c) Fallweises Aussteigen.

Die drei nachstehenden Reaktionsmuster können als *Versuche praktischer Negation* beschrieben werden. In ihnen sind praktische Lösungsstrategien für den Arbeitsalltag enthalten:

6. Idealisierung falscher Praxis

7. Kompensation für falsche Praxis

8. Individuelle Auflösung.

Ein Reaktionsmuster ist charakterisiert durch die *Einsicht in die immanente Unauflösbarkeit des Widerspruchs.* Der Erkenntnis, dass der strukturell verankerte Widerspruch nicht aufzulösen ist, folgt eine

9. Reflektierte Hinnahme.[79]

Jedes Reaktionsmuster zeigt auf seine Weise eine Desensibilisierung der Probanden gegenüber dem objektiven Widerspruch in den Anforderungen: Sie integrieren ihn so in ihre Konfliktdeutung und -bearbeitung, dass sie sich den struk-

79 Es gibt vier weitere Reaktionsmuster, die im Rahmen des Projekts herausgearbeitet wurden, jedoch bei den Probanden aus der Krankenpflege nicht identifiziert wurden: 0. Naive Überwindung von Kälte, 10. Reflektierte Identifikation, 11. Reflektierter Protest, 12. Drohende Dekomposition (vgl. auch Fußnote 104, S. 226; sowie Heinrich, 2000: 395 ff.; Timmerberg, 1999: 53–55).

turellen Bedingungen des Pflegealltags anpassen können. Beschrieben werden unterschiedliche Modi der Alltagsdeutung in dem Spannungsfeld zwischen normativem Anspruch und Funktionalität. Diese Unterschiede ergeben sich aus der Erfahrung und Bearbeitung der sich gegenüberstehenden Anforderungen.

## 5.2 Die Reaktionsmuster als «Portraits» bzw. Verdichtungstypen

In Form von «Portraits» einzelner Probanden werden die Reaktionsmuster in ihren individuellen Ausprägungen vorgestellt. Ein Originalzitat oder eine Paraphrase[80] einer besonders prägnanten Aussage des jeweiligen Probanden gibt als Überschrift des Portraits einen ersten Hinweis auf seine Alltagsdeutung. Als Ergänzung folgen kurze Beschreibungen der Strategien weiterer Probanden mit demselben Reaktionsmuster, die deren Zugriff auf den Norm-Funktionskonflikt verdeutlichen. Verschiedene Aspekte werden anschließend kommentiert und zum Teil in Zusammenhang mit der Situation im Pflegealltag gebracht. Dem schließt sich je eine Darstellung der allgemeinen Merkmale des Reaktionsmusters als Verdichtungstyp an. Diese sind so formuliert, dass ihre Geltung über die spezielle Situation der Krankenpflegeprobanden hinaus deutlich wird.[81] In die Darstellung werden auch die Reaktionen von Probanden einbezogen, die ein zweites bzw. ein drittes Mal interviewt wurden, wobei in diesem Kapitel auf eine Veränderung in der Deutung der Probanden zwischen dem ersten Interview und dem Folgeinterview noch nicht eingegangen wird (vgl. Kap. 6).

### 5.2.1 Reaktionsmuster ohne Widerspruchserfahrung

#### 1. Fraglose Übernahme

*Portrait der Probandin MK 1*
*‹Wir mussten zwar relativ schnell arbeiten, «aber um die Patienten haben wir uns trotzdem gekümmert»›*

80 Zitate sind mit «», Paraphrasen sind mit ‹› gekennzeichnet.

81 Diese Systematik lässt sich nicht bei allen Reaktionsmustern durchhalten, da einige nur bei einzelnen Probanden gefunden wurden. Hier entfallen entsprechend die Strategien weiterer Probanden. Auch differieren die ergänzenden Ausführungen sowohl bezogen auf den Umfang, als auch auf die Aspekte, die kommentiert werden, was auf die Unterschiede der Reaktionsmuster zurückzuführen ist. An dieser Stelle ist noch einmal hervorzuheben, dass fast alle Reaktionsmuster (die Ausnahmen sind gekennzeichnet) auch bei anderen Probanden, die im Rahmen des Projekts befragt wurden, nachzuweisen sind.

Für die Mittelkursschülerin MK 1 kommt die im Szenario vorgestellte Konfliktsituation im Krankenhausbetrieb «*sehr häufig*» vor.[82] Sie hat Verständnis sowohl für Harrys Position, der sich für den reibungslosen Stationsablauf verantwortlich fühlt, als auch für Brittas, die stärker eine patientenorientierte Pflege vertritt. Jedoch bewertet sie spontan Brittas Aussage als besser, weil diese die «*irgendwie noch positivere Einstellung dazu*» hat; positiv meint hier: im Interesse der Patientin. Denn Patienten wie Frau M. bedürfen einer entsprechenden Pflege, für die nicht immer ausreichend Zeit vorhanden ist, und das ist für die Probandin normaler Bestandteil ihres Arbeitsalltages. Obwohl sie also mit Brittas Auffassung sympathisiert, weiß sie, dass es zu den Aufgaben der Pflegenden gehört, beiden Forderungen nachzukommen.

Wäre sie die Schülerin im Szenario, würde sie sich in der Situation «*zumindest für diese Patientin*» Zeit lassen. Denn Pflegen bedeutet für MK 1, «*dass man sich auch ein bisschen Zeit lässt*», um die Selbständigkeit einer Patientin wie Frau M. zu fördern. Gleichzeitig würde sie «*vielleicht auch ein bisschen schneller arbeiten*» – «*vielleicht auch mal sagen, jetzt wasche ich ihnen den Po, auch wenn sie* [die Patientin, K.K.] *es selbst machen könnte*», um einen reibungslosen Stationsablauf zu ermöglichen. Sie lässt die Patientin das, «*was sie alles selber, also fast alles, was sie selber machen kann*», auch machen. «*Fast alles*» ist der größte Teil dessen, was die Patientin selber ausführen kann. Bei «*fitten*» Patienten bedeutet das beispielsweise, dass aus Zeitgründen auch mal Pflegetätigkeiten unterlassen werden. So würde sie «*nicht unbedingt die Patienten von vorne bis hinten schrubben*». Denn «*man geht ja auch nicht jeden Tag Baden oder Duschen*», aber die «*wichtigen Stellen*», Intimbereich und Achselhöhlen, werden gewaschen. Zudem ist nach Meinung der Probandin durchaus auch ein persönlicher Beitrag der Pflegenden zu leisten, um entsprechend Zeit für die Patienten zu haben: Man muss «*auch selber mal Abstriche machen*». Das Pflegepersonal sollte z. B. morgens «*eine Zigarette weniger rauchen oder einen Kaffee weniger trinken*». Zur Not würde sie auch mal auf ihr eigenes Frühstück verzichten, «*wenn es sein muss*».

---

82 Die Zitate der Probanden sind in den Portraits durch Anführungszeichen und kursive Schrift kenntlich gemacht. Sie sind zwar in einer Form in den Text eingearbeitet, die den formalen wissenschaftlichen Anforderungen nicht genügt. Eine korrekte Wiedergabe würde aber den Lesefluss derart behindern, dass die Zitate unsinnig werden würden. Weil sie aber in der «Sprache der Probanden» deren Sicht auf den Pflegealltag veranschaulichen und die Verfasserin auf keinen Fall darauf verzichten wollte, die Probanden «sprechen zu lassen», wurden sie in dieser Form in den Text eingefügt. Die Codenummern bzw. Probandenkürzel werden im weiteren wie Namen verwendet, um die Begriffe «Proband» und «Probandin» nicht permanent zu wiederholen. *(...)* kennzeichnet Sprechpausen der Probanden, *[...]* kennzeichnet Auslassungen. (Vgl. auch die Transkriptionsregeln im Materialienband)

Für die Probandin ist die patientenorientierte Pflege genauso handlungsleitend wie das Bemühen, sich im Sinne der Systemrationalität zu verhalten. Beide Anforderungen repräsentieren die Normalität ihres Berufsalltags, der durchaus auch manchmal Konfliktpotential bergen kann, aber strukturell nicht hinterfragt wird. Denn ihre Erfahrung zeigt ihr, dass sie vergleichbare Situationen erfolgreich bewältigen konnte: Sie erlebte eine Situation, in der das Pflegepersonal *«acht Patienten zu waschen gehabt»* hat und trotzdem hat *«alles gut geklappt»*. Sie mussten zwar *«relativ schnell»* arbeiten, *«aber um die Patienten haben wir uns trotzdem gekümmert»*. Ein generelles Problem in solchen Situationen ergibt sich aus ihrer Sicht im Pflegealltag nicht, weil sie den normativen Anspruch einer patientenorientierten Pflege auf bloßes «Kümmern» herunterschraubt. Hat man den Anspruch, sich um Patienten lediglich zu kümmern, so kann man das auch «relativ schnell», weil mit dieser Art der Zuwendung gesichert ist, dass man überhaupt etwas für den Patienten getan hat, gleichzeitig aber offen bleibt, wie intensiv gepflegt wurde. Diese Form der patientenorientierten Pflege sagt nichts darüber aus, ob man dem Patienten und seinen individuellen Bedürfnissen tatsächlich gerecht geworden ist, ermöglicht es aber zugleich, sich nicht gleichgültig den Patienten gegenüber zu verhalten. Die Probandin verliert dabei aus den Augen, dass eine aktivierende Pflege idealerweise für die Patientin darin bestünde, über den momentanen Status der Selbständigkeit hinaus zu gelangen.[83] Das, was hier mit «kümmern» in ein «bisschen Zeit» gemeint ist, kann diesem Anspruch nicht gerecht werden, aber trotzdem erhebt ihn MK 1 fraglos, weil diese Form der pflegerischen Norm den Bedingungen der Praxis abgeschaut und kompatibel mit den zeitlichen Spielräumen im Arbeitsalltag ist.

Die herrschenden Bedingungen im Stationsalltag geben also der Probandin den Rahmen für ihr Verhalten vor. Weil sie sich innerhalb dieses Rahmens problemlos bewegen kann, gibt es für sie keinen Grund, die Praxis kritisch zu hinterfragen.

### *Ergänzungen und Kommentar*

Auch die anderen Probanden mit dem Reaktionsmuster «fraglose Übernahme» sehen wie MK 1 kein grundsätzliches Problem hinsichtlich einer Erfüllung des pflegerischen Anspruchs in ihrem Alltag, obgleich sie die Konfliktsituation kennen. Bei

83 Die Vorstellung, der Förderung der Selbständigkeit der Patientin genüge getan zu haben, indem bereits vorhandene Fähigkeiten z. B. im Rahmen der Körperpflege genutzt werden, zeigt sich bei allen Probanden. Der Stellenwert der Förderung der Selbständigkeit als ein Lernprozess, der angestrengt wird, um die tatsächlich vorhanden Fähigkeiten zu erweitern, wird von keinem der Probanden thematisiert.

allen ist der Aspekt identisch, dass sich die pflegerische Norm an dem orientiert, was der Pflegealltag zulässt und sie den normativen Anspruch der patienten - orientierten Pflege beschneiden. Während MK 1 dies positiv mit «Kümmern» umschreibt, formulieren andere Probanden die Norm in Abgrenzung zu einer Pflege, wie sie nicht sein sollte:

- Die Unterkursschülerin UK 4 findet es *«nicht o. k.»*, wenn Pflegende sich *«so ganz einschränken und wirklich nur einmal abstauben und wieder rausrennen* [aus dem Patientenzimmer, K. K.]». Aus ihrer Sicht wird der pflegerische Anspruch dann erfüllt, wenn die Pflege oberhalb der Grenze von *«durchrennen»*, *«abstauben»* und *«rausrennen»* liegt.
- Die Oberkursschülerin OK 10 ist der Meinung, dass Patienten nicht wie *«Roboter»* behandelt werden dürfen, und wenn sie wie *«ein Häufchen Elend im Bett liegen»*, dann darf man nicht wie am *«Fließband»* arbeiten.

Die Norm wird somit nicht positiv bestimmt, sondern ist aufgehoben in einer Ablehnung von negativen Handlungsweisen, durch die Patienten zu Objekten werden und die bildhaft für eine Dehumanisierung der Pflege stehen («Abstauben», «Rausrennen», «Roboter», «Fließband»). Solange die Pflege im Alltag sich an diesen negativen Bildern messen lassen kann, das heißt «besser» ist, sehen diese Probanden keine Probleme hinsichtlich der Normerfüllung.

- Eine weitere Probandin, die Oberkursschülerin OK 1, glaubt, dass die Pflegenden trotz aller widrigen Umstände den Bedürfnissen der Patienten Rechnung tragen können. Sie schildert dazu aber Bedingungen, unter denen dies gar nicht möglich sein kann: *«Und selbst hier auf der Station kommt es vor, dass wir am Wochenende Sonntagmorgens mit drei Mann sind und haben 17 Pflegefälle und alle Patienten bekommen ihre Bedürfnisse trotzdem.»* Dabei legt sie selber aber die Bedürfnisse der Patienten fest und kann so ihre Vorstellung von einer patientenorientierten Pflege den Bedingungen des Alltags anpassen.: *«Es gibt ja manche verwöhnte Ömmakes hier, die können sich eigentlich selber waschen, die wollen es nicht, die dann einfach in die Waschecke setzen und sagen: so mach alleine, Rücken wasch ich dir und fertig.» «Wir lassen die Patienten trotzdem nicht hängen. Und wenn wirklich noch irgendwo andere Patienten sind, die man von oben nach unten waschen muss oder – gut, dann mache ich das und würde andere Sachen* [z. B. Inhalationen, K. K.] *wegfallen lassen.»*

Keine dieser Probandinnen problematisiert die Anforderungen, die an die Pflegenden gestellt werden, denn aufgrund ihrer Vorstellung davon, was unter patientenorientierter Pflege zu verstehen ist, erfahren sie Norm und Funktion als vereinbar. Ihre Sicht auf den Konflikt ist gleich, weil sie alle die unter den Sachzwängen des Alltags durchführbaren Pflegemaßnahmen und Möglichkeiten der Zuwendung zu einzelnen Patienten zum normativen Pflegestandard erheben. Dieser ist somit für sie verwirklicht.

Die Sozialisation in die bestehenden Verhältnisse führt zu einer Akzeptanz dessen, was erlebt wird. Der theoretisch formulierte Anspruch an die Pflege, den alle Probanden kennen lernen, wird angesichts der erlebten Praxis zurückgenommen bzw. reicht in diese nicht hinein. Der Kenntnisstand der Probanden, der im Laufe der Ausbildung zunimmt, spielt dabei keine Rolle. Das Reaktionsmuster «fraglose Übernahme» ist tragfähig genug, dass selbst nach dreijähriger Ausbildung bzw. nach dem Examen der Widerspruch nicht ins Bewusstsein dringt (vgl. Kap. 6, S. 217).

Obgleich die Auszubildenden im Rahmen der fortschreitenden theoretischen Ausbildung anhand der verschiedensten Krankenpflegethemen und Krankheitsbilder lernen, wie Pflegemaßnahmen korrekt ausgeführt werden, welche Bedeutung sowohl entsprechende Pflegehandlungen als auch eine persönliche Zuwendung für das Wohlbefinden, die Genesung oder Rehabilitation der Patienten haben, ist das Resultat der pädagogischen Bemühungen nicht die Feststellung, dass dies im Pflegealltag auch in der wünschenswerten Form umgesetzt werden sollte. Am Beispiel der Pflege nach dem Bobath-Konzept etwa, welches für diese Untersuchung, bzw. das Szenario (Frau M. hat eine Halbseitenlähmung) eine Rolle spielt, wird den Schülern die Notwendigkeit der Durchführung entsprechender Maßnahmen und Pflegeverrichtungen, ganz abgesehen von psychischen Belangen der Patienten und dem allgemein formulierten Ziel der Förderung der Selbständigkeit, allein aufgrund der pathophysiologischen Zusammenhänge im Unterricht vor Augen geführt. Nun soll damit nicht eine medizinische Sichtweise stark gemacht werden, das heißt die Normverwirklichung soll nicht mit medizinischen Argumenten eingeklagt werden. Jedoch könnten in der immer noch sehr medizinisch ausgerichteten Ausbildung konkrete Punkte, an denen pflegerische Defizite auch hinsichtlich des physiologischen bzw. pathophysiologischen und medizinischen Faktenwissen deutlich werden müssten, mit diesen Theoriewissen zusätzlich erkannt werden. Das gilt für die befragten Probanden aus dem Mittelkurs und dem Oberkurs. Den Unterkursschülern fehlen diese speziellen medizinisch-pflegerischen Kenntnisse aufgrund ihres Ausbildungsstandes. Sie können «nur» den Alltag mit den im Unterricht erlernten Zielen der Pflege und Umgangsformen mit Patienten vergleichen. Aber dieser kritische Vergleich bleibt bei allen Probanden mit diesem Reaktionsmuster aus, gleichgültig wie umfassend deren theoretische Kenntnisse aufgrund des Ausbildungsstandes sind. Die Macht des Faktischen, also das, was sie täglich erleben, scheint so übermächtig zu sein, dass das Erlebte wider – theoretisch – besseren Wissens, gleich wie differenziert dieses ist, fraglos hingenommen wird. Es wird zwar von den Probanden ein Problem erkannt, aber dies ist für sie kein strukturelles Problem, sondern es wird entweder umgedeutet und beispielsweise auf die Krankenhaushierarchie oder die mangelnde Anerkennung ihrer pflegerischen Leistung bezogen, oder aber der Konflikt wird als eine vereinzelt auftretende Konfliktsituation, die es nun mal im Stationsalltag gibt, eingeschätzt, nicht aber als Ausdruck des Widerspruchs in den Anforderungen.

Dieses Reaktionsmuster zeigt, dass die Erwartung, die seitens der Lehrenden immer mit Unterricht einhergeht – nämlich dass theoretische Kenntnisse Handlungsrelevanz haben und auch entgegen der Verhältnisse umgesetzt werden –, enttäuscht werden. Das vermittelte Wissen fließt nicht in das praktische Handeln ein, es wird nicht ernst genommen, es wird vergessen, hat keine gravierende Bedeutung für den Pflegealltag dieser Probanden. In diesem «Nicht-wissen-Wollen» im praktischen Sinne liegt die Kälte, die mit dem Reaktionsmuster einhergeht. Sie führt dazu, dass die Probanden sich nicht mit dem Widerspruch auseinandersetzen müssen. Würden sie das theoretisch Gelernte ernst nehmen, das heißt, würden sie aufgrund der erkannten Bedeutsamkeit des Wissens um Pflegemaßnahmen versuchen, dieses innerhalb der bestehenden Bedingungen praktisch umzusetzen, so gerieten sie in einen moralischen Konflikt. Nehmen sie es nicht ernst, sondern identifizieren sie sich mit der Institution, so wie sie sie erleben, entgehen sie dem Konflikt.

*Allgemeine Merkmale: Der Verdichtungstyp «fraglose Übernahme»*

Der Verdichtungstyp «fraglose Übernahme» zeichnet sich dadurch aus, dass der strukturell verankerte Widerspruch nicht erkannt wird. Vielmehr werden beide Seiten des Widerspruchs – Norm wie Funktion – als Einheit wahrgenommen, welche die Praxis bestimmt. Die Bedingungen des Alltags werden als legitim angesehen und somit fraglos als richtig akzeptiert. Wie selbstverständlich fügt sich der Proband im Alltag den Regeln der Praxis, so wie er sie erlebt. Die Einsicht in die Notwendigkeit der Funktionalität gehört ebenso dazu wie das Wissen um den normativen Anspruch. Dabei steht der Proband der Norm keineswegs gleichgültig gegenüber, er erkennt aber nicht, dass der normative Anspruch im Alltag nicht erfüllt wird und dies innerhalb der vorgegeben Strukturen auch nicht möglich ist. Er zeigt kein Bewusstsein für die widersprüchliche Beziehung zwischen dem, was ist, und dem, was sein soll.

Das auf den ersten Blick erstaunlich erscheinende an diesem Verdichtungstypus, nämlich die durchaus formulierte Forderung des Probanden nach der Erfüllung des normativen Anspruchs und das vermeintliche Gelingen, wird erst plausibel, wenn man dabei im Blick hat, dass das, was an Normverwirklichung erlebt und auch angestrebt wird, bereits funktional gebrochen und deshalb kompatibel mit den Bedingungen ist. Die Praxis wird so gedeutet, dass die Norm, oder das, was der Proband dafür hält, im Alltag als erfüllt angesehen wird. Der Proband ist so in das Regelwerk und die Gepflogenheiten der Arbeitsweisen eingebunden, dass er unreflektiert reproduziert, was er im täglichen Leben erlebt.

Mögliche Bedingungen für diese Deutung können folgende sein:

- Der Proband integriert sich in die Sachzwänge des Alltags und das Regelwerk der Praxis. Die Regeln des Alltags gelten als Konventionen, die vorgeben, wie man sich zu verhalten hat. Eine eigenständige Verantwortung dafür, gestalterisch in den Alltags einzugreifen, wird auf die Konventionen abgeschoben. Diese Anpassung an die Konventionen ist ein Ausdruck dafür, dass der Alltag als unveränderbar angenommen wird.
- Der Anspruch an die Norm ist so weit heruntergeschraubt, dass eine reibungslose Eingliederung in die Praxis möglich ist, weil der Anspruch im Alltag als verwirklicht angesehen wird. Dadurch gibt es in der Praxis kein Problem hinsichtlich der Norm und der ihr entgegenstehenden Funktion. Was dem Probanden und anderen dabei widerfährt, wird unkritisch hingenommen.

## 2. Ahnung von Kälte

*Portrait des Probanden UK 1*
*‹Der Alltag ist «irgendwie» ein «bisschen seltsam»›*

Die Problematik des Szenarios ist für den Unterkursschüler UK 1 *«recht alltäglich»* und *«recht normal»*. Ihm erscheint es jedoch als ein *«bisschen seltsam»*, dass von einem erwartet wird, *«dass man so prinzipiell alles schnell macht. Wobei der Patient unter Garantie irgendwie zu kurz kommt.»* Er erlebt im Alltag, dass *«alles ein bisschen zügig, zügig, zügig nur und kurz gemacht»* wird. *«Und lieber selber machen, wie den Patienten machen lassen, geht ja schneller irgendwie so und da wird auf den Patienten nicht gut eingegangen irgendwie. Aber so ist es auch.»* UK 1 macht mit seinen Aussagen deutlich, dass er es quasi «nicht glauben kann», dass vom Pflegepersonal verlangt wird, zwei nicht zu vereinbarende Anforderungen im Alltag zu erfüllen. Gleichzeitig hält er beide für berechtigt, weil sie zur Normalität seines Arbeitsalltages gehören. Er sieht ein, dass diese notwendig sind, denn *«das Problem ist eigentlich, dass alles geschafft werden müsste. [...] Da laufen ja noch andere Sachen. Es sind ja leider noch mehr Patienten da.» «Und wenn man sich jetzt wirklich nur um die eine* [Patientin, K.K.] *kümmert und dadurch alles andere leidet»*, dann könnte es passieren, dass andere Dinge, die ebenfalls wichtig für die Patienten sind, wie z. B. Untersuchungen, nicht durchgeführt werden. Zudem müssten die Kollegen in dem Moment mehr arbeiten, und dazu sind sie nach seiner Erfahrung nicht bereit. Sie sehen es nicht ein, sich zu beeilen, dass sie also *«durchmalochen»* müssen, während eine Pflegeperson sich Zeit für einen Patienten lassen kann. Zugleich zeigt der Proband eine Sensibilität dafür, dass schnelles Arbeiten zu Nachteilen für die Patientin führt. Eine Patientin mit einer Halbseitenlähmung, wie Frau M. es ist, benötigt seines Erachtens *«Hilfe»*, *«weil das ja auch nicht so ganz leicht ist, mit dieser Situation umzugehen»*. *«Und man muss ja auch versuchen irgendwie, die ein bisschen zu (...) die Ressourcen fördern und ein bisschen zu mobilisieren, irgendwie.»* Somit begegnet er dem «Normalen» mit leichtem Unverständnis und einem gewissen Unbehagen, denn obgleich er um die Norm einer patientenorientierten Pflege weiß, erfährt er eine Praxis, die diesen Anspruch unterläuft.

Der Proband sucht nach einer pragmatischen Lösung, mit der er die widersprüchlichen Anforderungen in Einklang bringen kann. Er würde *«versuchen so zügig wie möglich alles zu machen, allerdings die Patientin nicht zu kurz kommen zu lassen»*. Dazu versucht er abzuschätzen, welche Tätigkeiten er bei ihr durchführt und welche Tätigkeiten er sie selbst durchführen lässt: *«Was ein bisschen großflächiger ist, ich dann irgendwie so, z. B. jetzt irgendwie Brust, Bauch und sonstiges wasche, irgendwie so. Und wenn sie Gesicht macht und Schulter oder irgendwie so ein bisschen. Ein bisschen abschätzen was so (...) so ein Mittelweg. Das wär' ganz gut.»*

Irritierend ist für ihn das mangelnde Engagement und die Gleichgültigkeit der Pflegenden gegenüber den Patienten. Noch drastischer erfährt er dies in dem Verhalten der Examinierten gegenüber den Auszubildenden. Er schildert eine Situation, in der die examinierten Pflegenden nicht zu Patienten gegangen sind, die geschellt haben, sondern darauf warteten, dass ein Schüler die Arbeit erledigt: *«Also die standen echt vor der Tür eigentlich und sind dann vorbeigegangen. Weil die wussten, da ist der und der Patient drin. Da geh ich nicht rein, kann ich mir nicht antun.» «Die standen neben der Schelle, es hat geschellt [ ... ] standen da an der Tür, sind da vorbeigegangen und haben darauf gewartet, dass die Schüler dahin gehen.» «Muss auf's Steckbecken oder so, nee, anstrengend, nee, nee, kann lieber der Schüler hingehen.»*

So wie sich der Pflegealltag für den Probanden darstellt, ist es eine *«schlimme Situation eigentlich»*. Er ahnt, dass moralisch etwas nicht stimmt, bezieht dies sowohl auf die Verhaltensweisen seiner Kollegen, als auch auf die Selbstverständlichkeit, mit der prinzipiell schnelles Arbeiten auf den Stationen eingeklagt wird, obwohl die Patienten dabei zu kurz kommen. Diese *«seltsame»* Situation im Pflegealltag verunsichert ihn. Er versucht, sich situationsabhängig anzupassen und einen Mittelweg zu finden. Der Proband zeigt ein Unbehagen über die Situation, wegen der offensichtlichen Tatsache, dass negative Folgen für die Patienten daraus resultieren können. Unbegriffen bleibt dabei, dass die Nötigung zu diesem Spagat aus den strukturellen Bedingungen des Berufsalltags resultiert.

*Ergänzungen und Kommentar*

Der Oberkursschüler OK 5 erfährt genauso wie UK 1 die Diskrepanzen des Alltags als Normalität: Er kennt den «Zwiespalt», *«dass man sich beeilen soll und eigentlich mehr Zeit für die Patientin braucht, bei einer Sprachstörung z. B.»*. Er berichtet: *«Uns wird das hier ja eingebläut, dass wir uns auf die Patienten konzentrieren sollen, sie vernünftig zu pflegen und nicht so abzufertigen. Aber das ist halt nicht möglich.»* Im Gegensatz zu UK 1 sieht er die negativen Folgen eines solchen Pflegealltags klarer: *«Es ist halt meist nicht möglich, eine gezielte Pflege durchzuführen, und das bringt halt nichts.»* Dies interpretiert aber auch er nicht als Folgen des strukturellen Zusammenhangs. Vielmehr zeigt er mit «achselzuckender Betroffenheit» die negativen Folgen für die Patienten auf. Für seinen praktischen Umgang mit der Situation bedeutet das, sich wechselnd solidarisch zu zeigen. Er bezieht letztlich zu dem gesamten Konflikt keine Stellung.

Wie bei der «fraglosen Übernahme» nehmen die Probanden mit dem Reaktionsmuster «Ahnung von Kälte» die an sie herangetragenen widersprüchlichen Anforderungen wie selbstverständlich hin. Dadurch wird der Konflikt zu einem normalen Bestandteil ihrer Pflegepraxis. Der Unterschied zwischen den Reaktionsmustern besteht in der Wahrnehmung der Spannung des Alltags als dem Unterlaufen des pflegerischen Anspruchs. Das lässt sich indessen vor dem Hintergrund ihrer Praxiserfahrungen für die Probanden nicht auflösen. Sie können im Pflegealltag handlungsfähig bleiben, indem sie pragmatisch verfahren und z. B. in konkreten Situationen einen Mittelweg suchen. Darüber hinaus nehmen sie den konflikthaften Alltag, wenn auch mit Unbehagen, hin.

*Allgemeine Merkmale: Der Verdichtungstyp «Ahnung von Kälte»*

Zu den Merkmalen dieses Verdichtungstypus zählt die Wahrnehmung, dass Menschen in ihrem Alltag mit zwei sich widersprechenden Forderungen konfrontiert werden. Diese Forderungen können konkret benannt werden. Ein Verhalten entsprechend der Norm wird als das «Richtige» und ein Verhalten entsprechend der Funktionalität wird als legitim anerkannt. Der Zusammenhang von Norm und Funktion als objektiver Widerspruch wird nicht in seiner Wechselbeziehung wahrgenommen, sondern getrennt betrachtet. Zugleich wird gesehen, dass es zu Schwierigkeiten hinsichtlich der Erfüllung des normativen Anspruchs kommt, und es ist ein Bewusstsein dafür vorhanden, dass dies zu negativen Folgen führen kann. Die daraus resultierenden Konflikte gehören für den Probanden zur Normalität des Alltags. Zwar wird auch bei diesem Verdichtungstypus der Alltag, so wie er erlebt wird, als noch akzeptabel hingenommen, nur zeigt dieser Proband im Gegensatz zu der «fraglosen Übernahme», dass diese Hinnahme mit einem Unbehagen oder Unverständnis hinsichtlich der Normalität einhergeht. Diese Unstimmigkeit wird aber nicht in dem Sinne problematisiert, dass sie ergründet wird. Statt dessen werden pragmatische Maßnahmen vorgeschlagen, mit denen versucht wird, konflikthafte Situationen zu lösen. Das jedoch gelingt nur partiell, also nur für einzelne Situationen, nicht aber mit Blick auf den gesamten Alltag. Die Realität wird mit ihren konflikthaften Situationen so hingenommen, wie sie ist, denn eine Strategie zur Auflösung der Problematik kann der Proband nicht bieten. Zurück bleibt eine Ahnung, dass innerhalb der bestehenden Strukturen und somit innerhalb der Normalität des Alltags moralisch etwas nicht stimmt.

## 5.2.2 Reaktionsmuster der praktischen Hinnahme

Die beiden nächsten Reaktionsmuster sind als 3.a und 3.b bezeichnet. Das soll die Nähe der Reaktionsmuster zueinander herausstellen, denn auf die Erkenntnis, dass der Widerspruch in den Anforderungen sich nicht auflösen lässt und eine Verletzung des normativen Anspruchs unumgänglich ist, reagieren die Probanden komplementär: Während die einen sich im Bewusstsein ihrer Hilflosigkeit der Übermacht der Verhältnisse fügen und darunter leiden, sichern sich die anderen durch Anpassung ihren Vorteil, auch wenn dies auf Kosten anderer geht.

### 3. a) Opfer

*Portrait der Probandin MK 8*
*«Mein Gott, warum meckern die die ganze Zeit, ich mach doch gar nichts, so?»*

Für die Mittelkursschülerin MK 8 heißt Krankenpflege *«eigentlich, dass man den Patienten Zuwendung zukommen lässt»*. Vor allen Dingen Patienten wie Frau M. mit einer Halbseitenlähmung benötigen, so stellt sie im Hinblick auf das Szenario fest, *«ziemlich viel Zuwendung und Hilfe»*, weil sie in besonderer Weise gefördert werden müssen, so dass sie *«möglichst viele Sachen selber»* machen können. Die Probandin möchte *«den Patienten ja auch was Gutes tun und ihnen helfen. Und nicht nur hinterherwetzen, wie Fließbandarbeit.»* Ihr Verständnis von Krankenpflege drückt sich also aktiv in «Zuwendung» und «Gutes tun» mit dem Ziel der Förderung der Selbständigkeit der Patienten aus.

Den Stationsalltag erlebt sie im Gegensatz dazu als *«ziemlich hektisch, man hat kaum Zeit für die Patienten. Und auch für die sehr Pflegebedürftigen hat man sehr wenig Zeit. Und wenn man sich Zeit für diese Patienten nehmen möchte, dann kann man das einfach aufgrund der vielen Arbeit nicht.»* Die Rahmenbedingungen, unter denen die Pflege stattfindet, stehen ihrer Vorstellung von Pflege damit konträr gegenüber und verhindern die dem Patienten gebührende Zuwendung.

Um den Konflikt des Szenarios zu lösen, schlägt sie eine bessere Arbeitsorganisation vor. Diese bezieht sich zum einen auf den Arbeitsablauf der Station: Patienten können z. B. nach dem Frühstück gewaschen werden. Zum anderen bezieht sich eine bessere Arbeitsorganisation auf den Handlungsablauf bei den Pflegemaßnahmen. Hier entscheidet sie *«situationsbezogen»*, bei welchen Pflegemaßnahmen der Patient aktiv miteinbezogen wird, so dass trotz des Zeitdruckes eine Förderung der Selbständigkeit, wenn auch nur teilweise, möglich wird. Theoretisch wäre es aus ihrer Sicht zwar trotzdem denkbar, sich mehr Zeit für die Patienten zu nehmen, es bedeutete aber, dass andere Kollegen dafür *«ein bisschen mehr Arbeit»* erledigen müssten. Es müsste eine *«gewisse Gemeinschaftsarbeit»* geleistet werden, und derjenige, der sich für einen Patienten angemessen Zeit lässt, würde dann *«unterstützt»*, weil die Kollegen akzeptierten, wenn Pflegende sich für einen Patienten mehr Zeit nähmen. Aber genau das erlebt die Probandin MK 8 nicht. Vielmehr erfuhr sie schon zu Beginn ihrer Ausbildung, dass sie schnell zu arbeiten hat. Sie berichtet dazu von einer Situation, in der sie eine Patientin bei der Körperpflege unterstützt hat. Ihr wurde gesagt: *«Mach doch mal schneller, beeil dich, wir haben jetzt nicht so viel Zeit.»* Die Probandin sieht sich im Stationsalltag durch den Zeitdruck und das Verhalten ihrer Kollegen genötigt, schnell zu arbeiten, und zusätzlich wird sie von ihren Kollegen in einer Form kritisiert, dass sie an sich und ihren Fähigkeiten zweifelt. *«Dass man dann raushört: mein Gott, bist du langsam, mach doch mal hin, und: kannst du nicht schneller.»* Sie spürt dann: *«Entweder macht man was falsch oder man taugt zu nichts. So, so die Art kam dann rüber, mein Gott, bist du immer noch nicht fertig, merkst du eigentlich nicht wie langsam du bist.»* Sie wird *«ziemlich oft angemeckert»*, *«von wegen, dass man es zu lange macht, und mach doch mal hinne und schneller und wir haben noch was anderes zu tun»*. Dieser Kritik fühlt sie sich sogar dann noch ausgesetzt, wenn sie versucht, *«sich ein bisschen schneller zu beeilen, damit man nicht andauernd angeschissen wird»*. In dieser gesteigerten Form des Sich-Beeilens – «ein bisschen schneller beeilen» – zeigt sich die gesteigerte Bemühung der Probandin, den Anforderungen gerecht zu werden. Jedoch scheint auch das nicht ausreichend für ihre Kollegen zu sein. MK 8 ist verunsichert, *«wenn man die ganze Zeit nur hört: du bist so schlecht. Also kriegt man dann ja praktisch gesagt.»* Sie hat das Gefühl, dass sie *«total schlecht»* ist und *«zu nichts taugt»*. Dabei ist die Probandin selber aber der Meinung, *«wenn man einen pflegebedürftigen Patienten [...] hat, was mehr Zeit in Anspruch nimmt, dass man das auch akzeptiert»*. Denn die Pflege darf aus ihrer Sicht nicht in einer Form durchgeführt werden, die mit einer *«Fließbandarbeit»* verglichen werden kann. Da ist *«keinem mit geholfen»*. *«Weil Krankenpflege heißt ja eigentlich, dass man den Patienten Zuwendung zukommen lässt. Aber das (...) wenn die Zeit nicht da ist, kann man das auch nicht.»*

Obgleich die Probandin ihrer Hoffnung Ausdruck verleiht, durch ihre Vorschläge könne sich die Situation im Stationsalltag verbessern, sieht sie, dass es in der Realität nicht der Fall ist. Jedoch ist sie der Meinung, *«dass man sich schon mal Gedanken darüber machen sollte, wie man es besser machen könnte»*. Denn so wie sich die Situation im Stationsalltag für sie darstellt, ist sie in zweifacher Hinsicht unbefriedigend für sie: Erstens erkennt sie, dass sie sich den Patienten nicht in der Form zuwenden kann, wie es ihrer Vorstellung nach notwendig wäre. Und zweitens ist sie selbst die Zielscheibe für eine Kritik, die sie nicht versteht, denn aus ihrer Sicht muss es doch akzeptiert werden, dass die Pflege bei den Patienten, die Zuwendung und Hilfe benötigen, auch Zeit braucht. Die geforderte Solidarität unter den Kollegen und die «Gemeinschaftsarbeit» erlebt sie aber nicht, und der Zeitdruck im Arbeitsalltag verhindert eine Pflege, die sich an den Bedürfnissen der Patienten orientiert. Sie leidet unter der Kritik ihrer Arbeitskollegen, die damit wiederum den Zeitdruck des Arbeitsalltags an sie weitergeben. Und da sie sich zudem bei der Pflege auch noch beeilt, bzw. Kompromisse eingeht, also selber schon Zugeständnisse macht, um den Kollegen gerecht zu werden, kann sie nicht nachvollziehen, warum sie permanent kritisiert wird: *«Mein Gott, warum meckern die die ganze Zeit, ich mach doch gar nichts, so?»* Letztlich findet sie keine Lösung für diesen Konflikt. *«Also wie man das jetzt besser machen könnte, hätte ich jetzt auch keinen großen Ratschlag für.»*

Sie ist irritiert, kann die Kritik nicht begreifen, denn sie weiß nicht, was sie falsch macht. Sie merkt nur, dass ihre Bemühungen scheitern, ja sie selbst in den Augen der Kollegen an den Anforderungen des Alltags scheitert. Es bleibt ihr nichts anderes übrig, als die Kritik hinzunehmen und sich den Gegebenheiten des Stationsalltags zu fügen. Hilflos hält sie dabei an ihrer Vorstellung von Pflege fest, obgleich sie im Alltag immer wieder die Erfahrung macht, dass dies nicht mit den Arbeitsbedingungen und dem Verhalten ihrer Kollegen zu vereinbaren ist, und offensichtlich auch gar nicht erwünscht wird. Sie sieht sich in der Position der Schwächeren und in zweifacher Hinsicht chancenlos: Sie kann ihre Vorstellung von Pflege nicht realisieren und wird auch in ihren Bemühungen, allen gerecht zu werden, nicht von den Kollegen akzeptiert. Egal was sie macht, immer ist es falsch.

*Ergänzungen und Kommentar*

Auch andere Probanden haben die Erfahrung gemacht, dass die Erwartungen der Kollegen an ihre Arbeitspraxis nicht mit dem übereinstimmt, was sie in der Schule gelernt haben.

- Die Unterkursschülerin UK 2 wertet die Inhalte, die sie im theoretischen Teil ihrer Ausbildung gelernt hat, als gut und richtig. Deswegen sieht sie diese als verbindlich für ihre Praxis an. Sie nimmt sich immer wieder vor, *«ich mach alles so, wie es in der Schule beigebracht wird»*. Gleichzeitig musste sie die Erfahrung machen, dass genau das von ihr im Stationsalltag gar nicht verlangt, sondern es als viel wichtiger erachtet wird, sich den Arbeitsgepflogenheiten der Kollegen anzupassen. Sich auf Dauer gegen deren Arbeitspraxis zu wenden, *«das kann man nicht durchhalten, das kann man überhaupt»*. UK 2 sieht sich zu von ihr moralisch nicht zu vertretenden Verhaltensweisen gezwungen, weil man als einzelner auf Dauer nicht stark genug sein kann, um sich gegen die schlechten Gepflogenheiten aufzulehnen. In ihrem Bewusstsein hätte eine Auflehnung persönliche negative Konsequenzen zur Folge, die sie sich als bis hin zum Arbeitsplatzverlust reichend ausmalt. All das führt dazu, dass sie vor diesen Anforderungen kapituliert und sich mit schlechtem Gewissen den Gepflogenheiten anpasst.

- Die Probandin UK 7 zeigt noch deutlicher diesen Druck, indem sie geradezu Angst vor den examinierten Pflegekräften hat. Sie macht ihre Art zu pflegen von ihren Kollegen abhängig, weil sie Angst hat, sonst Ärger zu bekommen: *«Ja und da schließt du dich einfach an und sagst nichts dazu, weißt, du musst fertig werden, willst auch keinen Ärger kriegen. Und dann machst du es einfach.»* Könnte sie allein entscheiden, wie sie bei der Pflege vorgeht, so würde sie anders pflegen und einen Weg suchen, mit dem sie schnelles Arbeiten und individuelle Betreuung verbinden könnte. Dies ist ihr unter den gegebenen Umständen im Stationsalltag jedoch nicht möglich. Sie fühlt sich von ihren Kollegen so eingeschüchtert, dass sie sich nicht trauen würde, das, was sie nicht für gut hält, auch nur ansprechen.

- Die Oberkursschülerin OK 2 sieht sich ebenfalls zu Verhaltensweisen gezwungen, die im Widerspruch zu ihrem Verständnis von Pflege stehen. Der Unterschied zu den anderen Probanden ist, dass sie die Ursache für den Druck, dem sie sich ausgesetzt sieht, nicht primär auf Autoritäten, sondern deutlicher auch auf die strukturellen Bedingungen des Krankenhauses zurückführt. Sie sieht sich in der Praxis gezwungen, die Erledigung aller anfallenden Arbeiten und die Zuwendung für die Patienten gegeneinander abzuwägen. Das ist für sie schwierig, *«aber wenn man das nicht macht, dann bekommt man da Theater»*. Sie verweist damit auf Sanktionen, die sie erfahren könnte, wenn sie sich nicht an der Vorgabe orientieren würde, schnell zu arbeiten. Sie sieht selber, dass *«sonst die andere Arbeit ja liegen bleibt»*. Sie weiß: *«Es geht einfach immer um die Zeit, dass man öfter und ständig auf die Uhr guckt und sich sagt, das, das, das ist noch zu tun. Der Patient kommt dann zu kurz, weil man sich nicht um ihn kümmern kann.»* Entscheidend für die Art und Weise ihrer Pflege ist allein der Arbeitsanfall und die zur Verfügung stehende Zeit. *«Es wäre schön, wenn man Zeit hätte und alles machen könnte für die Patienten.»* Aber aufgrund ihrer Alltagserfahrungen kann sie sich keine Praxis vorstellen, in der der normative Anspruch der

Pflege erfüllt wird, auch wenn das Pflegepersonal sich dies vornimmt. Der Zeitdruck und die Arbeitsmenge werden von ihr als so übermächtig erlebt, dass sie keine Chance sieht, die Patienten so zu pflegen, wie es angemessen wäre. Um sterbende Patienten beispielsweise, die Zuwendung und Hilfe bräuchten, kann man sich nicht kümmern, *«weil die Station tobt»*. Sie erlebt häufig, *«dass die Patienten dann sterben und dann wird einfach die Tür zugemacht und dann ist er tot»*. Diesen Gegebenheiten steht sie hilflos gegenüber, und sie erkennt für sich keine Möglichkeit, die Situation zu verändern. Sie sieht sich selbst als *«eine unter vielen»* und glaubt, dass sie es *«alleine niemals ändern kann und deshalb. (...) Es ist einfach so. Es sind so viele Patienten und so viel zu tun. Es ist leider so.»* Die strukturellen Bedingungen des Krankenhauses nimmt sie als etwas schicksalhaft Verhängtes hin, an dem sie nichts ändern kann.

Vergleicht man die Aussagen der vier Probanden, so stellt man fest, dass hier eine Verschiebung der Sichtweise vom Unter- und Mittelkurs zum Oberkurs stattfindet. Ausschlaggebend für das Anpassungsverhalten der Probanden MK 8, UK 2 und UK 7 sind weniger die objektiven Bedingungen und die eigene Erkenntnis, dass nur mit einer Arbeitsweise, die mit einer Verletzung der Norm einhergeht, der Arbeitsanfall zu bewältigen ist. Vielmehr spielen primär das Sozialverhalten der examinierten Kollegen und zu erwartende bzw. bereits erfahrene Sanktionen eine Rolle. Es ist quasi der «verlängerte Arm» der strukturellen Bedingungen in Gestalt der examinierten Pflegekräfte, der auf sie einwirkt. Der Blick dieser Probandinnen spiegelt so eine gewisse Hoffnung hinsichtlich der Erfüllung der Norm wider; wäre das Verhalten der anderen Mitarbeiter verständnisvoller, so wären die Probleme der Probandinnen geringfügiger. UK 2 müsste nicht um ihren Arbeitsplatz bangen, UK 7 könnte nach ihren Prinzipien pflegen, mit denen ihr nach eigener Einschätzung eine Vermittlung von Norm und Funktion gelingen würde und MK 8 würde nicht unter einem negativen Selbstbild leiden, und mit einem kollegialen Verhalten untereinander könnte der Alltag für sie besser zu bewältigen sein. Die Probandin aus dem Oberkurs fügt sich in erster Linie einer schnellen Arbeitsweise aufgrund ihrer eigenen Erkenntnis, dass die anfallende Arbeit ansonsten nicht bewältigt werden kann. Zu vermuten wäre, dass sie aufgrund ihrer längeren praktischen Erfahrungen einen anderen Überblick über anstehende Aufgaben im Laufe eines Arbeitstages hat. Sie ist bereits so in das Regelwerk der Pflegepraxis integriert, dass sie keine weiteren Hinweise mehr benötigt: Sie hat sich eine schnelle Arbeitsweise angeeignet und beeilt sich von selbst, weil sie weiß, dass das von ihr erwartet wird. Eine Möglichkeit, positiv auf die eigene Pflegepraxis einzuwirken, um Veränderungen herbeizuführen, sieht keiner der Befragten mit diesem Reaktionsmuster.

*Allgemeine Merkmale: Der Verdichtungstyp «Opfer»*

Dreh- und Angelpunkt des Verdichtungstypus «Opfer» ist die Erfahrung, dass der für gut und richtig anerkannte normative Anspruch in der Praxis nicht erfüllt, aber trotzdem an ihm festgehalten wird.

Der Proband weiß, wie er sich gemäß der Norm verhalten muss, und das strebt er auch an. In seiner Deutung der Konfliktsituation spiegelt er jedoch Erfahrungen wider, die zeigen: er kann sich nicht darauf verlassen, dass die Norm von allen als verbindlich angesehen wird. Er hat in unterschiedlichen Situationen die Erfahrung gemacht, dass es zu einem Widerspruch zwischen der anzustrebenden Norm und seiner sozialen Praxis kommt. Diese Situationen werden nicht als Ausnahmen von der Regel gedeutet, sondern es resultiert als generelle Erwartungshaltung, dass er sich mit seinen Bemühungen um den normativen Anspruch nicht durchsetzen kann. Er erkennt, dass er gegen die Übermacht der Verhältnisse nichts ausrichten kann. In seinem Bewusstsein bleibt ihm nichts anderes übrig, als sich den Gegebenheiten anzupassen. Setzt der Proband auf die Erfüllung der Norm und orientiert sich daran, so scheitert er im Alltag, weil dieses Verhalten keineswegs immer als gewünscht erfahren wird. Passt er sich hingegen den Verhältnissen an, weil er keine andere Möglichkeit sieht, so scheitert er erneut; diesmal weil er zu Handlungen genötigt ist, die für andere Personen von Nachteil sind. Er muss eine Missachtung der Norm in seiner täglichen Praxis nicht nur bei anderen Personen hinnehmen, sondern sieht sich gezwungen, selber so zu handeln. Er zieht dabei keine Vorteile aus dem Anpassungsverhalten, bleibt vielmehr in seiner Opferrolle verstrickt, weil er die Nachteile seines Verhaltens nicht mit Gleichgültigkeit, sondern mit Bedauern betrachtet. Den Widerspruch kann er nicht auflösen. Diese Erkenntnis führt zu einer ohnmächtigen Hinnahme dessen, was im Alltag erlebt wird.

In seiner subjektiven Wahrnehmung bietet ihm dieses Reaktionsmuster aber dennoch eine Flucht aus der Spannung zwischen Norm und Funktion: Er stilisiert die Ohnmacht, die ihn zum Opfer macht, durch die konsequente Orientierung an der Norm hoch, auch wenn er machtlos hinsichtlich ihrer praktischen Umsetzung ist. Er identifiziert sich mit der Rolle des Schwächeren, der alleine nichts gegen die Strukturen ausrichten kann. Das führt dazu, dass entgegen des besseren Wissens, dass die eigene Sicht die richtige ist, er innerhalb des Bestehenden verharrt.

### 3. b) Täter

*Portrait des Probanden OK 12*
*‹Manchmal geht man «zu teilnahmslos mit den Menschen» um. Aber das muss «jeder mit sich klären»›*

«*Ganz realistisch gesehen*» stellt sich die Situation im Pflegealltag für den Probanden OK 12 so dar, dass einiges «*auf der Strecke*» bleibt. Und das ist für ihn teilweise auch nicht anders «*machbar*». Eine «*vernünftige Pflege*» durchzuführen, ist «*relativ zeitaufwendig*», und aufgrund des herrschenden Zeitdruckes sieht er sich gezwungen, schnell zu arbeiten. Das bedeutet für ihn, dass an Stelle einer Aktivierung des Patienten im Rahmen der Pflege, das Pflegepersonal entsprechende Tätigkeiten durchführt, «*obwohl der Patient sie durchführen könnte und sollte*». Aber das «*sind natürlich alles unheimlich zeitintensive Sachen*».

Der Proband weiß, dass die Förderung der Selbständigkeit bei Patienten mit Halbseitenlähmung wichtig ist und er sieht im Umgang mit diesen Patienten auch die Schwierigkeiten, die mit einer Sprachstörung einhergehen. Ist er selber in der Situation, eine Patientin wie Frau M. zu pflegen, dann ist es für ihn eine «*Stresssituation*». «*Stress baut sich natürlich in dem Augenblick auf. Ganz einfach, ne, weil irgendwo (...) ist da so ein gewisser Druck hinter so, ich muss jetzt schnell, und jetzt kommt nichts rüber, was will sie denn jetzt.*» Es bleibt dem Probanden dann nichts anderes übrig, als die Körperpflege «*komplett*» zu übernehmen und die Patientin «*komplett fertig*» zu machen, aber wenigstens zu versuchen, ihr zu erklären, dass es «*heute mal eben schneller gehen soll als ansonsten*».

Die Pflege wird so aus seiner Sicht «*ein bisschen auf der Strecke bleiben*». Aber dies relativiert er, indem er zwei Formen der Pflege unterscheidet. Einmal gibt es für ihn die «*Pflege so gesehen*». Das ist die komplette Körperpflege. Die übernimmt er aus zeitlichen Gründen. Die zweite Form der Pflege ist die «*weiterführende Pflege*». Unter weiterführender Pflege versteht der Proband die Förderung der «*Selbständigkeit*» und der «*Eigeninitiative der Patienten*». Diese bleibt «*zwangs - läufig*» auf der Strecke. Dass das nicht richtig ist, ist ihm bewusst. Aber er muss mit diesen Defiziten im Pflegealltag zurechtkommen, ob er «*will oder nicht*». Also versucht er, nachdem die «*morgendliche Wäsche [...] durchgezogen ist*», noch «*irgendwie was mit den Patienten zu machen [...] ein paar Maßnahmen*» durchzuführen. Welche Maßnahmen das sein können, dazu äußert er sich nicht. Er präsentiert auch keine Strategie, wie diese Maßnahmen im Rahmen des knappen Zeitbudgets in den Arbeitsablauf integriert werden können. Nur dass es notwendig ist, «*ein paar Maßnahmen*» durchzuführen, das weiß er. Mit der Trennung der Pflegemaßnahmen, die sich allein an der mangelnden Zeit orientiert, werden jedoch die individuellen Bedürfnisse der Patienten ausgeblendet. Darauf einzugehen, steht an zweiter Stelle. Zunächst hat der Proband im Blick, dass er «*ja irgendwie die Arbeit bewältigen*» muss.

Zu «*Problempatienten*» geht «*man*» nicht so gerne, «*weil sie halt schwierig zu handhaben sind, man kann mit denen nicht sprechen*». Da macht es «*nicht so viel Spaß [...] weil es halt schwierig ist, ne*». «*Schwierig*» bezieht sich einerseits auf die Situation für ihn persönlich, denn er ist seitens seiner Kollegen dem «Druck» ausgesetzt, schnell zu arbeiten und das lässt sich mit einer individuellen Betreuung nicht vereinbaren. Andererseits bezieht es sich auf den Zustand der Patienten. Denn geht es ihnen schlecht, sind sie «*wirklich schwer krank*» oder «*präfinal*», oder haben sie «*große Dekubiti*», dann geht er nicht «*mit so einem guten Gefühl hin*». Er ist «*hilflos*» in solchen Situationen und empfindet es als frustrierend, wenn man das «*Tag für Tag*» macht. Also geht er lieber zu Patienten, mit denen er sprechen kann, die ihm sympathisch sind, mit denen er gut auskommt. Seiner Ansicht nach geht keiner «*gerne*» zu schwierigen Patienten, «*weil man da immer irgendwie gegen einen Widerstand anarbeiten muss*». Seine Sicht auf das «Widerständige» im Umgang mit den Patienten kann als doppeldeutig bezeichnet werden. «Widerstand» bezieht sich auf die Patienten und deren mangelnder Kooperationsbereitschaft, bzw. -fähigkeit. Denn zunächst einmal müsste er im Rahmen der Pflege diesen Widerstand der Patienten gegenüber erforderlichen Pflegemaßnahmen auflösen, was zeitintensiv ist. Zeitintensiv ist ebenfalls der Umgang mit Patienten, die unfähig sind, sich zu artikulieren, und Patienten mit einem großen Pflegebedarf, der aus den Krankheitsbildern resultiert. Das lässt sich nicht mit dem Zeitdruck vereinbaren, dem der Proband sich ausgesetzt sieht. Und das führt zu einem Widerstand bei dem Probanden, sich diesen Patienten zuzuwenden. Es bedeutet für ihn nun nicht, dass man die Pflege bei diesen Patienten «*in dem Sinne jetzt schlechter macht*». «*Sicher, man macht sie [die Pflege, K. K.] natürlich*», aber eben nicht so gerne.

Zu Beginn seiner Ausbildung benötigte er für die Pflege von «schwierigen» Patienten noch viel mehr Zeit als jetzt. Damals traute «*man sich noch nicht so, die Leute […] anzufassen, […] entsprechend anzufassen, zu drehen*». Im Laufe der Zeit hat er sich jedoch eine «*Technik*» angeeignet. Er hat nun «*eine ganz andere Routine, man geht ganz anders damit um*». Er fragt sich dabei, «*ob es immer so gut ist*». «*Also, ob man manchmal nicht zu, ja, wie soll ich das sagen, nicht zu grob, ja grob ist übertrieben, aber zu teilnahmslos mit den Menschen umgeht, so*». «*Also, wobei jetzt, irgendwie, man einfach zu nachlässig geworden ist, oder man allgemein zu gleichgültig geworden ist.*» Aber das ist für ihn ein Punkt, den «*jeder mit sich klären*» muss.

*Kommentar*

Der Proband zeigt ein ambivalentes Verhältnis zu dem beschriebenen Umgang mit Patienten. Eher in gedankenexperimenteller bzw. verallgemeinernder Weise, die sich in dem Begriff «man» ausdrückt, als in der Benennung seines eigenen Verhaltens beschreibt er seinen Alltag. Einerseits sieht er aufgrund der strukturellen Bedingungen eine Rechtfertigung solcher Umgangsweisen, andererseits weiß er, dass er aufgrund der postulierten Norm kein Recht bekommen würde. Das ungute Gefühl, welches ihn beschleicht, wenn er «schwierige» Patienten pflegt, resultiert aus der Reflexion über den Umgang mit diesen Patienten wider des normativen Anspruchs. Auch die Frage, ob man zu teilnahmslos mit den Menschen umgehe, zeigt eine Bewertung und das Wissen, dass dieses Verhalten nicht das richtige ist. Und trotz der Skrupel, die mit der Beschreibung der Formen des Umgangs mit den Patienten deutlich werden – «zu teilnahmslos», «zu nachlässig» – passt sich der Proband den Verhältnissen der Praxis im eigenen Interesse an. Er rechtfertigt sein Verhalten damit, dass es aufgrund der Rahmenbedingungen nicht anders möglich ist: Er sieht sich dem Druck der Kollegen und dem Stress ausgesetzt, er muss gegen Widerstände anarbeiten, er muss mit seiner Hilflosigkeit umgehen, und er muss seine Arbeit bewältigen. Eine bewusste Verletzung der Norm nimmt er billigend in Kauf. Den Umgang mit Patienten beschreibt er so allgemein mit «man», dass damit gleichermaßen Kollegen wie auch er selbst gemeint sein können und zudem in einer Form, die moralische Kritik geradezu herausfordert: «nachlässig», «grob», «teilnahmslos». Die Schlussfolgerung aus der eklatanten Normverletzung, die er mit den Begriffen zum Ausdruck bringt, ist aber nicht eine Kritik, vielmehr verweist er auf die Eigenverantwortung jeder einzelnen Pflegeperson für ihr Verhalten gegenüber den Patienten. Er fordert damit auch indirekt ein, dass sein Verhalten als statthaft hingenommen wird, weil er sich selber innerhalb der Zwänge des Pflegealltages bewegen muss. Er akzeptiert damit die Praxis so, wie er sie erlebt, denn das muss er aus seiner Sicht, ob er «will oder nicht». Der Aspekt seiner Sichtweise auf den eigenen Alltag, der ihn zum «Täter» werden lässt, bezieht sich auf die bewusste Billigung der Normverletzung, die er im Stationsalltag beobachtet, auf sein eigenes Verhalten gegenüber «schwierigen» Patienten und seine Orientierung an der Pflege von Patienten, die für ihn angenehmer sind, die einfacher zu pflegen sind und die ihn nicht frustrieren. Er sichert sich einen eigenen Vorteil im Pflegealltag, und das bedeutet, dass er sich ohne Bedenken am Schlechten orientiert, um dem Druck der Kollegen zu entgehen. Die herrschenden Verhältnisse im Pflegealltag dienen ihm als Rechtfertigung für das eigene Verhalten. Der Proband richtet sich nicht gegen ein moralisch gebotenes Verhalten im Pflegealltag und zeigt damit eine offene Abkehr von der Moral, vielmehr ist seine Rechtfertigung selbst als eine moralische zu verstehen.

### *Allgemeine Merkmale: Der Verdichtungstyp «Täter»*

Die Erkenntnis, dass die Norm im Alltag nicht verwirklicht werden kann, hat der «Täter» mit dem «Opfer» gemeinsam. Während das «Opfer» sich jedoch subjektiv auf die Seite der Norm «schlägt», lässt sich der «Täter» in der Form kalkulierend auf die Praxis ein, als dass er versucht, sich möglichst für ihn vorteilhaft darin zu bewegen. Das wird dadurch erreicht, dass er die Anforderungen, die an ihn gestellt werden, abwägt und hinsichtlich der Vorteile für seine eigene Person beurteilt. Dass dies auf Kosten anderer Personen geht, wird in Kauf genommen. Diese bewusste Billigung der Normverletzung und die aktive Anpassung daran resultieren aus der Erkenntnis, dass er die Situation im Alltag ohnehin nicht zu einer Besseren wenden kann. Obgleich der Proband für sich keine andere Möglichkeit sieht, innerhalb des spannungsreichen Alltags zu bestehen, zeigt er ein ambivalentes Verhältnis zu seiner Rolle. Denn ihm ist bewusst, dass sich sein Verhalten gegen eine postulierte Norm richtet. Er fühlt sich aufgrund der strukturellen Bedingungen im Recht, sich gegen die Norm zu verhalten, weil er sich zu diesem Verhalten genötigt sieht. Zugleich weiß er jedoch auch, dass er angesichts der Tatsache, dass eine Norm postuliert wird, kein Recht bekommen würde, wenn er versuchte, so seine schlechte Praxis zu rechtfertigen. Leitend für sein Verhalten ist nicht, absichtsvoll gegen mögliche «Opfer» vorzugehen, sondern reine Selbsterhaltung. Diese Selbsterhaltung gilt als Rechtfertigung innerhalb von Bedingungen, die das «Gute» nicht zulassen.

## 4. Verdrängung falscher Praxis

*Portrait des Probanden UK 8*
*«Das ist zwar so, aber das gibt's nicht.»*

Den Norm-Funktionskonflikt im Pflegealltag identifiziert der Proband UK 8 sehr genau: «*Einerseits sollte man sich Zeit nehmen für den Patienten, das wird auch gepredigt in der Schule, in der Ausbildung, es wird auch gepredigt auf den Stationen. Andererseits ist es aber so, dass man wirklich teilweise unter Zeitdruck steht, wenn z. B. Personal fehlt, Personal krank ist oder Personal im Urlaub ist und wenn man nicht mit der vollen Besetzung da ist, steht man unter Zeitdruck und wenn die Station dann noch voll besetzt ist und viele Patienten Vollpflegefälle sind, die oft nicht immer kooperativ sind (...).*» Er weiß, welche Faktoren für den Zeitmangel eine Rolle spielen, und dass eine derartige Situation den «Predigten» von Lehrern und Kollegen widerspricht. Diese Kontroverse wird aber nicht als eine grundsätzliche von ihm dargestellt, sondern so, als handele es sich um eine Verkettung von ungünstigen Umständen, die zeitgleich auftreten. Ob er dies häufig oder selten erlebt, wird aus seinen Angaben nicht ersichtlich. Trotz dieser Einschätzung der Situation im Pflegealltag gibt der Proband an, dass kein Patient zu kurz kommt: «*Zu kurz kommt da keiner.*» Inwieweit das gelingen mag, zeigt er nicht etwa an Möglichkeiten und Strategien auf, sondern er beharrt darauf, dass es keinen Konflikt und kein Problem gibt. Dabei widerspricht er sich selbst. Obwohl er zugibt, dass Pflegende teilweise wirklich unter Zeitdruck stehen, führt das nicht dazu, dass Patienten vernachlässigt werden: «*Normalerweise sollte es nicht so sein, dass, es sollte ja genug Personal vorhanden sein, um auch die anderen ausreichend zu verpflegen und (...). Es ist so, dass wenn man jetzt ein Zimmer hat mit schwierigen Patienten, dass dann (...) ebenso viele Leute da reingehen, wie benötigt werden oder man meint zu benötigen. Dann macht man das Zimmer erst mal fertig, und andere Patienten werden von anderem Personal versorgt, so dass keiner zu kurz kommt. Zu kurz kommt da keiner*». Woher das Personal kommt, gibt der Proband nicht an. Er beschreibt vielmehr eine konfliktfreie Situation.

Diese Paradoxie ist kennzeichnend für seine Aussagen. Er ist der Meinung, «*dass man sich Zeit lassen sollte so lange für den Patienten, so lange er braucht. Nur wenn er zu lange braucht, dann sollte er (*der Pflegende, *K. K.) den Patienten darauf hinweisen, dass er ein bisschen schneller arbeiten, nicht schneller arbeiten, aber dass der Patient 'n bisschen versuchen könnte schneller (Pause) zu machen, ne.*» Als läge es im Ermessensbereich des Patienten, der «zu lange braucht», sich dann doch dafür zu entscheiden, nicht «zu lange zu brauchen», liegt für den Probanden die Lösung des Problems in dieser Aufforderung an den Patienten. Auch die Vorschläge zu einer anderen Ablauforganisation und das Einbeziehen der Patienten in die pflegerische Arbeit spiegelt diese Sinnwidrigkeit wider. Herrscht Zeitdruck, so könnte man Tätigkeiten wie Puls-, Blutdruck- und Temperaturmessen zu einem späteren Zeitpunkt durchführen und : «*Ich sag mal klar, wenn man jetzt wirklich keine Zeit hat, dann kann man ja die Arbeit so weit erledigen, dass der Patient sie auch alleine machen kann.*» Aus dem Blick gerät dem Probanden, dass in der Konfliktsituation solche Handlungsspielräume nicht existieren, gerade das führt ja erst zum Konflikt. Weder wird auf einer ausgelasteten Station, auf der Personalmangel herrscht, so wie er es beschreibt, zu einem späteren Zeitpunkt ausreichend Zeit sein, noch werden sich die Patienten selbst Puls, Blutdruck und Temperatur zu entsprechenden Zeitpunkten messen oder andere sich selbst mobilisieren. Dass es in der im Szenario beschriebenen Situation keine Möglichkeit gibt, durch die Kooperation mit der Patientin – die als unkooperativ beschrieben wird – noch Zeit einzusparen, das ignoriert der Proband. Wird er dann auf den Umstand hingewiesen, dass Patienten auch unkooperativ sein können und Pflegemaßnahmen länger dauern, so würde er sich «*trotzdem Zeit nehmen*». Das begründet er so: «*Weil es ist so, dass ich's von der Schule so mitgeteilt bekommen habe, dass man sich Zeit lassen sollte.*» Eine Pflege, die sich am Patienten orientiert, nimmt er nicht als eine Verpflichtung gegenüber den Patienten aufgrund des Berufsethos' wahr, sondern als Vorgabe der Schule und der Station.

Der Proband lässt sich auf den Konflikt nicht ein, er konstruiert die Realität in seiner Darstellung so, dass er der «Mitteilung» der Schule nachkommen kann; er nimmt sich die Zeit, oder aber Patienten, die auf Unterstützung und Hilfe angewiesen sind, führen im Zweifelsfalle die pflegerischen Tätigkeiten selber aus oder «machen schneller». Fast schon beschwörend repetiert er, dass kein Patient zu kurz komme: «*Zu kurz kommt da keiner.*» «*Kommt keiner zu kurz.*» «*Die* (Patienten, K. K.) *sind nicht zu kurz gekommen.*» «*Dass die* [Patienten, K. K.] *ausgelassen werden, das gibt es nicht.*» Der Anspruch der Pflege wird von ihm nicht positiv formuliert, sondern er schließt das Negative, das «Zu-kurz-Kommen», aus. Er hält an einer reibungslosen Praxis fest und lässt Missstände im Stationsalltag nicht zu. Sollte es doch einmal der Fall sein, dass ein Patient zu kurz kommt, dann sei ihm das «*noch nicht aufgefallen*». Dabei macht er das Zugeständnis, dass ggf. seine Selbsteinschätzung versagen könnte: «*Na gut, wenn ich selber derjenige wäre, würde ich sagen hm, wenn man sich nicht die Zeit nimmt ausreichend für den Patienten da zu sein, dann würd' ich in erster Linie das wahrscheinlich gar nicht mitbekommen.*» Diese Selbsteinschätzung wirkt wie eine Rückversicherung für den Fall, dass ihm etwas vorgeworfen werden könnte, entgegen seinen Beteuerungen, es komme niemand zu kurz. Der Proband schildert den Widerspruch in der Pflegepraxis, stellt die realen Bedingungen zugleich so dar, dass nichts Unauflösbares und Problematisches zurückbleibt und räumt im gleichen Augenblick auch ein, dass er selbst, wenn es etwas Problematisches gäbe, dieses gar nicht sehen würde. Damit benennt er ungewollt seine eigene Strategie im Umgang mit dem Widerspruch: Die Verdrängung der Widersprüche zwischen seiner subjektiven Situationsbeschreibung und der objektiven Lage im Alltag. Er schließt die Augen vor den tatsächlichen Gegebenheiten und kann die Realität deshalb als konfliktfrei schildern. Deutlich wird das am Ende noch einmal durch seine Aussage zur Hierarchie im Krankenhaus, von der er sagt: «*Das ist zwar so, aber das gibt's nicht.*»

*Kommentar*

Diese Merkmale der Verdrängung zeigte nur ein Proband aus der Krankenpflege. Angesichts der Tatsache, dass der Proband bereits seit ca. 10 Monaten mit dem Pflegealltag vertraut ist und er in der Zeit auf unterschiedlichen Stationen gearbeitet hat, erschien seine widersprüchliche Darstellung den Interpreten zunächst unglaubwürdig. Zum ersten Mal hatten die Interpreten den Verdacht, dass ein Proband einem Interviewer nicht das erzählte, was er tatsächlich im Alltag erlebt.[84] Erst nach mehrfachen Interpretationsdurchgängen konnte die Verdrängungsstrategie identifiziert werden.

Hilfreich für den Nachvollzug der Strategie dürfte ein Rückgriff auf Heinrichs Ausführungen zum Interpretationsverfahren sein. Er schreibt, dass die Probanden in dem Interviewgespräch mit Rückbezug auf ihren eigenen Alltag aufgefordert sind, mögliche Handlungsoptionen vorzuschlagen, bzw. Lösungsstrategien zu schildern und – ausgelöst durch die Problematisierung ihrer Aussagen vom Interviewer – die Tragfähigkeit der Vorschläge auszuweisen. Dies macht der Proband

84 Auch der Interviewer hatte während des Gespräches wohl diesen Verdacht, denn nachdem der Proband darauf beharrte, dass kein Patient zu kurz komme, fragte er nach: «Du bist auch in der Praxis, ne?» (Vgl. Transkript UK 8, Materialienband)

nicht. Er beharrt allein darauf, dass die von ihm erlebte Praxis keine Probleme enthält. Hat man dabei im Blick, dass die Aussagen in den Interviewtexten als «moralische Handlung» zu verstehen sind und die Probanden bei der Rechtfertigung ihrer ethischen Haltung gegenüber einem alltagsweltlichen Problemfall beobachtet werden, dann kann ein Proband den Interviewer gar nicht täuschen, denn

> der Interpret kennt die objektiven, widersprüchlichen Bedingungen des lebensweltlichen Szenarios. Dementsprechend wäre der Versuch seitens des Probanden, zu verdecken oder zu idealisieren selbst das moralisch relevante Datum, um das es dem Interviewer geht: die Vermittlungsleistung zwischen objektiven Widersprüchen. (Heinrich, 1999 a: 6)

Der Proband entgeht der eigenen Bedrängung durch den Widerspruch zwischen dem, was er in der Ausbildung lernt, was ihm in der Schule «mitgeteilt» wird, und dem, was er entgegen der «Predigten» im Alltag erlebt, weil er die Diskrepanzen und das moralische Problem ausblendet. Die Vermittlungsleistung ist in der Verdrängung dessen, was nicht sein darf, zu sehen. Der Proband schützt sich so vor einer aktiven Auseinandersetzung mit seinen Alltagserfahrungen, indem er die Augen davor verschließt.

*Allgemeine Merkmale: Der Verdichtungstyp «Verdrängung falscher Praxis»*

Der Verdichtungstyp kann mit dem Motto «Was nicht sein darf, das nicht sein kann» umschrieben werden. Der Alltag wird zugleich als widersprüchlich und als widerspruchsfrei geschildert. Detailliert werden die Umstände beschrieben, die dazu führen, dass ein an der Norm ausgerichtetes Verhalten nicht praktisch umgesetzt werden kann, und zugleich werden die Bedingungen so dargestellt, dass es doch möglich ist. Dabei verwickelt sich der Proband, von ihm selbst unbemerkt, in Widersprüche: Der Schilderung der Defizite wird eine Alltagsbeschreibung hinzugefügt, in der gelingt, was zuvor ausgeschlossen wird, ohne dass Erklärungen und praktische Strategien dies nachvollziehbar machen. Die Praxis wird als widerspruchsfrei geschildert, indem die realen Bedingungen und die Norm in weiteren Ausführungen derart korrigiert und umgedeutet werden, dass die Widersprüchlichkeit der Wirklichkeit verdrängt wird. Diese Verdrängungsstrategie hat drei Dimensionen:

- Die Bedingungen der Praxis werden in der Darstellung des Probanden der Norm angepasst, so dass sie erfüllt werden kann.
- Die Norm wird den Bedingungen der Praxis dadurch angepasst, dass der Anspruch reduziert wird; sie wird nicht positiv formuliert, sondern das Negative, eine Normverletzung, wird ausgeschlossen.

- Der Proband stellt sich selbst dabei als jemand dar, der in naiver und unschuldiger Weise im Alltag handelt. Er macht damit ein Zugeständnis an seine Schilderung einer vermeintlich konfliktfreien Praxis – sollte die Situation doch so sein, dass es ein Problem gibt, so ist ihm das nicht aufgefallen. Damit entzieht er sich der Verantwortung, den Widerspruch zu bearbeiten.

### 5.2.3 Reaktionsmuster der fiktionalen Auflösung

Die Gemeinsamkeit unter den nachfolgenden Reaktionsmuster liegt in einer Auflösung des Widerspruchs in den Anforderungen, indem ein Fluchtpunkt jenseits der Realität gesucht wird. Nicht eine praktische Bearbeitung bietet den Probanden eine Möglichkeit, den Konflikt zu lösen, sondern unterschiedliche gedankliche Konstruktionen, mit denen der defizitäre Alltag hingenommen wird.

#### 5. a) Virtuelle Auflösung

*Portrait der Probandin MK 3*
*«...später, wenn es ein bisschen entspannter dann ist...»*

Die Probandin MK 3 sieht die im Stationsalltag zur Verfügung stehende Zeit als eine die Pflegehandlungen bestimmende Variable an. Weil sie weiß, dass auf das Zeitbudget kein Einfluss genommen werden kann, und sie dieses eher als eine neutrale, weil von außen kommende Vorgabe akzeptiert – mal steht mehr, mal steht weniger Zeit für die Pflege zur Verfügung – reagiert sie darauf pragmatisch: Ist ausreichend Zeit vorhanden, so werden die Patienten so gepflegt, wie es ihren Bedürfnissen und Krankheitsbildern entspricht.

Ist die Zeit knapp, also wenig Personal auf der Station, und es sind viele pflegebedürftige Patienten zu versorgen, so muss die Probandin zusehen, dass sie schneller mit der Pflege einer Patientin, wie z. B. Frau M., fertig wird. Sie würde dann nicht *«immer warten, bis Antwort kommt bei so einer Aphasie und würd' jetzt nicht mir so viel Zeit lassen, wie ich mir lassen würde, wenn ich wüsste, dass draußen* [außerhalb des Patientenzimmers auf der Station, K.K.] *alles klar geht. Dann würde ich vielleicht, würde ich vielleicht dann doch halt manche Sachen übernehmen, die die Patientin, wenn mehr Zeit wäre, vielleicht auch alleine übernehmen könnte. [...] Also dass ich im Endeffekt dann doch schneller fertig werde, als wenn ich wüsste, dass draußen alles klar läuft.»* Dazu gehört auch, dass sie Maßnahmen wie das Durchbewegen der Gelenke bei immobilen Patienten nicht durchführt: *«Weil das ist ja so, wenn wirklich viel zu tun ist, dann sehe ich das auch ein, dass es mal nicht so ist.»* Sie weiß, dass diese Vorgehensweise nicht richtig ist, aber der Zeitdruck zwingt sie dazu abzuwägen, welche Maßnahmen an und mit den Patienten durchgeführt werden. Nur so kann der Arbeitsanfall im Alltag bewältigen werden, und deshalb sieht sie das als legitim an. «*Also, wenn ich weiß, dass draußen wirklich, wirklich viel zu tun ist und dass die anderen sich wirklich abhetzen, dann kann ich das mit mir vereinbaren.*» Solche Situationen erlebt sie häufig.

Ist der Zeitdruck hingegen nur künstlich hergestellt, z. B. um der ungeschriebenen Regel nachzukommen zu können, dass die Körperpflege bei allen Patienten vor dem Frühstück durchgeführt wird, dann ignoriert MK 3 alle Aufforderungen, sich zu beeilen. Sie lässt sich dann soviel Zeit für die Patienten, dass sie alle entsprechenden Pflegemaßnahmen durchführen und ggf. dabei auch noch andere Auszubildende aus dem Unterkurs anleiten kann.

Nicht die Bedürfnisse der Patienten und ihr Pflegebedarf sind bestimmend für ihr praktischen Handeln, sondern die jeweiligen situativen Bedingungen. Mit den im Laufe ihrer Ausbildung erworbenen Fähigkeiten kann sie diese mittlerweile einschätzen und sich entsprechend verhalten.

Moralisch problematisch wird es für sie in dem Moment, in dem sich für sie das Zeitproblem zuspitzt. Bei dem Gedanken, mehrere Tag hintereinander wenig Zeit zur Verfügung zu haben, sagt die Probandin: «*Dann wird es schwierig. Weil dann nagt es ja auch an einem selbst. So, wenn man dann merkt, jetzt habe ich schon eine ganze Zeit mich nicht mehr so mich darum gekümmert, um die Patientin.*» Der praktische Ausweg aus dieser Situation beruht dann letztlich auf dem gleichen Prinzip, das auch sonst bestimmend ist: die Intensität der pflegerischen Maßnahmen dem Zeitbudget anzupassen. Dabei verschiebt sie unterlassene Pflegehandlungen auf einen fiktiven Zeitpunkt. Zu einer späteren Phase des Tages, in der dann doch Zeit genug ist, sollen Maßnahmen wie Mundpflege, Durchbewegen der Gelenke und auch Gespräche mit dem Patienten nachgeholt werden. «*Weil, ich meine, gerade bei dem Krankheitsbild, was da geschildert ist, ne. Da ist es schon wichtig, kontinuierlich die Sachen durchzuführen. Hm. Dann äh, (…) ja dann, ich meine gut, wenn das jetzt jeden Tag Tohuwabohu ist, ne, dann äh, (…) dann würde ich glaube ich (…) vielleicht versuchen, später, wenn es ein bisschen entspannter dann ist, in einer Phase jetzt an dem Tag, dann vielleicht noch mal zurückzugehen und äh, eine Mundpflege oder einfach mal durchbewegen oder mich, noch mal versuchen, mit ihr zu unterhalten oder so. Ich meine, bei dem Soor, das kann man vielleicht auch später machen. Dass man das so vereinbart.*»

Unbeachtet bleibt dabei, dass die wenigsten Pflegemaßnahmen auf einen späteren Zeitpunkt verschoben werden können. So kann beispielsweise eine morgens nicht durchgeführte Mundpflege, die ohnehin mehrmals täglich indiziert ist, zu einem späteren Zeitpunkt eine vorher ausgelassene nicht kompensieren. Gleiches gilt für die Unterhaltung mit den Patienten. Die persönliche Zuwendung ist als Teil der Pflege dann notwendig, wenn der Patient ihrer bedarf. Ist in dem Moment keine Zeit für ein persönliches Gespräche oder für das Warten darauf, was ein sprachgestörter Patient äußern will o. ä., so bleibt dieses Defizit bestehen und wird nicht dadurch aufgehoben, dass sich die Probandin ein anderes Mal dem Patienten zuwendet. Letztlich lässt sich aus sachlichen Gründen die Pflege nicht verschieben; vermeintlich Nachgeholtes bleibt versäumt. Das nimmt die Probandin ebenso wenig wahr, wie die Tatsache, dass die faktisch fehlende Zeit erst das Problem erzeugt. Die phantasierte Zeit, bzw. das Nachholen pflegerischer Maßnahmen zu einem fiktiven Zeitpunkt, führt zu ihrer Beruhigung, es sei möglich, wenn mehr Zeit vorhanden ist, wieder gut zu machen, was bis dahin versäumt wurde, aber nicht hätte versäumt werden dürfen. Die Lösung des Konflikts, die Arbeit am Belastungsgrad der Station zu orientieren, spiegelt das Wissen darum wider, dass es nicht von den Pflegenden abhängt, ob und wann die Umstände «ein bisschen entspannter» sind. Weil gleichwohl bewusst ist, dass die Rahmenbedingung «Zeit» im Sinne einer patientenorientierte Pflege keine beschränkende Rolle spielen dürfte, wird angesichts der Zeitnot diese fehlende Zeit einfach erfunden. Die Annahme aber, dass ein «Mehr» an Zeit dazu genutzt werden kann, etwas nachzuholen, das aufgrund von «zu wenig» Zeit weggefallen ist, über den Tag gesehen also letztlich doch genügend Zeit vorhanden sei, beruht auf einem Trugschluss. Es hilft ihr demnach das bloße Vorstellen von verfügbarer Zeit und angemessener Pflege, den faktischen Mangel zu ertragen. Weil sie sich damit beruhigen kann, in einem unbestimmten zukünftigen Moment das zu machen, was ihr die Praxis aktuell versagt, kann sie im Glauben an seine Verwirklichung auch am Anspruch der Pflege festhalten. Der Widerspruch kann in der Praxis von ihr jedoch nicht aufgelöst werden, hier kann sie nur flexibel reagieren. Der Bruch zwischen der Anforderung einer patientenorientierten Pflege und deren Realisierung bleibt in der Konfliktsituation bestehen. Diesen kann sie nur virtuell beheben. Trost bietet allein die Vorstellung, «später» dann doch den Anspruch zu erfüllen.

*Kommentar*

Die Anerkennung der Variable Zeit als neutral und damit kritikresistent ist plausibel, denn die Pflegenden haben im Krankenhausbetrieb weder Einfluss auf die Bettenbelegung (einschließlich Überbelegungen) der Stationen, noch auf die Schwankungen im personellen Bereich (Krankheit, Urlaub, Kündigungen, Schülereinsätze). Weil im Pflegealltag unterschiedlich geartete Situationen erlebt werden – sowohl bezogen auf die Auslastung der Stationen als auch auf das zur Verfügung stehende Personal – kann auf bereits erlebte günstige Situationen zurückgegriffen werden. Erklärbar ist dieser Rückgriff auch durch die Tatsache, dass es im organisatorischen Ablauf der Stationsarbeit zeitweise Arbeitsspitzen gibt. Insbesondere in der Zeit zwischen 6.00 Uhr und ca. 9.00 Uhr wird der Arbeitsanfall als besonders hoch angesehen. Im Laufe des Vormittags hängt dann ein Teil der Arbeitsaufgaben oftmals von Funktionsabteilungen und ärztlichen Anordnungen ab oder bezieht sich auf die Erledigung von unterschiedlichen administrativen Tätigkeiten. Die zeitliche Bestimmung der Ausführung solcher Aufgaben, die quasi von außen kommen, entzieht sich der Einflussnahme der Pflegenden. Und der so an die Pflegenden herangetragene Arbeitsanfall jenseits der direkten pflegerischen Kontakte zu den Patienten kann dabei durchaus unterschiedlich sein, so dass sich zeitliche Spielräume ergeben können. Eine virtuelle Auflösung ist damit kein «phantastisches Luftschloss», sondern die Fixierung auf eine erlebte Situation – allerdings (bzw. gerade) in einem Moment, in dem diese Situation gar nicht gegeben ist. Dazu gesellt sich der beschriebene Trugschluss, Versäumtes nachholen zu können.

*Allgemeine Merkmale: Der Verdichtungstyp «Virtuelle Auflösung»*

Im Alltag werden verschieden geartete Situationen erkannt: In manchen Situationen sind die Bedingungen derart, dass eine Verwirklichung des normativen Anspruchs möglich ist, und in anderen kann die Norm aufgrund der Bedingungen nicht erfüllt werden. Eine situative Anpassung ist somit erforderlich. Die Situationen, in denen eine Orientierung an der Norm nicht möglich ist, werden nicht problematisiert oder gar moralisch kritisiert, sondern sie werden hingenommen. Analog zum Reaktionsmuster «fraglose Übernahme» wird so ein affirmatives Verhältnis zur Praxis gezeigt. An einem bestimmten Punkt jedoch, für den der Auslöser nicht generell zu benennen ist – es könnte z. B. eine Zuspitzung der Dramatik der Situation sein, so dass offensichtlich gravierende negative Folgen für eine Person daraus entstehen – wird der Konflikt virulent. Das kann dann nicht mehr ohne weiteres hingenommen werden. Für eine praktische Auflösung des Konflikts steht aber aufgrund der «Regel-Strategie» der jeweiligen situativen Anpassung kein Instrument zur Verfügung. Und da in der realen Situation das Problem nicht gelöst werden kann, wird gedanklich ein Zustand jenseits der Praxis konstruiert, in dem die Norm der entworfenen Möglichkeit gemäß dann erfüllt werden kann. In der Vorstellung wird das Versäumte nachgeholt und so die Hoffnung aufrechterhalten, in der Zukunft – zu einem fiktiven Zeitpunkt – das nachzuholen, was die Realität im Moment versagt. Der Konflikt wird nicht praktisch bearbeitet, sondern von den konkreten empirischen Bedingungen abgehoben: Es wird in der Phantasie eine Lösung ausgemalt, die über den defizitären Alltag in dem Moment, in dem der Widerspruch bewusst wird, hinweg tröstet. Das Spannungsverhältnis zwischen Norm und Funktion wird virtuell aufgelöst.

## 5. b) Definitorische Auflösung

*Portrait des Probanden UK 1**
*«…dieses Akutkrankenhaus, wie wir es hier sind, hat einerseits andere Aufgaben, andererseits sind wir halt schon in der Verpflichtung irgendwie zumindest anzufangen mit der Mobilisation und den Patienten zu fördern»*

Der Proband UK 1* weiß um den normativen Anspruch der Pflege. Wird dieser nicht in vollem Maße verwirklicht, so akzeptiert er das: «*Dann ist das, denke ich, auch o. k. In einem Akutkrankenhaus.*» Er grenzt das Akutkrankenhaus von Rehabilitationseinrichtungen ab und erklärt, dass in einem Akutkrankenhaus einer an den individuellen Bedürfnissen der Patienten orientierten Pflege, wie auch notwendigen Mobilisationsmaßnahmen gar nicht nachgekommen werden kann, was aber in der «Natur der Sache» liege. Denn ein Akutkrankenhaus hat für ihn eine andere Aufgabenstellung, die er allerdings nicht konkret erläutert. Das, was Reha-Kliniken leisten müssen und auch leisten können, scheitert aus seiner Sicht in seinem Arbeitsalltag im Akutkrankenhaus mit Notwendigkeit: Damit Patienten für sie wichtige Gespräche führen können, müssen sie zunächst einmal das Gefühl haben, dass das Pflegepersonal überhaupt genügend Zeit dafür hat: «*Da gibt es genug Patienten, die da Zeit bräuchten. Mit denen man sich beschäftigen müsste. (Seufzt) Auch psychisch vielleicht mal so. Mit denen reden und sonstiges. Das kann ja durchaus mal eine halbe Stunde dauern. So'n Gespräch mit Patienten. Und wenn die das Gefühl haben, das ist eben nur so kurz angeschnitten, ach ja, jetzt hat der keine Zeit, jetzt muss der weiter, jetzt kann ich eh nichts erzählen, dann ähm, glaube ich, wird der sich da nicht groß öffnen.*»

Um die Selbständigkeit von Patienten zu fördern, bedarf es entsprechender Hilfsmittel, mit denen seine Station gar nicht ausgestattet ist: «*Also natürlich, definitiv, du kannst, es gibt, die Wege und Mittel sind hier gar nicht dafür gegeben, um die Patienten größtenteils dementsprechend zu mobilisieren, wie sie es bräuchten. Zum Beispiel ein Nagelbrett*[85] *oder so, haben wir hier gar nicht, so was, ne. Solche Sachen (…).*» Und selbst wenn es diese Hilfsmittel gäbe, so ergibt sich eine weitere Einschränkung daraus, dass zusätzlich zu den Patienten auch noch die Auszubildenden im Umgang damit angeleitet werden müssten: «*Was zeitaufwendig ist.*» Dies könnte aus seiner Sicht gelingen, wenn die Station gut besetzt ist, was für seine Station nach seinen Angaben zur Zeit der Fall ist. Aber darauf lässt sich UK 1* gar nicht ein, sondern er verweist sofort darauf, dass Patienten sehr schnell in

85 Das ist eine Art Frühstücksbrettchen mit Nägeln zum Aufspießen von Brotscheiben, damit Patienten mit Funktionsausfällen eines Armes (z. B. halbseitengelähmte Patienten) sich selbst ein Brot schmieren können.

Rehabilitationseinrichtungen verlegt werden und sich dieses Problem dann gar nicht stellt. «*Aber, die Frage, das bezieht sich ja einfach nicht darauf. Das Akutkrankenhaus ist einfach nur, ne, für akute Sachen halt, und für die Reha-Sachen, seh ich ganz oft bei uns, ist total schnell irgendwie was angemeldet, dass die Patienten da weiter betreut werden. In diese Richtung. Reha-Maßnahmen. Das geht rucki-zucki.*»

Individuelle Pflege und Zuwendung werden gleichgesetzt mit Rehabilitation, und für diese ist das Akutkrankenhaus nicht zuständig. Die Trennung erlaubt es, den normativen Anspruch unterschiedlich zu definieren. So kann er eine patientenorientierten Pflege als wichtig und richtig darstellen und zugleich an den Aufgaben eines Akutkrankenhauses betonen, dass dieses schon qua Definition gar nicht für eine rehabilitative Pflege ausgerichtet ist: «*Das Akutkrankenhaus ist einfach nur, ne, für akute Sachen halt.*» Der pflegerische Anspruch wird den im Krankenhaus herrschenden Bedingungen und Möglichkeiten angepasst. Bezogen auf Mobilisationsmaßnahmen und Förderung der Selbständigkeit von Patienten steht das Akutkrankenhaus allerdings in der Verpflichtung, zumindest damit zu beginnen: «*Ja, ich denke, natürlich dieses Akutkrankenhaus, wie wir es hier sind, hat einerseits andere Aufgaben, andererseits sind wir halt auch schon in der Verpflichtung irgendwie zumindest anzufangen mit der Mobilisation und den Patienten zu fördern. Damit anzufangen ist gar kein Thema. Das sollte man auf jeden Fall tun und auch berücksichtigen.*» Der Proband weiß, dass diese Förderung und Zuwendung nicht in dem Umfang geschehen kann, wie es für die Patienten wichtig wäre: «*Nur ob man es in dem Umfang, wie er es wirklich braucht, tun kann, das ist nämlich die andere Frage und die auch glaube ich nicht möglich ist. Hier. In diesem Umfang. Denn wenn jeder Patient ein bisschen Zeit bräuchte, und man wirklich auf ihn eingehen würde, und gucken und tun würde, was er also wirklich braucht, dann kann man den ganzen Tag dableiben.*»

Patientenorientierte Pflege in einem Akutkrankenhaus heißt deshalb, einen «*Mittelweg*» zu suchen. Dieser ist für UK 1* die «goldene Mitte» im Sinne des Richtigen unter den waltenden Bedingungen. Der Mittelweg erfüllt den normativen Anspruch der Institution. In der konkreten Pflege sieht das dann beispielsweise so aus, dass die Patientin sich «*obenrum, das was sie erreicht so ein bisschen selber wäscht. Man kann schon mal vielleicht die Beine nebenbei waschen oder so. […] Dann hat man auf jeden Fall eine Zeitersparnis und kommt voran, und sie wird trotzdem aktiviert so. Und ähm, ich denke, da gibt es auf jeden Fall Wege und Möglichkeiten. Und (räuspern) wenn es mal einen Tag nicht ganz so extrem sein sollte, mit der Aktivierung, dann ist das denke ich auch o. k.*» Der Mittelweg wird so als «extreme Aktivierung» gedeutet und damit wird das, was praktisch an Pflege im Alltag machbar ist, schon als das Gute angesehen. Ist diese «extreme» Aktivierung» dann einmal nicht durchzuführen, so stellt das kein Problem dar, weil es aus seiner Sicht die Ausnahme vom sonst Richtigen ist und nicht die weitere Unterbietung einer bereits unterbotenen Norm.

Um diesen Mittelweg zu erreichen, müssen sich alle Pflegenden ein bisschen beeilen, die Arbeit muss gut aufgeteilt werden, und es müssen sich alle gut absprechen und gut zusammenarbeiten. Wenn sich alle Kollegen entgegenkommen, können die Aufgaben so verteilt werden, dass «*das Grundsätzliche erst mal gemacht werden könnte*», und dass man anschließend «*zusammen noch mal guckt, so ob man sie nicht vielleicht ein bisschen aktivieren könnte. Raussetzen könnte oder wie auch immer.*» Dann gibt es kein Problem und der Konflikt ist gelöst.

Der Proband beschreibt den Krankenhausalltag widersprüchlich. Einmal ist es «*ein Ding der Unmöglichkeit*» «*auf jeden* [Patienten, K. K.] *dann gezielt einzugehen in der Zeit, die er wirklich braucht*», ein anderes Mal ist Zeit «*immer irgendwo da. Unter Garantie.*» Diese Widersprüchlichkeit löst er damit auf, selbst zu definieren, was zum Aufgabenbereich eines Krankenhauses gehört. In diesem Fall bedeutet das konkret, den gesamten Bereich der patientenorientierten Pflege dem Rehabilitationskrankenhaus zuzuordnen. Das hat zur Folge, dass er den erkannten Widerspruch qua Definition auflöst, und sich ihm somit in seiner Alltagspraxis nicht mehr stellt.

*Kommentar*

Weil die Arbeitsfülle, die materielle und personelle Ausstattung der Krankenhausstationen eine optimale Pflege nicht zulassen, wird die Lösung des Konflikts aus dem Krankenhausalltag heraus in die Rehabilitationsphase des Patienten verlagert. Plausibel erscheint diese Deutung des konflikthaften Alltags insbesondere für Pflegende, die häufig Patienten betreuen, bei denen aufgrund des Krankheitsbildes ein anschließender Aufenthalt in einer Rehabilitationseinrichtung angezeigt ist (beispielsweise in den Fachabteilungen Innere Medizin, Neurologie, Neurochirurgie oder auch Orthopädie). Denn der Blick auf diese weiterführende und oftmals vielversprechende zukünftige Betreuung der Patienten hat eine doppelte entlastende Funktion im Umgang mit den Einschränkungen der Patienten: zum einen die Hoffnung auf eine Besserung des Zustandes der Patienten und zum anderen eine Entlastung bezogen auf die eigenen pflegerischen Möglichkeiten, denen aus Sicht der Pflegenden Grenzen gesetzt sind. Diese können so akzeptiert werden. Das bedeutet nun keine Abkehr von einer patientenorientierten Pflege und der individuellen Förderung der Patienten. Nur ist diese in ihrem vollen Umfang nicht die Aufgabe der eigenen Institution. Hier hat aus der Sicht der Pflegenden die Vorbereitung auf die künftige Betreuung der Patienten stattzufinden – nicht mehr und nicht weniger. Und dieser Forderung wird im Alltag auch nachgekommen. Zur Legitimation wird die Aufgabenstellung des Krankenhauses selbst herangezogen. Diese bietet erst die Grundlage für eine neue Definition der Norm. Die Alltagserfahrungen müssen dann nicht mehr als defizitär angesehen werden, sondern sie decken sich vielmehr mit dem Auftrag der Institution.

Die Funktion der neuen Bestimmung der Norm liegt in der Verringerung des Widerspruchs in den Anforderungen. Nur geht die Strategie nicht ganz auf. Zwar wird der Widerspruch zwischen der Forderung nach einer individuellen Pflege und den tatsächlichen Gegebenheiten entschärft, aber selbst die akzeptierte und legitimierte Unterbietung des pflegerischen Anspruchs kann nicht uneingeschränkt eingelöst werden. Denn in der Pflegepraxis erfährt der Proband noch nicht einmal, dass die veränderte Norm erfüllt wird. Was real durchgeführt werden kann, wird noch im Hinblick auf die neue Definition idealisiert, indem ein Mittelweg zum Maßstab wird, von dem dann auch einmal abgewichen werden kann. Die qua Definition schon unterbotene Norm wird im Alltag noch einmal unterboten.

*Allgemeine Merkmale: Der Verdichtungstyp «Definitorische Auflösung»*

Der normative Anspruch wird als Verhaltensmaßstab für den Alltag anerkannt. Zugleich wird auch der Widerspruch zwischen der Norm und dem Regelwerk der Praxis wahrgenommen: Die Norm ist nicht zu verwirklichen, weil die Alltagsbedingungen dies nicht zulassen. Daraus folgt nicht, dass die Norm keine Verbindlichkeit hat, aber unter den gegebenen Bedingungen kann sie nicht in der Form Geltung beanspruchen, in der sie postuliert wird. Aus dieser Perspektive kommt es zu einer Neubestimmung von Norm und Funktion. Eine Möglichkeit besteht in der Anpassung an die Alltagsbedingungen. Dies geschieht aber nicht in der unreflektierten Form, wie es bei der «fraglosen Übernahme» der Fall ist, sondern es gibt eine legitime Begründung für eine Veränderung des normativen Anspruchs, die aus der Struktur der Rahmenbedingungen selbst abgeleitet wird. Das hat zur Folge, dass die objektiven Bedingungen der Kritik entzogen sind. Vielmehr wird ihnen eine qua Definition festgelegte Aufgabenstellung zugeschrieben und daraus eine Norm neu abgeleitet. Somit wird die Norm zwar tatsächlich aufgrund der empirischen Erfahrung des Probanden neu definiert, in seinem Bewusstsein aber sind nicht die eigenen Erfahrungen maßgebend, sondern die Anforderungen der Institution.

Eine andere Möglichkeit der definitorischen Auflösung besteht in einer Überpointierung der Funktion. Diese wird gleichsam perhorresziert: Die negativen Folgen, die aus einer ausschließlichen Orientierung an der Funktion resultieren, werden in einer übertriebenen Form wahrgenommen, von der sich der einzelne nur abwenden kann. Durch die Perhorreszierung der Funktion ergibt sich notwendig eine positive Überbetonung der Norm. In dieser stark polarisierenden Sicht zwischen Norm und Funktion ist keine Vermittlung in Form einer Auflösung des Widerspruchs möglich. Aus dieser Perspektive gibt es nur die eine Entscheidung: zwischen guter Norm und schlechter Funktion. Damit kann das Widersprüchliche der Realität ausgeblendet werden, weil es nicht mehr diskursiv einholbar ist. (Vgl. Gruschka, 1998: Korrektur einer Auswertung und Verdichtung eines Verdichtungstypen)

## 5. c) Fallweises Aussteigen

*Portrait des Probanden UK 6*
*«Also wenn ich wüsste, [...] da würden Leute arbeiten, die da ihren Stiefel durchziehen, [...] dann würde ich mir überlegen, da zu arbeiten. Dann würde ich das nicht machen.»*

Der Unterkursschüler UK 6 setzt für sich eine Grenze, bis zu der er sich mit den Gepflogenheiten auf den Stationen arrangieren kann. Wird diese Grenze jedoch überschritten, so kann er die Defizite im Arbeitsalltag nicht mehr hinnehmen, er kündigt an, sich dann der Praxis zu verweigern, und das heißt konkret, er würde den Arbeitsplatz wechseln.

UK 6 kennt das Problem, welches im Szenario verhandelt wird, und er kann sich vorstellen, dass ihm diese Situation *«im weiteren Verlauf der Ausbildung begegnet»*. Diese Prognose basiert auf seiner Erfahrung, dass der *«gesamte»* Arbeitsalltag eine *«zwiespältige Situation»* ist, denn *«Zeitdruck»* und *«Personalmangel»*, das gibt es *«häufig»*. Und gerade als Schüler, so erlebt er es, *«wird man da eher angesprochen, mach schnell,»* also *«ist man da unter mehr Druck»*, als das bei examinierten Pflegekräften der Fall ist. Das liegt aus seiner Sicht daran, dass Schüler nicht so schnell arbeiten können, eben weil sie noch in der Ausbildung sind. Individuelle Pflege, den Patienten *«Zeit widmen, das will gelernt sein.»* Aus diesem Grund sind Auszubildende *«immer schwierig für die Stationen»*, weil *«sie in bestimmten Situationen Zeit kosten»*. «Zeit widmen will gelernt sein» beinhaltet auch die Entscheidung, wann welchem Patienten wie viel Zeit unter Berücksichtigung des Personalmangels gewidmet wird, und das müssen die Auszubildenden erst lernen. Haben sie dies noch nicht gelernt, dann ist es wichtig, dass das examinierte Pflegepersonal sich so *«fair»* verhält, dass *«die das dann kompensieren, dass die dann schneller arbeiten»*. Und zwar so, dass sie dabei nicht *«schlecht draufkommen»*, also den Schülern gegenüber nicht ungehalten werden.

UK 6 zeigt eine differenzierte Sicht auf die Problematik im Arbeitsalltag. Er sieht die strukturellen Zwänge, die sich im Zeitdruck widerspiegeln, das spezielle Problem der Auszubildenden, die damit einhergehenden Schwierigkeiten für das examinierte Personal, wie auch zum Teil eine gleichgültige Einstellung der Pflegenden gegenüber den Patienten: *«Die einen wollen das möglichst schnell machen, die wollen, so hab ich das kürzlich erst gehört, schnell nach Hause und pünktlich nach Hause und da werden bestimmte Sachen halt unter den Tisch fallen gelassen und so was gerne mal.»* Dabei berücksichtigt er, «*das sind auch nur Menschen*», und er kann es verstehen, dass so von den Kollegen nicht immer Verständnis dafür gezeigt wird, wenn jemand sich Zeit für die Pflege nimmt und andere dann schneller arbeiten müssen, damit alle Aufgaben bewältigt werden können. Nicht zuletzt weist er darauf hin, dass die Patienten Zuwendung und intensive Pflege benötigen und wie schwierig es sei, dies im Stationsalltag umzusetzen. Er berichtet von seinen Erfahrungen auf einer onkologischen Station: «*Und da waren wenig Leute und das war eine superstressige Zeit. Da war z. B. überhaupt keine Zeit für irgendwelche (...) zwischenmenschliche Dinge oder für intensivere Betreuung oder intensivere Pflege.*» Dieses «*Menschliche*» sollte zwar auch sein, «*aber schon, äh, kurz verpackt, sag ich mal. Und dann tschüß.*» Die Arbeitsbedingungen auf der Station ließen aus Sicht des Probanden quasi nur eine «Kurzversion» der Zuwendung zu den Patienten zu.

Für UK 6 selbst stehen die Patienten im Mittelpunkt, «*die gehen vor*». Er hat «*Geduld in vielen Dingen*», er «*mag Menschen*», er «*mag alte Menschen*». Von sich selber sagt er zudem, er habe «*da die Ruhe weg*». Er sieht einerseits, dass «*man da ein bisschen unter Druck* [steht, K. K.], *andererseits gehen für mich die Patienten immer vor*». Aufgrund dieser Einstellung wird er häufig darauf hingewiesen, er habe «*zuviel Zeit mit den Patienten verbracht*». Aber diese Kritik nimmt er in Kauf: «*Und ich lass' mich dann auch gerne anmachen, irgendwie, wenn ich zu lange bei Leuten verweile.*» Bis zu einem gewissen Punkt trotzt er so den Bedingungen des Alltags. Weil er aber sieht, «*das ist wirklich eine schwierige Situation*», versucht er, Prioritäten zu setzen. Er ist bemüht, Patienten wie z. B. Frau M., «*möglichst viel Zeit zu widmen, wie es eben geht*» und dafür «*irgendwelche Sachen wie Material bereitstellen oder was auch immer*» schneller durchzuführen. Eine Lösung des Konflikts vermutet er in der «*Kunst des Abwägens*». «*Vielleicht*», so meint er, «*es lässt sich am Schluss immer nur so lösen, dass man dem einen an dem Tag vielleicht ein bisschen mehr Zeit widmet, am nächsten wieder weniger, dann vielleicht besonders viel Zeit.*» Aus der Sicht des Probanden kommt es so bezogen auf einen längeren Zeitraum zu einem Ausgleich in der Zuwendung zu einzelnen Patienten. «*Das ist eine Sache der Organisation einfach auch.*»

Trotz seines Normbewusstseins reagiert der Proband mit Verständnis darauf, dass die Bedingungen des Alltags ein anderes Verhalten erforderlich machen als das, was die Norm vorgibt. Ihm ist klar: «*Dass man nicht allem gerecht werden kann, ist ganz klar. Passiert halt jeden Tag, auf jeder Station. Dass das nicht auskommt.*» Er zeigt sich kompromissbereit und sucht im Rahmen des Vorgegebenen nach Möglichkeiten, den Anspruch der Pflege zu verwirklichen. Solange er diese Spielräume sieht, kann er sich damit arrangieren. Wichtig ist für ihn zum einen, dass Zeit für die «*Individualpflege*» ist, zum anderen aber auch, dass überhaupt «*Wert darauf gelegt wird*».

Müsste er jedoch auf Dauer auf einer Station arbeiten, auf der eine individuelle Pflege ganz offensichtlich nicht durchzuführen und die Norm keine Bedeutung im Alltag hat, so würde er sich der Situation entziehen. Denn dann wären seinen Bemühungen ganz zweifellos zum Scheitern verurteilt: «*Also wenn ich wüsste, da sind viele Patienten, die intensiver Pflege bedürfen, und da wär' Personalmangel, da wär' es stressig, da würden Leute arbeiten, die da ihren Stiefel durchziehen, die ganz straight arbeiten, dann würde ich mir überlegen, da zu arbeiten. Dann würde ich das nicht machen.*»

Die Beschreibung dieser negativen Situation zeigt für ihn die Grenze dessen an, was er an Normverletzung im Alltag tolerieren kann. Der normative Anspruch muss immerhin noch angestrebt, und es muss der Versuch gemacht werden, ihn erfüllen zu wollen. Das Prinzip, welches dahinter steckt, ist, dass zumindest Wert auf eine individuelle Pflege gelegt werden muss und damit die Hoffnung besteht, dass diese auch verwirklicht wird. Ist das nicht der Fall, so kann er das mit sich nicht mehr vereinbaren, und er würde sich weigern, auf so einer Station zu arbeiten.

Durch seine Ankündigung, ab einem bestimmten Punkt «auszusteigen» und sich praktisch zu verweigern, kann der Proband ertragen, was er durch seine differenzierte Sichtweise als notwendige Verletzung des normativen Anspruchs erkennt. Sollte es jedoch schlimmer werden, so lehnt er es ab, sich dem Regelwerk der Praxis weiterhin unterzuordnen. Das Festlegen einer Grenze und die Ankündigung von Konsequenzen, sollte jene in seinen Augen überschritten werden, setzt voraus, dass der Proband von seiner Autonomie überzeugt ist, solch eine Entscheidung auch treffen zu können. Das heißt, dass er sich z. B. «im Falle eines Falles» von der Schulleitung auf eine andere Station versetzen lassen oder er sich nach dem Examen einen entsprechenden Arbeitsplatz auswählen, ggf. kündigen und den Arbeitsplatz wechseln kann.

*Kommentar*

Die Aussagen des Probanden zeigen, dass der Stationsalltag Handlungsspielräume bietet. Werden diese erkannt, dann können sie auch pragmatisch ausgeschöpft werden. Beispielsweise gibt es im Stationsalltag Tätigkeiten, bei denen die Pflegenden sich beeilen können, ohne dass dies von Nachteil für die Patienten ist. Dazu gehören Aufräumarbeiten oder die Vorbereitung von Pflegematerialien. Sich bei der Pflege zu beeilen heißt dann, bei solchen Tätigkeiten Zeit zu gewinnen. Als weitere praktikable Strategie kommt das «Abwägen» hinzu: Zu den notwendigen Fähigkeiten im Arbeitsalltag gehört es auch, entscheiden zu können, wie die Arbeit organisiert werden kann, damit am Ende alle Patienten die Zuwendung erhalten, der sie bedürfen. Eine täglich wechselnde Intensität der Zuwendung zu einzelnen Patienten führt aus dieser Sicht dazu, dass alle Patienten zumindest einen über den anderen Tag so intensiv betreut werden, wie es für sie erforderlich ist. Trotz dieser Maßnahmen birgt der Pflegealltag aber immer noch Defizite, die Strategie geht nicht vollständig auf, und das ist dem Probanden bewusst. Dennoch ist das erzielte Ergebnis zu tolerieren, denn eine andere Möglichkeit als diese Bemühungen gibt es im Stationsalltag für ihn nicht.

Diese Toleranz gegenüber den bestehenden Defiziten reicht indessen nicht aus, um damit den Alltag ertragen zu können, denn es schwingen der Weitblick und somit auch die Befürchtung mit, dass der Widerspruch unter Umständen noch eklatanter zum Ausdruck kommen kann, indem die Situation sich weiter verschärft. In diesem Falle könnten die Handlungsspielräume dann nicht mehr so weit ausgeschöpft werden, dass man sich damit zufrieden geben kann. Aus dem Grunde gelingt es dem Probanden nicht, sich am praktisch Positiven zu orientieren, also daran, was der Pflegealltag hinsichtlich einer Annäherung an das normativ Gebotene bereithält. Vielmehr zeichnet sich der Verarbeitungsmodus durch die Ankündigung aus, im hypothetisch negativen Fall, das heißt in einer Situation, in der die Normverletzung für ihn an Dramatik zunimmt und das Maß des «noch Erträglichen» überschritten wird, aus den Strukturen auszusteigen und sich praktisch zu verweigern. Die in der Pflegepraxis gemachten Erfahrungen führen bei ihm zu der Vermutung, dass die bisher erlebte Situation noch schlimmer werden könnte. Die praktischen Erfahrungen selbst bieten so die Basis für die hypothetische Negativsituation.

Die Funktion des so gezeigten Widerstandes gegen die bestehenden Strukturen liegt darin, durch die gedankliche Fixierung einer bislang noch nicht erlebten, aber vorstellbaren Grenze, die Realität so hinzunehmen, wie sie ist. Weil jeder Pflegende selber diesen Fixpunkt austarieren kann und so die Kriterien festlegt, an dem der Punkt erreicht ist, besteht die Möglichkeit, dass dieser Punkt in der Realität gar nicht erreicht wird, weil die Grenze zu diffus ist. Indem aber überhaupt eine Grenze anvisiert wird, steckt in dem Reaktionsmuster ein beruhigendes Moment und damit eine Entlastung für den Arbeitsalltag. Auch wenn mit dieser Sichtweise keine praktischen Hilfen für aktuelle Problemsituationen geboten werden, so liegt der Trost doch in dem angekündigten Widerstand gegen eine Praxis, die der Proband sich schlechter vorstellen kann, als er sie erlebt.

### *Allgemeine Merkmale: Der Verdichtungstyp «fallweises Aussteigen»*

Bis zu einem bestimmten Punkt wird mit Verständnis reagiert, dass das Regelwerk der Praxis ein anderes Verhalten erforderlich macht als in der Norm vorgegeben ist. Im Bewusstsein von der Norm wird nach Handlungsspielräumen gesucht, innerhalb der man sich ihr annähern kann. Jedoch bleibt klar, dass der Widerspruch nicht aufzulösen ist: Es ist nicht möglich, allen Anforderungen gerecht zu werden. Die Bedingungen des Alltags werden letztlich hingenommen, auch wenn dieser Hinnahme eine Grenze gesetzt wird. Dazu wird ein hypothetisch negativer Fall konstruiert, der anzeigt, wann die Normverletzung nicht mehr toleriert bzw. nicht mehr hingenommen werden kann. Die Bereitschaft, eine offensichtlich allein an der Funktionalität ausgerichtete Praxis mitzutragen, wird mit einer Überschreitung dieser Grenze verweigert. Durch die Ankündigung, an einem Punkt, der das Maß des zu Tolerierenden überschreitet, aus den Strukturen auszusteigen, den Spielregeln des Alltags nicht mehr zu folgen und sich dem zu entziehen, kann ertragen werden, was an Normverletzung im Alltag erlebt wird. Sollten die erkannten Defizite sich verschärfen, folgt daraus die Ablehnung, sich dem Regelwerk der Praxis weiter zu fügen. Voraussetzung dafür ist das Bewusstsein, autonom eine Entscheidung treffen zu können.

## 5.2.4 Reaktionsmuster der praktischen Negation

### 6. Idealisierung falscher Praxis

*Portrait des Probanden OK 11*
*«Dann arbeiten alle mit und arbeiten alle gut zusammen und das geht schnell»*

Für OK 11 ist die Konfliktsituation des Szenarios eine realistische Situation:» *Das kommt ja tagtäglich vor. Wir hatten jetzt erst auf Station 14 Patienten zu waschen auch, und da ist das dann so.»*

Er findet es nicht richtig, Auszubildende aufzufordern, sich bei einer schwierigen Patientin, wie Frau M. es ist, zu beeilen. Denn als Schüler verfügt man nicht über die Erfahrung und Routine einer examinierten Pflegekraft. Diese können schnell und auch vernünftig arbeiten, das heißt dank ihrer routinierten Arbeitsweise können sie auch unter Zeitdruck auf die Bedürfnisse der Patienten eingehen. Für einen Schüler ist das hingegen *«doof, weil er die Erfahrung auch gar nicht so hat oder vielleicht mit der Patientin auch gar nicht so umgehen kann»*. Deshalb würde er die Pflege von Frau M. dem *«Harry erst mal aufdrücken, auf jeden Fall»*. Er würde ihn zu Frau M. schicken und sagen: *«Dann mach du es, sieh zu, hau rein.»* Denn wenn Harry meint, *«man kann sich beeilen, dann kann er das gefälligst auch selber machen. [...] Dann geht der Schüler mit Betten und dann ist da überhaupt kein Problem mehr.»* Weil der examinierte Pfleger Harry sich in den Augen des Probanden unkollegial zeigt, soll er selbst seine Fähigkeit, schnell und gut zu pflegen, unter Beweis stellen. Examinierte Pflegekräfte sind nach Ansicht des Probanden aufgrund ihrer Erfahrungen in der Lage, allen Anforderungen des Pflegealltages gerecht zu werden, und sie können eine solche Konfliktsituation bewältigen.

Einem Schüler gelingt das seiner Meinung nach nur, wenn er den Patienten gut kennt. Denn dann kann er an «*Gesten*» des Patienten schon erkennen, welche Bedürfnisse und Wünsche er äußert: «*Weil das ist ja meistens bei so älteren Patienten ein Ritual, das sie haben. Das ist ja jeden Tag eigentlich gleich und wenn man sie kennt, geht das auch ziemlich schnell.*» So kann auch ein Schüler zeitsparend, «*zügig*» und «*schnell*» arbeiten und dennoch auf die Bedürfnisse des Patienten eingehen, weil sie ihm bereits vorher bekannt sind. «*Aber wenn man noch diskutieren muss*», dann gelingt das nicht.

Müsste er selber zu der Patientin gehen und er wüsste, dass er nicht genug Zeit hat, dann «*muss man schon mal Abstriche machen*». Es bleibt «*einem ja gar nichts übrig, weil man ja zu viele Patienten hat, die man versorgen muss*». Die Schwierigkeit im Arbeitsalltag ist ihm bewusst. Obgleich er weiß, dass es für die Patientin nicht gut ist, sieht er sehr wohl, dass aufgrund des Zeitdrucks im Stationsalltag die Pflege nicht so durchgeführt werden kann, wie es wünschenswert wäre. «*Ja, das ist natürlich schwierig. Das ist schwierig. [...] In der Praxis würde ich, glaube ich, Abstriche machen und würde viele Sachen dann (...) würde ich dann einfach übernehmen. Praktisch - obwohl es natürlich nicht gut ist, ne.*» Anders formuliert heißt das: «*Aber im Grunde ist es natürlich schlecht.*»

Es gelingt ihm jedoch, durch eine andere Organisation Schwierigkeiten dieser Art zu lösen: Es wäre «*natürlich schlauer, die Patientin als letzte zu machen*». «*Dass man erst mal die anderen macht, wo man schnell fertig ist und dann sie. Man kann sie ja auch noch nach dem Frühstück oder wann immer noch raussetzen. [...] Dann soll sie halt meckern und wird dann halt ein bisschen später gewaschen.*» Aus Sicht des Probanden ist mit dieser Form der Umorganisation trotz der offenkundigen Unzufriedenheit der Patientin eine ihren Bedürfnissen entsprechende Pflege gewährleistet. Und ist die Situation trotz Umorganisation tatsächlich mal so, dass nicht optimal gepflegt werden kann, dann bleibt keine andere Möglichkeit, «*als Abstriche zu machen. Man hat ja keine andere Wahl. Man kann es ja drehen (...). Wenn wirklich keine Zeit ist, kann man es ja drehen und wenden, wie man will – wie soll man es anders machen? Man kann natürlich durch Organisation alles versuchen, das irgendwie aufzufangen, aber wenn's nicht geht, dann geht es halt nicht.*» Kommt es also dazu, dass die Umstände die Pflegenden zwingen, Abstriche bei der Pflege machen zu müssen, dann verweist er darauf, dass sie «*nicht bei irgendwelchen wichtigen Sachen*» gemacht werden. Zum Beispiel darf auf die Mobilisation nicht verzichtet werden, die Beine hingegen kann man vielleicht auch «*mal nicht waschen*», wenn wirklich keine Zeit ist. Da aber die Abstriche nur auf Tätigkeiten bezogen sind, die nach Meinung des Probanden nicht von großer Bedeutung sind, hat es keine negativen Konsequenzen für die Patienten. Außerdem kann man sich seiner Meinung nach bei anderen Tätigkeiten wie Blutdruckmessen beeilen und so «*Zeit sparen*».

OK 11 weiß, «*Zeit zu sparen, gehört ja mittlerweile zum Krankenhausalltag. Was mich ärgert ist, wenn genug Leute da sind, und es wird halt nicht vernünftig gemacht, ne. Oder wenn es halt zur Regel wird, dass es nicht vernünftig gemacht wird. Das kehrt ja auch ganz schnell ein. Und das finde ich furchtbar, und das darf nicht sein.*» «*Abstriche*» bei der Pflege zu machen, das ist legitim, wenn es sich um «*unwichtige*» Tätigkeiten wie beispielsweise Beinewaschen handelt und wenn tatsächlich keine Zeit ist. Liegt der Grund jedoch in der Bequemlichkeit des Pflegepersonals, dann ist das «*furchtbar*» für den Probanden. Auch das erlebt er in seinem Alltag.

Die Zusammenarbeit des Pflegepersonals untereinander und die Kollegialität spielen für OK 11 eine große Rolle für die Bewältigung des Arbeitsanfalls. Er sieht, dass im Alltag nicht immer alle ihr Bestes geben und somit Handlungsspielräume da sind, die noch ausgeschöpft werden können. Helfen hingegen alle bei der Pflege mit, dann ist das Problem für ihn gelöst. Das funktioniert jedoch nur mit einem guten Team. «*Auf manchen Stationen geht das auch unheimlich schnell, auch wenn viel Arbeit ist. Dann arbeiten alle mit und arbeiten alle gut zusammen, und das geht schnell. […] Wenn von vier Leuten zwei nichts tun, dann ist natürlich, dann kann man das natürlich ganz vergessen.*»

Obwohl dem Probanden die widersprüchlichen Anforderungen vor Augen stehen, lassen sich die beiden Seiten des Widerspruchs mit einer anderen Art der Praxisgestaltung miteinander vermitteln: Dazu gehört zum einen, Defizite in der Arbeitsorganisation aufzuheben, indem z. B. pflegeintensive Patienten zu einem späteren Zeitpunkt versorgt und auch mobilisiert werden können. Dazu gehört zum anderen, Zeit bei bestimmten Tätigkeiten einzusparen, indem sich die Pflegenden z. B. beim Blutdruckmessen beeilen oder als unwichtig erachtete Pflegemaßnahmen wegfallen lassen. Bei all dem spielt die Teamarbeit eine wichtige Rolle; wenn alle gut zusammenarbeiten, können die anfallenden Tätigkeiten schnell erledigt werden. Die Vorschläge des Probanden führen aus seiner Sicht dazu, innerhalb der vorgegebenen Rahmenbedingungen zugleich die Pflege so zu gestalten, dass alle wichtigen Maßnahmen bei den Patienten durchgeführt und auch die funktionalen Arbeitsabläufe gesichert werden. Durch diese Vermittlungsleistung sieht er den Widerspruch im Stationsalltag als überwunden an und ist der Überzeugung, damit eine der Norm gerechte Pflege zu praktizieren. Indem er innerhalb der strukturellen Bedingungen Veränderungen vorschlägt, die sowohl den normativen Anspruch wie auch die funktionalen Verhaltensweisen betreffen, idealisiert er die falsche Praxis. Die Praxis bleibt eine falsche Praxis, weil nicht eine Verwirklichung des normativen Anspruchs erreicht wird, sondern eine an den funktionalen Anforderungen orientierte Pflege. Damit geht auch dieser Modus der Konfliktbearbeitung nicht über die bestehenden Strukturen hinaus.

*Ergänzungen und Kommentare*

Die Probanden wissen um den Widerspruch, und sie kennen die Schwierigkeiten, eine patientenorientierte Pflege durchzuführen. Innerhalb der vorgegebenen Bedingungen des Arbeitsalltages wird so nach Maßnahmen gesucht, mit denen der normative Anspruch der Pflege und funktionale Verhaltensweisen im Alltag in Einklang gebracht werden können. Die Absicht der Probanden ist dabei, auch unter den objektiven Bedingungen eine möglichst am einzelnen Patienten orientierte Pflege durchzuführen. Zugleich sind alle vorgeschlagen Maßnahmen aber dergestalt, dass sie sich an der Funktionalität und nicht an der Norm orientieren. Wie kreativ die Pflegenden bei ihrer Suche nach Vorschlägen und Möglichkeiten der praktischen Konfliktbearbeitung sind, welche Vielfalt an Strategien sie präsentieren, mit denen der Widerspruch aus ihrer Sicht aufgelöst werden kann, das wird im Folgenden gezeigt.[86]

*Kollegialität/Teamarbeit*

Die gute Zusammenarbeit im Team ist für den Probanden OK 11 eine Möglichkeit, den Konflikt in der Praxis zu lösen. Diese Ansicht teilen auch andere Probanden, etwa die Unterkursschülerin UK 3. Sie ist der Meinung, es dürfe nicht sein, dass Pflegende in die Situation gebracht werden, keine Zeit für die Patienten zu haben. Da sie aber genau das täglich erlebt, ist es für sie wichtig, dass die «*Chemie*» der Kollegen untereinander stimmt. Das ist eine Voraussetzung dafür, dass einer dem anderen hilft, denn dann kann der Arbeitsanfall auch mit wenig Personal bewältigt werden: «*Und dann gibt's wieder Stationen, wo die Leute untereinander gut klarkommen, dass die sagen, komm das schaffen wir auch zu dritt. [...] Wenn die Leute untereinander gut klarkommen, ist die Absprache doch schon so, dass die Leute auch sagen: Hör mal, ich hab zwar heute Husten, ich könnte schön zu Hause bleiben, aber es ist so viel zu tun, und kommen dann trotzdem.*» Das Hand-in-Hand-Arbeiten ermöglicht es aus ihrer Sicht, personelle Engpässe auszugleichen, so dass es nicht zum Konflikt kommt. Darüber hinaus folgt aus einer kollegialen

86 Die Darstellungsweise ändert sich an dieser Stelle. Um die vielfältigen praktischen Strategien deutlich herauszustellen, werden sie nun beschrieben und zu jedem Punkt kommen einige Probanden beispielhaft «zu Wort». Manche der konkreten Vorschläge der Probanden könnten zwei Oberpunkten zugleich zugeordnet werden, z. B. bestimmte Maßnahmen, die zu den «Kompromissen» gezählt werden, könnten auch unter dem Punkt «Verschieben von Tätigkeiten» ausgeführt werden. Der Einfachheit halber wird darauf verzichtet. Alle Probanden bieten im Übrigen mehr als nur den Vorschlag an, der beispielhaft zitiert wird.

Atmosphäre in einem Team, dass Kollegen sich nicht so schnell krankmelden. Eine gute Zusammenarbeit, Kollegialität und eine angenehme Arbeitsatmosphäre führen dazu, dass durch Absprachen der Pflegenden untereinander die Arbeit besser koordiniert wird.

*Kommentar*

Die Möglichkeit der Konfliktbewältigung in einem Team zu sehen, in dem eine angenehme Arbeitsatmosphäre herrscht und sich alle Kollegen gegenseitig helfen, unterliegt einem Trugschluss. Auch wenn nach dem subjektiven Empfinden der Pflegenden dadurch die Arbeitsbelastung als geringer eingeschätzt wird, bzw. sie die Fülle der Aufgaben besser bewältigen können, so wird der Arbeitsanfall selbst dadurch nicht geringer. Durch eine gute Teamarbeit, gute Absprachen und gegenseitige Unterstützung wird es zu einer Verbesserung der Arbeitsabläufe kommen. Aber es kommt nicht zu einer Reduktion des Arbeitsanfalles und auch nicht zu einem grundsätzlichen Zeitgewinn, der dann dazu führen kann, sich den Patienten tatsächlich so zuzuwenden, wie es für sie angemessen ist. Einer patientenorientierten Pflege kann partiell durchaus näher gekommen werden, z. B. weil Pflegende sich von den Kollegen nicht unter Zeitdruck gesetzt fühlen, wenn sie länger bei einem Patienten verweilen. Genauso gut kann es aber auch der Fall sein, sich bei Patienten zu beeilen, weil die Kollegen bei ihren Aufgaben unterstützt werden sollen. Ein Team von vier Personen, die sich gut verstehen, bleibt ein Team von vier Personen. Die Arbeitsaufgaben und die erforderlichen Pflegemaßnahmen bei Patienten verändern sich nicht. In den konkreten Situationen, in denen entschieden werden muss, inwieweit auf Patienten eingegangen werden kann, in welchem Umfang ihnen die notwendige Zuwendung zuteil wird, bleibt der Konflikt bestehen; denn der Arbeitsanfall und die Anzahl der Patienten bleiben dieselben. Weil die Zusammenarbeit jedoch verbessert wird, tragen die «Chemie», wenn sie stimmt, und der Teamgeist aus der Sicht der Probanden zu einer Lösung des Konflikts bei. Der Proband OK 11 hebt dabei noch hervor, dass in einem guten Team auch alle schneller arbeiten könnten. Inwieweit das schnellere Arbeiten dem einzelnen Patienten zugute kommt, bleibt aber fraglich; für die Sicherung aller Arbeitsabläufe ist eine so beschriebene Teamarbeit jedoch von Vorteil.

*Empathie/Setzen von Prioritäten*

Der Fähigkeit zur Empathie wird eine große Bedeutung beigemessen: Sind Pflegende in der Lage, sich in die Situation von Patienten hineinversetzen zu können, dann sind sie auch in der Lage, einschätzen zu können, was für einen Patienten besonderes wichtig ist. Sie können so innerhalb der Zwänge und des Zeitdrucks im Alltag Prioritäten setzen, und zwar die «richtigen», weil sie sich an dem einzelnen Patienten orientieren. Die Probandin MK 7 beispielsweise sagt: «*Ja, natürlich würde ich auch am liebsten sagen, so ich nehm' mir Zeit für jeden Patienten. Das ist auch, das wär' mein Anstreben. Aber jeder sagt, man hört dann; ich nehm' mir einfach die Zeit. Aber wenn man auf der Station ist, dann sieht man, irgendwie nimmt sich keiner die Zeit richtig (...) so richtig, lange, lange Zeit. So wie es eigentlich sein müsste (...). Ich versuch' es schon, aber es klappt nicht immer.*» Zugleich versucht die Probandin «*auch schnell zu arbeiten, klar im Endeffekt muss ja auch alles fertig werden, und gerade wenn wir wenig Personal sind*». Auf der Suche nach einer Lösung für den Konflikt fühlt sie sich zunächst in den betreffenden Patienten ein. Sie überlegt, welche Pflegemaßnahmen für sie selbst in der Situation des Patienten am wichtigsten wären. Danach entscheidet sie, ob und wo sie Abstriche bei der Pflege macht, bzw. auf welche Maßnahmen sie nicht verzichten würde: «*Und mit der Mundpflege, das ist für mich ein sehr wichtiger Aspekt. Und dafür würde ich mir jede Zeit nehmen.*» Dafür würde sie dann lieber auf das «*Füßewaschen verzichten*». «*Wie gesagt, ich setze für mich Prioritäten. Das ist für mich am wichtigsten [...] dann mache ich das einfach.*» Obwohl sie sich selbst als Maßstab für das Setzen der Prioritäten nimmt, so bezieht sie dies auf das Interesse des Patienten.

*Kommentar*

Das Setzen von Prioritäten bedeutet, dass manche Tätigkeiten durchgeführt werden, manche nicht. Die Begründung dafür, welche Pflegemaßnahmen nicht ausgeführt werden, wird nur mittelbar aus der Pflegebedürftigkeit des Patienten und seiner Befindlichkeit abgeleitet. Eine sachliche Begründung, also aus dem Sinn und Zweck der Maßnahme heraus, entfällt. Vielmehr werden aus der Not heraus Entscheidungen für oder gegen Pflegetätigkeiten getroffen, die zwar sorgfältig abgewogen sein sollen, aber die Legitimation liegt außerhalb des Patienten - sie liegt im Zeitdruck. Das Setzen von Prioritäten soll im Interesse des einzelnen Patienten geschehen. Das ist aber nur vordergründig der Fall, denn in Wirklichkeit werden die Pflegemaßnahmen, die bei ihm durchgeführt werden sollen, gegeneinander abgewogen, um im Interesse der Sicherung der Abläufe handeln zu können, also gerade nicht im Interesse des Patienten. Was positiv von MK 7 als das «Setzen von Prioritäten» formuliert wird, kann negativ als «Abstriche bei der Pflege» formuliert werden: Es gibt Maßnahmen, die nicht durchgeführt zu werden. Der Proband OK 11* beispielsweise bedient sich beider Redewendungen. Aber Abstriche bei der Pflege bleiben Abstriche bei der Pflege, gleich wie sie begründet werden. Streng genommen muss man sagen, entweder sind Pflegemaßnahmen für einen Patienten von Bedeutung oder sie sind es nicht. Sind sie es nicht, dann brauchen sie auch nicht durchgeführt zu werden. Dann werden aber keine Abstriche gemacht, sondern es entfallen unnötige Tätigkeiten. Aber so weit gehen die Probanden in ihrer Einschätzung nicht. Sie wollen unterschieden wissen zwischen wichtigen und unwichtigen Maßnahmen, um so zu einer (scheinbar) legitimen Arbeitsentlastung zu kommen.

*Verbesserung der Arbeitsorganisation*

Viele Vorschläge beziehen sich auf eine Optimierung der Organisation des Stationsablaufes, damit dann gelingen kann, was aktuell nicht gelingt. Mit einer «besseren» Organisation wird die Erfüllung der Norm angestrebt, wobei die Vorschläge zugleich im Blick haben, dass der reibungslose Ablauf gewährleistet bleibt – sie haben damit eine Vermittlungsfunktion. Sie beziehen sich auf die Zuteilung der Arbeitsaufgaben an das Personal und das zeitliche Verschieben von Tätigkeiten.

Nahezu alle Probanden schlagen Veränderungen der Ablauforganisation vor. Diese kann man *«besser»*, *«anders»* gestalten (UK 2*). Bezogen auf das Szenario werden verschiedene Möglichkeiten genannt: Eine von den examinierten Pflegekräften soll Frau M. betreuen, der Auszubildende soll gemeinsam mit einer examinierten Pflegekraft zu Frau M. gehen, der Auszubildende soll allein mit der Pflege bei Frau M. beginnen und hinterher Hilfe bekommen. Andere Probanden schlagen auch vor, dass grundsätzlich Patienten, deren Pflege zeitaufwendig ist, zu einem späteren Zeitpunkt versorgt werden. Eine weitere Alternative ist, dass bei einigen Patienten vor dem Frühstück nur eine *«kurze Pflege»* durchführt wird. Erst wenn alle anderen Tätigkeiten wie z. B. Frühstück austeilen, Messen der Blutdrücke und die Visite erledigt sind, so die Empfehlung, soll man sich der Pflege dieser Patienten zuwenden (MK 9). Viele Vorschläge beziehen sich darauf, dass bei pflegeaufwendigen Patienten nur die Ganzwaschungen durchgeführt und beispielsweise die notwendigen Mobilisationsmaßnahmen auf einen späteren Zeitpunkt verschoben werden. Die Probandin MK 5 findet die Situation des Szenarios *«kompliziert»*, wenn sie den Anspruch bedenkt, der mit einer Pflege von Hemiplegikern einher geht. Eine Lösungsmöglichkeit für den Konflikt sieht sie darin, *«dass man dann einzelne Elemente aus der Grundpflege rausnimmt, aus der Ganzwaschung»*. Das wäre für sie die spezielle Mundpflege. Diese würde sie später durchführen. Einen ähnlichen Vorschlag unterbreitet auch die Probandin MK 10: *«Also ich würde an der Stelle von dem Ulli es so machen, dass ich die Patientin waschen würde, die wichtigsten Sachen bei ihr auch erledigen würde und wenn ich Zeit nach dem Frühstück finden würde, dann würde ich sie z. B. raussetzen und mich mit ihr unterhalten.»* Die wichtigsten Dinge sind für sie, dass die Patientin gewaschen, angezogen und bequem für das Frühstück gelagert ist. Weitere Vorschläge beziehen sich auf pflegerische Maßnahmen, die aus der Sicht der Probanden nicht zeitgebunden sind (Puls-, Blutdruck- und Temperaturkontrolle), und die deshalb z. B. auf den späten Vormittag oder die Mittagszeit verschoben werden können.

*Kommentar*

Die Organisation des Stationsablaufes soll verbessert werden. Im Hinblick auf die Arbeitsspitzen insbesondere im Frühdienst ist eine kluge zeitliche Planung der Pflegetätigkeiten von Vorteil, um alle zeitlichen Spielräume nutzen zu können. Die Vorschläge der Probanden umfassen nahezu jede pflegerische und nicht-pflegerische Tätigkeit, die der Stationsalltag im Frühdienst bietet. Eine Vielzahl von Variationen in der Abfolge der Arbeitsaufgaben wird empfohlen. Jede Reihenfolge ist dabei möglich. Gemeinsam ist allen Vorschlägen, dass die Organisation verändert werden soll. Ein einigendes Prinzip dieser Vorschläge ist nicht erkennbar. Irgendwie muss es eben anders gestaltet werden. Die Probandin UK 2* bringt das auf den Punkt. Auch sie ist der Meinung, man könne die Arbeit *«anders»*, *«besser»* organisieren. *«Ich würde [*sagen, *K. K.], die beiden, die zu zweit losgehen, ähm, gehen auch betten und danach zu dieser Frau M. Oder vorher. Oder mittendrin oder so. Irgendwie. (Seufzt) Würd' ich sagen.»* Die Vielfalt der Möglichkeiten, die sie benennt, führt nicht dazu, dass sie sicher sagen kann, was denn nun tatsächlich eine «bessere» Vorgehensweise sein soll. Dahinter steht die Annahme: Weil es so viele Möglichkeiten gibt, muss es wohl auch eine darunter geben, die von Vorteil für die Gestaltung der Pflege des einzelnen Patienten ist, welche auch immer das sein mag. Eine Veränderung der Organisation vorzuschlagen, dürfte so in einen eher blinden Aktionismus zu münden: Weil organisatorische Abläufe veränderbar sind, muss demnach auch hier eine Lösung gesucht werden. Der Konflikt tritt auf, weil die Bedingungen im Pflegealltag eine patientenorientierte Pflege nicht zulassen. Da zeitlichen Ressourcen begrenzt sind, kann eine andere Organisation auch nur begrenzt dazu führen, Spielräume auszuschöpfen.

*Verständnis für das Personal*

Einige der Probanden setzen darauf, dass die Patienten Verständnis für die schwierige Lage der Pflegenden haben. Sie klären die Patienten darüber auf, dass zu wenig Zeit sei und dass Pflegemaßnahmen entweder auf einen späteren Zeitpunkt im Laufe des Tages verschoben werden oder aber auf den nächsten Tag. Die Probandin MK 10 beispielsweise würde bei Zeitdruck nicht darauf warten können, was eine Patientin mit einer Aphasie ihr sagen möchte. Ist es nicht möglich, dass die Patientin sich schriftlich mitteilt, *«dann würde ich auf jeden Fall der Pa-*

*tientin die Situation erklären, dass wir heute viel zu tun haben und dass wir im Moment nur das Nötigste machen können»*. Sie würde hoffen, dass die Patientin das versteht, und sie weiß aus Erfahrung, dass das meistens auch funktioniert. Auch die Probandin MK 9 ist der Meinung, dass man Patienten auf die Arbeitsbelastung aufmerksam machen kann. *«Die meisten haben dann auch dafür schon Verständnis. Sag ich mal.»* Sie würde dem betreffenden Patienten dann noch versichern, dass sie am nächsten Tag nur Zeit für ihn hat und er dann wirklich im Mittelpunkt steht. Die Probandin UK 3 greift bei manchen Patienten, mit denen sie sich gut versteht, ebenfalls darauf zurück. Sie sagt dann bei der morgendlichen Pflege z. B.: *«Ich leg sie jetzt hier hin, ich komm' in zehn Minuten wieder, ich muss ins Nebenzimmer, das ist ganz wichtig, da muss ich jetzt schnell helfen, ich bin gleich wieder da und wenn was ist, klingeln. Dann kann ich rausflitzen und irgendwo was anderes erledigen.»* Die Probandin UK 2* vertraut ebenfalls darauf, dass Patienten Verständnis für die schwierige Situation des Pflegepersonals zeigen, wenn man ihnen die Lage erklärt: *«Nur wenn, wenn die Zeit nicht ist, ich mein manchmal kann man auch den Patienten erklären, warum jetzt gerade man nicht so viel Zeit hat, weil jetzt gerade noch viel zu tun ist. Und die verstehen das sogar öfter, als man denkt. Also die Patienten haben oft schon mehr Verständnis für uns, als umgekehrt. (…) Leider. Aber es ist oft so. Und das hab ich auch schon oft gemacht, wenn irgendwie gerade so viel zu tun war und da wartet ein Patient schon ganz lange darauf, dass er etwas kriegen soll und man hat es immer noch nicht geschafft.»* Und damit sie auch nicht vergisst, dass Patienten in solchen Situationen noch auf sie warten, werden diese zusätzlich damit beauftragt, mit Sorge dafür zu tragen, dass die Tätigkeiten auch erledigt werden, indem sie sich noch einmal melden.

*Kommentar*

Bei den Patienten wird um Verständnis dafür geworben, dass sie auf pflegerische Maßnahmen warten müssen. Weil sie in die konflikthafte Situation eingeweiht werden und sich einverstanden erklären zu warten, bisweilen bis zum nächsten Tag, kann in der aktuellen Situation der Konflikt gelöst werden. Man hofft auf Zustimmung der Patienten für ihre eigene Vernachlässigung. Patientenorientierung kehrt sich hier um in «Personalorientierung», die vom Patienten erbeten wird, um ruhigen Gewissens bewusst gegen das Gebot einer patientenorientierten Pflege verstoßen zu dürfen.

*Koordination der Arbeit*

Die Pflege unter Zeitdruck kann aus Sicht einiger Probanden auch verbessert werden, indem die eigene Arbeit gut koordiniert wird: Ein Patient wird betreut und zwischendurch bzw. parallel werden noch andere Tätigkeiten verrichtet. Die Betten im Zimmer werden gemacht, andere Aufgaben außerhalb des Zimmers, und gleichzeitig kann noch nach weiteren Patienten geschaut werden. Das bietet sich aus der Sicht der Probanden insbesondere bei den Patienten an, deren Selbständigkeit gefördert werden soll. Diese Patienten können dann in der Zwischenzeit die Dinge, die sie selbst verrichten können, erledigen, wie z. B. das Gesicht waschen, die Zähne putzen, kämmen. Eine Patientin kann sich nach Ansicht der Probandin MK 9 z. B. «*dann eben ein bisschen alleine waschen, dann kann man, wenn es schellt, kann man auch mal zwischendurch kurz eben raus gehen [...] oder schon mal das andere, die anderen Betten machen und gucken, was in dem Zimmer selber noch zu tun ist. Aber immer wieder die Patientin auch anhalten.*» Beiden Seiten ist so Genüge getan: Die Selbständigkeit der Patienten ist gefördert, sie wurden aktiv in die Pflege einbezogen, und ein Beitrag zur Ablaufsicherung und Entlastung der Kollegen wurde auch geleistet.

*Kommentar*

Eine gute Koordination der eigenen Arbeit wird vorgeschlagen, um so den Patienten gerecht werden zu können und zugleich dazu beizutragen, die Arbeitsabläufe zu sichern. An den Vorschlägen wird die bereits erwähnte Vorstellung der Probanden von der Förderung der Selbständigkeit der Patienten noch einmal deutlich. Es handelt sich dabei nicht um eine Förderung im Sinne einer Unterstützung des Patienten, damit er Aktivitäten, die seiner größtmöglichen Selbstversorgung und Unabhängigkeit dienen, wieder erlernt. Vielmehr handelt es sich um ein partielles aktives Einbeziehen des Patienten in pflegerische Maßnahmen, die zu einer Unterstützung des Pflegepersonals durch die Patienten führt. Das heißt, es wird nicht eine dem Gesundheitszustand förderliche Balance zwischen aktiver und passiver Unterstützung gesucht. Vielmehr wird der Patient in der Zeit, in der er aktiv einbezogen wird, «beschäftigt», und so können die Pflegenden zusätzlich in dieser Zeit anderen Aufgaben nachgehen. Die Zerrissenheit der Pflegetätigkeiten kommt hier zum Ausdruck. Pflegende selbst schlagen vor, Tätigkeiten zu unterbrechen, weil sie sich dadurch einen Zeitgewinn versprechen und im selben Zuge ein Pflegeziel – die Förderung der Selbständigkeit – anstreben.

*Kompromisse*

Eine gängige Strategie zur Vermittlung zwischen der Forderung nach schnellem Arbeiten und zugleich einer Pflege, die die Bedürfnisse und die Förderung der Selbständigkeit berücksichtigt, liegt darin, Kompromisse einzugehen. Die Probandin UK 9 etwa versucht, *«so ein bisschen mit den Patienten* [sich, K. K.] *zu unterhalten und darauf nicht zu verzichten, aber ein bisschen schneller so»*. Der Proband MK 4 fordert: *«Ja natürlich muss das* [die Arbeit, K. K.] *zügig vonstatten gehen, aber darunter darf die Patientenversorgung nicht leiden. [...] Man sollte dabei vielleicht nicht ganz so viel auf die Selbständigkeit des Patienten achten und ein bisschen was übernehmen. Nicht ganz vernachlässigen, aber damit es schneller geht.»* Dieser Kompromiss – nicht ganz vernachlässigen, aber etwas «schneller pflegen» – ist in der Qualität seiner Arbeit immer schon enthalten: *«Halt man muss zügig und ordentlich arbeiten. Ganz normal.»* Auch die Probandin MK 10 schlägt einen Kompromiss vor: *«Also ich würde es so mit der Patientin z. B. machen, dass ich sie nur waschen würde und sie sich nur abtrocknet, wenn es zu wenig Zeit ist. Und dann vielleicht die Haare kämmen, würde sie auch alleine machen und Zähne putzen. Aber sonst würde ich die Patientin auch nicht so viel machen lassen.»* Weil beide – Probandin und Patientin – aktiv werden, kommt die Probandin der Förderung der Selbständig zumindest nahe.

Eine andere Art des Kompromisses besteht darin, den Blick nicht nur auf einen Patienten und auf einen Tag zu richten, sondern auf mehrere Patienten und auf eine Zeitachse: So schlägt der Proband UK 1* vor, sich an einem Tag für den einen Patienten mehr Zeit zu nehmen als für einen anderen Patienten. Frau X beispielsweise wird heute intensiv betreut, Herr Y morgen. Weil jeder Patient ein über den anderen Tag eine oder keine intensive Pflege erhält, kommt es zu einer ausgleichenden Gerechtigkeit in der Zuwendung. In diese Berechnung können dann durchaus auch mehrere Patienten einbezogen werden.[87]

*Kommentar*

Ein Vorschlag zur Lösung des Konflikts ist die Suche nach einem Kompromiss. Diese Suche wird durch die Bemühung motiviert, zugleich den Anspruch der Pflege zu erfüllen und dank Zeitersparnis schnell zu arbeiten. Ein Kompromiss ist in der Regel aber dadurch gekennzeichnet, dass sich zwei entgegengesetzte Seiten einander annähern, wobei jede der Seiten ein Zugeständnis machen muss. Der Kompromiss in den Vorschlägen der Probanden bezieht sich jedoch darauf, dass nur auf einer Seite, nämlich auf der der Pflegemaßnahmen ausgehandelt werden

87 Diesen Vorschlag macht auch der Proband UK 6. Nur bleiben aus seiner Sicht die Defizite des Alltags weiter bestehen, das heißt, diese Strategie führt aus seiner Sicht nicht dazu, den Konflikt als gelöst anzusehen. (Vgl. S. 167, sowie ausführlicher zur Veränderung des Reaktionsmusters Kap. 6, S. 243)

soll, wo Zugeständnisse gemacht werden. Damit handelt es sich also gar nicht um einen Kompromiss, sondern in Wirklichkeit um Abstriche bei der Pflege im Namen eines Kompromisses. Letztlich spielen die Bedürfnisse der Patienten bei dieser Entscheidung keine Rolle. Weil dieses Vorgehen von den Pflegenden als Kompromisslösung interpretiert wird, legitimiert es den objektiven Verstoß gegen den normativen Anspruch der Pflege.

*Routine und Erfahrung*

Einige Probanden sind der Überzeugung, durch Routine und Erfahrung, die im Laufe der Berufstätigkeit erworben wird, gelänge es, im Pflegealltag den Widerspruch zwischen den Anforderungen aufzulösen. Das spricht der Proband OK 11 bereits an, der bezogen auf das Szenario Harry zu Frau M. schicken würde. Sein Vorschlag ist doppeldeutig: Harry soll einerseits für sein unkollegiales Verhalten sanktioniert werden, indem er seine eigenen Fähigkeiten erst einmal unter Beweis stellen soll, bevor er einen Schüler auffordert, schnell zu arbeiten. Andererseits ist der Proband tatsächlich der Meinung, dass examinierte Pflegende gut und schnell pflegen können. Diese Meinung vertritt auch die Probandin UK 9. Sie findet, jeder muss sein Bestes geben. Das «Beste» ist schnelles Arbeiten und ein bisschen auf die Patienten eingehen. Aus ihrer Sicht können examinierte Pflegekräfte aufgrund ihrer Erfahrung sowohl schnell als auch gut arbeiten. Wichtig ist für sie, dass die Pflegenden auch auf die Patienten eingehen, und das bedeutet, sie müssen sich während der Durchführung von Pflegemaßnahmen mit ihnen unterhalten. Das sieht sie zwar bei ihren examinierten Kollegen nicht – «*Also da fehlt nichts. Die machen alles, außer sich mit dem Patienten zu unterhalten*». Unterhielten sie sich aber neben der Durchführung aller Pflegemaßnahmen noch mit den Patienten, was aus ihrer Sicht theoretisch möglich ist, dann wäre der Anspruch der Pflege für sie erfüllt und der Konflikt aufgelöst.

Auch die Probandin MK 5 meint, dass examinierte Pflegende sowohl der Forderung nach schnellem Arbeiten als auch einer patientenorientierten Pflege nachkommen können. Verfügen die Pflegenden über Erfahrung und Routine, so können sie eher einschätzen, wann «*man jetzt ein bisschen ruppiger sein, oder schneller oder was weglassen*» kann. Weil sie aufgrund ihrer Erfahrungen wissen, dass sie den Patienten auch dann noch gerecht werden, wenn sie schneller oder ruppiger sind, oder auch mal Maßnahmen weglassen, können sie aus der Sicht der Probandin den pflegerischen Anspruch trotz des Zeitdrucks erfüllen. Aber das kann ihrer Meinung nach in verantwortungsvoller Form nur das examinierte Pflegepersonal. Sie als Schülerin hat noch nicht diese Erfahrung, und deshalb ist es wichtig für sie, dass die Stationsleitung die Arbeit klug einteilt, so dass auch sie selbst den ihr zugeteilten Patienten gerecht werden kann.

Für den Probanden OK 11* ist eine gewisse Routine von Bedeutung, um schnell arbeiten zu können. Um zudem beurteilen zu können, *«was ist jetzt primär wichtig, und was ist jetzt nicht wichtig»*, bedarf es der beruflichen Erfahrung. Diese Erfahrung führt dazu, dass sich ein «Pflegegefühl» entwickelt. Mit Hilfe dieses Gefühls können Pflegende entscheiden und begründen, warum welche Pflegemaßnahmen durchgeführt oder nicht durchgeführt werden: *«Man entwickelt ja auch so'n, so'n Pflege, so ein Gefühl so, was man jetzt noch machen muss. Und das muss man verinnerlichen, so, ne. Also was ist jetzt wichtig und was ist jetzt nicht wichtig. Und das hat man dann mit der Zeit, sieht man das auch schon.»* Das Gefühl kann er *«schlecht beschreiben»*. Er kann nur angeben, dass es aus seiner Berufserfahrung resultiert.

*Kommentar*

Im Laufe der beruflichen Tätigkeit wird eine Routine erworben – zu verstehen als eine handwerksmäßige Gewandtheit in der Ausführung von Tätigkeiten. Diese führe dazu, dass zugleich schnell und gut gearbeitet werden kann. Hinzu kommen berufliche Erfahrungen. Diese sind die Voraussetzung für die Fähigkeit, entscheiden zu können, welche pflegerischen Maßnahmen von Bedeutung sind, auf welche man verzichten kann, ohne dass der Patienten Schaden davonträgt, und wann man auch mal «ruppiger» sein kann. Beides – Routine und Erfahrung – versetzen aus der Sicht der Probanden die Pflegenden in die Lage, gelungen zwischen den Anforderungen vermitteln zu können. Sie selbst als Auszubildende verfügen noch nicht darüber, aber ihre examinierten Kollegen. Somit können sie den Konflikt auf dieser Basis zwar noch nicht lösen, sie können aber darauf vertrauen, dass es den examinierten Kollegen gelingt, und bei ihnen selbst ist es allein eine Frage der Zeit, bis wann sie dazu in der Lage sein werden. Der Proband OK 11* bestätigt dies als mittlerweile examinierter Krankenpfleger. Man könnte sagen, dass aus dieser Sicht im Laufe der Berufserfahrung das Prinzip der Benefizienz abgelöst wird vom Prinzip der Nonmalefizienz: Das Gute wird nicht mehr direkt angestrebt, sondern mittelbar durch eine Verhinderung des Schlechten. Patientenorientierte Pflege würde sich so daran orientieren, niemandem zu schaden.

Die Probanden mit dem Reaktionsmuster «Idealisierung falscher Praxis» erkennen im Stationsalltag Defizite und Verbesserungsmöglichkeiten. Indem sie sich kritisch und aufgeklärt gegenüber dem Pflegealltag mit seinen Defiziten zeigen und zugleich handelnd eingreifen, glauben sie, das von ihnen kritisierte auch verändern zu können. Entsprechende Interventionsmaßnahmen werden mit dem Ziel vorgeschlagen, den pflegerischen Anspruch zu erfüllen. Beide Anforderungen, die dem alltäglichen Ablauf und die der Norm entspringende, verweisen aber notwendig aufeinander – und das spiegelt sich in den Vorschlägen selbst wider. Die Auflösung des Widerspruchs gelingt nur scheinbar. Hinter dem Rücken der

Probanden setzt sich das Realitätsprinzip durch: Alle vorgeschlagenen Maßnahmen führen letztlich dazu, die funktionalen Arbeitsabläufe zu sichern. Die Probanden schlagen lediglich die Mittel und Wege zur Konfliktlösung vor, die sie ihrem Alltag entnehmen: Ein Stationsablauf muss gut organisiert sein. Die Mitarbeiter einer Station sollen sich kollegial verhalten und als Team zusammenarbeiten. Die Arbeit jeder einzelnen Pflegekraft muss gut koordiniert sein. Pflegende sollen Empathie zeigen und Prioritäten setzen können. Es darf auch Verständnis dafür vorausgesetzt werden, dass nicht immer alle Wünsche unverzüglich erfüllt werden können. Erfahrung und Routine führen dazu, dass Pflegende eine handwerkliche Gewandtheit aufweisen, und zeigen, dass sie wissen, welche Pflegemaßnahmen in konkreten Pflegesituationen erforderlich sind, nicht zuletzt um Schaden vom Patienten abzuwenden. Nicht eine «richtige» Praxis im Sinne des Postulates einer patientenorientierten Pflege ist die Folge, sondern die Idealisierung einer Praxis, die im Kern falsch ist und die durch die vorgeschlagenen Maßnahmen auch nicht richtig wird. Die Maßnahmen führen nicht dazu, dass die Pflege sich unter den gegebenen Bedingungen an den individuellen Bedürfnissen eines jeden Patienten orientieren kann.

*Allgemeine Merkmale: Der Verdichtungstyp «Idealisierung falscher Praxis»*

Die Probanden mit dem Reaktionsmuster Idealisierung falscher Praxis haben in ihrem Alltag erfahren, dass unter den strukturellen Bedingungen der Praxis ein normgerechtes Handeln nicht uneingeschränkt umzusetzen ist, und sie wissen, dass dieses in Konfliktsituationen negative Folgen für die Betroffenen hat. Weil ihr Blick für die widersprüchlichen Anforderungen geschärft ist, werden Defizite in der Praxis deutlich erkannt, und daraus resultiert für sie die moralische Notwendigkeit, nach Maßnahmen zu suchen, die in der Lage sind, diese Defizite zu beseitigen. Überzeugt von der Richtigkeit und Wichtigkeit der Norm werden Anstrengungen unternommen, der Norm zu ihrer Geltung zu verhelfen, denn das, was im Alltag scheitert, soll und muss verbessert werden. Diese Verbesserung gilt es durch eine andere Art der Praxisgestaltung zu erreichen, wobei der Orientierungspunkt hierfür jedoch ausschließlich allein die Rahmenbedingungen dieser Praxis selbst sind. Eine Vielzahl von Maßnahmen wird dazu vorgeschlagen, die sich ganz konkret auf den Alltag beziehen. Sie haben die Aufgabe, das als konflikthaft erlebte Umfeld praktisch so zu bearbeiten, dass eine Normerfüllung doch wieder möglich wird. Die konkreten Veränderungs- und Verbesserungsvorschläge können unterschiedlich sein. Allen Vorschlägen gemeinsam ist dabei die Überzeugung, die Anforderungen, die mit den Bedingungen des Alltags einhergehen, mit der Norm vermitteln zu können. Die Vorschläge sind also allesamt praktikabel und können als Forderung an alle im Alltag Handelnden gerichtet werden. Hierbei wird die Möglichkeit des Gelingens der praktischen Verbesserungsvorschläge vehement vertreten und diese jeweils durch deren Logik und erprobte Praktikabilität legitimiert. Doch gegen die eigene Erfahrung einer als strukturell falsch identifizierten Praxis bleibt man überzeugt, innerhalb der vorgegebenen Rahmenbedingungen dennoch richtig handeln zu können: falsche Praxis wird idealisiert. Für das Bewusstsein der Akteure ist der Widerspruch erfolgreich aufgelöst.

Es ist nicht von der Hand zu weisen, dass die Durchführung der vorgeschlagenen Maßnahmen eine Annäherung an die Norm bedeuten könnte, denn es werden einzelne vorhandene Defizite praktisch bearbeitet. Letztlich sind die Verbesserungs- und Veränderungsvorschläge jedoch ausschließlich so konstruiert, dass sie mit den Regeln der Praxis in Einklang gebracht werden können, denn die Verwirklichung der Norm darf mit der Funktionserfüllung nicht im Konflikt stehen. Das Regelwerk der Praxis kann, solange die sich widersprechenden Anforderungen beide als legitim anerkannt werden, nicht radikal in Frage gestellt werden. Das zeigt sich bei den Vorschlägen in der Berücksichtigung beider Seiten des Widerspruchs. Weil der Fokus auf praktisch umzusetzende Lösungen gerichtet ist, werden die strukturellen Bedingungen, die zum Widerspruch führen, nicht angetastet, vielmehr werden die Lösungen innerhalb der bestehenden Bedingungen gesucht, um hier nutzbringend anzusetzen Alle Lösungsvorschläge sind so konstruiert, dass sich bei näherer Betrachtung die Funktionalität und nicht die Erfüllung der Norm durchsetzt. Der dadurch an den Tag gelegte Pragmatismus verhindert den über den bestehenden Alltag hinausgehenden Blick.

## 7. Kompensation für falsche Praxis

*Portrait der Probandin OK 9*
*«…, dass ich genau sehen kann, was ich irgendwie geleistet habe, so dass echt eine Besserung da ist.»*

Vor dem Hintergrund ihrer Praxiserfahrungen ist der Oberkursschülerin OK 9 die Konfliktsituation des Szenarios bekannt. Sie weiß um die Notwendigkeit des schnellen Arbeitens und zugleich um die Norm einer an den individuellen Bedürfnissen der Patienten orientierten Pflege.

Für OK 9 ist die *«Realität nun mal, dass wenig Personal für viel Arbeit da ist. Und von daher ist die Situation dann leider so, dass ich dann wenig Zeit am Patienten verbringen kann, weil ja auch Tausende von Arbeiten auf der Station sind, die auf einen warten.»* Für sie ist es *«Wahnsinn»*, dass man alle anfallenden Arbeiten im Stationsalltag schaffen, schnell arbeiten und dabei die Patienten ihren Bedürfnissen entsprechend pflegen soll. Die Unmöglichkeit, im Arbeitsalltag allem gerecht zu werden, ist so schon systematisch angelegt. Obwohl sie die Unvereinbarkeit der im Alltag zu berücksichtigenden Anforderungen sieht, die an das Pflegepersonal gestellt werden, versucht sie dennoch, diesen *«Wahnsinn»* zu bewältigen.

Um das Zeitproblem zu lösen, schlägt OK 9 eine andere Arbeitsorganisation vor. Statt alle Patienten, die Unterstützung bei der Körperpflege benötigen, in der Zeit zwischen 6.30 und ca. 8.30 Uhr und damit vor dem Frühstück zu waschen, sollten besser einige Patienten nach dem Frühstück gewaschen werden. Das bedeutet aber zugleich, dass im Laufe des Vormittags, wenn andere Arbeiten für das Personal anfallen, einzelne Pflegende dann dabei nicht mithelfen können, und das Zeitproblem hätte sich nur verschoben. Sie selber würde sich also *«auf jeden Fall beeilen»*. Damit schildert sie zunächst ein Verhalten, mit dem sie ihren Beitrag zur Sicherung der Arbeitsabläufe im Stationsalltag leistet. Sie kann dadurch Ärger mit den Kollegen vermeiden, die ansonsten *«sauer reagieren»* und sie das auch *«spüren»* lassen. Würde sie das nicht machen, so hätte sie *«den anderen Mitarbeitern gegenüber ein schlechtes Gewissen»*, weil diese dann für sie «mitarbeiten» müssten.

Auf der anderen Seite sieht OK 9 aber auch, dass die Patienten *«darunter leiden»* müssen. Sie ist der Meinung, man solle nicht *«wie eine Waschstraße arbeiten»*, *«sondern vielleicht überall sich ein bisschen Zeit lassen, [...] ein bisschen eingehen»*. Sie strebt an, *«dass man dann eine gute Körperpflege durchführt, dass man die Patientin raussetzt und versucht, sich währenddessen unter anderem auch mit ihr zu unterhalten und vielleicht auch noch auf die Bedürfnisse irgendwie einzugehen»*. Dies, so fordert sie, sollte man nicht nur bei einer Patientin machen, sondern bei allen Patienten. Aber sie weiß: *«Das ist schwer. Das ist sehr schwer.»* Ihr ist bewusst, dass es ein Versuch ist und der normative Anspruch der Pflege mit allen anderen Anforderungen nicht «unter einen Hut» zu bekommen ist. Das führt bei ihr zu einer persönlichen Betroffenheit: Nicht nur die Patienten leiden darunter, sondern auch sie: *«Das ist ein bisschen blöd, wenn man vom Dienst nach Hause geht und man weiß genau, man hätte bei einem Patienten viel mehr machen können, als man eigentlich getan hat, aus Zeitmangel so. Dann denk ich manchmal, das ist unbefriedigend, wenn man nach Hause geht und man weiß genau, man hätte bei dem Patienten noch Gehübungen machen können [...] irgendwas, was ihn halt mobilisiert, weil halt so viel Stress auf der Station ist.»* Das findet OK 9 *«schon echt traurig teilweise, so manchmal»*. Und deshalb könnte sie sich *«manchmal tierisch darüber aufregen, dass nur so wenig Personal zur Verfügung steht. [...] Die Patienten müssen darunter leiden, so. Finde ich schade.»*

Innerhalb des «Wahnsinns» des Alltags sucht OK 9 deshalb nach einem sinnstiftenden Gegenmodell. Der regelmäßigen Erfolglosigkeit ihrer Bemühungen setzt sie Ausnahmesituationen entgegen, in denen sie zumindest zeitweise die Norm erfüllen kann. Sie weiß, dass dies zwar nicht immer, aber in bestimmten Situationen oder auf bestimmte Personen bezogen möglich ist. Sie sieht zu, dass sie *«noch etwas geschafft»* kriegt, *«was der Patientin zugute kommt, halt irgendwo»*. Es ist für sie selber wichtig, *«dass ich genau sehen kann, was ich irgendwie geleistet habe, so dass echt eine Besserung da ist»*. Sie sucht nach Möglichkeiten, mit denen sie das repräsentieren kann, was aus ihrer Sicht z. B. die Arbeit der Krankengymnasten ausmacht: messbare Leistungen und ein intensiver Kontakt zu den Patienten, die sich in einer Verbesserung des Befindens der Patienten widerspiegeln.

Aus diesem Grunde pflegt sie am liebsten Patienten, *«die richtig schwer krank sind und wo ich sehen kann, dass es zu einer Besserung kommt. [...] Patienten, aus denen man was machen möchte, aus denen man was rausholen möchte, so.»* Sie nutzt die Pflege von Schwerkranken als besondere Aufgabe, an der sie sich bewähren und zeigen kann, was die Pflege bzw. sie selbst zu leisten imstande ist. Sind die Patienten «besonders» krank, so sind ihre Erfolge entsprechend auch besonders groß, wenn es am Ende den Patienten durch ihre Betreuung wieder besser geht.

Die Probandin reagiert pragmatisch auf den erkannten Widerspruch. Sie orientiert sich primär an den strukturellen Bedingungen des Stationsalltags, weil sie erkennt, dass sie keine andere Möglichkeit hat. Aus diesem Grund beeilt sie sich bei der Pflege. Sie braucht jedoch Ausnahmen von der Regel, die das Gegenteil zum alltäglichen «Wahnsinn» darstellen. Ihre Strategie, um im Alltag bestehen zu können, liegt darin, den Widerspruch zwischen der Norm und den Zwängen durch die Aufgabenfülle zeitweise aufzulösen, nämlich indem sie in einzelnen Situationen den Konflikt praktisch bearbeitet, sich dabei am normativen Anspruch der Pflege orientiert und den Erfolg ihrer Pflege auch sehen kann. Damit gleicht sie durch gelungene Pflegesituationen die ansonsten unbefriedigenden Situationen im Alltag aus. In diesen gelungenen Momenten, in denen sie sich den Patienten dann zuwendet, erfährt sie die positive Wirkung der normgerechten Pflege: Sie sieht den Erfolg ihrer Maßnahmen und damit ihrer Leistung. Das ist für sie befriedigend und im Sinne einer patientenorientierten Pflege zugleich, von der der jeweilige Patient dann auch profitieren kann. Diese positiven Ausnahmen sind von Bedeutung für sie, um in dem Alltag, der primär von der Funktion bestimmt wird, bestehen zu können.

### *Ergänzung und Kommentar*

Die Kompensationsstrategie einer weiteren Probandin (MK 2*) ist davon gekennzeichnet, einen bestimmten Eindruck bei den Patienten hinterlassen zu wollen: Sie ist die Pflegeperson, die sich Zeit für die Patienten nimmt. Denn für MK 2* ist die Kommunikation mit den Patienten ein wesentliches Element der Pflege, und dazu bedarf es Zeit und Ruhe. Selbst wenn sie die Zeit objektiv nicht hat, versucht sie ruhig zu bleiben und den Patienten zu sagen: *«Jetzt haben wir Zeit und dann: machen sie ruhig langsam.» «Also zumindest versuche ich mir die Zeit dann zu nehmen und versuch das auch zu vermitteln, dass ich Zeit habe. [...] Auch wenn man die dann eigentlich nicht hat.»* Sie ist die Krankenschwester nach der die Patienten fragen, wenn sie mal nicht da ist. So bekommt sie positive Rückmeldungen von den Patienten, die ihr zeigen, dass ihr Verhalten bei den Patienten *«gut ankommt»*. Diese Selbstbestätigung und den *«Input»* braucht sie, denn sonst würde *«man den Beruf gar nicht durchhalten können»*.

Unter dem Handlungsdruck im Pflegealltag gelingt es den Probandinnen, sich realitätstüchtig zu zeigen und zugleich die Bestätigung einzuholen, dass die pflegerische Zuwendung eine positive Wirkung entfaltet. Die Probandin OK 9 erfährt dies in beobachtbaren Verbesserungen hinsichtlich des Befindens und des Zustandes der Patienten, denen sie sich zeitweise intensiv zuwendet. Die Probandin MK 2* erfährt ihre Selbstbestätigung durch entsprechende Äußerungen der Patienten. Indem sie den Patienten Zeit und Kommunikationsbereitschaft signalisiert, vermittelt sie den Eindruck, sich entgegen der objektiven Bedingungen den Patienten intensiv zuzuwenden. Sind es bei der einen Probandin die sich ergebenden Situationen, die die Ausnahme von der Regel darstellen, so ist es bei der anderen ihre Haltung gegenüber den Patienten, die einen Ausgleich schafft zu ihrem tatsächlichen praktischen Verhalten.

### *Allgemeine Merkmale: Der Verdichtungstyp «Kompensation für falsche Praxis»*

Die Diskrepanz zwischen dem, was der Proband im Alltag hinsichtlich des normativen Anspruchs machen möchte, und dem, was er tatsächlich machen kann, führt zu dem Bedürfnis nach einer gelingenden Praxis. Er sieht die Seiten des Widerspruchs:

- die Norm, die als gut und richtig anerkannt wird,
- die Bedingungen des Alltags, die verhindern, dass die Norm erfüllt werden kann,
- die Notwendigkeit, dem Regelwerk der Praxis zu folgen, auch wenn der normative Anspruch dadurch unterlaufen wird.

Aufgrund der Einsicht in diese Notwendigkeit wird ein Verhalten angestrebt, dass zunächst über Vermittlungsversuche auf eine Anpassung an die strukturellen Bedingungen abzielt. Im Bewusstsein der Grenzen, die einer praktischen Verwirklichung der Norm gesetzt sind, werden dennoch Versuche unternommen, der Norm zur Geltung zu verhelfen. Eine Vermittlung von Norm und Funktion, wie sie beispielsweise durch die Strategien der Idealisierung gezeigt wird, ist aufgrund der Erkenntnis der strukturellen Folgen des Widerspruchs aber nicht hinreichend dafür, den normativen Anspruch als verwirklicht ansehen zu können. Es bleibt eine Sensibilität für das Misslingen dieser Vermittlungsversuche. Resultierend aus dem Unbehagen gegenüber der falschen Praxis hält der Proband dennoch an der Norm fest. Angesichts der objektiven Bedingungen sucht der Proband nach Möglichkeiten innerhalb der bestehenden Strukturen, durch die er die Norm zumindest zeitweise erfüllen oder sich ihr annähern kann. Er versucht, die Defizite in dem Bewusstsein auszugleichen, dass ihm dies zumindest zeitweise gelingt. Die positive Wirkung, die aus diesen Versuchen hervorgeht, bestätigt ihn in seinem Verhalten. Er ist dadurch in der Lage, das, was ihm und anderen im Alltag widerfährt, durch erkennbar gelungene Momente zu kompensieren. Klar ist ihm dabei, dass diese zeitweise gelingende Praxis nicht systematisch durchzusetzen ist.

## 8. Individuelle Auflösung

*Portrait der Probandin MK 2*
*«Ich mache es und ich mache es richtig»*

Die Mittelkursschülerin MK 2 kennt die Situation des Szenarios aus ihrem Arbeitsalltag. Obwohl sie die Situation so extrem noch nicht erlebt hat, weiß sie, dass aufgrund der mangelnden Zeit von den Kollegen gefordert wird, *«rucki-zucki»* zu arbeiten. Auf diesen Druck und diese Forderung lässt sie sich jedoch nicht ein, denn *«man muss immer noch gucken, dass das alles menschengerecht bleibt und dass man nicht so (…) weiß ich nicht. Ich finde das furchtbar.»* Aus diesem Grunde kann sie auch nicht nachvollziehen, wie der Pfleger Harry sich in der Geschichte verhält; auch wenn viel Arbeit anfällt, zehn Patienten zu waschen sind, *«dann muss man sich trotzdem noch Zeit lassen»*.

Ist sie selber in einer solchen Situation, dann löst sie den Konflikt zur Seite der Norm hin auf. Wenn sie der Meinung ist, der Patient *«braucht mehr Zeit, dann braucht er halt mehr Zeit»*. Sie tut sich *«die Ruhe an»* und lässt sich nicht hetzen, egal *«wie voll das* [die Station, K. K.] *ist»*, also egal wie viel Arbeit zu erledigen ist. Dabei ist ihr sehr wohl bewusst, dass durch die strukturellen Bedingungen des Arbeitsalltags das Pflegepersonal genötigt ist, schnell zu arbeiten, und dem entzieht sie sich auch nicht gänzlich. Durch eine selektive Wahrnehmung der Realität teilt sie die Arbeitsanforderungen in zwei Bereiche ein. Es gibt für sie Tätigkeiten, bei denen man sich beeilen kann, ohne dass die Zuwendung zum Patienten darunter leiden würde, bzw. ist dies für sie hierbei nicht relevant. Dazu gehört das «Durchgehen und Betten» und das Messen der Blutdrücke. Sind die Pflegenden *«fit»*, also beherrschen sie die Arbeitsabläufe, dann geht das auch schnell. Arbeitet man dabei noch zu zweit zusammen, dann ist das *«effektiver»* und geht *«raz-faz.*

*Da geht das auch schnell, da geht es noch schneller.»* Hier reagiert sie pragmatisch und orientiert sich am Realitätsprinzip.

Diese Arbeitsweise ist aber für sie nicht zulässig, wenn es um den zweiten Bereich geht, wozu die Körperpflege gehört. Hier ist die Erfüllung des normativen Anspruchs für sie geboten, und daran hält sie fest. Sie verweigert sich dem Druck, ignoriert die Umstände, die zum schnellen Arbeiten nötigen, und nimmt sich Zeit für die Patienten: *«Also ich mache das lieber schön langsam. Gefällt mir besser.» «Ich mache es und ich mache es richtig.»* Damit ist sie bislang *«auch noch nicht schlecht gefahren, also hat auch noch keiner gemeckert oder so. Weil, die wissen ja eigentlich, dass es so richtig ist.»* Sie vermutet: *«Vielleicht traut sich deswegen auch keiner, was zu sagen.»* Wird sie dennoch darauf hingewiesen, schneller zu arbeiten, dann sagt sie *«auch immer: so hab ich das nicht gelernt»*. Sie beruft sich auf die Autorität der Schule und reklamiert damit die Einhaltung der Norm. Die Probandin wähnt sich mit ihrer Einstellung im Recht und zeigt sich gleichmütig gegen mögliche Sanktionen: *«Weil ich sorgfältig arbeite – kann mir ja auch keiner eine schlechte Beurteilung schreiben. Deswegen kann es mir egal sein.»* Im Bewusstsein dessen, dass niemand sich offen gegen die Norm aussprechen kann, schafft sie sich selber den Freiraum, sie zu verwirklichen. So macht sie den Zweck zum Mittel: Sie argumentiert mit der Norm als dem richtigen Verhalten gegen die Forderung ihrer Kollegen nach schnellem Arbeiten und damit gegen die Systemrationalität. Käme sie aufgrund ihrer Einstellung auf einer Station nicht zurecht, so hätte sie die Gewissheit, nach wenigen Wochen die Station wieder zu verlassen.

Sie schlägt vor: *«Von mir aus mache ich auch sechs* [Patienten, K. K.], *wenn die das wollen. Von mir aus auch den ganzen Dienst, würde mir nichts ausmachen. Mach ich alles schön nacheinander.»* Sie demonstriert damit eine stoische Ruhe im Hinblick auf eine intensive Betreuung der Patienten, bei denen sie das für richtig hält. Dies gelingt ihr, denn sie blendet den Arbeitsanfall im Stationsalltag aus bzw. ihre Arbeitsweise impliziert bereits, dass die Kollegen dafür Sorge tragen, dass der Stationsablauf gesichert wird. Sie geht soweit zu sagen: *«Wenn das alle machen würden, dann würde das auch klappen.»* Dabei verkennt sie, dass der Arbeitsablauf der Station, die Zusammenarbeit mit den anderen Abteilungen und die Versorgung aller Patienten gefährdet wären, würden sich alle so verhalten und «sich die Ruhe antun». (Entlassungen, Aufnahme von neuen Patienten und Aufnahmegespräche, Mitarbeit bei Diagnostik und Therapie, hauswirtschaftliche und administrative Tätigkeiten etc.) Ihre Konfliktlösung ist eine individuelle Lösung, die nur funktioniert, weil sie auf ihre eigene Person bezogen ist.

Die Probandin kann den Konflikt als gelöst hinter sich lassen, denn sie orientiert sich bei der Durchführung der Pflege am einzelnen Patienten. Sie löst den Widerspruch zur Seite der Norm auf, indem sie selbst unbeirrt am pflegerischen Anspruch festhält. Hilfreich ist für sie ihr Status als Auszubildende. Sie kann darauf verweisen, was sie gelernt hat, und kann damit für ihr eigenes Handeln auch einfordern, dass ihr eine praktische Umsetzung des Erlernten in der Pflegepraxis ermöglicht wird. Die Rechtmäßigkeit ihres Verhaltens kann ihr von den Kollegen nicht abgesprochen werden, denn sie orientiert sich an der Grundlage des beruflichen Selbstverständnisses: eine Pflege, die an den individuellen Bedürfnissen ausgerichtet ist. Das Gelingen ist davon abhängig, dass ihre Kollegen in einer Weise arbeiten, die den reibungslosen Ablauf sichert. Auf das gesamte Stationsteam bezogen kann diese Lösung deshalb keine generelle sein. Denn die Probandin lässt außer acht, dass die Bedingungen des Alltags diese Art der Auflösung des Widerspruchs für alle Pflegenden nicht zulässt.

*Ergänzung und Kommentar*

Auch die Probandin OK 9* versucht die Konfliktsituation individuell zu lösen. Es liegt an ihr, welche Entscheidung sie in konkreten Situationen trifft: schnell zu arbeiten oder aber sich die Zeit für den Patienten zu nehmen. Als examinierte Krankenschwester ist es ihr durch ihre Position möglich, so zu pflegen, wie sie es aufgrund ihrer pflegerischen Kenntnisse für richtig erachtet und zugleich ihrem Ziel nahe zu kommen, als Bezugsperson für die Patienten zu gelten. Genau wie MK 2 argumentiert auch sie: «*Wenn mir jemand mit irgendwelchen Argumenten bzw. Sprüchen kommt, so von wegen ich würde zu langsam arbeiten, dann würde ich auch genauso gut mit den Argumenten kommen, ja was sind die Patienten so? Soll er* [der Patient, K. K.] *wieder fit werden, und soll er auch die Möglichkeiten haben, sich selber wieder komplett alleine zu versorgen oder sollte seine Parese zu einer Spastik*[88] *werden. Und das alles hinter nicht gebacken kriegen zu können.*» Sie geht nicht so weit zu sagen, dass dies eine generelle Möglichkeit für den konflikthaften Alltag wäre, wenn dies alle so machen würden. Aber es ist eine Entscheidung, die jeder für sich treffen kann, und sie selbst kann den Konflikt damit für sich lösen.

Die Strategie, mit der die Probandinnen den Konflikt bearbeiten ist bei beiden dieselbe. Sie versuchen als Einzelkämpferinnen den Patienten zu ihrem Recht zu verhelfen. Motiviert durch ihre Vorstellung von Pflege und im Bewusstsein der negativen Folgen, die aus den funktionalen Verhaltensweisen im Stationsalltag für die Patienten entstehen können, reklamieren sie für sich eine Pflege, die an den einzelnen Patienten ausgerichtet ist. Weist MK 2 eher allgemein darauf hin, dass trotz der Zwänge des Alltags Pflege immer noch «menschengerecht» bleiben muss, so äußert sich OK 9* konkret zu den Schäden, die ein Patient nehmen kann, wird er nicht angemessen gepflegt.

---

88 Dies bedeutet eine Veränderung der Lähmung, bei der die Chance, Bewegungsabläufe neu zu erlernen, geringer bzw. das Neuerlernen von Bewegungsabläufen noch langwieriger ist.

Beide Probandinnen setzten sich über die Gepflogenheiten des Stationsalltags hinweg. Dabei haben sie durchaus im Blick, dass eine gewisse Anpassung an die übliche schnelle Arbeitsweise erforderlich ist. Die Probandin OK 9* weiß, dass innerhalb der Zwänge eine «ordentliche Grundpflege» nicht immer umzusetzen ist. Gleichwohl nimmt sie sich die Freiheit, sich für die Patienten, bei denen sie es für wichtig erachtet, so viel Zeit zu nehmen, wie es für sie aus ihrer pflegerischen Sicht angebracht ist. MK 2 zeigt sich bereit und fähig, sich dann der schnellen Arbeitsweise anzupassen, wenn es aus ihrer Sicht keine negativen Folgen für die Patienten hat. Geht es aber um Pflegesituationen wie die Unterstützung bei der Körperpflege, dann zeigt sie kein Entgegenkommen. Aktiv wehren sich beide gegen die Bedingungen, unter denen Pflege stattfindet, indem sie sich die Zeit nehmen, der ein Patient aus ihrer Sicht bedarf. Ihre Argumentation, ausgehend von der Evidenz der pflegerischen Norm, ist so bestechend, dass sie sicher sein können, jede Kritik an ihrer Vorgehensweise zurückweisen zu können. Die subjektiven Voraussetzungen für ihre Bewältigungsstrategie sind zwar grundlegend unterschiedlich, aber beide sind hinsichtlich des Pflegealltags plausibel. MK 2 sieht in ihrem Schülerstatus eine Art Rückendeckung. Sie ist Auszubildende und sie fordert ein, als solche auch behandelt zu werden. Dabei weiß sie die Autorität der Krankenpflegeschule hinter sich. OK 9* leitet aus ihrer Position als examinierte Pflegende die Entscheidungsfreiheit für ihr Handeln ab. Sie ist gleichberechtigt im Kreis ihrer Kollegen, und ihre Meinung wird im Team akzeptiert.

*Allgemeine Merkmale: Der Verdichtungstyp «individuelle Auflösung»*

Aus der Erkenntnis des Widerspruchs im Alltag resultiert, dass die negativen Folgen, die damit einhergehen, nicht geduldet werden. Eine Auflösung zur Seite der Norm wird angestrebt. Eine differenzierte Wahrnehmung des Alltags lässt den Probanden gleichwohl erkennen, dass die strukturellen Bedingungen ein Verhalten erforderlich machen, welches mit der Norm nicht in Einklang zu bringen ist. An manchen Stellen reagiert er darauf pragmatisch, das heißt, er passt sein Handeln den vorgegebenen Bedingungen an und erfüllt damit die Anforderungen, die mit dem Realitätsprinzip einhergehen. Wird dies jedoch in einem Bereich von ihm abverlangt, in dem es dadurch unweigerlich zu einer Normverletzung kommt, so verweigert sich der Proband. Die Umstände, die das Ausrichten des Handelns an den Regeln der Praxis notwendig machen, werden ignoriert. Orientierungspunkt ist allein die Norm. Hilfreich ist dabei das Bewusstsein, dass die Norm ein starkes Argument ist: Der Proband reklamiert ihre Einhaltung und instrumentalisiert sie damit, um seine Interessen – die Verwirklichung der Norm – durchzusetzen. Dadurch, dass er den Zweck, die Norm, zugleich zum Mittel macht, indem er sie als das schlagende Argument vorbringt, verschafft er sich den

Freiraum, sie zu verwirklichen. Verkannt wird, dass diese Art des Umgang mit dem Konflikt eine individuelle Lösung ist, die dadurch nur punktuell im Alltag Wirkung entfaltet. Die Entscheidung, wider die Umstände an der Norm festzuhalten, wird nur praktisch umsetzbar, wenn andere ihr Handeln vornehmlich am Regelwerk der Praxis ausrichten. Als kollektive Lösung ist sie nicht tragfähig, weil mit ihr die Funktionalität der Institution nicht gesichert ist. Aus der subjektiven Perspektive wird die Norm verwirklicht. Objektiv gesehen kann es nur eine auf Einzelpersonen bezogene Strategie sein, weil die Wirklichkeit unter den gegebenen Bedingungen ein generelles Ausrichten des Handelns an der Norm für alle nicht zulässt.

### 5.2.5 Reaktionsmuster der Einsicht in die immanente Unauflösbarkeit

#### 9. Reflektierte Hinnahme

*Portrait des Probanden MK 6*
*«... gerade eine optimale Pflege in der Situation, das ist einfach gar nicht möglich.»*

Die praktischen Erfahrungen, die der Mittelkursschüler MK 6 im Laufe seiner bisherigen Ausbildung gesammelt hat, machen ihm deutlich, dass eine patientenorientierte Pflege im Stationsalltag nicht verwirklicht wird. *«Ich hab eben Stationen erlebt, da war das wirklich fast jeden Tag so* [wie die Situation im Szenario, K. K.] *und ähm, ja, dann wird halt kurz gewaschen, drüber gewaschen, ohne halt auf die Bedürfnisse der Patienten einzugehen, ohne halt sozusagen die richtige Pflege durchzuführen, jetzt so auf die Ressourcen eingehen. Und dann wird da wirklich nur drüber gewaschen.» «Gerade eine optimale Pflege in der Situation, das ist einfach gar nicht möglich.»*

Für MK 6 liegt die Ursache darin, dass zu wenig *«Arbeitskräfte da sind»*. Wäre mehr Personal auf den Stationen, dann könnte die Situation sich verbessern. Die Lösung wäre für ihn: *«Ganz einfach – mehr Arbeitskräfte einstellen.»* Bei seinem Lösungsvorschlag lacht der Proband, und er zeigt damit, dass er die «einfache» Lösung eher belustigt betrachtet und für unrealistisch hält. Bezogen auf die Wirklichkeit verfolgt er diese Lösung dann auch nicht weiter. Er geht verschiedenen Varianten einer möglichen Auflösung des Widerspruchs nach: zur Seite der Sicherung der Arbeitsabläufe und zur Seite der Verwirklichung einer patientenorientierten Pflege. Dabei hat er immer schon das Scheitern des jeweiligen Vorschlags im Blick. Er setzt dazu an, zu beschreiben, wie er die Patientin pflegen würde, und gesteht sogleich ein, dass diese Pflege nur ein halbe Sache sein kann: *«Ehrlich gesagt, dann würde ich es erst mal so machen, dass ich sie halt, o. k. das ist dann nur eine halbe Sache, das stimmt allerdings, dass ich sie halt wasche, so weit fertig mache halt. Und wenn sie sich zu sehr wehrt* [gegen die Mundpflege, gegen die Mobilisationsmaßnahmen, K. K.] *und es hat wirklich keinen Sinn, dass man allein nicht zurechtkommt, dann würd' ich sagen, dann komme ich erst ein bisschen später wieder.»* Er würde zu einem späteren Zeitpunkt mit einer zweiten Pflegekraft versuchen, die Mundpflege und die Mobilisationsmaßnahmen durchzuführen. Das schränkt er insofern wieder ein, als er sagt, es sei «*meistens*» die Zeit dafür da, also nicht immer. Aus seiner Sicht macht es aber auch keinen Sinn, «*sich selber dann so unter Druck zu setzen, wenn das schnell gehen soll und dann alles durchzuführen und sie dann noch raussetzen, eine sehr gute Mundpflege durchzuführen oder so, (…) nee, ich glaub einfach nicht, dass das klappen würde*». Würde er all das versuchen, dann wäre das seiner Meinung nach auch nicht von Vorteil für die Patientin: «*Das wär' auch nicht gut für sie. Dann einfach sie sozusagen aus dem Bett zu zerren halt. Das wär' das Falscheste, was man machen könnte. Da würd' man noch mehr kaputt machen.*» Er erkennt, dass der Versuch scheitert, schnell arbeiten zu wollen und zugleich alle Pflegemaßnahmen durchzuführen.

Eine uneingeschränkte Hinwendung zu der Patientin hält er indessen auch nicht für möglich, denn das hätte Folgen für die Arbeitsabläufe auf der Station. Diese schätzt er als so gravierend ein, dass er zu dem Schluss kommt, das dadurch ausgelöste Chaos könne nicht für eine einzelne Patientin in Kauf genommen werden. «*Nur wegen einer Patientin halt, den ganzen Tagesablauf dermaßen durcheinander zu bringen, also (…). Ich glaub, das ist es dann wirklich nicht wert. Weil ich glaub, dann passieren nur viel mehr Fehler auch andererseits halt, die viel schlimmer sein können halt. Das sozusagen alles dann zusammenbricht.*»

MK 6 zeigt eine resignierende Haltung zum Pflegealltag. Er selber würde in der Situation «*dann halt einfach arbeiten, aber mir richtig Gedanken darüber machen, das wird erst später kommen. Weil da jetzt irgendwie großartig zu reden darüber halt, das würd' es in der Situation überhaupt nicht bringen.*» Und «*irgendwie stellt man sich darauf dann selber so ein*». Eine optimale Pflege in der Situation, die ihm «gut bekannt» ist, die er «*schon oft erlebt*» hat und als «*alltägliche Situation*» bezeichnet, ist für ihn «*einfach gar nicht möglich*». Im Hinblick auf die Interviewsituation und die Tatsache, dass er nicht der einzige Interviewpartner ist, sagt er: «*Und ich glaube auch kaum, dass jemand, der hier im Raum sitzen würde, das so zugeben würde und sagen würde: ne, ich lass mir jetzt bei der Person Zeit.*»

Er kann keinen Vorschlag unterbreiten, mit dem er den Konflikt lösen kann. Er fügt sich den Arbeitsbedingungen auf den einzelnen Stationen, weil er selber normalerweise auch dazu neigt, «*Konflikten aus dem Weg zu gehen*». Ihm hilft dabei das Bewusstsein, dass es ein «*Mittelmaß*» zwischen der Erfüllung der Norm und der Sicherung der funktionalen Arbeitsabläufe gibt. Der Widerspruch kann dadurch aus seiner Sicht zwar nicht aufgelöst werden, aber die Norm wird nicht offenkundig verletzt und die anfallende Arbeit wird trotzdem bewältigt. Das Mittelmaß ist schnelles und ordentliches Arbeiten, bei dem man auch mal mit der Patientin sprechen kann: «*Also ich würd' zusehen, dass ich diese Frau wahrscheinlich auch schnell versuche zu waschen. Halt so. Ich mein, man kann trotzdem, man kann schnell waschen und kann es trotzdem ordentlich machen (...). Man kann ja, es ist ja nicht so, dass man reinspringt, die Frau ganz schnell nass macht und wieder abtrocknet. Man kann ja auch mal mit der sprechen. Und ich meine, es gibt ja noch so viele andere Möglichkeiten, halt. Auch beim schnellen Pflegen kann man auch trotzdem irgendwie unterstützen und helfen. So ist es ja auch nicht.*» Die vielen anderen Möglichkeiten zählt der Proband aber nicht auf. Die Patienten angemessen zu pflegen, kann aus seiner Sicht nicht mit schnellem Arbeiten in Einklang gebracht werden, dennoch sieht er sich verpflichtet, genau so vorzugehen.

Der Proband MK 6 durchdenkt verschiedene Strategien zur Konfliktlösung und verwirft sie wieder. Am Ende nimmt er die objektiv gegebenen Strukturen in dem Bewusstsein hin, dass der normative Anspruch nicht erfüllt werden kann, weil er im strukturellen Widerspruch zur Funktion steht. Er tröstet sich über diese Gewissheit hinweg, indem er sich vor Augen hält, dass das, was er macht, ganz so schlecht nicht ist.

*Ergänzung und Kommentar*

Der Proband UK 6* argumentiert vom gleichen Standpunkt aus wie MK 6. Für den praktischen Umgang mit dem nicht aufzulösenden Widerspruch fordert er eine «*Gewissensbildung*», die in der Ausbildung angebahnt werden soll. Mit dieser können Pflegende lernen, die Grenzen des zu Tolerierenden für sich zu erkennen. Bestenfalls kann mit einer gelungenen Gewissensbildung so gepflegt werden, dass ein bewusstes Abwägen der Zuwendung und ein «Denken an den Patienten» dazu führen, nicht zu «*mechanisch*» zu pflegen und sich selbst gegen Stress zu schützen.

Die erfolgversprechende praktische Bearbeitung des Konflikts, wie sie mit den vorherigen drei Verdichtungstypen («Idealisierung falscher Praxis», «Kompensation für falsche Praxis», «individuelle Auflösung») dargestellt werden konnte, ist den beiden hier beschriebenen Probanden aufgrund ihrer Einsicht in die strukturellen Bedingungen des Pflegealltags versagt. Ihre Erfahrungen hindern sie daran zu glauben, sie könnten mit bestimmten Strategien tatsächlich eine patientenorientierte Pflege durchführen. Was der Pflegealltag dem Probanden MK 6 hinsichtlich der Erfüllung des normativen Anspruchs erlaubt, ist ein «Mittelmaß», von dem er weiß, dass es den Konflikt nicht wirklich löst. Entgegen des «Mittelweges», den andere Probanden als Lösungsmöglichkeit ansehen, bezieht sich Mittelmaß hier auf eine mittelmäßige Pflege – nicht mehr und nicht weniger ist aus seiner Sicht im Alltag möglich. Dem Probanden UK 6* ist bewusst, dass eine selbst gesteckte Grenze, die das Maß an Toleranz gegenüber der Verletzung der Norm anzeigt, im Alltag immer wieder überschritten wird. Das lässt sich für ihn nicht verhindern; allein eine Sensibilität dafür in Form einer «Gewissensbildung» kann dem beigefügt werden, so dass Pflegende zumindest merken, wenn sie diese Grenze überschreiten. Beiden Probanden ist gemeinsam, dass die Pflegepraxis, so wie sie ist, hingenommen wird.

*Allgemeine Merkmale: Der Verdichtungstyp «Reflektierte Hinnahme»*

Der Widerspruch zwischen Norm und Funktion wird als unauflösbar erfahren und als strukturell verankert identifiziert. Aufgrund dieser Erkenntnis kann es für den Probanden keine praktische Lösungsstrategie geben, aufgrund der er in der Lage wäre, diesen Widerspruch aufzulösen und den normativen Anspruch zu verwirklichen. Eine Verletzung der Norm lässt sich im praktischen Handeln nicht vermeiden, weil dieses immer notwendig zwischen Norm und Funktion angesiedelt ist. Er weiß, dass er trotzdem genötigt ist, sich realitätstüchtig zu verhalten, und sieht keine andere Möglichkeit, als die ihn umgebenden Bedingungen als konkreten Handlungsrahmen hinzunehmen. Wie er sich jeweils tatsächlich verhält, ist dann situationsabhängig. Er findet ein bewusstes Arrangement mit der falschen Praxis. Vorstellbar ist, dass er sich dabei der bereits beschriebenen Reaktionsmuster wechselseitig bedient.

## 5.3 Überblick über die Häufigkeit und Verteilung der Reaktionsmuster

An alle Probanden werden mit Beginn der Krankenpflegeausbildung und der praktischen Tätigkeit auf den Stationen die in Kapitel 1 beschriebenen Anforderungen im Pflegealltag gestellt. Betrachtet man diese gleichen Bedingungen, so ist die Bandbreite der Deutungsmodi dieses konflikthaften Alltags doch erstaunlich. Von der Wahrnehmung des Alltags als unproblematisch bis hin zur Erkenntnis des unauflösbaren Widerspruchs ist eine Vielzahl von Reaktionsmustern quer durch die vier Kohorten (Unterkurs, Mittelkurs, Oberkurs, Folgeinterviews) zu rekonstruieren. Zwei Tabellen veranschaulichen die Verteilung der Reaktionsmuster. Im Folgenden werden beide Tabellen interpretiert. **Tabelle 2** auf S. 194 zeigt die Anzahl der identifizierten Reaktionsmuster, und es werden Erklärungen für das häufige bzw. seltene Auftreten der einzelnen Reaktionen gegeben (s. u.). Die zweite Tabelle (Tab. 3, S. 203), die einen Überblick über die einzelnen Probanden und deren Kurszugehörigkeit gibt, wird dahingehend betrachtet, inwieweit der Ausbildungsstand bzw. die Dauer der beruflichen Tätigkeit mit einzelnen Reaktionsmustern zusammenhängt.

**Tabelle 2:** Häufigkeit der Reaktionsmuster.

| Verdichtungstyp | UK | MK | OK | Folgeinterview | Summe |
|---|---|---|---|---|---|
| Fraglose Übernahme | 1 | 1 | 3 | 1 | 6 |
| Ahnung von Kälte | 1 | | 1 | | 2 |
| Opfer | 2 | 1 | 2 | 1 | 6 |
| Täter | 1 | | | | 1 |
| Verdrängung falscher Praxis | 1 | | | | 1 |
| Fallweises Aussteigen | 1 | | | | 1 |
| Definitorische Auflösung | | | | 1 | 1 |
| Virtuelle Auflösung | | 1 | | | 1 |
| Idealisierung falscher Praxis | 3 | 5 | 2 | 4 | 14 |
| Kompensation für falsche Praxis | | | 1 | 1 | 2 |
| Individuelle Auflösung | | 1 | | 1 | 2 |
| Reflektierte Hinnahme | | 1 | | 1 | 2 |

Tabelle 2 veranschaulicht, welche Reaktionsmuster nur in Einzelfällen, welche dagegen häufiger auftreten.

Die Reaktionsformen, bei denen die Probanden den Widerspruch nicht wahrnehmen, also die «fraglose Übernahme» und die «Ahnung von Kälte», sind sechs- bzw. zweimal quer zu allen Kohorten vertreten. Das Reaktionsmuster «Opfer», welches mit einer praktischen Hinnahme einhergeht, ist ebenfalls sechsmal und in allen Gruppen zu identifizieren, das des «Täters» und das der «Verdrängung falscher Praxis» hingegen nur einmal. Die «virtuelle Auflösung», die «definitorische Auflösung» und das «fallweise Aussteigen» sind nur in Einzelfällen zu beobachten. Das am häufigsten auftretende Muster ist die «Idealisierung falscher Praxis» bei 14 Probanden. Die Reaktionsmuster «Kompensation für falsche Praxis», «individuelle Auflösung» und «reflektierte Hinnahme» finden sich je zweimal; wobei kein Proband aus dem Unterkurs eine dieser drei Sichtweisen auf den Konflikt zeigt.

Für sich gesehen sind diese Zahlen nicht besonders aussagekräftig, weil insgesamt nur eine geringe Anzahl von Probanden untersucht wurde (n = 40)[89]. Weil

89 Insgesamt wurden 41 Interviews geführt, das Interview mit dem Probanden UK 10 hat sich nach der Interpretation als ungültig herausgestellt, das Interview MK 6* hat nur eine geringfügige Aussagekraft.

aber jedes Reaktionsmuster einen Ausschnitt sozialer Wirklichkeit des Pflegealltages veranschaulicht, ist es dennoch aufschlussreich, die Häufigkeit bzw. das vereinzelte Auftreten von Reaktionsmustern näher zu betrachten. Jede Reaktionsform lässt sich auf die erlebten strukturellen Bedingungen des Alltags zurückführen, die offensichtlich so angelegt sind, dass einige Reaktionsmuster für die Pflegenden naheliegender sind als andere.

Insgesamt 8 Probanden nehmen den strukturellen Widerspruch in den Anforderungen, die an sie gestellt sind, nicht wahr («fraglose Übernahme» und «Ahnung von Kälte»). Fünf Probanden aus den verschiedenen Kursen und eine examinierte Pflegende begegnen ihrem Arbeitsalltag unkritisch und nehmen den Widerspruch zwischen Patientenorientierung und «schnellem Arbeiten» fraglos hin. Das mag verwundern, lernen doch diese Probanden wie alle anderen Probanden auch, wie die Pflege sein soll, erwerben sie doch alle im Laufe der dreijährigen Ausbildung immer umfassendere Kenntnisse und Begründungszusammenhänge pflegerischer Maßnahmen und erleben sie doch alle im Alltag, dass dies nicht in der wünschenswerten Form praktisch umgesetzt wird. Erklärbar ist dieses fehlende Bewusstsein mit der im Kapitel 4 erläuterten Normalitätstendenz regelverletzender Abläufe (s. o. S. 89) und mit der Ausbildungsorganisation.

Mit Eintritt in den Stationsalltag werden die Auszubildenden der Krankenpflege mit dem sozialen Regelwerk des Krankenhauses vertraut gemacht. Sie sind einerseits Auszubildende, die zunächst noch lernen müssen, wie Patienten optimal gepflegt und betreut werden. Andererseits sind sie Mitarbeiter im Stationsteam und müssen sich dort als solche bewähren. Quasi vom ersten Tag ihrer praktischen Tätigkeit an werden die Schüler nicht nur als Lernende, sondern auch als Arbeitskräfte angesehen. Die Mitarbeiter der Stationen erwarten, dass die neuen Auszubildenden im Einführungsblock[90] z. B. folgende Tätigkeiten lernen: Unterstützung bei der Körperpflege (Ganzwaschung im Bett, Ganzwaschung am Waschbecken, Teilwaschung, Mundpflege), Betten, Betten eines bettlägerigen Patienten, Grundlagen der Krankenbeobachtung (Puls, Blutdruck, Temperatur). Diese Erwartung wird von der Krankenpflegeschule auch erfüllt. Die Auszubildenden gehen mit diesen «grundlegenden» Kenntnissen in die Praxis. So können sie nach kurzer Einarbeitung mit der Übernahme eigener Aufgaben betraut werden und sich mit ihren Arbeitsaufgaben in den Stationsablauf integrieren. Sie erleben die Forderung nach schnellem Arbeiten von Anfang an, auch wenn bei ihnen als «Neulinge» noch Zugeständnisse gemacht werden. Sie lernen im Alltag die Möglichkeiten kennen, wie die Arbeit am besten organisiert und koordiniert wird, so dass der Arbeitsanfall bewältigt werden kann. Und sie beobachten an

90 Die Ausbildung beginnt mit einer ca. vierwöchigen Theoriephase. Erst danach beginnen die praktischen Einsätze auf den Stationen des Krankenhauses.

ihren examinierten Kollegen und Schülern aus höheren Kursen, dass manche Pflegetätigkeiten aus zeitlichen Gründen nicht oder nicht in der Form, wie sie selbst es in der Krankenpflegeschule lernen, durchgeführt werden (können). Die sich daraus ergebenen pflegerischen Defizite, gemessen an dem, was die Schüler in der Theorie lernen, ist für sie das Normale, das sie jeden Tag erleben. Sie fügen sich ein, übernehmen die Gepflogenheiten der Praxis und üben so regelkonforme Verhaltensweisen ein. Was sie darüber hinaus etwa über die Durchführung konkreter Pflegemaßnahmen, Pflegeziele und Anspruch der Pflege kennen lernen, hat im Arbeitsalltag für sie keine so gravierende praktische Relevanz, als dass sie ihr Verhalten ändern müssten. Der hohe Anteil der praktischen Ausbildung und die Tatsache, dass Auszubildende auch Mitarbeiter sind, als solche behandelt werden und in die Routineabläufe der Stationen eingebunden sind, führt zu dem an anderer Stelle erläuterten Nicht-ernst-Nehmen dessen, was in der Theorie vermittelt wird. Man kann vermuten, dass, gerade weil das vermittelte pflegespezifischen Wissen nicht mit der von den Auszubildenden erfahrenen realen Durchführung pflegerischer Maßnahmen übereinstimmt, eine Orientierung an dem stattfindet, was sie täglich auf den Stationen von ihren Kollegen vorgelebt bekommen. Die Probanden erkennen deshalb die an sie gestellten Anforderungen nicht als widersprüchlich. Die vor diesem Hintergrund stattfindende reibungslose Integration in die Arbeitswelt der Institution, diese «erfolgreiche» Sozialisation in die bestehenden Verhältnisse, durch die die Probanden im Arbeitsalltag «funktionieren» können, macht das vergleichsweise häufige und auch noch zu späteren Zeitpunkten (Oberkurs und nach dem Examen) zu beobachtende Reaktionsmuster plausibel.

Dass das Reaktionsmuster «Ahnung von Kälte» nur bei zwei Probanden identifiziert wurde, könnte auf eine mangelnde Tragfähigkeit dieser Alltagsdeutung hinweisen. Die Probanden bewegen sich mit einigem Unbehagen in ihrem Alltag, weil sie die negativen Folgen für die Patienten erkennen, die aus der Forderung nach schnellem Arbeiten resultieren. Wird dies auch als Teil der Normalität des Pflegealltags von den Probanden hingenommen, so können doch Zweifel an dieser «Normalität» aufkommen. Vielleicht stellt diese Sicht auf den Pflegealltag den Schritt zu der Erkenntnis des objektiven Widerspruchs in den Anforderung dar. Das ist auch deshalb plausibel, weil die Spannung, die die Probanden zwischen dem normativen Anspruch als das «Richtige» und der Funktionalität als das «Legitime» wahrnehmen, die Unstimmigkeit birgt, die dem Widerspruch inhärent ist. In dieser Ahnung zu verharren und es dabei zu belassen, ohne auf Dauer Rückfragen an einen Arbeitsalltag zu stellen, in dem moralisch etwas nicht stimmt, dürfte eher unwahrscheinlich sein.

Insgesamt 8 Probanden sehen keine Möglichkeiten für sich, den Widerspruch in ihrem Arbeitsalltag so zu bearbeiten, dass sie ihn auflösen könnten. Sie nehmen ihn praktisch hin. Genauso häufig und ähnlich verteilt wie die «fraglose Übernahme» ist dabei das Reaktionsmuster «Opfer». Offensichtlich werden die objektiven Bedingungen und die Repressionen seitens der Kollegen als so übermächtig erfahren, dass sich verhältnismäßig viele Probanden in die Rolle eines «Opfers» gedrängt sehen. Die Passivität, zu der diese sich verurteilt sehen, führt einerseits zu einer Betroffenheit gegenüber den Patienten, weil sie diese nicht so pflegen können, wie es wichtig und richtig wäre und wie sie es auch wollen. Andererseits entlastet gerade der Zwang, dem sie sich ausgesetzt sehen, auch vom Handlungsdruck und der Übernahme eigener Verantwortung dafür, Sorge für eine patientenorientierte Pflege zu tragen, bzw. diese einzuklagen. Mit der generellen Erwartungshaltung, dass sie nicht so arbeiten können, wie sie es hinsichtlich der Norm sollen und wollen, weil sie zu machtlos sind, um sich zu wehren, und der daraus resultierenden Akzeptanz ihrer Schwäche lässt sich erklären, warum im Verhältnis zu den nachstehenden Reaktionsmustern dieses so häufig auftritt: Das Selbstbild der Probanden ist am pflegerischen Anspruch ausgerichtet, sie wissen, dass sie wissen, wie die Pflege sein soll. Dieses Wissen darum, wie die Pflege sein soll, liegt dem Selbstverständnis des Berufsbildes zugrunde. Dass die Probanden es nicht verwirklichen können, liegt aus ihrer Sicht nicht an ihnen selbst, sondern an den examinierten Kollegen bzw. den objektiven Bedingungen. Gegen diese «höhere Gewalt» können sie nichts ausrichten. Solange die Ursachen dafür, dass z. B. Patienten eine Zeitlang in ihrem Stuhlgang liegen bleiben oder alleine sterben müssen, als außerhalb ihrer eigenen Interventionsmöglichkeiten gesehen werden, können sie ohne Einbuße ihres Selbstbildes damit leben. Dies gilt selbst für die Probandin MK 8, obwohl sie permanent kritisiert wird und dies negative Auswirkungen auf ihr Selbstvertrauen hat (sie hat das Gefühl, dass sie «total schlecht» ist und «zu nichts taugt»), und zwar, weil sie die Kritik gar nicht begreift. Denn sie macht ihrer Meinung nach doch alles so, dass sie den Kollegen gerecht werden müsste, sie «beeilt sich schneller» und reduziert damit sogar notgedrungen ihren eigenen Anspruch an Pflege. Aus ihrer Sicht kann sie gar nicht mehr machen, sie kann nur die Situation mit Bedauern hinnehmen.

Ein Proband aus der Krankenpflege zeigt die Merkmale des Reaktionsmusters «Täter». Die Bindungskraft der postulierten Norm scheint so groß zu sein, dass sich die Pflegenden eher als «Opfer» der Bedingungen sehen, denn als «Täter», der sich bewusst von der Norm abkehrt, weil die Arbeitsbedingungen deren Verwirklichung ohnehin verhindern. Sich erkennbar gleichgültig gegenüber den Patienten zu zeigen, ist nicht mit dem Berufsbild der Pflege zu vereinbaren. Die berufliche Aufgabenstellung verpflichtet vielmehr, für alle Patienten Sorge zu tragen, auch für die, zu denen «keiner gerne» hingeht, weil sie als schwierig und aufwendig gelten. Sich selber offenkundig einen Vorteil auf Kosten der Schwächeren, der Patienten, zu sichern, und das auch ganz deutlich zum Ausdruck zu bringen, ist mit den pflegerischen Aufgaben nicht zu vereinbaren. Deshalb muss der Proband OK 12 auch seine Haltung rechtfertigen. Diese Reaktionsform, die durch Gleichgültigkeit gegenüber der Normverletzung gekennzeichnet ist, scheint trotz aller im Pflegealltag erlebten Zwänge und Einschränkungen durch den zeitlichen Druck keine maßgebliche Orientierung für Pflegende zu sein, wurde sie doch nur bei einem Probanden gefunden.

Ebenfalls nur bei einem Probanden wurde das Reaktionsmuster «Verdrängung falscher Praxis» identifiziert. Die Augen vor den Problemen im Pflegealltag zu verschließen und so einer Auseinandersetzung mit den Diskrepanzen entgehen zu wollen, scheint eine Form der Bewältigung zu sein, die nur wenig verbreitet ist. Durch die praktische Arbeit im Krankenhaus werden die Pflegenden täglich mit den objektiv problematisch bleibenden Situationen konfrontiert. Wurde der Widerspruch einmal wahrgenommen, und das ist auch bei dieser Reaktionsform der Fall, scheint dies demnach eher zu einer bewussten Hinnahme oder zu anderen Formen der Bearbeitung zu führen, als zu seiner Verdrängung.

Die Interpretation, dass die Reaktionsmuster, die nur je einmal oder zweimal identifiziert wurden, offensichtlich nicht so tragfähig für die Alltagsbewältigung sind, wie die Reaktionsmuster, die häufiger gezeigt werden, kann auch auf die drei Formen der «fiktionalen Auflösung» übertragen werden. Sie zeigen zunächst einmal durch ihre Existenz, dass es plausible Möglichkeiten der Deutungen des Alltags sind. Es wird nun nach einer Erklärung gesucht, warum sie nur vereinzelt erscheinen.

Stehen einem Probanden keine Mittel bzw. Maßnahmen zur Verfügung, mit denen er den Konflikt praktisch lösen kann, so ist die Flucht in die Virtualität, also die Vorstellung einer Situation, in der nachgeholt wird, was zuvor versäumt wurde, verständlich; nicht zuletzt deshalb, weil diese vorgestellte Situation ihre Grundlegung in der Praxis hat: Es gibt sie, nur eben nicht zu dem brisanten Zeitpunkt. Es ist einerseits verwunderlich, dass nicht mehr Probanden das Reaktionsmuster «virtuelle Auflösung» zeigen. Denn Pflegetätigkeiten auf einen späteren Zeitpunkt zu verschieben, ist eine durchaus gängige Praxis, wie sie auch von den Probanden mit dem Muster der «Idealisierung falscher Praxis» vorgeschlagen wird. Andererseits verfügen offensichtlich die meisten Pflegenden über organisatorische Fähigkeiten und Begründungen dafür, warum welche Pflegemaßnahmen zu einem anderen Zeitpunkt durchgeführt werden könnten oder zumindest über die Rhetorik, diese glaubwürdig herauszustellen. Und im Unterschied zu den «Idealisierern» fehlt der Probandin MK 3 hier dieses Repertoire an Vorschlägen für eine andere Organisation, und es ist ihr bei einer Zuspitzung der Situation nicht möglich zu begründen, welche Prioritäten sie setzten kann, um Pflegemaßnahmen wegfallen lassen zu können, um so den Arbeitsanfall zu reduzieren.

Auch das Reaktionsmuster «definitorische Auflösung» basiert auf den Alltagserfahrungen des Probanden. In dem Begriff «Akutkrankenhaus» steckt für den Probanden der pflegerische Auftrag. An dieser Definition orientiert er sich. Assoziativ setzt er gleich: Akutkrankenhaus = Akutversorgung im Sinne von Notfallversorgung = Durchführung der nötigsten Maßnahmen. Dies grenzt er ab von

Rehabilitationseinrichtungen = rehabilitative Pflege = patientenorientierte Pflege, bei der neben entsprechenden Mobilisationsmaßnahmen auch die Kommunikation mit dem Patienten einen hohen Stellenwert hat. Daraus erfolgt für den Probanden eine moralische Entlastung, weil er die «nötigste» Pflege im Sinne einer Grundversorgung im Pflegealltag durchführen kann. Was darüber hinausgeht, wird als Aufgabe der Rehabilitationseinrichtungen ausgewiesen und ist damit nicht seine Aufgabe. Nun sind alle Probanden im selben «Akutkrankenhaus» tätig, aber nur ein Proband beruft sich auf diese Definition und formuliert daraus den pflegerischen Anspruch. Allenfalls vermuten kann man an dieser Stelle, dass diese Definition als Lösung des Konflikts nur für Pflegende in Frage kommt, die auf Stationen/Abteilungen mit kurzer Verweildauer der Patienten tätigt sind, und dass diese Patienten tatsächlich häufig sehr schnell verlegt werden, z. B. in Rehabilitationskliniken. Für Pflegende, die auf Stationen arbeiten, auf denen Patienten auch über einen längeren Zeitraum verbleiben, könnte diese Lösung wohl nicht in Frage kommen. Was im Zusammenhang mit diesem Erklärungsversuch der «definitorischen Auflösung» überraschend ist – und das zeigt auch, wie spekulativ dieser Erklärungsversuch ist –, ist die Tatsache, dass keiner der Probanden, die auf einer Intensivstation tätig sind, dieses Reaktionsmuster gezeigt hat.[91] Gerade die Tätigkeit auf einer Intensivstation könnte die oben dargestellte Assoziation nahe legen, weil hier nicht selten (notfall-) medizinische Aspekte und lebensrettende Maßnahmen im Vordergrund der Bemühungen um die Patienten stehen, und die Patienten werden, sobald sich ihr Zustand entsprechend stabilisiert hat, recht schnell auf die peripheren Stationen verlegt.

Das dritte der fiktionalen Auflösung zugeordnete Reaktionsmuster ist das «fallweise Aussteigen», welches auch nur bei einem Probanden identifiziert wurde. Dieser Proband hat ein differenziertes Bild von seinem Arbeitsalltag, und er findet die Lösung des Norm-Funktionskonflikts nicht in seinen praktischen Bemühungen. Seiner Sichtweise liegt erstens ein ungeschminkter Blick auf die Wirklichkeit zugrunde, zweitens verfügt der Proband über das Wissen, wie die Pflege sein soll, drittens demonstriert er ein Repertoire an Lösungsvorschlägen und viertens ist er in der Lage, alle Aspekte in Zusammenhang zu bringen mit dem Fazit, dass der Widerspruch praktisch nicht aufzulösen ist. Er nimmt ihn hin. Diese Erkenntnis wird bei diesem Reaktionsmuster jedoch nicht zugelassen, sondern es wird ein Fluchtpunkt außerhalb der aktuellen Realität gesucht, indem angekündigt wird, nicht mehr mitzumachen, und den Arbeitsplatz wechseln zu wollen, sollte es noch schlimmer kommen. Zumindest rhetorisch wird so ein Widerstand gegen die Verhältnisse gezeigt, was eine tröstende Wirkung hat. Diese Form der Bewäl-

91 Vier Probanden arbeiten nach dem Examen auf einer Intensivstation (UK2*, MK8*, OK 11*, OK12*).

tigung des konflikthaften Alltags ist gerade aufgrund des täglichen Handlungsdrucks und der Tatsache, dass Auszubildenden die Einsatzorte häufig wechseln, nachzuvollziehen. Es ist die Frage zu stellen, warum nicht mehr Probanden so reagieren. Als Erklärung kann die Distanz in dieser Betrachtungsweise des eigenen Handelns und der strukturellen Bedingungen herangezogen werden. Diese erst erlauben es dem Probanden, die verschiedenen Aspekte in Zusammenhang zu bringen und mit Blick auf die Norm feststellen zu können, dass seine Vorschläge für eine Verbesserung des Pflegealltags nicht zu einer Verwirklichung patientenorientierter Pflege führen. Man könnte sagen, dieses Eingeständnis des Scheiterns führt dazu, dass der Proband den Widerspruch nur in der Fiktion bewältigen kann, indem er sich damit tröstet, an irgendeinem Punkt nicht mehr mitzumachen. Oder aber, weil er sich damit beruhigt, nur bis zu einem gewissen Punkt die Praxis mitzutragen, kann er sich das Scheitern des pflegerischen Anspruchs eingestehen. Wie nachstehend ausgeführt, bleibt demgegenüber ein großer Teil der Probanden dem Alltag verhaftet. Sie bemühen sich vielmehr, durch vielfältige Maßnahmen die Praxis anders zu gestalten, um doch verwirklichen zu können, was der Pflegealltag ihnen versagt.

Achtzehn Probanden sind der Meinung, sie könnten mit entsprechenden Maßnahmen den Pflegealltag verbessern. Herausragend ist dabei das bei 14 Probanden identifizierte Reaktionsmuster «Idealisierung falscher Praxis». Diese Probanden nehmen die Schwierigkeiten hinsichtlich der Verwirklichung einer patientenorientierten Pflege wahr, und sie können diese Schwierigkeiten angehen, denn sie verfügen über ein Repertoire von Maßnahmen, mit denen sie aus ihrer Sicht die Praxis anders gestalten. Die von ihnen unterbreiteten Vorschläge sind der Praxis selbst entnommen. Es sind Vorgehensweisen, die immer schon praktiziert werden und die sie im Alltag erlernen. Weil alle Maßnahmen praktikabel sind und eine Verbesserung der Pflege versprechen, orientieren sich so viele Probanden daran. Diese Probanden brauchen sich nicht einzugestehen, dass eine patientenorientierte Pflege systematisch scheitert, weil sie ihrer Meinung nach diesem Faktum erfolgreich entgegenwirken. Sie sehen sich selbst als Pflegekräfte, denen es auch unter Schwierigkeiten gelingt, den Pflegealltag zu verbessern.

Merkwürdig ist, dass das Reaktionsmuster «Kompensation für falsche Praxis» so selten gefunden wurde. Denn hierbei zeigt sich eine reflektierte Vermittlungsleistung zwischen pflegerischen Anspruch und den im Alltag notwendigen funktionalen Verhaltensweisen. Ein Festhalten an der Norm und das Eingeständnis, dass der pflegerische Anspruch systematisch nicht zu erfüllen ist, führen zu einer praktischen Lösung: der Suche nach Nischen und Ausgleichshandlungen innerhalb derer (bzw. mit denen) der Pflegealltag erträglich wird, weil die positiven Wirkungen für die Patienten und für die eigene Person bewusst erfahren werden. Man könnte meinen, dieser Pragmatismus sei durchaus ein Modus der Alltagsbewältigung, der häufiger anzutreffen wäre. Das ist aber offensichtlich nicht der

Fall. Vielleicht, so kann man vermuten, entdecken nur wenige Pflegende in ihrem Alltag Möglichkeiten, mit denen ihnen gelingt, das auszugleichen, was sie ansonsten an Defiziten in der Pflegepraxis hinnehmen müssen.

Nur wenige Probanden «schwimmen gegen den Strom» und klagen für sich ein, die Pflege so durchführen, wie sie es für richtig erachten, auch wenn die Situation auf der Station durch Zeitdruck gekennzeichnet ist. Diese Probanden stehen dabei unter Rechtfertigungszwang und müssen ihre Handlungsweise ggf. verteidigen. Sie haben zwar ein nicht zu widerlegendes Argument – allgemein formuliert: das Wohl des Patienten – aber sie fallen damit aus dem Rahmen, den das Regelwerk der Praxis vorgibt: zum einen, weil sie sich nicht von den Kollegen oder von den objektiven Bedingungen diktieren lassen, wie viel Zeit sie sich für Patienten nehmen, sondern dies eigenständig entscheiden, zum anderen, weil sie diese Selbstbestimmung, mit der sie die Norm verwirklichen können, «auf Kosten» ihrer Kollegen ausleben. Das ist ihnen auch bewusst. Man kann annehmen, dass das anstrengend ist, denn dazu bedarf es des Mutes und der Fähigkeit, sich argumentativ auseinandersetzen zu können, und der Selbstzuschreibung von Autonomie. Und vielleicht ist das Verantwortungsgefühl für einen reibungslosen Arbeitsablauf und für kollegiales Verhalten, das sich dadurch zeigt, sich bei der Pflege zu beeilen, um einen Beitrag für die Ablaufsicherung zu leisten, so stark bei den Pflegenden ausgeprägt, dass diese individuelle Verfolgung einer patientenorientierten Pflege selten gezeigt wird.

Ebenfalls nur bei zwei Probanden konnte das Reaktionsmuster «reflektierte Hinnahme» herausgearbeitet werden. Die Einsicht in die immanente Unauflösbarkeit des Widerspruchs scheint eine Erkenntnisleistung zu sein, die im Pflegealltag nur schwer zu erbringen ist. Das eigene Handeln innerhalb der routinierten Arbeitsabläufe und die eigene Verwicklung in den Widerspruch werden bei diesem Reaktionsmuster aus einer Distanz heraus betrachtet. Erst eine Analyse des Spannungsfeldes in der Pflege und der eigenen Möglichkeiten innerhalb der widersprüchlichen Anforderungen führt zu der Erkenntnis, dass die Diskrepanzen trotz praktischer Lösungsversuche fortdauern. Diese Distanz und Analyse erlauben wohl erst die Einsicht in das durch den objektiven Widerspruch bedingte notwendige Scheitern des pflegerischen Anspruchs. Der permanente Handlungsdruck und die Eingebundenheit in den Stationsalltag scheinen eine derartig distanzierte Betrachtung des Alltags zu erschweren. Ansatzweise kann dieser Modus bei dem Reaktionsmuster «fallweises Aussteigen» schon festgestellt werden, aber dem schmerzhaften Eingeständnis, dass die Pflege systematisch nicht so durchgeführt werden kann, wie es für die Patienten wünschenswert wäre, wird dabei ausgewichen, wobei hier der Widerspruch bewusst ausgehalten wird. Während der eine Proband so im vollen Bewusstsein «halbe Sachen macht», versucht der andere Proband zumindest nicht zu mechanisch zu arbeiten und an die Patienten «zu denken».

Die Strukturlogik in den Anforderungen, denen Pflegende in ihrer Praxis nachkommen sollen, das heißt die Dialektik von Norm und Funktionalität, führt, der Häufigkeit der Muster nach zu urteilen, am ehesten dazu, dass

- die falsche Praxis idealisiert wird
- die objektiven Bedingungen von den Pflegenden fraglos übernommen werden
- Pflegende sich als Opfer der strukturellen Bedingungen sehen.

Die **Tabelle 3** gibt einen Überblick über die Verteilung der Reaktionsmuster nach dem Ausbildungsstand bzw. der beruflichen Erfahrungen. Wie aus Tabelle 3 hervorgeht, ist eine eindeutige Zuordnung bestimmter Reaktionsmuster zu den einzelnen Kohorten nicht erkennbar. Zu Beginn des Kapitels wurde eine Zuordnung der Reaktionsmuster zu fünf Gruppen vorgenommen, die durch ihre Perspektive auf den Widerspruch charakterisiert sind (Reaktionsmuster ohne Erfahrung des Widerspruchs, der praktischen Hinnahme, der fiktionalen Auflösung, der Versuche praktischer Auflösung und der Einsicht in die immanente Unauflösbarkeit des Widerspruchs). In allen vier Kohorten finden sich Muster jeder dieser Gruppen. Nur bei den Probanden des Oberkurses fehlen die Reaktionsmuster, die der «fiktionalen Auflösung» zugeordnet sind.

- Probanden, die den Widerspruch nicht wahrnehmen und mit einer «fraglosen Übernahme» reagieren, lassen sich in allen vier Kohorten finden.
- Eine «Ahnung von Kälte» zeigt sowohl ein Unterkursschüler, als auch ein Oberkursschüler.
- Die Reaktionsmuster, die mit einer praktischen Hinnahme einhergehen, sind ebenfalls in allen vier Spalten aufzufinden. So sehen sich Probanden aus allen Kurse, manchmal auch noch nach dem Examen, als Opfer der objektiv Kälte verursachenden Strukturen. Das Reaktionsmuster «Verdrängung falscher Praxis» zeigt ein Proband aus dem Unterkurs, das des «Täters» ein Proband aus dem Oberkurs.
- Die Reaktionsmuster, die in den Bereich der fiktionalen Auflösung fallen, finden sich bei Probanden des Unterkurses («fallweises Aussteigen»), Mittelkurses («virtuelle Auflösung») und eineinhalb Jahre nach dem Krankenpflegeexamen («definitorische Auflösung»).
- Die vielfältigen Strategien, mit denen die Pflegepraxis verbessert werden soll und die zu einer «Idealisierung falschen Praxis» führen, werden von Probanden aus allen vier Gruppen vorgeschlagen.
- Die «Kompensation für falsche Praxis» lässt sich bei Probanden im Oberkurs und eineinhalb Jahre nach dem Examen identifizieren.

**Tabelle 3:** Verteilung der Reaktionsmuster nach den Kohorten.

| Unterkurs | Mittelkurs | Oberkurs | Folgeinterviews |
|---|---|---|---|
| **1** Ahnung von Kälte | **1** Fraglose Übernahme | **1** Fraglose Übernahme | **MK 1*** Fraglose Übernahme |
| **2** Opfer | **2** Individuelle Auflösung | **2** Opfer | **OK 12*** Opfer |
| **3** Idealisierung falscher Praxis | **3** Virtuelle Auflösung | **3** Opfer | **UK 1**** Definitorische Auflösung |
| **4** Fraglose Übernahme | **4** Idealisierung falscher Praxis | **4** Fraglose Übernahme | **UK 1*** Idealisierung falscher Praxis |
| **5** Idealisierung falscher Praxis | **5** Idealisierung falscher Praxis | **5** Ahnung von Kälte | **UK 2*** Idealisierung falscher Praxis |
| **6** Fallweises Aussteigen | **6** Reflektierte Hinnahme | **8** Idealisierung falscher Praxis | **OK 11*** Idealisierung falscher Praxis |
| **7** Opfer | **7** Idealisierung falscher Praxis | **9** Kompensation für falsche Praxis | **MK 8*** Idealisierung falscher Praxis |
| **8** Verdrängung falscher Praxis | **8** Opfer | **10** Fraglose Übernahme | **MK 2*** Kompensation für falscher Praxis |
| **9** Idealisierung falscher Praxis | **9** Idealisierung falscher Praxis | **11** Idealisierung falscher Praxis | **OK 9*** Individuelle Auflösung |
| **10** ungültig | **10** Idealisierung falscher Praxis | **12** Täter | **UK 6*** Reflektierte Hinnahme |
| | | | **MK 6*** ungültig bzw. geringe Aussagekraft |

- Die «Individuelle Auflösung», und das heißt, eine Bearbeitung des Konflikts in kämpferischer Manier mit dem Ziel eine patientenorientierten Pflege praktisch umzusetzen, zeigen Probanden aus dem Mittelkurs und eineinhalb Jahre nach dem Examen.
- Auf die Einsicht in die immanente Unauflösbarkeit des Widerspruchs reagieren ein Mittelkursschüler und ein Proband, mit dem ein Folgeinterview im dritten Ausbildungsjahr geführt wurde, mit einer «reflektierten Hinnahme».
- In den Folgeinterviews, so fällt auf, überwiegen die Reaktionsmuster, mit denen aufgrund der Erkenntnis des Widerspruchs seine praktische Bearbeitung einhergeht. Indessen – noch eineinhalb Jahre nach dem Examen nimmt ein Proband den Pflegealltag fraglos und unkritisch hin, sieht ein Proband sich als «Opfer» der Strukturen.

Nun hätte man annehmen können, dass sich im Laufe der beruflichen Tätigkeit die Perspektive hinsichtlich des Widerspruchs zwischen der Forderung nach einer patientenorientierten Pflege und der Funktionalität im Arbeitsalltag verändert: Weil die Pflegenden mit dem Fortschreiten ihrer Ausbildung immer spezielleres und umfassenderes Wissen darüber erwerben, wie die Pflege gestaltet werden soll, und sie im Laufe der Zeit immer wieder erfahren, dass dies in der Praxis nicht in der wünschenswerten Form umgesetzt wird, nehmen sie immer differenzierter die Diskrepanzen zwischen Anspruch und Wirklichkeit und damit das moralische Problem wahr. Die Merkmale der Muster selbst legen diese zunehmende Einsicht in den Widerspruch nahe, und das führt zu der Reihenfolge, in der sie hier vorgestellt werden. Wie jedoch die Verteilung in den vier Kohorten zeigt, hängt eine solche Erkenntniszunahme augenscheinlich nicht mit dem Ausbildungsstand und der zeitlichen Dimension praktischer Erfahrungen zusammen.

Bis hierher ist festzuhalten, dass die Beschreibung der zwölf Reaktionsmuster darüber aufklärt, auf welche Weise sich Pflegende zu einer Praxis verhalten, die ihren eigenen Anspruch unterläuft und wie sie dies subjektiv verarbeiten. Die Verarbeitungsmodi des Norm-Funktionskonflikts zeigen die Wirkung der objektiv Kälte verursachenden Strukturen und sind so eine Reaktion auf Kälte: eine Gewöhnung an den Pflegealltag, in dem Patienten nicht durchgängig so gepflegt werden, wie es dem pflegerischen Anspruch nach sein sollte. In der täglichen Konfrontation mit dem moralischen Konflikt verlieren Pflegende ihre Sensibilität gegenüber der Normverletzung, weil sie verschiedene Modi entwickeln, mit denen sie dies verarbeiten können. Mit diesen Verarbeitungsmechanismen machen sie sich kalt gegenüber dem Widerspruch. Jedes Reaktionsmuster zeigt also auf seine Weise eine Desensibilisierung der Probanden gegenüber dem Widerspruch und gibt so eine Antwort auf die Frage, «Wie lernt man kalt zu werden?». Ihre Anordnung sagt nichts darüber aus, ob die Reaktionen als «gut» oder «schlecht» oder «besser» oder «schlechter» beurteilt werden, sondern beschreibt unterschiedliche Formen der Alltagsdeutung in dem Spannungsfeld zwischen normativem Anspruch und Funktionalität. Diese Desensibilisierung heißt nicht, dass die Pflegenden alle ihr Unrechtsbewusstsein oder ihr Unbehagen verlieren, aber es folgt kein Einspruch gegen die falsche Praxis, wie er durch den Widerspruch provoziert werden müsste. Dieser wird entweder nicht wahrgenommen oder so be- und verarbeitet, dass eine Orientierung am Realitätsprinzip stattfinden kann. Dies geschieht zwar in unterschiedlichen Formen, zu Protest jedoch führt das Falsche der Praxis nicht. Die Alltagsdeutungen der Pflegenden zeigen, dass sie gezwungen sind, sich mit den objektiv Kälte verursachenden Strukturen zu identifizieren und mit Kälte zu reagieren, weil sie so die Diskrepanz zwischen dem, was ist, und dem, was sein soll, aushalten können. Indem sie sich kalt machen, tragen sie selbst dazu bei, die Kälte zu stabilisieren. Dieser Mechanismus entspricht der Kälte als «Grundprinzip bürgerlicher Subjektivität», wie anderenorts ausgeführt wurde (vgl. Kap. 3).

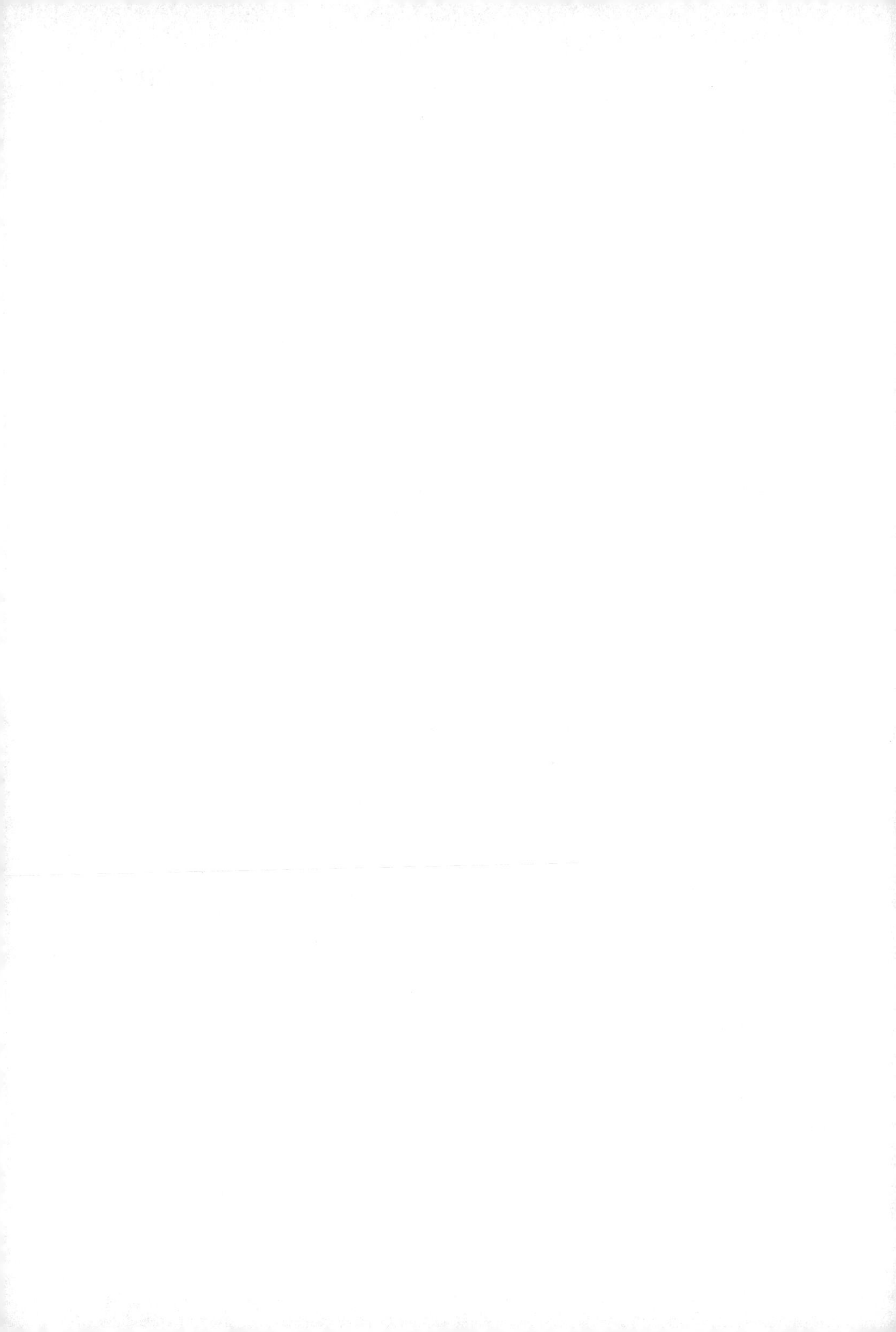

# 6. Zur Entwicklungslogik der Reaktionsmuster

Die herausgearbeiteten Reaktionsmuster sind einerseits durch eine Erkenntniszunahme charakterisiert. Andererseits zeigen die empirischen Ergebnisse auch, dass es im Berufsleben durch die berufliche Erfahrung nicht zu einer zunehmenden Einsicht in die immanente Unauflösbarkeit des Widerspruchs kommen muss. Diese Divergenz wird im Folgenden erklärt. Es geht also um die Frage nach den Möglichkeiten einer Veränderung der Reaktionsmuster im Sinne einer Entwicklung. Der Blick ist dabei nicht auf eine individuelle Entwicklung einzelner Probanden[92] gerichtet, sondern darauf, herauszufinden, welche Entwicklungsmöglichkeiten die Reaktionsmuster auf objektiv Kälte verursachende Strukturen überhaupt bieten und welche Logik darin aufzufinden ist. Hilfreich ist dafür eine theoretische Konstruktion: die «Kälteellipse».

92 Warum welcher Proband mit welchem Deutungsmuster auf den Pflegealltag reagiert, wie lange es Bestand haben kann, ist mit der vorliegenden Untersuchung trotz der Folgeinterviews nicht herauszufinden. Wollte man die Entwicklung einzelner Probanden erforschen, so müssten Untersuchungen durchgeführt werden, bei denen die Probanden über einen längeren Zeitraum begleitet werden. Auch die Befragung müsste bei einer solchen Untersuchung modifiziert, bzw. ergänzt werden (z. B. durch konkrete Fragen nach einschneidenden Erfahrungen, besonderen Erlebnissen; evtl. müssten biographische Interviews geführt werden). Nur dann könnten bedeutsame Aspekte erfasst werden, die für eine persönliche Weiterentwicklung eine Rolle spielen. An den Probanden, mit denen Folgeinterviews geführt wurden, lässt sich nur aufzeigen, ob eine Entwicklung stattgefunden hat und wenn ja, welche.

## 6.1 Die «Kälteellipse»

Eine graphische Darstellung verdeutlicht die qualitativen Unterschiede der Reaktionsmuster der Krankenpflegeprobanden und stellt sie auf einen Blick dar[93] (**Abb. 2**).

Diese «Kälteellipse» wurde im Laufe des Forschungsprozesses entwickelt, nachdem die ersten Reaktionsmuster identifiziert waren. Sie dient als Hilfsinstrument bei den Überlegungen bezüglich der Bestimmung der Qualität der Reaktionsmuster im Sinne einer zunehmenden Erkenntnis des Norm-Funktionswiderspruchs. Das Kriterium für die Anordnung der einzelnen Reaktionsmuster in der Ellipse ist der sich in den Mustern zeigende Zusammenhang zwischen der Erfahrung des Widerspruchs und seiner Bearbeitung im Alltag. Die Form einer offenen Ellipse wurde seinerzeit gewählt, da sie durch den aufsteigenden Bogen sowohl diese Qualitätszunahme symbolisiert, als auch die Unauflösbarkeit des Widerspruchs deutlich macht. Für die in der Krankenpflege gefundenen Reaktionsmuster zeigt sich dies z. B. in der graphischen Gegenüberstellung der Muster «fraglose Übernahme» (unten links) und «reflektierte Hinnahme» (oben links). Im Innenkreis stehen die Chiffren der Reaktionsmuster der Probanden. Im Außenkreis ist die Zuordnung der fünf Gruppen dargestellt, die auf Gemeinsamkeiten einzelner Reaktionsmuster in der Perspektive auf den Widerspruch hinweisen: *naiver Zugang*[94], *praktische Hinnahme* des Widerspruchs, *fiktionale Auflösung* des Widerspruchs, *praktische Negation* des Widerspruchs, Einsicht in die immanente Unauflösbarkeit des Widerspruchs und das heißt *Einsicht in Kälte.* Die Innenperspektive der Ellipse bezieht sich also auf die Logik der Muster hinsichtlich des Blicks auf den Widerspruch, der in der Außenperspektive benannt ist, und daraus resultierende Strategien und entsprechende Bearbeitungsmodi, die die Probanden zeigen. Jedes Reaktionsmuster wird anhand der vorliegenden Erkenntnisse über die Merkmale im Hinblick auf eine Einordnung in die Ellipse diskutiert und eingefügt. Die Außenperspektive erlaubt es, Unterschiede im Blick der Probanden auf den Widerspruch im Pflegealltag zu fixieren: Er wird von ihnen entweder als strukturell verankerter Widerspruch wahrgenommen oder er wird nicht wahr -

93 Die aktuelle graphische Darstellung wurde von Martin Heinrich zur Verfügung gestellt und in der vorliegende Arbeit entsprechend der Reaktionsmuster der Krankenpflegeprobanden modifiziert (vgl. auch Heinrich, 2000: 335).

94 Zu dem «naiven Zugang» wird ein weiteres Reaktionsmuster gerechnet: Die «naive Überwindung» als vornormativ-präfunktionale Reaktionsform wurde nur bei Kindergartenkindern und einigen Primarstufenschülern gefunden (vgl. Fußnote 108 auf S. 242; sowie Gruschka, 1997: 34–36; 56; Heinrich, 1999 b: 9–11; Heinrich, 2000: 322 ff.; Kersting, 1997: 44; Timmerberg, 1999: 53 ff.; 154).

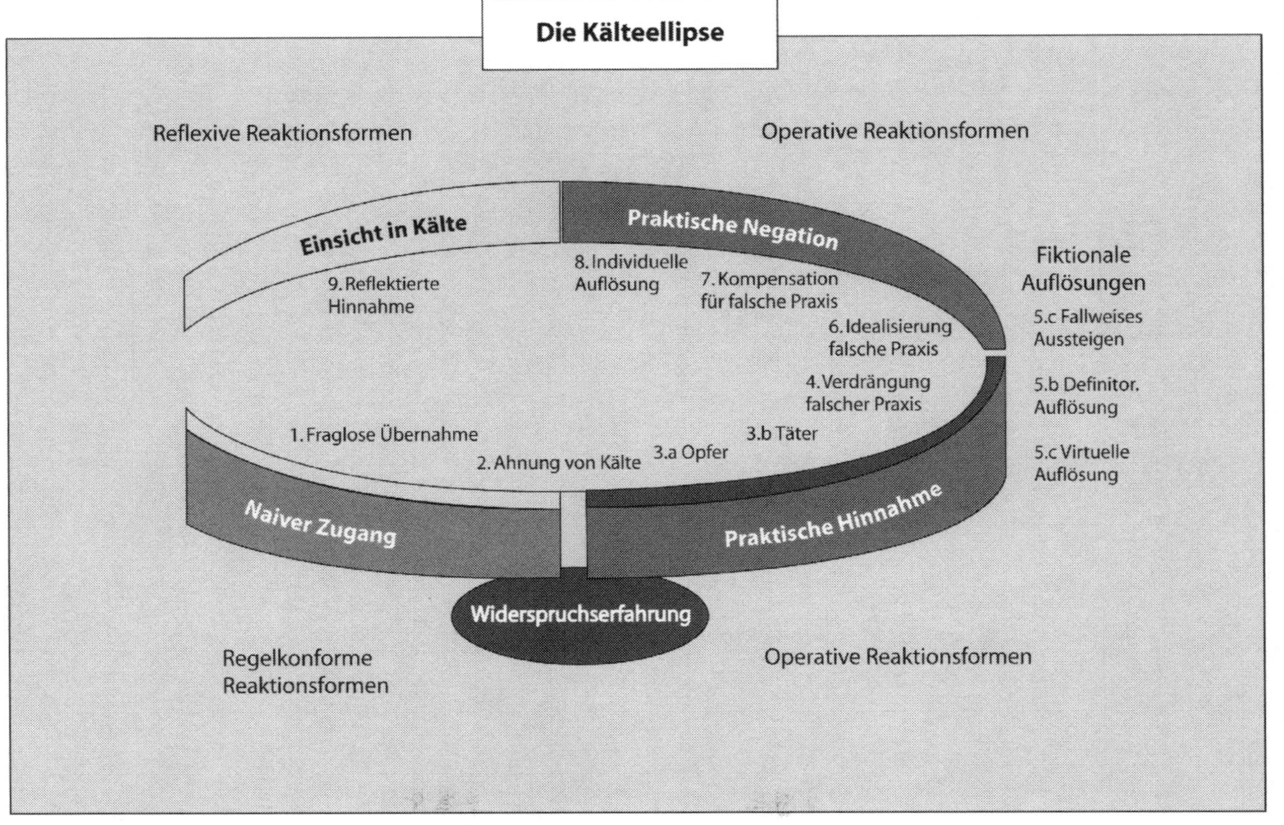


**Abbildung 2:** Die «Kälteellipse».

genommen. Dies ist als eine Abgrenzung der einzelnen Muster voneinander auszumachen; zwei sind vor der Widerspruchserfahrung angeordnet bzw. ein Muster kann quasi als Übergang zur Widerspruchserfahrung verstanden werden. Die Kritiklosigkeit, mit der dem Alltag begegnet wird, kommt in dem Begriff des «naiven Zugangs» zum Ausdruck. Alle anderen Reaktionsformen gehen, wie beschrieben, mit einer Erfahrung des Widerspruchs und verschiedenen Formen der Bearbeitung einher.

Die Abgrenzung der fünf Bereiche in der Außenperspektive kann man sich bildlich auch als Schwellen vorstellen. Hypothetisch können diese mit zunehmender Erfahrung der Probanden überschritten werden:

1. Die dauerhafte Konfrontation mit Situationen, in denen es durch eklatante Normverletzungen zu negativen Folgen für die Patienten kommt, kann dazu führen, dass der Alltag nicht mehr fraglos hingenommen werden kann. Es kann zu einer Ahnung kommen, dass Verletzungen der Norm nicht Ausnahmen von der Regel bzw. nicht zufällig auftretende Situationen sind, sondern dass in der Grundkonstellation des Pflegealltags etwas nicht stimmt. Wird der Widerspruch als in den Anforderungen selbst angelegt erkannt, so kann sich eine Ahnung zur Gewissheit verdichten. Die Folge ist ein bewusstes Verhalten als Reaktion auf diese Erkenntnis. Stehen dem Probanden dann keine Strategien zur Verfügung, mit denen er versuchen kann, eine patientenorientierte Pflege auch gegen die Widerstände des Alltags zu verwirklichen, so bleibt ihm nichts anderes übrig, als sich dem Zwang der praktischen Hinnahme des Widerspruchs in der Praxis zu fügen.

2. Kann das Unbefriedigende an einem (un-) bestimmten Punkt nicht länger hingenommen werden, so wird die nächste Schwelle überschritten: Weil die Erfahrung der negativen Folgen für die Patienten und die eigene Ohnmacht nicht ertragen werden können, muss der Widerspruch so bearbeitet werden, dass der Konflikt als gelöst gilt. Stehen dabei keine praktischen Möglichkeiten zur Verfügung, so kann die Lösung in einem Fluchtpunkt jenseits der Realität und damit in der Vorstellung des Probanden liegen; dies kennzeichnet den Bereich der fiktionalen Auflösung, der symbolisch außerhalb der Ellipse dargestellt ist.

3. Werden im Alltag Handlungsspielräume erkannt und genutzt, um die Praxis zu verbessern, so wäre eine weitere Schwelle überschritten: Der Widerspruch wird produktiv bearbeitet, und es wird eine praktische Negation angestrebt.

4. Die Erkenntnis, dass mit den Lösungsversuchen allenfalls partielle Verbesserungen angestrebt werden können, der pflegerische Anspruch jedoch systematisch durch die künstliche Begrenzung von zeitlichen und personellen Ressourcen nicht verwirklicht werden kann, führt dann zu dem Überschreiten der

Schwelle in den fünften Bereich: die Einsicht in die immanente Unauflösbarkeit des Widerspruchs und damit in die objektiv Kälte verursachenden Strukturen, auf die in Form einer «reflektierten Hinnahme» reagiert wird.

Diese Abfolge von Entwicklungsschritten wird durch die Merkmale der Reaktionsmuster vorstellbar, sie muss jedoch nicht so verlaufen. Mit dem empirischen Material lässt sich weder nachweisen, dass die Reaktionsmuster in der obigen Reihenfolge im Laufe der beruflichen Erfahrung «durchlaufen», noch, dass die Schwellen in dieser Reihenfolge überschritten werden. (Heinrich, 2000: 382)[95]. In der oben graphisch dargestellten Logik einer schrittweisen Erkenntniszunahme sind die Reaktionsmuster zwar hierarchisch angeordnet. Aber ein Überspringen von Mustern und Schwellen scheint möglich, wenngleich eine Weiterentwicklung etwa von der «fraglosen Übernahme» zur «reflektierten Hinnahme», ohne vorherige praktische Bewältigungsstrategien, wie z. B. eine Orientierung an Verbesserungsmaßnahmen für den Arbeitsalltag, wenig plausibel ist. Die Pflegenden müssen jedoch nicht erst zu «Opfern» werden, danach den Widerspruch in einer der drei Formen fiktional auflösen, um anschließend Versuche praktischer Negationen im Alltag anzustreben. Aus der Erkenntnis, dass eine Verwirklichung des normativen Anspruchs unter den gegebenen Bedingungen nicht möglich ist, können sie z. B. auch ohne eine vorherige praktische Hinnahme Reaktionsmuster der praktischen Negation ausbilden. Einer rückschreitenden Entwicklung etwa von der «individuellen Auflösung» zu einem «fallweisen Aussteigen» oder zum Reaktionsmuster des «Opfers», steht aufgrund der strukturellen Merkmale der einzelnen Reaktionsmuster ebenfalls nichts entgegen. Die Erkenntniszunahme muss sich also nicht in der Abfolge der Reaktionsmuster vollziehen, ja sie muss gar nicht notwendig stattfinden, weil mit jedem Muster moralische Konflikte erfolgreich bewältigt werden können, und zwar offensichtlich dauerhaft, da auch eineinhalb Jahre nach dem Examen eine Probandin den Widerspruch nicht wahrnimmt. Theoretisch plausibel sind drei Entwicklungsmöglichkeiten:

95 Heinrich hat diese unterschiedlichen Perspektiven auf den Widerspruch, die hier als Schwellen bezeichnet sind, in Zusammenhang mit einer möglichen Stufenabfolge gebracht, deren Bezeichnungen die einzelnen Schwellenüberschreitungen charakterisieren und an eine Mischung aus Piaget und Kohlberg erinnern:
1. vornormativ-präfunktionale Reaktionsformen
2. regelkonforme Reaktionsformen
3. operative Reaktionsformen
4. reflexive Reaktionsformen.
(Vgl. auch die Kälteellipse, S. 208 f.; sowie die Fußnoten 104 auf S. 226 und 108 auf S. 242)

- Es kann zu einer fortschreitenden Erkenntnis analog der elliptischen Anordnung kommen und dabei können auch die einzelnen Schwellen überschritten werden.
- Die elliptische Anordnung spiegelt eine Hierarchie wider. Entwicklung als Veränderung des Deutungsmusters muss aber nicht fortschreitend sein, sondern kann gleichermaßen als «Rückschritt» in dieser Hierarchie verstanden werden (vgl. auch Timmerberg, 1999: 152 f.; Heinrich, 2000: 385).
- Jedes Reaktionsmuster ist in seiner Logik so aufgebaut, dass die Probanden sich mit dem Alltag arrangieren können. Sie können damit auf Dauer bestehen und es ist nicht notwendig, dass sie ein Reaktionsmuster wechseln. Entwicklung kann demnach auch in eine Stagnation münden, das heißt ein Reaktionsmuster wird dauerhaft beibehalten; ggf. ändern sich nur die konkreten Bearbeitungsstrategien innerhalb des Musters.

Versuche, diese Entwicklungsmöglichkeiten für jedes Reaktionsmuster in jede Richtung auszuführen, fallen in den Bereich der Spekulation, weil gesicherte verallgemeinerbare Befunde darüber, wie Reaktionsmuster sich verändern, nicht vorliegen (Heinrich, 2000: 385). Es können lediglich Hinweise gegeben werden, welche Entwicklung bei den Probanden, mit denen Folgeinterviews geführt wurden, stattgefunden hat. Aus diesem Grunde werden im Folgenden nur die Charakteristika beschrieben, die überhaupt eine Veränderung zulassen oder sie verhindern. Diese Merkmale näher zu beleuchten, ist deshalb von Bedeutung, weil sie darüber Auskunft geben, dass in jedem Modus der Desensibilisierung die Möglichkeit angelegt ist, dass eine Resensibilisierung stattfinden kann. Und das bedeutet, dass in jedem Reaktionsmuster, das doch den Zweck erfüllt, gegen Kälte zu schützen, auch ein Aufbegehren gegen die strukturellen Bedingungen enthalten ist.

## 6.2 Entwicklungspotentiale der Reaktionsmuster

Alle Muster sind einerseits hermetisch und schützen erfolgreich vor der Kälte, und sie sind andererseits offen für eine Veränderung, denn die Kälte wird nur subjektiv bearbeitet. Objektiv bleiben sie bestehen, und deshalb kann durch (un-) bestimmte Erfahrungen oder kritische Ereignisse immer wieder das Unbefriedigende des Alltags ins Bewusstsein dringen. Das heißt, sie lässt sich nicht so verarbeiten, dass sie subjektiv dauerhaft verschwinden muss, sondern eine Resensibilisierung und ein Sich-dagegen-Wehren ist in jedem Verarbeitungsmodus als Möglichkeit vorhanden. Diese Momente jedes Reaktionsmusters, die eine protestlose Anpassung an den Alltag ermöglichen und zugleich die Bruchstelle markieren, an der sich ein Widerstand gegen das Bestehende entzünden kann, werden in diesem Kapitel aufgedeckt.

Eine Betrachtung der Reaktionsmuster unter dem Aspekt der Entwicklungsmöglichkeiten lässt ihre Dialektik erkennbar werden: Die Merkmale eines Reaktionsmusters, die vor Kälte schützen und zur Desensibilisierung führen, sind zugleich auch die Merkmale, an denen eine Sensibilisierung für den Widerspruch einsetzen kann und die so zu einer möglichen Veränderung in der Alltagsdeutung führen können. Mit der Analyse der Entwicklungspotentiale in jedem Reaktionsmuster wird erstens aufgezeigt, dass eine Desensibilisierung mit einem Reaktionsmuster dauerhaft sein kann und zweitens, dass auch eine Resensibilisierung für den moralischen Konflikt notwendig zu einer neuen Desensibilisierung drängt: Weil jede Deutung des moralischen Konflikts eine kognitive Bearbeitung des Konflikts ist, die dazu führt, die Handlungsfähigkeit im Alltags zu erhalten, und also die Deutung eine Schutzfunktion hat, ist die Kälte, auf die immer wieder mit einem neuen Modus von Kälte reagiert werden muss, unhintergehbar. Auf die Veränderung oder Stagnation bei den Probanden, mit denen Folgeinterviews geführt wurden, wird jeweils kurz eingegangen. Im Anschluss an die Analyse werden drei Fallbeispiele ausführlicher erläutert.

### 6.2.1 Die regelkonformen Reaktionsformen

Die Regelorientierung, die bei vielen Kindern und Jugendlichen im Rahmen des Forschungsprojekts gefunden wurde, ist auch bei den Krankenpflegeprobanden mit dem Reaktionsmuster «fraglose Übernahme» zu finden. Anzunehmen ist, dass sie im Laufe ihrer primären Sozialisation gelernt haben, sich an den Regeln des Alltags zu orientieren, und sie in der beruflichen Ausbildung nur neue Regeln assimilieren. Das heißt, der Grundsatz, sich an Konventionen zu orientieren, ist ihnen vertraut, allein der Bereich hat sich mit Eintritt in die Institution Krankenhaus verändert. Sie bekommen diese Regeln, sich gemäß der Bedingungen des Arbeitsalltags zu verhalten, nicht mitgeteilt und zugewiesen, sondern sie übernehmen sie aus ihrem Alltag und üben sie aus. Sie repräsentieren damit die Institution. Die Tatsache, dass auch zu einem späten Zeitpunkt der Sozialisation in den (bzw. im) Beruf die objektiv Kälte verursachenden Strukturen nicht als solche erkannt, vielmehr als Ausdruck legitimer Ordnung wahrgenommen werden, zeigt, dass es nicht zu einer zunehmenden Sensibilität für die daraus resultierenden negativen Folgen für Patienten kommen muss (Gruschka, 1997: 59).

Diese Probanden orientieren sich an dem vorgeprägten Verhalten ihrer Kollegen und kopieren es gleichsam. Aufgrund der immer wieder beobachtbaren Wiederkehr bestimmter Verhaltensweisen als Regelfall im Pflegealltag übernehmen sie diese, und sie werden so zum unhinterfragten Maßstab für Pflege, weil die Probanden kein alternatives Verhalten kennen lernen. Solange der Alltag nicht im Rückgriff auf den normativen Anspruch befragt wird, solange kann dieses Reaktionsmuster Bestand haben. Es bedürfte wohl eines Anlasses oder eines Auslösers, der dazu führt, dass die Gepflogenheiten der Praxis kritisch betrachtet werden. Ob dies über den Weg einer «besseren» Darstellung des normativ gebotenen Verhaltens und seiner Bedeutung für die Patienten im Pflegeunterricht erreicht kann, muss vor dem Hintergrund dieses Reaktionsmusters bezweifelt werden. Eher könnte erst auf dem Weg über eine krisenhafte Erfahrung den Probanden aufgehen, dass Norm und Funktion, die sie bislang als Einheit wahrnehmen, auseinanderfallen.[96] Der normative Anspruch der Pflege, den die Probanden nur in gebrochener Form – und das heißt immer schon in seiner Vermittlung mit der Funktionalität im Alltag – wahrnehmen, würde dann – quasi durch den Negativfall – ins Bewusstsein gehoben werden.[97]

Für eine Weiterentwicklung müssten die Probanden also die Erfahrung machen, dass das, was sie für eine patientenorientierte Pflege halten, nur bruchstückhaft etwas damit zu hat, was unter einer individuellen Betreuung und Zuwendung zu verstehen ist. Die Fraglosigkeit, mit der ein Proband sich in die vorgegebenen Gepflogenheiten integriert und ein den Alltagsregeln konformes Deutungsmuster zeigt, führt zu einer Übernahme der Verhaltensweisen, die er im Alltag erlebt, und zu einer Desensibilisierung gegenüber dem Widerspruch. Werden die Praxis und das eigene Handeln hinsichtlich der pflegerischen Norm *hinter*fragt, so kann die Deutung des Alltags als unproblematisch keinen Bestand haben. Das heißt, ein Proband könnte dann nicht länger ein Verhalten fraglos übernehmen, wenn er z. B. die Erfahrung gemacht hätte, die ihm bewusst macht, dass es in der Praxis zu negativen Folgen für die Patienten kommt, wenn sie nicht ihren Bedürfnissen entsprechend gepflegt werden oder sie nicht die Zuwendung erhalten, der sie be-

---

96 Wie ein solcher Auslöser konstituiert sein müsste, der Zweifel am Gelingen der Pflegepraxis auslösen würde, darüber kann an dieser Stelle nur spekuliert werden. Plausibel erscheinen etwa (wiederholte) Situationen, in denen es zu einer eklatanten Normverletzung kommt, die zu offensichtlichen negativen Folgen für Patienten und zu einer persönlichen Betroffenheit bei den Probanden führen. Aus solchen Erfahrungen könnte dann die Erkenntnis erwachsen, dass schnelles Arbeiten und patientenorientierte Pflege nicht unproblematisch in eins gesetzt werden können.

97 Plausibel wäre auch ein Lernen am Modell im Alltag, wobei diese «Modellperson» zum einen über die Attribute verfügen muss, die einem wirksamen Vorbild zugeschrieben werden und zum anderen so häufig zugegen sein müsste, dass ihr Verhalten als Regelverhalten und damit als «normal» anerkannt wird. Zu diesen Attributen zählen der persönliche Kontakt und der Grad der Vertrautheit. Des weiteren muss das Verhaltensvorbild sich durch ein hohes Können und Erfolg auszeichnen, sowie Anerkennung in seinem Bereich genießen. (Aebli, 1987: 71 f.)

dürfen. Er wäre dann sensibilisiert für den Widerspruch und genötigt, sich zu dieser Erkenntnis zu verhalten, was heißt, dass er ein neues Reaktionsmuster entwickeln würde. Mit diesem könnte er sich auf eine neue Weise mit der Praxis arrangieren. Dies würde zu einer erneuten Desensibilisierung führen, die so lange Bestand hätte, wie nicht durch andere Erfahrungen oder Erlebnisse die Nötigung zu einer neuen Deutung des Alltags erfolgen würde. Das Moment des Fraglosen macht das Reaktionsmusters stabil, das heißt, der Alltag kann damit dauerhaft bewältigt werden und schützt vor der Erfahrung der Kälte. Dieser Moment ist zugleich auch der Punkt, an dem das Muster offen ist für eine Veränderung der Alltagsdeutung: Nur weil *fraglos* hingenommen wird, wird nicht problematisiert, was im Pflegealltag erlebt wird. Darin aufgehoben ist dann aber auch die Möglichkeit, Fragen zu stellen.

Die Probandin MK 1, mit der ein Folgeinterview geführt wurde (MK 1*), zeigt das Reaktionsmuster «fraglose Übernahme» erneut. Ihre Sicht auf die Verwirklichung des normativen Anspruchs im Stationsalltag hat sich nicht verändert. Sie findet die Rahmenbedingungen, unter denen Pflege stattfindet, *«eigentlich ganz o. k.»*. Aus ihren Alltagsschilderungen wird zwar deutlich, dass sie Konflikte wahrnimmt, diese beziehen sich aber nicht auf Schwierigkeiten hinsichtlich einer patientenorientierten Pflege, sondern auf zwischenmenschliche Probleme innerhalb eines Teams. Eine Entwicklung muss also nicht fortschreiten. Erst durch (krisenhafte) Erfahrungen, so kann man vermuten, hätte das Reaktionsmuster keinen Bestand mehr und könnte – der hier theoretisch plausibilisierten Logik nach – übergehen in eine Ahnung, dass moralisch etwas nicht stimmt.

Auch das Reaktionsmuster «Ahnung von Kälte» ist als regelkonform zu verstehen[98]. Die Alltagsdeutung wird den Erlebnissen der Probanden angepasst, wenngleich hier eine Sensibilität hinsichtlich der Auswirkungen des schnellen Arbeitens für die Patienten hinzukommt. Schnelles Arbeiten und die Zuwendung zum Patienten werden zwar noch als konstituierende Einheit des Pflegealltags wahrgenommen, gleichzeitig werden aber auch mögliche negative Folgen erkannt. Doch diese werden als Teil der Wirklichkeit angesehen. Die negativen Folgen stehen zwar in Opposition zu den gebotenen Verhaltensweise gegenüber den Patienten, gehören aber, weil die Probanden sich nicht vorstellen können, wie Pflege anders gestaltet werden könnte, für sie zur Normalität des Pflegealltags.

98 Die Bezeichnung «regelkonform» bezieht sich nicht auf das angepasste Verhalten der Probanden. Dieses zeigen alle Befragten, wobei als Ausnahme in gewissem Maße nur die «individuelle Auflösung» Geltung beanspruchen kann. «Regelkonform» meint vielmehr die Konformität und damit die Übereinstimmung der Alltagsdeutung mit dem Regelwerk der Praxis, welches ohne Problematisierung hingenommen wird.

Weil ihnen das nicht behagt, versuchen sie «irgendwie» einen situationsabhängigen Ausgleich zu finden. Dass dies nicht zu einer grundsätzlichen positiven Wendung in der Pflege führt, merken sie. Weil aber die Ahnung darauf bezogen ist, dass an dem ganz «Normalen» etwas nicht stimmt, kann es bei einem leisen Unbehagen bleiben, denn es wird nicht erfasst, dass die Widersprüchlichkeit in den Anforderungen verankert ist. Eine Ahnung ist keine sichere Erkenntnis, und weil das «Normale» des Pflegealltags täglich erlebt wird, könnte die Ahnung sich verflüchtigen. In der beschriebenen Betroffenheit, die achselzuckend hingenommen wird, in dem «Nicht-glauben-Können», dass im Pflegealltag grundsätzlich etwas nicht stimmt, ist ein Rückschritt zur «fraglosen Übernahme» des «Normalen» angelegt.

Eine Ahnung von etwas zu haben, impliziert aber auch die Möglichkeit des Umschlagens in Gewissheit. Diese ist quasi der erste Schritt, dass aufgrund des Unbehagens ein Reflexionsprozess einsetzen kann. Ein dauerhaft ungutes Gefühl kann dazu führen, dem Grund dafür nachzugehen. Werden die negativen Folgen für die Patienten nicht als zufällig auftretend hingenommen, so kann eine Konfrontation mit konflikthaften Situationen dazu führen, dass die «Normalität» dieser Zufälle hinterfragt wird.

> Der Abwehrmechanismus, der das Unbegriffene im diffusen Gefühl des Unbehagens beläßt und dem Subjekt – wenn auch mit einem fahlen Beigeschmack – das Handeln und damit die Selbstbehauptung ermöglicht, kann blockiert werden, so daß es zur Widerspruchserfahrung kommt. [...] Das subjektiv ungute Gefühl drängt, das Unbegriffene zu begreifen und damit faßbar und bekämpfbar zu machen. Wird das Unbegriffene als Widersprüchliches bewußt, ist eine regelkonforme Reaktion unmöglich und eine operative Reaktionsform notwendig geworden. (Heinrich, 1999 b: 26)

Hier würde sich durch eine Nötigung zur Reflexion des Alltags und des eigenen Verhaltens in diesem Alltag im Durchgang durch die Widerspruchserfahrung ein neuer Modus, auf Kälte zu reagieren, herausbilden.

Mit «Ahnung von Kälte» auf den Widerspruch zu reagieren, scheint im Gegensatz zu anderen Reaktionsmustern ein relativ instabiler Zustand zu sein. Die Tatsache, dass damit sowohl ein Unterkursschüler wie auch ein Oberkursschüler den konflikthaften Pflegealltag deuten, kann keinen Hinweis auf die Tragfähigkeit des Musters geben. Denn wie lange diese Sicht auf den Alltag schon besteht oder wie lange sie noch Bestand haben mag, das kann nicht erfasst werden. Ist hier von einer relativen Instabilität die Rede, so leitet sich das nur aus den Merkmalen des Musters selbst ab und wäre so als Übergang von der regelkonformen Reaktionsform zu einer operativen Reaktionsform, oder m. a. W. als Übergang zur Erkenntnis des strukturell verankerten Widerspruchs in den Anforderungen an Pflegende zu verstehen. Somit birgt das Reaktionsmuster die Möglichkeit zu einer Weiterentwicklung, nämlich von Ahnung zur Gewissheit.

Der Proband UK 1 erkennt als Oberkursschüler (UK 1*) den strukturellen Widerspruch, und er hat aufgrund seiner beruflichen Erfahrungen und seines theoretischen Wissens praktische Strategien entwickelt, mit denen er aus seiner Sicht sowohl der Forderung nach schnellem Arbeiten als auch der Forderung nach einer individuellen Pflege nachkommen kann, indem er sich einen über den anderen Tag wechselweise Zeit für die Patienten nimmt. Er idealisiert die falsche Praxis. (Vgl. dazu ausführlich unten S. 233 ff.)

## 6.2.2 Die Widerspruchserfahrung

Während in der regelkonformen Reaktionsform Norm und Funktion noch unbegriffen nebeneinander stehen, fallen sie in der Widerspruchserfahrung auseinander. Die Pflegenden machen die Erfahrung, dass von ihnen etwas verlangt wird, was sie nicht ohne weiteres erfüllen können, auch wenn sie dies wollen: Die Kommunikation mit einer Patientin, die an einer Aphasie leidet, benötigt Zeit und die Begleitung sterbender Patienten ist zwischen «Tür und Angel» nicht möglich. Damit Patienten mit einer Hemiplegie Bewegungsabläufe neu erlernen und in der pflegerischen Betreuung die richtige Balance zwischen aktiver und passiver Unterstützung und Förderung der eigenständigen Durchführung von Verrichtungen finden, bedarf es einer sorgfältigen Planung der Pflege und ihre entsprechende Umsetzung. Mit schnellem Arbeiten lässt sich das nicht in Einklang bringen. Auf die Erkenntnis, dass systematisch nicht eingelöst wird, was Pflegende in der Ausbildung als optimale Pflege lernen, folgt, dass sie mit ihren subjektiven Urteilen die Zumutungen des Alltags nicht mehr fraglos hinnehmen können. Eine Sensibilität für die Normverletzung führt dazu, dass sie neue Deutungsformen für die Bewältigung des konflikthaften Alltags lernen müssen. Sie können und müssen sich nun bewusst zur Kälte verhalten. Hinter diese bewusste Widerspruchserfahrung können sie nicht mehr zurück.

> Der Versuch, nach der bewußten Widerspruchserfahrung mit dem Reaktionsmuster einer fraglosen Übernahme auf Kälte zu antworten, wäre nur mittels einer Selbsttäuschung möglich. Dies käme aber dem Reaktionsmuster einer Verdrängung gleich (s. u.). Auch diese könnte die Bewußtwerdung des Widerspruchs nicht aufheben, das heißt nicht rückgängig machen, sondern würde sie allenfalls verschleiern. Ebenso verstellt sich [...] nach der Widerspruchserfahrung das Reaktionsmuster Ahnung von Kälte. Die Unbestimmtheit gegenüber den Widersprüchen in den regelkonformen Reaktionsformen ist durch die Widerspruchserfahrung zur Gewißheit geworden. Sie [die Probanden, K. K.] sind folglich dazu gezwungen, sich in irgendeiner Weise zu diesem Wissen zu verhalten: Die Widerspruchserfahrung zeigt sich als ein Stück Aufklärung und als diese in ihrem Kern irreversibel. Der Weg zurück zu einer ursprünglichen Naivetät im Umgang mit Kälte ist versperrt. Ein Weg-sehen oder ein Ab-sehen vom Widerspruch ist nur in Form eines intentionalen Aktes möglich, das heißt: Nach

> der bewußten Widerspruchserfahrung wird jeder, was er auch tun mag, immer in irgendeiner Weise sich zu den Widersprüchen verhalten – auch noch in den subtilen Versuchen, dieses Wissen um das Disparate zu ignorieren. (Heinrich, 1999 b: 30)

Alle folgenden Reaktionsmuster sind somit als operative Reaktionsformen zu bezeichnen, weil mit ihnen unmittelbar auf den erkannten Widerspruch geantwortet wird.

### 6.2.3 Die operativen Reaktionsformen der praktischen Hinnahme

Verdichtet sich die Ahnung zur Gewissheit, und wird so der Widerspruch bewusst wahrgenommen, aber keine Möglichkeiten im Alltag gesehen, die zur Auflösung des Konflikts führen, so kann das zu Formen der praktischen Hinnahme führen. Diese Art Einsicht in den Widerspruch führt bei «Opfern» und «Tätern» zu komplementären Reaktionen. Zieht sich das «Opfer» eher eingeschüchtert zurück und fügt sich passiv den Gegebenheiten mit dem Gefühl der Ohnmacht, so produziert der «Täter» die Kälte aktiv.

Ausschlaggebend für beide, «Opfer» und «Täter» in der Krankenpflege, sind nach Aussagen der Probanden zwei Aspekte: Die Angst vor Sanktionen durch das Stationsteam oder einzelnen Pflegenden und die Erkenntnis, die Situation in der Pflege aufgrund der Bedingungen nicht ändern zu können. Beide spiegeln den Widerspruch im Pflegealltag wider: Die Probanden wissen, was als das richtige Verhalten geboten ist, und sie wissen, dass die Realität nach Prinzipien funktioniert, die eine Normerfüllung ausschließen. In ihrer Antwort auf die Realität ordnen sie sich beide in die widersprüchliche Praxis ein, indem sie sich anpassen. Sie sind derart in die sich kontrovers gegenüberstehenden Pole des Widerspruchs verwickelt, dass es für sie keine andere Möglichkeit gibt, als entweder «Verlierer» in ihren Bemühungen um eine Normerfüllung sein zu müssen oder aber «Verteidiger» der eigenen Selbsterhaltung sein zu wollen. Pollmanns schreibt dazu:

> Mit der aus der Erfahrung gewonnenen Alternative sehen sich ‹Opfer› und ‹Täter› vor die entscheidende Wahl gestellt: entweder – oder; jedoch mit unterschiedlichen Optionen: Für den ‹Täter› steht fest: Entweder ich mische mit, so gut es geht, oder ich ziehe den Kürzeren. Das ‹Opfer› meint: Entweder ich passe mich an, oder ich gehe unter. Mit diesen unterschiedlichen Formulierungen fassen jedoch beide den gleichen Schluss, nämlich mitzumachen. In konkreten Konfliktfällen wird ihr Handeln demnach oftmals gleich aussehen. Verschieden sind die Reaktionsmuster jedoch in der Art und Weise, wie sie die Entscheidung und ihr Handeln bewerten. (2000: 6)

Die unterschiedlichen Optionen beziehen sich also nicht auf das Handeln, sondern auf die Bewertung einer zu treffenden Entscheidung: Das «Opfer» will trotz negativer Erfahrungen mit eigenen Bemühungen den normativen Anspruch verwirklicht sehen, sieht sich jedoch nicht in der Lage, sich dafür wirkungsvoll einzusetzen. Es kann sich nicht frei entscheiden, sondern sieht sich in die Rolle des «Opfers» gedrängt. Es bleibt ein schlechtes Gewissen gegenüber den Patienten. Der «Täter» hat sich von diesem Anspruch aufgrund seiner empirischen Erfahrungen losgesagt, aus Angst, zum Opfer zu werden. Beiden Reaktionsmustern fehlt eine Distanz zum widersprüchlichen Alltag. Sie sehen keine andere Möglichkeit, als sich anzupassen, und sie sind fixiert auf das «Entweder – Oder». Das führt dazu, dass sie keine Alternative zur Nötigung, sich wider dem moralisch Gebotenen zu verhalten, erkennen. Diese Alternativlosigkeit macht es schwer, aus der Dialektik von Opfer – Täter auszusteigen

Weil eine generalisierte Erwartungshaltung zu einer Festigung der Identifikation mit der Rolle des Opfers führt und die eigene Machtlosigkeit im Getriebe der Institution Krankenhaus auch als Entschuldigung für die Hinnahme dessen, was erlebt wird, gilt, können sich diese Probanden auf Dauer mit dieser Rolle bescheiden. Das Moment des Wissens um die eigene Ohnmacht und des Nicht-Wissens, wie man sich anders zu dem Konflikt verhalten könnte, verleiht dem Reaktionsmuster Stabilität. Weil aber die Probanden darunter leiden, ist dieses Wissen zugleich auch der Grund für die Instabilität dieser Alltagsdeutung.

Für das Reaktionsmuster des «Täters» ist demgegenüber die bewusste Entscheidung gegen die Norm gleichzeitig der stabilisierende Faktor und die Bruchstelle. Das Wissen darum, dass allein das Mitmachen ihn davor bewahrt, selber zum Opfer zu werden, führt zur Rechtfertigung, dass ein anderes Verhalten gar nicht möglich ist, will man nicht der Verlierer sein. Leitend für diese widerspruchslose Hinnahme ist nicht eine Intention gegen mögliche «Opfer» – diese tauchen in den Überlegungen nur am Rande auf – sondern die eigene Selbsterhaltung. Förderlich ist dabei die Tatsache, dass eine Orientierung am eigenen Vorteil übereinstimmt mit der Übernahme der Regeln des Alltags. Ein Verharren in diesem Reaktionsmuster ist plausibel. Erst eine Reflexion, die über die eigenen Alltagserfahrungen hinausgeht, das heißt z. B. die bewusste Erfahrung von Handlungsspielräumen, bietet die Möglichkeit, aus dieser Dialektik von Opfer und Täter herauszukommen.

Zwei Probanden mit dem Reaktionsmuster «Opfer» zeigen in den Folgeinterviews eine Veränderung ihrer Alltagsdeutung (UK 2* und MK 8*). Beide demonstrieren, dass sie nun über Strategien verfügen, mit denen sie den Konflikt praktisch so bearbeiten können, dass der Widerspruch aus ihrer Sicht aufgelöst werden kann. Sie idealisieren eineinhalb Jahre nach dem Examen die falsche Praxis. Der Proband OK 12* hingegen bleibt in der Opfer-Täterdialektik gefangen, wenngleich er sich nun als «Opfer» der strukturellen Bedingungen sieht. (Vgl. ausführlicher unten S. 236 ff.)

Auch die subtilen Versuche, das Widersprüchliche der Anforderungen im Pflegealltag zu ignorieren, wie es mit der «Verdrängung falscher Praxis» beschrieben wird, bergen Entwicklungspotential. Denn weil das «Bedrängende» des Alltags nur verschleiert wird, bleibt es als Teil der Wahrnehmung unbearbeitet und damit unverändert bestehen. Die Tatsache, dass der Proband tagtäglich in der Praxis diese Verdrängungsleistung erbringen muss und in der Theorie kontinuierlich neue Kenntnisse erwirbt, macht es eher unwahrscheinlich, dass diese Alltagswahrnehmung auf Dauer existent bleiben kann. Es bedarf wohl einer gewaltigen Anstrengung, diese Strategie durchzuhalten, da die Probleme im Pflegealltag bestehen bleiben und die Pflegenden täglich damit konfrontiert werden.

Ein Folgeinterview mit diesem Probanden (UK 8) war leider nicht möglich, da er die Krankenpflegeausbildung einige Wochen nach dem Interview (für das Unterrichtspersonal überraschend, weil er als interessierter und, bezogen auf seine Leistungen, als «guter» Schüler galt) ohne Angabe von Gründen abgebrochen hat.

### 6.2.4 Die operativen Reaktionsformen der fiktionalen Auflösung

In der Rekonstruktion möglicher Entwicklungslinien können die Reaktionsformen der fiktionalen Auflösung als Übergang von einer Hinnahme des Widerspruchs zu Versuchen der Bearbeitung verstanden werden: Aufgrund des Normbewusstseins und des Verantwortungsgefühls gegenüber Dritten – den anvertrauten Patienten – ist unter dem Handlungsdruck der Praxis eine offenkundige Duldung des Widerspruchs nicht möglich.[99] Weil jedoch Mittel und Wege fehlen, die zur einer erfolgreichen praktischen Bearbeitung führen, können die Pflegenden mit diesen Reaktionsformen ihren eigenen Anspruch, den sie an die Pflege stellen, nur in der Fiktion retten. In diesem gedachten Ausweg liegt das wirksame Moment der Bewältigung des Konflikts und zugleich sein Dementi, denn weil er nur in der Vorstellung aufgehoben ist, folgen keine praktischen Konsequenzen. In der Wirklichkeit bleibt der Konflikt bestehen.

Erst die mangelnde Fähigkeit einer praktischen Bearbeitung des Konflikts führt zu dem Muster «virtuelle Auflösung». Das Moment der Virtualität macht das

99 Der Unterschied der Krankenpflegeprobanden zu den anderen befragen Probanden des Forschungsprojekts wird hier deutlich, denn die Reaktionsmuster der fiktionalen Auflösung, aber auch die Reaktionsmuster «Kompensation» und «individuelle Auflösung» konnten bei der Vielzahl der anderen Probanden nur vereinzelt identifiziert werden bzw. die virtuelle Auflösung bei keinem anderen Probanden. Die Krankenpflegeschüler sind nicht nur Adressaten, an die eine Norm herangetragen wird, sondern sie sind beruflich verpflichtet, die Norm zu verwirklichen. Sie sind verantwortlich für die Patienten und stehen somit unter Handlungsdruck. Dieser Druck führt hier zum Fluchtpunkt jenseits der Realität.

Reaktionsmuster insofern stabil, als jederzeit auf die Vorstellung der Möglichkeit zurückgegriffen werden kann, die Pflege zu einem fiktiven Zeitpunkt dann doch im Interesse des Patienten durchführen zu können. Es ist zugleich die Bruchstelle und damit offen für einen Wechsel, weil die Möglichkeiten, die Norm zu erfüllen, in dem Moment nicht existieren, in dem auf sie zurückgegriffen wird. Ein Eingeständnis dieses Selbstbetruges führte dazu, dass der Fluchtpunkt jenseits der Realität nicht mehr trösten kann.[100]

Der Fluchtpunkt kann, wie beschrieben, auch in einer Neudefinition der Norm bestehen. Diese Definition richtet sich an der Funktionalität der Institution Krankenhaus aus. Mit ihr wird über den Begriff «Akutkrankenhaus» bestimmt, wie die Pflege sein soll, und zugleich hat sie ihre Grundlegung in der Praxis, denn die definierte Leistungsfähigkeit der Pflege wird den tatsächlichen Gegebenheiten und Möglichkeiten angepasst. Eine Übereinstimmung von pflegerischem Anspruch und Wirklichkeit kann so über diese «neue» Bestimmung des pflegerischen Anspruchs dauerhaft hergestellt werden. Weil sich die Definition aber an der Funktionalität der Institution Krankenhaus ausrichtet, und nicht an den zu betreuenden Patienten, stimmt sie nicht mit deren Bedürfnissen überein. Dies ist der Punkt, der ungelöst bleibt, denn die Bedürfnisse der Patienten lassen sich nicht mit der Definition aufheben, sondern erfordern real eine Pflege, die über den neu formulierten Anspruch hinausgeht.[101]

Weil in dem Reaktionsmuster «fallweises Aussteigen» die Beruhigung liegt, sich im «Falle eines Falles» im Sinne einer schlechteren Pflegepraxis, als sie bislang erlebt wird, den Strukturen zu entziehen, kann der konflikthafte Alltag mit seinen Defiziten hingenommen werden. Die Flucht in die beschwichtigende Vorstellung, sich im denkbar negativsten Falle zu verweigern, zeigt einen Widerstand gegen die strukturellen Bedingungen des Pflegealltags. Dieser Widerstand muss nicht praktisch unter Beweis gestellt werden, denn in der Ausbildung kommt es durch die nur einige Wochen andauernden Stationseinsätze und die häufigen Wechsel der Einsatzorte nicht zu der Nötigung, dieser gedanklichen Verweigerung praktische Konsequenzen folgen zu lassen. Das heißt auf Auszubildende bezogen, sie könnten mit diesem Reaktionsmuster zumindest die Ausbildungszeit überstehen. Auch für die Pflegenden, die fest auf einer Station angestellt sind, kann das Reaktionsmuster auf Dauer hinreichend sein, denn die Konstruktion der hypothetischen «Negativsituation», die die Grenze des zu Tolerierenden markiert, kann weit

100 Mit der Probandin MK 3, die mit dem Muster «virtuelle Auflösung» reagiert hat, konnte kein Folgeinterview geführt werden, weil sie nach dem Examen eine Tätigkeit in einer Funktionsabteilung aufgenommen hat. (Vgl. auch zur «reflektierten Hinnahme» von MK 6, S. 227 f.)

101 Das Muster «definitorische Auflösung» wurde aus dem dritten Interview mit dem Probanden UK 1 (UK 1**) erarbeitet. Ein viertes Interview wurde nicht geführt.

gesteckt sein. Es gibt keine objektiven Kriterien, mit denen diese Grenze definiert wird. Unter dem Handlungsdruck des Pflegealltags kann die tröstliche Option, an irgendeinem Punkt aus den Zumutungen auszusteigen, also Bestand haben. Weil das Wissen darum bestehen bleibt, dass die Pflege im Alltag nicht immer so durchgeführt wird, wie es für die Patienten erforderlich wäre, und weil es sich nur um die Ankündigung handelt, sich zu entziehen, liegt hier auch das Moment des Offenen. Das Bewusstsein für die Normverletzung im Alltag wird nicht negiert, sondern muss weiterhin ertragen werden. Das Maß des zu Tolerierenden kann aber an irgendeinem Punkt als überschritten gelten, sei es durch tatsächlich eintretende extreme Situationen oder aufgrund der Dauer der Berufstätigkeit. Dann reicht die Ankündigung, Widerstand zu leisten, nicht länger aus, es müssen Konsequenzen, welcher Art auch immer, folgen.

Bei allen drei Reaktionsmustern liegt der Desensibilisierungsmechanismus darin, sich der praktischen Bearbeitung zu entziehen. Eine Zunahme der Erfahrungen, dass im Pflegealltag die Norm eklatant verletzt wird, und der Handlungsdruck könnte diesen Mechanismus des Ertragen-Könnens durchbrechen

Der Proband UK 6 hat am Ende seiner Ausbildung (UK 6*), da er Situationen erlebte, in denen er unter extremen Zeitdruck arbeiten musste, eine Einsicht in die immanente Unauflösbarkeit des Widerspruchs gewonnen. Praktische Lösungsversuche haben sich für ihn unter den Bedingungen des Alltags als unzureichend herausgestellt. Grenzen des zu Tolerierenden, die er sich selbst ganz bewusst gesetzt hatte, musste er in der Pflegepraxis überschreiten. Im Oberkurs nimmt er die strukturellen Bedingungen, unter denen Pflege stattfindet, reflektiert hin. (Vgl. dazu ausführlicher unten S. 239 ff.)

### 6.2.5 Die operativen Reaktionsformen der Versuche praktischer Negation

Der Wunsch, die Pflege möglichst optimal zu gestalten und die Wahrnehmung von veränderbaren Aspekten im Arbeitsalltag führen zu den beschriebenen vielfältigen, alltagstauglichen Strategien der Idealisierung falscher Praxis. In jeder Bewältigungsstrategie steckt aber ihr eigenes Dementi, wie an anderer Stelle ausgeführt (S. 173–183). Durchsetzungskraft hat in jeder der beschriebenen Vermittlungsleistung die Sicherung der funktionalen Arbeitsabläufe, nicht die Verwirklichung des normativ Gebotenen. Diesem wird nur scheinbar zugearbeitet. Wie tragfähig dieses Reaktionsmuster ist, zeigt seine Häufigkeit bei den Krankenpflegeprobanden. Das lässt sich aus der Logik des Musters heraus erklären: Die Probanden zeigen sich aufgeklärt und kritisch der Praxis gegenüber. Zugleich lassen sie sich trotz aller Schwierigkeiten nicht dazu verleiten, «den Kopf in den Sand zu stecken». Sie haben einen kritischen Blick hinsichtlich der Defizite der Pflegepraxis. Diese Kritik schlägt um in konstruktive Bearbeitungsstrategien. Damit diese praktikabel sind, müssen sie innerhalb der vorgegebenen Bedingungen bleiben. Die unterbreiteten Vorschläge sollen aktuell zu einer Verbesserung der Situation führen. Der Wunsch, das Falsche der Praxis zu beheben, führt also dazu, eine mit den strukturellen Bedingungen kompatible Lösung zu finden, und das wird in der Praxis honoriert: wird sie dank dieser Vorgehensweise doch nicht grundsätzlich in Frage gestellt. Das wiederum bedeutet: Man kann und will auch gar nicht darauf warten, bis die Bedingungen sich verändern. Im «Hier und Jetzt» muss die Situation verbessert werden. Aus diesem Grunde können die Vorschläge auch nichts anderes anbieten als das, was im Großen und Ganzen das «Hier und Jetzt» schon bietet. Die Verbesserungsvorschläge laufen auf eine Praxis hinaus, die es immer schon gegeben hat, sie sind institutionalisiert und gehen aus der Funktionalität der Institution hervor; sie reproduzieren diese – wenn auch ungewollt.

Nicht zuletzt aufgrund der Vielfalt von praktikablen Maßnahmen ist in diesem Reaktionsmuster Stagnation möglich. Das Repertoire an Bewältigungsstrategien kann im Laufe der berufliche Erfahrungen ausgebaut werden. Weil der Blick sofort auf praktikable Lösungen innerhalb des Bestehenden gerichtet wird, ist eine andere Praxis als die, die erfahren wird, gar nicht mehr denkbar. Die richtige Praxis, in der die Pflege allein auf die Bedürfnisse der Patienten abgestimmt ist, hat keine materielle Grundlage. Dringt die Erkenntnis ins Bewusstsein, dass diese dem Anschein nach produktive Bearbeitung nicht zur Lösung des Konflikts im Sinne der Norm führt, dass also mit der Idealisierung das Falsche allein zum «besseren» Falschen verändert wird, dann kann es zu einem Eingeständnis des Selbsttäuschungsmechanismus' kommen: Eine Sensibilität dafür, dass der Widerspruch durch die praktischen Strategien nicht aufgelöst wird, ist die Folge. Damit könnte jedoch an dem scheinbaren Gelingen nicht mehr festgehalten werden. Ein anderer Modus der Bewältigung des Alltags müsste entwickelt werden.

Der Proband OK 11 idealisiert auch eineinhalb Jahre nach dem Examen (OK 11*) die falsche Praxis. Er hat aufgrund seiner Erfahrungen und der gewonnenen Routine gelernt, Pflegemaßnahmen nach ihrer Bedeutung für die Patienten abzuwägen, als unwichtig erachtete Maßnahmen wegfallen zu lassen und dies zu begründen. Auch wenn noch so viel Arbeit anfällt – auf diese Weise können immer Kompromisse gefunden werden. Eine gute Kollegialität unter den Kollegen, Spaß bei der Arbeit und eine angenehme Atmosphäre auf der Station entfalten eine positive Wirkung nicht nur für die Pflegenden, sondern auch für die Patienten. Diese fühlen sich wohl, und das ist aus der Sicht des Probanden auch eine Art der Patientenorientierung.

Der Proband UK 1 bewältigt den Konflikt im Oberkurs (UK 1*) ebenfalls mittels Idealisierungsstrategien. Eineinhalb Jahre später (als Proband UK 1**) löst er den Konflikt definitorisch auf. (Siehe auch unten S. 235)

Mit dem Reaktionsmuster der «Kompensation für falsche Praxis» geht eine differenzierte Sichtweise auf den Widerspruch einher. Die Strategien, die der Idealisierung zu Grunde liegen, werden dabei als nicht tragfähig erfahren. Eine gelungene Vermittlung gibt es nicht: Sich zugleich dem je einzelnen Patienten so zuzuwenden, wie es für ihn erforderlich ist, und das bei jedem Patienten praktisch umzusetzen bei gleichzeitiger Forderung nach schnellem Arbeiten, wird als nicht zu realisieren eingeschätzt. Es bleibt der Blick auf die positiven Situationen, auf gelungene Pflegemomente in bestimmten Situationen. Diese seien bewusst zu nutzen, im Interesse des jeweiligen Patienten und im eigenen. Berufliche Befriedigung kann so, wenn auch nicht immer, im praktischen Arbeiten oder aber in den positiven Rückmeldungen der Patienten gefunden werden, und dies entschädigt für das ansonsten erfahrene systematische Scheitern des pflegerischen Anspruchs. Solche gelungenen Situationen können immer wieder im Pflegealltag identifiziert werden, auch können Pflegende bei entsprechendem Verhalten den Patienten gegenüber immer wieder mit Anerkennung und einem positiven Feedback rechnen, welches wichtig für die Selbstbestätigung ist. Weil zugleich auch die Handlungsfähigkeit unter Zeitdruck erhalten bleibt, kann dieses Reaktionsmuster auf Dauer gestellt sein.[102] Es kann sowohl am pflegerischen Anspruch und der kommunikativen Zuwendung festgehalten als auch der Forderung nach funktionalen Verhaltensweisen Rechnung getragen werden.

Kompensation ist immer Kompensation für etwas, in diesem Falle für die schlechte Praxis. Weil an manchen Stellen ausgeglichen wird, was an anderen Stellen bestehen bleibt, handelt es sich nur um Ausnahmen von der Regel: Die Erkenntnis, dass es sich bei der Kompensation immer nur um Ausnahmen handelt, die Erfahrung, dass z. B. zufällig bei einem Patienten, bei dem dies vielleicht aufgrund des Krankheitsbildes von besonderer Bedeutung wäre, gerade keine

102 In Diskussionen, die die Verfasserin mit Kollegen aus Krankenpflegeschulen geführt hat, wurde häufig thematisiert, wie den Reaktionen von Auszubildenden begegnet werden könne, wenn diese im Unterricht immer wieder glaubhaft anführen, dass sie das, was sie lernen, nicht praktisch umsetzen können. Nachdem das Reaktionsmuster «Kompensation falscher Praxis» identifiziert wurde, wurde der Verfasserin deutlich, dass eine Form, auf diese Einwände zu reagieren, diesem Reaktionsmuster ähnelte. Aber eher unsicher, weil eben nicht mit dem normativen Anspruch der Pflege gleichzusetzen, hat die Verfasserin selbst, wie auch ihre Kollegen, den Schülern empfohlen, immer wieder nach «Nischen» Ausschau zu halten, innerhalb der dann verwirklicht werden könne, was eigentlich grundsätzlichen Anspruch hat. Die Unsicherheit und der Druck, der auch auf dem Unterrichtspersonal lastet, wenn die Auszubildenden Einwände zu Unterrichtsinhalten hinsichtlich der Pflegewirklichkeit äußern, kann im Rahmen einer Auseinandersetzung der Unterrichtenden selbst mit den Reaktionsmustern der Auszubildenden, die auch ihre eigenen sein können, bearbeitet werden.

«Nische» zu identifizieren ist, die eine optimale Pflege zumindest zeitweise ermöglicht, das Wissen darum, dass das Signalisieren von Zeit allein eine Attitüde ist und keinen, oder nur einen geringfügigen Einfluss auf die Durchführung von konkreten Maßnahmen hat, können dazu führen, dass der Blick vom Positiven, weil Befriedigendem, auf die Kehrseite gelenkt wird: auf die Situationen, in denen der Kompensationsmechanismus nicht trägt. Die Befriedigung und der Trost, die aus dem Ausgleich resultieren, reichen dann für die Praxisbewältigung nicht mehr aus.

Die Probandin OK 9 sieht sich als examinierte Pflegende (OK 9*) in der Situation, allein zu entscheiden, ob sie sich Zeit für einen Patienten nimmt oder nicht. Sie setzt sich dafür ein, auch wenn wenig Zeit vorhanden ist, so zu pflegen, wie es für die Patienten wichtig ist, und löst den Konflikt individuell auf.

Mit entsprechenden Argumenten ausgestattet und nicht bereit, sich einer Arbeitsweise im Alltag zu unterwerfen, die dem normativen Anspruch der Pflege entgegensteht, wird mit einer «individuellen Auflösung» reagiert. Leitend für das eigene Handeln ist das Verantwortungsbewusstsein für die Patienten und die Vorstellung davon, wie Pflege sein soll. Dabei wird ausgeblendet, dass dies nur möglich ist, weil sich andere Mitarbeiter an der Funktionalität der Arbeitsabläufe orientieren. Quasi auf Kosten der Kollegen und den ihnen anvertrauten Patienten kann so eine patientenorientierte Pflege für einzelne realisiert werden. Das funktioniert nur, weil die Lösung eine individuelle ist. Das Moment des Individuellen ist somit auch zugleich der Punkt, an dem die Lösung nicht aufgeht. Andere Patienten als die, die der entsprechende Pflegende betreut, werden nicht in die Lösung einbezogen, an ihnen wird keine patientenorientierte Pflege verwirklicht. In dem Moment, in dem der Anspruch darauf kollektiv eingeklagt würde, bestünde diese Möglichkeit der gelungenen Konfliktbearbeitung nicht mehr. Auch ein zunehmendes Bewusstsein dafür, dass jeder Pflegende auch die Verantwortung für einen reibungslosen Arbeitsablauf trägt, oder vehementer Widerstand seitens der Kollegen könnte dazu führen, dass dem einzelnen diese Lösung verwehrt wird. Ein neuer Bewältigungsmodus wäre die Folge.

Hatte die Probandin MK 2 als Auszubildende dieses Reaktionsmuster gezeigt, so kompensiert sie als examinierte Pflegende (MK 2*) die falsche Praxis. Man könnte vermuten, dass durch ihren Status als examinierte Krankenschwester ihre Verantwortung für den reibungslosen Stationsablauf größer geworden ist und sie nun nicht mehr auf ihren Ausbildungsstatus und die hinter ihr stehende Autorität der Schule verweisen kann. Vielmehr ist sie nun selber gefordert, Sorge für die zeitgerechte Bewältigung aller Aufgaben zu tragen.[103]

---

103 Wie spekulativ die Überlegungen für mögliche Auslöser einer Weiterentwicklung im Rahmen dieser Untersuchung bleiben müssen, wird nicht zuletzt dadurch deutlich, dass sich die Probandin OK 9* gerade durch ihre neue Position als examinierte Pfle-

### 6.2.6 Reflexive Reaktionsformen

Die Harmoniebestrebungen hinsichtlich der Bearbeitung des Widerspruchs führen nicht dazu, dass eine «gute» Pflege systematisch bestimmend für den Pflegealltag ist. Alle Bewältigungsstrategien gehen auf Kosten der Norm, da die strukturellen Bedingungen nicht angetastet werden. Daraus folgt konkret für die drei Versuche der praktischen Negation: Ein bisschen Patientenorientierung kann realisiert werden. Das gilt auch für die «individuelle Auflösung», bei der die Verwirklichung des normativen Anspruchs allein Geltung für einen Pflegenden hat. So schreibt Heinrich zu einem möglichen Übergang von der operativen zur reflexiven Reaktionsform:

> Die im Versöhnungsversuch aufgehobene Fähigkeit zur Kritik an falscher Praxis kann sich gegen die Idealisierung richten [gleiches gilt auch für die zwei weiteren Reaktionsmuster dieser Reaktionsform, K. K.]. Indem diese Heranwachsenden [in diesem Fall die Pflegenden, K. K.] nun ihren Vermittlungsversuch als gescheitert anerkennen, eröffnet sich die Möglichkeit für die Einsicht in die unversöhnte Struktur der Widersprüche zwischen Norm und Funktion. Die Folge wäre eine reflexive Reaktionsform auf die objektiv widersprüchliche Praxis. (1999 b: 27)

Als mögliche Auslöser lassen sich prägende Enttäuschungen oder Krisenerfahrungen annehmen: «Man scheitert mit seinem eigenen Muster so deutlich und nachhaltig, daß es zur schmerzhaften Einsicht in den Selbstbetrug kommt.» (1999b: 27)

Die Erfahrungen des Alltags führen hier zu der Erkenntnis, dass es keine wirkliche Lösung für den Norm-Funktionskonflikt gibt. Allein ein bewusstes Arrangement mit dem Bestehenden bleibt nach dem vorliegenden empirischen Material für die Krankenpflegeprobanden übrig.[104] Erst im Durchgang durch die Wider-

---

gekraft die Freiheit herausnimmt, ihren eigenen Vorstellung von Pflege nachzukommen und diese einzuklagen. Diese Umkehrung von der «individuellen Auflösung» und der «Kompensation für falsche Praxis» geben Hinweise darauf, dass die Einschätzung der eigenen Autonomie sowohl am Status als Auszubildender als auch am Status als examinierter Pflegekraft festgemacht werden kann.

104 Der reflexiven Reaktionsform sind in den Untersuchungen anderer Normbereiche des Projekts (Allgemeinbildung/Solidarität) bei anderen Probanden (Studenten/Langzeitarbeitslose) noch drei weitere Reaktionsmuster zugeordnet. Sie sind dadurch charakterisiert, dass die gesellschaftlichen Bedingungen und der Zusammenhang zum normativ Gebotenen durchschaut werden, was zu weiteren Deutungen führt: Die «reflektierte Identifikation», die mit einer vollen Akzeptanz der Funktionalität einhergeht, der «reflektierte Protest», bei dem eine Aufhebung der beschränkenden Zwänge eingeklagt wird, im Wissen darum, dass dann eine Norm gar nicht mehr postuliert werden muss, weil sie innerhalb der Gesellschaft schon verwirklicht wäre.

spruchserfahrung kann zu dieser reflexiven Reaktionsform gelangt werden. In ihrem Alltagshandeln mögen Probanden mit diesem Reaktionsmuster sich durch nichts von ihren Kollegen unterscheiden. Allein ihr Reflexionsvermögen unterscheidet sie. Sie haben im Laufe ihrer Berufstätigkeit gelernt, dass das, was ihnen als Pflegende abverlangt und den Patienten versprochen wird, nicht einzulösen ist: die individuelle, an den Bedürfnissen des einzelnen Patienten orientierte Pflege. Dafür stehen der Proband UK 6*, der erlebt, dass er seine selbst gesteckten Grenzen überschreiten muss, und der Proband MK 6, der im Nachgang verschiedener Lösungsmöglichkeiten zu der Erkenntnis kommt, dass ihm nichts anderes übrig bleibt, als die Pflegepraxis mit ihren Defiziten hinzunehmen. Weil diese Hinnahme das Ergebnis der Einsicht in die Unauflösbarkeit des Widerspruchs ist, kann sie Bestand haben, das heißt, die Probanden fallen hinter diese Einsicht nicht zurück und reagieren dauerhaft so. Zugleich bleibt das Unbefriedigende bewusst, und das impliziert den Wunsch nach Veränderungen, die es anzustreben gilt. Vorstellbar ist demnach, dass auch dieses Reaktionsmuster einem Wandel unterliegen kann. (Heinrich, 2000: 396–407)

Es gibt keine Hinweise auf weitere Entwicklungsschritte dieser beiden Probanden im Laufe ihrer fortschreitenden beruflichen Erfahrungen. Mit dem Probanden UK 6* wurde kein drittes Interview geführt. Der Proband MK 6 wurde eineinhalb Jahre nach dem Examen ein zweites Mal befragt. Er arbeitete zu der Zeit in einer Funktionsabteilung. Das ließ Zweifel daran aufkommen, ob neue Erkenntnisse über seine Bearbeitung des Norm-Funktionskonflikts aufgrund des anderen Tätigkeitsfeldes überhaupt gewonnen werden können. Im Rahmen der Interpretation des Interviews bestätigten sich diese Zweifel. Es blieb im Gespräch bei hypothetischen Konfliktsituationen auf den Stationen, die mit seinem aktuellen Arbeitsbereich nichts zu tun haben. Allerdings zeigte sich zu Beginn des Gesprächs eine starke Zurückhaltung des Probanden. So recht konnte oder wollte er keine Position zum Konflikt und möglichen Lösungsstrategien beziehen. Nach dem Interview erklärte der Proband sein anfängliches Zögern, Stellung zum Konflikt zu beziehen, wie folgt: «*Ich möchte mich natürlich nicht in Widersprüche verwickeln. Sie haben das ja gemerkt, am Anfang habe ich halt lange Zeit nichts gesagt und überlegt. Das war, weil ich mich nicht in Widersprüche verwickeln wollte.*» Das verweist darauf, dass der Proband nicht hinter seine im Mittelkurs bereits

---

Da aber auch praktische Verhaltensweisen für den Alltag erforderlich sind, wird mit subtilen Mitteln versucht, die Funktionalität zu unterwandern und zuletzt die «drohende Dekomposition», bei der alle Aussagen bezüglich des Norm-Funktionskonflikts in Widersprüche münden: Aufgrund der Erkenntnis der Zusammenhänge ist es hier unmöglich geworden, eine klare Position zu Norm oder Funktion zu beziehen. (Heinrich, 2000: 396–407)

gezeigte Einsicht in die Widersprüchlichkeit der Anforderungen zurückgefallen ist (vgl. Transkript Folgeinterview MK 6*, Materialienband).[105]

Gezeigt werden konnte mit dieser Analyse zweierlei:
Erstens ist in den Mustern die Möglichkeit einer Veränderung angelegt. Diese muss nicht zwangsläufig zu einer dezentralisierten Sicht und somit zu einer zunehmenden Erkenntnis der immanenten Unauflösbarkeit des Widerspruchs führen, wie sie mit der «reflektierten Hinnahme» repräsentiert wird.

Zweitens heißt Entwicklung nicht, dass einige Reaktionsmuster unempfindlicher, kälter machen als andere, denn das Kältepotential im Sinne einer Schutzfunktion im Umgang mit dem moralischen Konflikt ist in allen Mustern gleich, auch wenn die Häufigkeit einzelner Reaktionsmuster Hinweise darauf gibt, dass sie tragfähiger sind als andere. Am Ende des Kapitels über die Untersuchung von Kohlberg wurde herausgestellt, dass Moral und Moralentwicklung hinsichtlich der *Differenzierung* der Anforderungen, das heißt der *Wahrnehmung* des Widerspruchs, der Fähigkeit der *Integration* des Widerspruchs in das moralische Urteil und der *Anpassung* an die Bedingungen des Alltags betrachtet werden (vgl. Kap. 3, S. 81). Und diese drei Aspekte lassen sich – zwar in unterschiedlichen Formen, aber vom Prinzip her – in jedem Reaktionsmusters auffinden. Alle Muster haben die Funktion, vor Kälte zu schützen, sie alle machen die Pflegenden unempfindlich gegen die Normverletzung, die aus dem Widerspruch resultiert. Ob also von einer Zunahme der Kälteerfahrung und so von einer «stärkeren» Desensibilisierung (vgl. die Annahmen, die dieser Untersuchung zugrunde liegen, oben S. 19) gesprochen werden kann, kann kontrovers diskutiert werden; hier zeigt sich die Schwierigkeit, Kälte zu operationalisieren.

Zunächst muss in diesem Zusammenhang noch einmal hervorgehoben werden, dass es nicht um die subjektiven Empfindungen der Pflegenden geht. Nicht also ob jemand sich selbst als kalt empfindet, ist Gegenstand der Zuschreibung, sondern die bei der Konfliktlösung verfolgte Strategie. Auch geht es nicht um eine Analyse der Auswirkungen auf die praktische Pflege. Vielmehr geht es um die zunehmende Einsicht in die strukturellen Bedingungen des Pflegealltags und die mögliche Ontogenese bürgerlicher Kälte. Was heißt nun zunehmende Einsicht in die strukturellen Bedingungen im Zusammenhang mit einer zunehmenden Erfahrung von Kälte? Die zunehmend differenzierter werdenden Bewältigungsstrategien verweisen einerseits darauf, dass die strukturellen Bedingungen auch differenzierter wahrgenommen werden. Das weist auf eine Sensibilisierung für

105 Weil das Folgeinterview mit MK 6* nicht aussagekräftig war, wurde auf ein zweites Gespräch mit der Probandin MK 3, die ebenfalls in einer Funktionsabteilung arbeitete, verzichtet.

den Widerspruch hin. Sensibilisierung meint eine bewusste Wahrnehmung des Widerspruchs und der damit einhergehenden Kälte. Die Probanden etwa mit den Reaktionsmustern «Idealisierung falscher Praxis» oder «Kompensation für falsche Praxis» zeigen, dass sie sich nicht einverstanden damit erklären, was sie im Alltag erleben, sie wollen etwas dagegen tun und sie entwickeln entsprechende Lösungsstrategien. Man könnte aber auch sagen, eine immer dichter werdende Erfahrung der Kälte wird mittels immer komplexerer Strategien bearbeitet und es muss nicht gegen die Kälte protestiert werden, weil diese Bearbeitung aus der Sicht der Probanden erfolgreich ist. Dialektisch gesprochen: Eine Verdichtung der Kälteerfahrung bedeutet zur einen Seite hin, dass Kälte stärker reflexiv bewusst geworden ist (Sensibilisierung), zum anderen bedeutet sie auch die zunehmende Inkorporierung der Kälte (Desensibilisierung). Nun bezieht sich an dieser Stelle die Sensibilisierung auf Reaktionsmuster, bei denen sich die Subjekte aktiv gegen Kälte zur Wehr setzen. Demgegenüber kann man aber auch sagen, dass z. B. die Probanden, die sich als «Opfer» sehen, eine höhere Sensibilität für Kälte haben, denn sie sehen sich bedrängt und sie leiden unter der Normverletzung. Aber auch hier kann man umgekehrt argumentieren, dass z. B. die Reaktionsformen der praktischen Hinnahme auf eine dichtere Kälteerfahrung und stärkere Desensibilisierung hinweisen, gerade weil die Normverletzung bewusst ertragen und ihr praktisch nichts entgegengesetzt wird.

Genauso kann man auch sagen, dass eine «fraglose Übernahme», bei der der Widerspruch gar nicht wahrgenommen wird, auf eine stärkere Desensibilisierung gegenüber der Normverletzung hindeutet als alle anderen Muster.

Eine «Verstärkung» der Desensibilisierung kann also unter zwei Aspekten betrachtet werden: als das bewusste Aushalten der Normverletzung (und das wäre z. B. bei den Mustern «Opfer», «Täter» und «reflektierte Hinnahme» der Fall) und als Selbsttäuschung über die Möglichkeiten der Normverwirklichung (und das wäre z. B. bei der «fraglosen Übernahme» und der «Idealisierung falscher Praxis» der Fall). Weil aber der Möglichkeit nach jedes Muster offen ist für eine Veränderung, also allen Probanden das Ungelöste des moralischen Konflikts bewusst werden kann, wird unter Entwicklung hier allein die Ausbildung neuer Reaktionsmuster verstanden, von Mustern, die nicht zwangsläufig mit einer zunehmenden Einsicht in die immanente Unauflösbarkeit des Widerspruchs einhergehen müssen. Das heißt, dass einmal hervorgebrachte Reaktionsmuster auf den moralischen Konflikt durch (un-) bestimmte Erfahrungen ihre Tragfähigkeit für die Bewältigung verlieren können und deshalb neue Reaktionsmuster ausgebildet werden müssen, mit denen erneut eine Anpassung an die Bedingungen stattfinden kann. Das ist der entscheidende Punkt: Mit jeder Entwicklung findet eine neue Anpassung statt, und für den Zwang zur Anpassung spielt es keine Rolle, um welches Muster es sich handelt oder inwieweit eine Erkenntniszunahme stattgefunden hat. Bezogen auf die Frage nach dem Prozess einer moralischen Desensibilisierung bedeutet dies: die Pflegenden werden nicht «immer unempfindlicher» im Sinne einer Steigerung, sondern es findet immer wieder aufs Neue eine Desensibilisierung statt. Sie muss stattfinden, denn mit ihr werden die Diskrepanzen zwischen Sein und Sollen in der Pflege in der Form be- und verarbeitet, dass die Pflegenden realitätstüchtig bleiben.

Sensibilisierung und Desensibilisierung stehen in einem dialektischen Verhältnis: Die Sensibilisierung für Kälte als Erfahrung und bewusstseinsfähige Verarbeitung des Widerspruchs nötigt demnach zugleich dazu, sich unempfindlich zu machen gegen die Kälte. Das heißt der Prozess einer moralischen Desensibilisierung bezieht sich auf die funktionale Wirkung der Kälteerfahrung bzw. die funktionale Wirkung des Deutungsverhaltens der Pflegenden mit denen die Defizienz des Pflegealltags ausgehalten werden kann.

## 6.3 Zur Wahrnehmung der Statusveränderung nach dem Examen

Die Ergebnisse der Folgeinterviews bestätigen Stagnation wie Wechsel der Muster. Sie verweisen darauf, dass auch die Statusveränderung nach dem Examen keine Rolle für den Zwang zur Anpassung an die strukturellen Bedingungen spielt. Eine zunehmende Einsicht in die immanente Unauflösbarkeit des Widerspruchs ist auch hier nicht als verallgemeinerbarer Befund festzuhalten.

Die Interviewführung bei den Folgeinterviews unterschied sich von den ersten Gesprächen durch eine ergänzende Frage danach, was sich aus Sicht des jeweiligen Probanden im Umgang mit der Konfliktsituation des Szenarios in der Zwischenzeit verändert habe: «Können Sie beschreiben, ob und was sich in der Art und Weise, mit solchen Situationen umzugehen, in der Zwischenzeit verändert hat?» (Vgl. in Kap. 4 auch Fußnote zur Frageleiste, S. 96). Die Formulierungen variierten je nach Gesprächsverlauf, z. B.: «Wenn Sie jetzt zurückblicken, gehen Sie nach dem Examen anders damit [mit einer solchen Konfliktsituation, K. K.] um, als zu der Zeit, als sie noch Schülerin waren?» (Transkript Folgeinterview MK 2*, Materialienband). Absicht war es, herauszufinden, welchen Einfluss der Status als examinierte Pflegekraft auf eine mögliche Veränderung der Reaktionsmuster nimmt.

Die Probanden UK 1*, UK 2* und OK 11* beziehen sich in ihren Aussagen nicht darauf, dass sie nun examinierte Pflegekräfte sind, sondern auf die Dauer der beruflichen Erfahrung:

- Der Proband UK 1** formuliert sehr allgemein, dass man sich mit zunehmender Erfahrung besser durchsetzen kann, bezieht das aber nicht explizit auf seine

Person. Zugleich hebt er hervor, wie wichtig es ist, dass Pflegende sich innerhalb des Teams bezüglich ihrer Arbeitsweise kompromissbereit zeigen und aufeinander zuzugehen. Das heißt: Wenn er sagen würde, *«ich mach das jetzt bei dem Patienten erst mal so und so. Dann wirst du verlieren. Dann wirst du verlieren einfach. Als Mitarbeiter bist du dann nicht zu gebrauchen.»* Er zeigt sich damit angepasst, und die Aussagen korrespondieren mit seinem Reaktionsmuster der «definitorischen Auflösung». Bezüglich seines neuen Status' äußert er sich nur dahingehend, dass er darauf achtet, Arbeiten, zu denen er nicht so viel Lust hat, nicht auf Schüler «abzuschieben».

- Die Probandin UK 2* berichtete, dass sie über mehr berufliche Erfahrung verfügt und Prioritäten setzen kann. Sie gibt weiterhin an, dass sie nun gelassener mit vielen Dingen umgehen kann, z. B. hat sie nicht mehr ein so schlechtes Gewissen, wenn sie unruhige Patienten fixieren muss. Sie hat nach eigenen Angaben eine *«Verdrängungstechnik entwickelt»*, und sie lässt viele Dinge nicht mehr so *«an sich herankommen»*. Während sie im Unterkurs noch ihre Bedrängnis zum Ausdruck gebracht hat, sich anpassen zu müssen und sich in eine Opferrolle gedrängt sah, so idealisiert sie nun die falsche Praxis; ein leises Unbehagen bleibt jedoch bestehen.
- Der Proband OK 11* schätzt rückblickend ein, dass er früher falsche Prioritäten bei der Arbeit gesetzt hat. Weil er aber schnell gearbeitet hat, wurde er für seine Geschwindigkeit gelobt, obwohl die Qualität seiner Arbeit nicht gut war. Aufgrund seiner Berufserfahrung kann er nun souverän entscheiden, welche Prioritäten er setzen muss und welche Pflegemaßnahmen er entfallen lassen kann. Die zunehmenden Erfahrungen und Fachkenntnisse haben seine Selbstsicherheit gestärkt, und er kann entsprechende Vorschläge für eine Verbesserung der Pflegepraxis machen.

Alle anderen Probanden äußern sich dahingehend, dass ihre Möglichkeiten sich nun aufgrund der Tatsache, dass sie examinierte Pflegekräfte sind, verändert haben.

- Die Probandin MK 2* verfügt nach eigenen Angaben über mehr Selbstbewusstsein, seit sie examiniert ist. Sie sieht sich als gleichwertig im Kreis ihrer Kollegen, und sie äußert sich dahingehend, sich die Zeit zu nehmen, die ein Patient benötigt. Diese Aussage nimmt sie wieder zurück, indem sie darauf verweist, dass sie nicht langsam arbeitet: *«Wenn ich denke, dass ich da mehr Zeit brauche, [...] dann ist das meine Sache.»* Zugleich hebt sie hervor: *«Ich bin ja nicht langsam dabei.»* Und deshalb kann auch niemand sie kritisieren. Das heißt, faktisch setzt sie sich nicht vehement dafür ein, sich mehr Zeit für die Patienten zu nehmen. Sie kompensiert allein mit ihren Signalen an die Patienten, sie sei die Schwester, die sich Zeit für sie nehme, die Hektik des Alltags. Ihre Autonomie ist eine nur scheinbare.

- Für die Probandin MK 1* hat sich die Situation im Alltag aus ihrer Sicht dahingehend verändert, dass sie als examinierte Pflegende nun mitentscheiden kann, wie die Arbeitsabläufe organisiert werden. Das ist auch der Aspekt, den sie als problematisch ausweist, dann nämlich, wenn ihre Kollegen sich nicht an die Absprachen halten. Die mit ihrem Examen erworbene Einflussnahme steht in keinem Zusammenhang mit einer zunehmenden Einsicht in die strukturellen Bedingungen; diese übernimmt sie auch nach dem Examen fraglos. Veränderungen bezüglich der Pflege selbst braucht sie gar nicht anzustreben, denn es gibt für sie keinen Handlungsbedarf.

- Die Probandin OK 9* sieht sich als examinierte Pflegende nun in der Lage, eigenständig Entscheidungen zu treffen, was ihr als Schülerin nicht möglich war. Aus diesem Grunde kann sie nun eine «individuelle Auflösung» des Widerspruchs anstreben.

- Der Status als examinierte Pflegekraft hat bei der Probandin MK 8* dazu geführt, dass sich die Aspekte gewandelt haben, durch die sie sich als Schülerin in einer Opferrolle sah: Damals wurde ihr zu verstehen gegeben, sie «tauge zu nichts», sie sei «schlecht», und sie wurde seinerzeit häufig kritisiert und hatte sich den Aufforderungen zu schnellem Arbeiten zu fügen. Nun berichtet sie, dass ihr als examinierte Pflegende mehr zugetraut wird. Sie verfügt über mehr Handlungsspielräume, in denen sie selbst entscheiden kann, wie sie arbeitet, und sie bekommt keinen «*Anschiss*» mehr, wenn sie ihre Meinung äußert. Diese Meinung wird von ihren Kollegen akzeptiert. Sie glaubt nun, durch verschiedene Maßnahmen die Praxis verbessern zu können.

- Der Proband OK 12* sieht sich im Gegensatz zu den anderen Probanden, deren Aussagen sich direkt auf die Statusveränderungen beziehen lassen, als examinierter Pfleger in seinen Handlungsspielräumen eher eingeschränkter. Im Nachhinein schätzt er es so ein, dass diese für Schüler größer sind, weil examinierte Pflegende mehr in die Teamarbeit einbezogen sind und sie jetzt den gesamten Ablauf im Blick haben. Seine Wahrnehmung dieser Einschränkung ist in Bezug auf sein neues Reaktionsmuster («Opfer») plausibel.[106]

106 Die Probanden UK 1* und UK 6* fallen aus dieser Darstellung heraus, weil sie das zweite Mal im Oberkurs und nicht nach dem Examen befragt wurden.

## 6.4 Fallbeispiele zum Wechsel von Reaktionsmustern

An drei Probanden, mit denen Folgeinterviews geführt wurden, sollen an dieser Stelle Veränderungen dokumentiert werden. Ausgewählt wurden die Probanden UK 1, OK 12, UK 6, weil:

- an UK 1 gleich zwei Entwicklungsrichtungen dargestellt werden können und darüber hinaus seine eigene Sicht auf den im Laufe der Ausbildung erworbenen Zuwachs von theoretischem Wissen und praktischen Erfahrungen hinsichtlich einer «individuellen» Pflege deutlich wird
- an OK 12 die «Tragik» der Opfer-Täterdialektik herausgestellt werden kann
- an UK 6 trotz des Wechsels des Reaktionsmusters eine gewisse Stringenz (vom Unterkurs bis eineinhalb Jahre nach dem Examen) in seinem Umgang mit dem moralischen Konflikt deutlich wird. Zudem kann herausgearbeitet werden, welche pragmatischen Vorschläge für die Bewältigung des Pflegealltags und für die Ausbildung der nachwachsenden Generation vor dem Hintergrund der eigenen Einsicht in die immanente Unauflösbarkeit des Widerspruchs aus seiner Sicht möglich sind.

### 6.4.1 Weiterentwicklung und Rückentwicklung

Als Unterkursschüler findet der Proband UK 1 es *«seltsam»*, dass im Stationsalltag *«prinzipiell»* zu schnellem Arbeiten aufgefordert wird, wobei der einzelne Patient *«unter Garantie zu kurz kommt»*. Das «Zu-kurz-Kommen» der Patienten im Pflegealltag nimmt er hin, und mit Unverständnis registriert er die widersprüchlichen Anforderungen. Diese Sicht auf *«das Seltsame»* zeigt seine eigene Unsicherheit im Umgang mit der Konfliktsituation. (Vgl. ausführlicher Kap. 5, S. 142 ff.). Als Oberkursschüler findet er (UK 1*) den Konflikt *«natürlich sehr skurril, so wieder mal»*. Die Situation des Szenarios bezeichnet er damit als etwas Befremdendes, Verschrobenes, was aber *«wieder mal»* zu Tage tritt, teilweise im Alltag erlebt wird und eigentlich *«nichts besonderes»* ist, sondern *«das ganz Normale»*. Was zu Beginn der Ausbildung noch unbegriffen bleibt, also die Ahnung, dass moralisch etwas nicht stimmt, hat sich für ihn als die Normalität im Alltag herausgestellt. Die ehemalige Unsicherheit, in die er verstrickt war, löst sich auf durch seine Distanz zu dem «Normal-Skurrilen», weil er nun eine Strategie entwickelt hat, um mit dieser normalen Skurrilität umzugehen, und das heißt, er kann den erkannten widersprüchlichen Anforderungen nun gerecht werden. Bezogen auf die Entwicklung des Reaktionsmuster des Probanden heißt das, er erkennt die strukturellen Bedingungen, unter denen Pflege stattfindet, als widersprüchlich, und darauf reagiert er zunächst pragmatisch mit Strategien der Idealisierung:

Beobachtet hat er an sich selbst, dass er mit seinen Aufgaben gewachsen ist «*einfach, mit den Jahren, mit der Zeit, mit der Erfahrung einfach*». Er hat nun «*'nen besseren Durchblick durch die Sachen, die gemacht werden müssen. Oder du weißt natürlich auch viel mehr Sachen, was wie abzulaufen hat, irgendwie. Das sind ja halt diese Erfahrungswerte, ne, was muss wann wie ablaufen, so. Und je länger du das machst, desto besser kriegst du auch diesen Durchblick einfach.*» Erfahrung bezieht sich sowohl darauf, was er im Stationsalltag erlebt hat (nämlich nach den Aussagen des ersten Interviews, dass in der Praxis Patienten «*unter Garantie zu kurz kommen*»), wie auch auf das pflegerische und medizinische Wissen, welches er in der Zeit erworben hat: «*Unter Garantie ist das beides.*» Die Parallelität von praktischen Erfahrungen/Erlebnissen im Alltag und Wissenszuwachs führt dazu, dass der Proband sich nun in die Lage versetzt sieht, wichtige und unwichtige Arbeitsaufgaben und Pflegemaßnahmen zu unterscheiden: «*Es kristallisieren sich einfach Sachen, wo du denkst, das ist nicht so wichtig, das lass ich weg. Aber am Anfang, da denkst du natürlich, da versuchst du alles zu lernen und alles reinzukriegen und alles ja zu machen und äh. Und hinterher versuchst du genau das Gegenteil, eher so alles zu kompensieren und nur noch das Wichtigste in einer Stresssituation dann zu machen. Dass eine Grundversorgung einfach da ist.*» Der Maßstab für die Unterscheidung in wichtig und unwichtig ist die Gewährleistung einer Grundversorgung. Diese beinhaltet für den Probanden alle wichtigen und damit für den Patienten bedeutsamen Maßnahmen. Dabei geht er nicht von der Norm, also den Bedürfnissen des Patienten aus, sondern dieser Unterscheidung liegt der Zeitdruck zugrunde, und der Sinn liegt in der Vermittlung der widersprüchlichen Anforderungen. Hat er am «*Anfang*» noch gedacht: «*Ah, ich muss alles machen und das ist so super notwendig und äh, dass es sein muss einfach so*», so ändert sich das mit der Zeit: «*Du sagst, so, locker, das machen wir erst mal so ein bisschen und so und so und das lassen wir heute mal weg, das ist eh egal, das ist nicht so wichtig.*»

Wissenszuwachs und praktische Erfahrungen, die im Durchgang durch die praktische und theoretische Ausbildung dazu führen sollen, dass über immer differenziertere Kenntnisse die Bedeutsamkeit von pflegerischen Tätigkeiten erkannt wird und diese unter Berücksichtigung der Bedürfnisse des jeweiligen Patienten praktisch umgesetzt werden, verkehren sich in «*das Gegenteil*». Nicht die positive Seite, also die Bemühung um eine Umsetzung des Gelernten steht am Ende dieses Entwicklungsprozesses, sondern eine Reduktion der pflegerischen Maßnahmen auf das, was der Proband durch seine Fachkompetenz nun innerhalb von erkannten Handlungsspielräumen als erforderlich einschätzt. Das bezieht sich zwar auf eine «*Stresssituation*», jedoch ist diese für ihn das Alltägliche, das Normale. Diese Handlungsspielräume ergeben sich für ihn durch den Blick auf eine Zeitachse – die Entscheidung für bestimmte Pflegemaßnahmen und die Zuwendung zum Patienten werden von ihm zwar in einer jeweils konkreten Situation gefällt, aber sein Blick geht über diese jeweilige Situation hinaus und ist auch darauf gerichtet, welche Pflege er am Vortag bei einem Patienten durchgeführt hat und am folgenden Tag durchführen wird. Dieser Blick auf das zeitliche Ganze (Vergangenheit, Gegenwart, Zukunft) erlaubt ihm eine Distanz zur je aktuellen Konfliktsituation, weil sie durch seine Definition einer «individuellen Pflege» gelöst werden kann: *«Individuell meinte ich so halt, äh, du guckst, welche Patienten du an dem einen Tag hast. Und dann guckst du halt, was du an dem nächsten Tag hast. Und dann überlegst du halt, was hab ich gestern gemacht mit denen und was mache ich heute. Und wenn du den einen schneller gemacht hast gestern, dann machst du halt den ein bisschen langsamer und ein bisschen intensiver einfach. Und andersrum ziehst du dann halt ein bisschen mehr durch. Das meinte ich mit individuell halt.»*

Aber nicht nur der Zeitraum wird von ihm berücksichtigt, sondern die *«ganzheitliche»* Perspektive bezieht auch die anderen Patienten mit ein: *«Heute mache ich das bei der und der so, und bei dem mache ich dafür ein bisschen schneller.»* Seine Vermittlungsleistung liegt in der Aufteilung des Zeitbudgets in einem längeren Zeitraum unter verschiedenen Patienten, während er zu Beginn der Ausbildung einen Mittelweg im Rahmen der Versorgung eines einzelnen Patienten in einer bestimmten Situation gesucht hat. Damals hat er versucht, *«alles, was du halt machen musst, so ja oder willst, in diese Zeit reinzuquetschen»* und der Aufforderung nach schnellem Arbeiten nachzukommen. Das versucht er heute zwar *«immer noch»*, aber nun entscheidet er selbst, welche Pflegemaßnahmen er wegfallen lässt, und das findet er dann auch *«o. k.»*. Bezogen auf eine einzelne Situation bedeutet das eine Rücknahme des Anspruches, den er ehemals an sich gestellt hat und eine Hinnahme der Tatsache, dass dieser Anspruch nicht zu erreichen ist. In der Deutung des Probanden jedoch kann er mit dieser Strategie nicht nur einem Patienten gerecht werden, sondern mehreren Patienten zugleich, und er kann zudem der Forderung nach schnellem Arbeiten nachkommen. Denn das, was von ihm erwartet wird, ist Leistung. Und Leistung heißt: *«Du sollst so viel wie möglich in der kürzesten Zeit schaffen. Und wenn du das schaffst, dann bist du gut.»*

Die Unsicherheit über das *«Seltsame»* im Stationsalltag ist einem souveränen Blick auf die Anforderungen gewichen. Der Proband akzeptiert die nun als skurril bezeichnete Praxis durch die erfahrene Möglichkeit der Auflösung des Widerspruchs. Für die Bewältigung des Pflegealltags heißt das, es muss immer wieder neu überlegt werden, wie die Pflege «individuell» gestaltet wird: *«Aber das musst du eh jeden Tag.»*

Diese Deutung ist jedoch bei diesem Probanden nicht dauerhaft, denn als Proband UK 1** hat er sein Reaktionsmuster ein weiteres Mal gewechselt. Sein jetziges Reaktionsmuster beinhaltet das Eingeständnis, dass eine patientenorientierte Pflege, wie sie sein sollte, nicht möglich ist. Das kann er jedoch nicht uneingeschränkt zulassen. Vielmehr benötigt er eine Legitimation dafür, nicht so zu pflegen, wie es sein müsste, und diese findet er in der Definition der Institution. Das heißt, nicht eine patientenorientierte Pflege, wie sie idealerweise sein muss, ist nun das Ziel seiner Bemühungen, sondern eine patientenorientierte Pflege, wie sie in der Definition «*Akutkrankenhaus*» für ihn aufgehoben ist: Pflegende eines Akutkrankenhauses sind in der «*Verpflichtung, irgendwie zumindest anzufangen mit der Mobilisation und den Patienten zu fördern*». Eine Pflege durchzuführen «*in dem Umfang, wie er* [ein Patient, K. K.] *es wirklich braucht*», ist, so glaubt er, nicht möglich. «*Denn wenn jeder Patient ein bisschen Zeit bräuchte, und man wirklich auf ihn eingehen würde, und gucken und tun würde, was er also wirklich braucht, dann kann man den ganzen Tag dableiben.*» Er reduziert seinen Anspruch an die Pflege. Weil er dies mit den Aufgaben des Akutkrankenhauses legitimiert, sieht er es jedoch nicht als eine Reduktion an, sondern er kommt der neu definierten Norm nach und erfüllt den Anspruch einer Pflege, wie sie im Akutkrankenhaus sein soll. Die dauerhafte Konfrontation mit einem Pflegealltag, in dem es zu moralischen Konfliktsituationen kommt, führt bei ihm zu einer Kombination von praktischer Hinnahme und praktischer Negation, die nur möglich zu sein scheint, weil er den Widerspruch fiktional auflösen kann. (Vgl. ausführlicher Kap. 5, S. 166 ff.)

Bezieht man diese Veränderungen der Reaktionsmuster auf die theoretisch konstruierte Logik der Entwicklung, wie sie in der «Kälteellipse» demonstriert wird, so zeigt sich an diesem Probanden, dass sowohl eine *Weiter*entwicklung mit dem Ziel, durch praktische Maßnahmen eine Verwirklichung der Norm anzustreben, als auch eine Rückentwicklung möglich sind. Eine zunehmende Erkenntnis der strukturellen Bedingungen muss also nicht notwendig in zunehmenden praktischen Bemühungen zum Ausdruck kommen. Eine lineare Abfolge von Entwicklungsschritten gemäß der skizzierten «Kälteellipse» lässt sich nicht ableiten.

### 6.4.2 Vom «Täter» zum «Opfer»

Eineinhalb Jahre nach dem Examen äußert sich der Proband OK 12* über seinen Pflegealltag dahingehend, dass je nach personeller Besetzung «*eben vieles auf der Strecke bleibt, was man eigentlich machen könnte, machen möchte vor allen Dingen auch, was leider auf der Strecke bleibt, weil es zeitlich nicht machbar ist*».

Er hat am «*eigenen Leib auch erfahren, dass […] man bei weitem nicht die Zuwendung einem Patienten zuteil werden lassen kann, die er benötigt*». Einen Patienten zu mobilisieren, ihn «*zumindest*» in einen Stuhl zu setzen oder «*wenigstens mal*» über den Flur mit ihm zu laufen, das ist «*halt eben nicht möglich, weil andere Sachen da immer wieder dazwischenkommen, ne*».

Wie vor eineinhalb Jahren teilt der Proband gedanklich die Pflegemaßnahmen in zwei Bereiche ein und das spiegelt sich in einer Rangfolge im Arbeitsalltag wider: Einmal gibt es die Grundversorgung, das ist die Routinearbeit, wozu die morgendliche Grundpflege gehört, die von ihm auch als *«Waschmaschine»*[107] bezeichnet wird. Und für die Bewältigung des Arbeitsalltags gibt es eine Regel: Erst muss man die Routinetätigkeiten erledigen: *«Und danach anschließend erst [hat man, K. K.] Zeit, sich um die Patienten zu kümmern.»* Wenn man dann *«im Prinzip alles soweit erledigt hat, sag ich mal [...] die Waschmaschine weggeschoben worden ist»*, dann kann man sich auch *«ein bisschen besser»* um die Patienten *«kümmern». «Und auch ein bisschen besser, individueller auf die Patienten eingehen, sag ich mal so.»* Es gibt sozusagen eine «Pflege-Pflicht» und eine «Pflege-Kür», zu der die Maßnahmen gehören, die er im ersten Interview als *«weiterführend»* bezeichnet hat, z. B. die Mobilisation.

Die Grundversorgung der Patienten will der Proband möglichst gewährleisten. Er weiß jedoch, *«die Grundbedürfnisse bleiben dann teilweise manchmal dann auch auf der Strecke»*. In seinem Alltag sieht der Proband manchmal, dass *«die Grundversorgung für Pflege, also die kleinsten, kleinsten, wie soll man sagen, also das wenigste an Pflege, was man eigentlich machen sollte, das muss auch noch hinten anstehen. Weil einfach keine Zeit ist.»* Während der Proband vor eineinhalb Jahren noch eine Trennung der Patientengruppen vorgenommenen hat – *«schwierige»* Patienten, zu denen man nicht so gerne hingeht, weil man gegen einen Widerstand anarbeiten muss, und Patienten, bei denen die Pflege Spaß macht – hat sich sein Blick nun verändert: Diese «Ausgleichspatienten» bleiben unerwähnt. Zurück bleibt für ihn die Erkenntnis, dass selbst das Notwendigste an Pflegemaßnahmen nicht immer durchgeführt werden kann.

Die Ursache dafür, dass Patienten *«ins Hintertreffen geraten»* und *«zurückstehen»* müssen, sieht er in der fehlenden Zeit. In solchen Situationen versucht er, Einsicht bei einer Patientin (wie die Patientin des Szenarios) dafür anzubahnen, dass eben wenig Zeit ist, und dass manche Maßnahmen wie zum Beispiel die Mobilisation und Gespräche hinten anstehen müssen, *«weil sie eh irgendwo schwierig sind mit ihr»*. Das, was die Kommunikationsbereitschaft und die Durchführung von speziellen Maßnahmen herausfordert, ist zugleich auch das, was eben diese Zuwendung erschwert: Das «Schwierige» ist die Notwendigkeit und zugleich die Unmöglichkeit der Maßnahmen aufgrund der fehlenden Zeit. Sein Bemühen, die Patientin dazu zu bringen, Verständnis für eine Situation aufzubringen, in der ihre Bedürfnisse nicht

107 Der Zynismus, der mit dem Begriff der «Waschmaschine» einhergeht, bezieht sich nicht auf die Patienten, die der «Waschmaschine» ausgeliefert sind, vielmehr wird damit die Funktionspflege (eine Ganzwaschung nach der anderen) als eine Umgangsweise mit den Patienten entlarvt, bei der sie zwangsläufig zu Objekten der nacheinander stattfindenden Ganzwaschungen unter Zeitdruck werden. Vgl. auch die Begriffe «Fließband», «Roboter» (OK 10), S. 139, «Fließbandarbeit» (MK 8), S. 146, und «Waschstraße» (OK 9), S. 185, sowie UK 5, Materialienband.

berücksichtigt werden können, hat dann auch seine Grenze: *«Mehr ist eben nicht drin. Und wenn sie es nicht einsieht, (...) kann ich es nicht ändern.»*

Dabei ist ihm bewusst, dass *«wenn Leute gewaschen werden müssen, die sind doch erheblich irgendwo einschränkt in ihrem Handeln, Tun und Verschiedenem, brauchen also auf alle Fälle relativ Zuwendung, sag ich mal, ne»*. Seine Reaktion darauf ist es, *«erst mal die Routine relativ zügig durchziehen. Und mich, wenn die Zeit gegeben ist, später intensiver drum kümmern.»* Und ist die Zeit nicht gegeben, *«dann kann ich es nicht ändern. Wenn ich keine Zeit hab, ich kann mich nicht zerteilen und muss mich dann letztendlich, dann muss die Patientin leider zurückstehen.»* Seine Einsicht in die Notwendigkeit der Zuwendung zu den Patienten geht einher mit einer resignierenden Haltung: Es ist nicht möglich und das muss er hinnehmen.

Diese Situationen sind für ihn unbefriedigend. Findet er beispielsweise trotz des Abfragens eines Repertoires oder mit Hilfe von Papier und Bleistift nicht heraus, was ein Patient möchte, der sich nicht artikulieren kann, auch wenn der Proband sich 5 bis 10 Minuten Zeit dafür nimmt, dann bleibt ihm nichts anderes übrig, als die Bemühungen aufzugeben: *«Irgendwann, wenn man wirklich auf keinen Nenner kommt, (...) bleibt mir nichts anderes übrig. Tut mir leid, ich weiß nicht, was Sie möchten. Das ist natürlich so nicht immer schön, vor allen Dingen für den Patienten.»* Sowohl der Patient wie auch er selber ist dann frustriert. Der Proband bemüht sich, den Mangel an Zeit und Zuwendung gerecht unter die Patienten zu verteilen: Jeder Patient soll *«einen Tacken Zeit mehr»* abkriegen und keiner soll bevorzugt werden. *«Und fertig»*. Er sieht *«prinzipiell erst mal nicht ein, warum einer so in dem Sinne bevorzugt werden soll und andere hinten anstehen müssen»*.

Weil der Proband weiß, dass er keinen Einfluss auf die Gegebenheiten der Praxis hat, nimmt er sich vor, *«ich kann es mir nicht so zu Herzen nehmen»*. *«Ja, weil ich es nicht ändern kann. Sonst, äh, müsste ich aufhören. Wenn ich seh', äh, äh, ich kann dem Patienten nicht die Pflege angedeihen lassen, die er haben müsste. Und es geht einfach, es geht einfach nicht, Tag für Tag.»* Er hat nicht die Möglichkeit, *«den Personalschlüssel zu ändern. Weil, sag ich mal, daran ist es letztlich, daran hapert es. Und darauf habe ich keinen Einfluss.»*

Spiegelte sich im ersten Interview noch wider, dass er sein Verhalten mit den Strukturen des Alltags und dem Druck seitens seiner Kollegen legitimierte, er sich zur Anpassung gezwungen sah, ob er es *«will oder nicht»*, so zeigt der Proband nun ein Bewusstsein dafür, dass er selber ein Opfer der Strukturen ist, dessen Einsicht in die Notwendigkeit der Normverwirklichung einhergeht mit dem Scheitern seiner Bemühungen darum. In der Aussage des Probanden, dass er sich vornimmt *«ich kann es mir nicht so zu Herzen gehen lassen»*, ist die Opfer-Täterdialektik aufgehoben. Lässt er es sich zu Herzen gehen, so wird er zum Opfer, weist er es ab, so wird er bewusst zum Täter. Wenn er sich zu Herzen nähme, dass er den Patienten nicht die Pflege angedeihen lassen kann, der sie bedürfen, müsste er mit seiner beruflichen Tätigkeit aufhören. Mit der bewussten Vorwegnahme dieser Konsequenz zeigt er, wie sehr er sich bereits auf der Seite der ohnmächtigen Hinnahme befindet. Aus dieser Haltung zieht er für sich keine Vorteile, sondern wendet nur ab, was seine Situation verschlimmern würde: die Aufgabe der beruflichen Tätigkeit.

### 6.4.3 Vom «fallweisen Aussteigen» zur «reflektierten Hinnahme»

Im ersten Interview prognostizierte der Proband UK 6, dass er die Konfliktsituation des Szenarios irgendwann erleben wird. Als Proband UK 6* hat er mittlerweile ähnliche Situationen «*einige Male*» erlebt.

Obgleich der Proband Harry verstehen kann, der den Schüler bedrängt, schnell zu arbeiten, heißt das nicht, dass er das gut findet. Aber er weiß, dass «*manche Examinierte*» die Auszubildenden «*als Belastung sehen, als Faktor, wodurch die Arbeit eben langsamer erledigt wird, so dass die* [Examinierten, K. K.] *dann mehr machen müssen*». Im Laufe seiner Ausbildung hat er erfahren, dass, je weiter ein Schüler in seiner Ausbildung fortgeschritten ist, «*um so mehr wird auch verlangt und desto weniger Rücksicht wird genommen*». Er selbst sieht sich dadurch dem Druck der Kollegen ausgesetzt. Dieser Zeitdruck, unter dem er steht, und die mangelnde Rücksichtnahme darauf, dass er noch Auszubildender ist, sowie die Schwierigkeiten, die mit den widersprüchlichen Anforderungen im Stationsalltags einhergehen, führen dazu, dass er selber darauf achten muss, dass diese Situationen für ihn «*nicht in Stress ausarten*». Er muss sich dagegen schützen, und das heißt, er muss zusehen, dass er sparsam mit seinen Kräften haushaltet. Die Patienten «*sollten natürlich immer im Mittelpunkt stehen. Nur das ist ja in der Realität nicht so. Nur ich meine, klar, man muss auch gucken, dass man selbst nicht zu sehr gestresst wird, dass man auch seine Pausen einhält.*» Macht er das nicht, so könnte sich das dann «*irgendwann negativ*» auf die Patienten auswirken, oder im Extremfall bedeutet es, «*dass man ganz ausfällt*». Er sieht sich gezwungen, sein Engagement in der Pflege und negative Konsequenzen, die ihn ereilen können, wenn er zu langsam arbeitet, gegeneinander abzuwägen. Die negativen Konsequenzen beziehen sich auf Kritik von Kollegen, damit auf sein eigenes Wohlbefinden im Stationsalltag, und dies wiederum habe Auswirkungen auf die Patienten.

Zu Beginn der Ausbildung hat er diese Kritik noch gleichmütig hingenommen. Damals ließ er sich «*auch gerne anmachen*», wenn er aus Sicht seiner Kollegen zu lange bei einem Patienten blieb. Das ist nun nicht mehr der Fall. Und das bedeutet, er muss sich wider besseren Wissens dem Arbeitstempo seiner Kollegen anpassen, auch wenn dies für die Patienten von Nachteil ist. Er bemüht sich zwar, schnell zu arbeiten und trotzdem «*an den Patienten zu denken*», aber er weiß, dass es Situationen gibt, in denen man sich auf das «*Wesentliche*» konzentrieren muss, und das heißt, «*bestimmte Sachen, fallen einfach weg [...] also Unwichtigere in Anführungszeichen*». Dabei handelt es sich um Bitten und Wünsche der Patienten, denen er sonst gerne nachgekommen wäre, was aber nicht geht. Er berichtet von Situationen, in denen er sich gezwungen sah, sich bei Ganzwaschungen, welche er für «*eine sehr sensibel zu behandelnde Situation*» hält, dem Tempo der Kollegen anzupassen, obwohl er wusste, dass er eigentlich Einspruch dagegen erheben müsste. Das hat er nicht getan: «*Dass ich nicht gesagt habe, so, das ist zu schnell, oder so.*» Es blieb ihm dann nichts anderes übrig, als eine Pflege, bei der die individuellen Bedürfnisse der Patienten gar nicht berücksichtigt werden konnten, mitzutragen, und das ist ihm bewusst.

Er beobachtet sich im Stationsalltag selbst, um zu sehen, wann bei ihm die Grenze des zu Tolerierenden erreicht ist, das heißt, wann er die Pflege «*wirklich mechanisch*» durchführt und «*nicht mehr an die Patienten*» denkt. Ein Einsatz auf einer Station, auf der er dem Druck der stellvertretenden Stationsleitung in extremer Form ausgesetzt war, sah er als «*Test*» für sich «*ganz persönlich*» an. Er versuchte, herauszufinden, wie gut er damit klarkommt, «*so unter Druck zu arbeiten*». «*Oder wie schnell geht das, bis zu welcher Grenze kann ich das machen, so, ne.*» Ganz bewusst prüfte er also: «*Wie schnell kann ich arbeiten, so und äh (...). Und (...). Ja, wie, wann kommt die Grenze so. Wann merk ich irgendwie, dass ich wirklich äh, wirklich mechanisch die Sachen mache und nicht mehr so an die Patienten denke vielleicht. Und die Grenze hab ich dann auch gespürt so, häufig, dass ich wirklich, dann dass sie dann da war, und ich gesehen hab, so hier, jetzt irgendwie, das war eine Situation, die war nicht gut, so. Also es, ich sag mal, es waren natürlich keine Situationen, wo wirklich ein Patient negativ behandelt wurde. Aber einfach, dass ich so sagte, das war zu unbewusst oder so, ne. Oder das ging zu schnell, das war für den Patienten auch nicht gut, also einfach zu schnell abgehandelt die Sache, vielleicht.*» Aus organisatorischen Gründen – der Proband wechselte die Schicht und hatte somit auch andere Arbeitskollegen – wurde der Test «*beendet*».

Seiner Meinung nach sollte es ein Ziel der Krankenpflegeausbildung sein, dass eine «*Gewissensbildung*» stattfindet: «*Das heißt, wieweit kann man bestimmte Dinge tun, gerade in so einer Situation, wenn man jetzt bei dem Beispiel bleibt, beim Waschen. Wie viel ist da drin.*» Das Ziel bestimmt er damit negativ: Gewissensbildung heißt zu lernen, den Rahmen zu erkennen, in dem eine Verletzung des pflegerischen Anspruchs von den Auszubildenden ausgehalten werden kann. Aus diesem Grunde findet er es gut, im Laufe der Ausbildung auf Stationen zu arbeiten, «*auf denen unter Druck gearbeitet wird und auf Stationen, auf denen nicht unter Druck gearbeitet wird, auf denen Zeit ist*». Durch diese Vergleichsmöglichkeiten kann er herausfinden, wo die Grenze des zu Tolerierenden liegt. «*Wie weit geht das oder wie weit kann man da gehen.*» Er wünscht sich, «*dass das quasi jetzt mit dem Ende der Ausbildung sich so gefestigt hat bzw. (...) Ja, dass das Gefühl irgendwie auch da ist (…) für solche Situationen.»* Er hofft also, dass er ein «dickes Fell» hinsichtlich einer zu schnellen Pflege bekommen hat, und mit dem Hinweis auf die Gewissensbildung hofft er zugleich auch, dass es nicht ein «zu dickes Fell» ist. Und das bedeutet, dass er immer noch in der Lage bleibt, an die Patienten «zu denken», die Patienten *«nicht zu schnell abzuhandeln»*.

Hatte der Proband im Unterkurs noch Wert darauf gelegt, dass eine patientenorientierte Pflege wenigstens noch angestrebt werden musste, und angekündigt, im hypothetisch negativen Fall nicht mehr mitzumachen, so hat sich sein Blick auf den Krankenhausalltag am Ende der Ausbildung verändert. Die Normverletzung im Alltag nimmt er hin. Er versucht dabei für sich eine Grenze dieser Hinnahme auszutarieren und sich damit selbst hinsichtlich einer Verletzung der Norm zu kontrollieren. Das verweist auf den ersten Blick auf ein «fallweises Aussteigen», denn indem er eine Grenze zieht, zeigt er, dass er darüber nicht hinausgehen will. In der Realität gelingt ihm das aber nicht. Er weiß vielmehr, dass er sie dennoch überschreitet. Er kündigt also keine Konsequenzen an, die aus einem Überschreiten der Grenzen resultieren würden, sondern seine Hoffnung und seine Forderung ist eine «Gewissensbildung» im Rahmen der Ausbildung.

Sein normativer Anspruch der Pflege bezieht sich nicht auf praktische Handlungen, sondern er ist aufgehoben in der Hoffnung auf eine Gewissensbildung: Bestenfalls kann mit einer gelungenen Gewissensbildung so gepflegt werden, dass ein bewusstes Abwägen der Zuwendung und «an den Patienten zu denken» dazu führt, nicht zu mechanisch zu pflegen und sich selbst gegen Stress zu schützen. Die Realität hat ihn in einer Form eingeholt, in der er sich den Gepflogenheiten des praktischen Handelns wider besseren Wissens anpasst. Die im ersten Interview gezeigte Autonomie und damit seine Entscheidung, im Falle eines Falles aus den Strukturen auszusteigen, spiegelt sich nun nicht mehr wider. Zurück bleibt für ihn eine Einsicht in die immanente Unauflösbarkeit des Widerspruchs und die Hinnahme des defizitären Arbeitsalltages und die Bemühung, ohne eigene stressbedingte Beeinträchtigungen im Alltag zu bestehen.

Die Tatsache, dass der Proband eineinhalb Jahre nach dem Examen einer Teilzeittätigkeit als Nachtwache nachgeht, kann man dahingehend interpretieren, dass er sich am Ende, zumindest teilweise, doch den strukturellen Bedingungen des Stationsalltages entzogen hat, zum einen, indem er seine Arbeitszeit um die Hälfte reduziert hat, und zum anderen, indem er der Hektik des Tagdienstes entgeht.

Bezogen auf die der vorliegenden Untersuchung zugrunde liegenden Annahmen (s. o. S. 19) ist festzuhalten, dass verallgemeinerbare Aussagen darüber, *wie* ein Entwicklungsprozess verläuft, welche konkreten Auswirkungen die beruflichen Erfahrungen auf die Deutung von moralischen Konfliktsituationen haben und welche Deutungen aus einer Erkenntniszunahme resultieren, nicht gemacht werden können. Jedoch steht die Entwicklung dieser Probanden dafür, dass es einen Prozess der moralischen Desensibilisierung gibt, mit dem auf die Strukturlogik in den Anforderungen reagiert wird. Von einer «Verstärkung» des Prozesses einer moralischen Desensibilisierung als einer an Intensität zunehmenden Gewöhnung an die Defizite im Pflegealltag durch die Dauer der Berufstätigkeit kann nicht gesprochen werden, denn vielmehr lernen auch die Auszubildenden im Unterkurs bereits Deutungsmuster zu entwickeln, mit denen sie im Alltag bestehen können. Die Desensibilisierungsmechanismen wohnen jedem einzelnen Reaktionsmuster inne. Und diese unterscheiden sich in ihren Merkmalen nicht von denen der examinierten Pflegekräfte. «Verstärkung» als ein Verlust überhaupt der Möglichkeit, sensibel darauf zu reagieren, dass eine optimale Pflege im Alltag nicht durchzuführen ist, ist ebenfalls nicht nachzuweisen, denn in allen gefundenen Reaktionsmustern ist diese Möglichkeit angelegt. Allenfalls das Reaktionsmuster «Idealisierung falscher Praxis» kann aufgrund der Selbsttäuschung, die ihm innewohnt – und das, der Häufigkeit nach zu urteilen, erfolgreich ist –, als stabiler und damit weniger anfällig für eine Veränderung und erneute Sensibilisierung für die Normverletzung eingeschätzt werden, als das bei anderen Reaktionsmuster der Fall zu sein scheint.[108]

108 Einzig das Reaktionsmuster «naive Überwindung» als vornormativ-präfunktionale Reaktionsform, welche nur bei Kindergartenkindern und Primarstufenschülern identifiziert werden konnte, unterliegt notwendig einem Wandel. Denn mit diesem Reaktionsmuster hebeln die Probanden den Widerspruch aus und fordern Bedingungen ein, unter denen kein Mangel herrscht und innerhalb derer das «Gute» verwirklicht werden kann. «Dieses Reaktionsmuster ist gleichzeitig naiv und aufgeklärt. Aufgeklärt, weil die tatsächliche Lösung des Konflikts jenseits der herrschenden Bedingungen präsentieren wird, und naiv, weil ein paradiesischer Zustand beschrieben wird, in dem niemandem etwas Schlechtes widerfährt, weil die Verhältnisse so sind, daß das Gute sich durchsetzen kann.» (Kersting, 1997: 44). Dieses Reaktionsmuster kann jedoch auf Dauer nicht tragfähig sein, weil die Probanden zunehmend die Erfahrung machen werden, dass diese Art der Konfliktlösung keine Basis im Alltag hat. Um sich in der Gesellschaft als handlungsfähig erweisen zu können, müssen sie lernen, dass nicht das Einklagen von Bedingungen, unter denen die Bedürfnisse aller befriedigt werden, als wirkliche Konfliktlösungen anerkannt werden, sondern ein regelkonformes Verhalten honoriert wird. Die im Laufe der Sozialisation erworbene Orientierung an den Bedingungen des Alltags führt erst dazu, dass aus den Kindern vergesellschaftete Subjekte werden, die sich realitätstüchtig verhalten können. Die Tatsache, dass diese Reaktionsform bei älteren Kindern, Jugendlichen und jungen Erwachsenen nicht gefunden wurde, unterstreicht das. Die älteren Probanden sind «sozialisatorisch auf die Unüberwindbarkeit der Knappheitsbedingungen geeicht. Sie suchen nur noch nach Lösungen unter diesen Bedingungen.» (Gruschka, 1997: 56). So schreibt Heinrich dazu, dass die Entwicklung jenseits der vornormativ-präfunktionalen Reaktionsform auch als die Zerstörung der Moral zu verstehen sei, weil nur

Die befragten Pflegenden zeigen, welche «Kapriolen» sie schlagen, um einen typischen moralischen Konflikt des Pflegealltags zu bewältigen. Sie alle sind gezwungen, sich dabei an den strukturellen Bedingungen des Alltags zu orientieren. Hilfestellung zur Lösung moralischer Konflikte im Pflegealltag will die Pflegeethik anbieten.

mit diesem Reaktionsmuster ein Verhalten außerhalb von Norm und Funktion postuliert werde, welches die Moral in einer sittlichen Lebensform aufhebe, wenngleich er auch vor einer Romantisierung des Reaktionsmusters «naive Überwindung» warnt, denn diese Lösung des Widerspruchs ist nicht moralisch motiviert, sondern in erster Linie von Unlustvermeidung. (2000: 358)

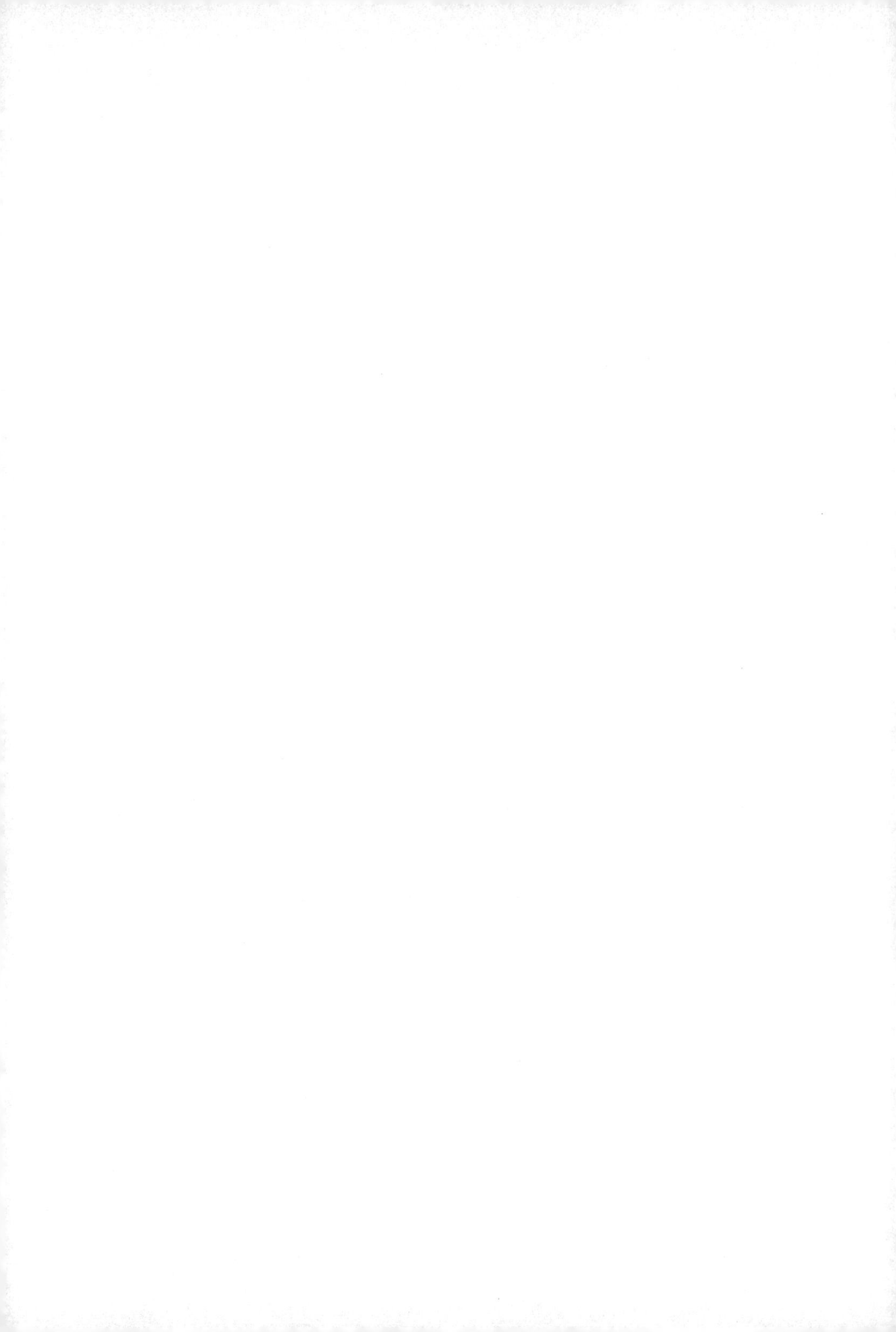

# 7. Die Bearbeitung moralischer Konflikte in der Pflegeethik

Sowohl den Pflegepraktikern als auch den Pflegetheoretikern sind die Probleme bekannt, die der Verwirklichung einer optimalen Pflege entgegenstehen. Daraus folgt indessen nicht eine Kritik an den gegenwärtigen Strukturen der Pflegepraxis, sondern die Forderung nach einer weiterreichenden Qualifizierung der Pflegenden, die diese Defizite ausgleichen soll. Selbst die Interessenvertretung der Pflegenden, der Deutsche Berufsverband für Pflegeberufe (DBfK) rekurriert in seinen Stellungnahmen auf diese Möglichkeit zur Verbesserung der Praxis, die letztlich die Verantwortung für das Misslingen an die Praktiker delegiert:

> Da die Angehörigen aller Pflegeberufe tagtäglich mit immer komplexeren Pflegesituationen konfrontiert sind, werden auch ethische Orientierungslinien immer wichtiger. Schließlich sind die Sensibilität für ethische Probleme und die Verantwortung für ihre Lösung unzweifelhaft Merkmale der Professionalität in den Pflegeberufen. (Fry, 1995: 4)

Die Optimierung von Professionalitätsstandards soll Abhilfe gegenüber der defizitären Praxis schaffen. Die Vorschläge zur Verbesserung der Pflege greifen also auf das Berufsethos zurück. Dieses Ethos soll als Korrektiv wirken, indem es ethische Standards setzt, die nicht unterboten werden dürfen. Dementsprechend geht die Etablierung der Pflege als Wissenschaft einher mit der Konstitution des zunehmend institutionalisierten Bereichs der Pflegeethik. Sie wird begriffen als eine angewandte Form der Ethik, die ihren Beitrag zur Professionalisierung und Akademisierung der Pflege leistet und den Pflegepraktikern Hilfestellungen zur Lösung moralischer Konflikte anbietet.

Mit der Veröffentlichung entsprechender Literatur werden pflegeethische Diskurse angeregt und Anleitungen für Lösungsstrategien im Umgang mit moralischen Konflikten im Berufsalltag angeboten. In der einschlägigen Literatur sind Ähnlichkeiten hinsichtlich der Vorgehensweise der Autoren der verschiedenen Beiträge zu erkennen: Zu Beginn einer Abhandlung wird in die allgemeinen Fragen der Ethik eingeführt. Es werden ethische Begriffe und Theorien vorgestellt, ein Bezug zu Moralkonflikten in der Pflege hergestellt und Hilfestellungen für

Konfliktlösungen erarbeitet.[109] Das Ziel ist die Entwicklung von Konzepten, die geeignet sind, zur Entscheidungsfindung in moralischen Konfliktsituationen in der Pflegepraxis beizutragen. Die so entwickelten pflegeethischen Ansätze sind also mit dem Anspruch verfasst, den Pflegepraktikern als konkrete Hilfsmittel zur Lösung alltäglicher Moralkonflikte zu dienen.

Zwei dieser pflegeethischen Ansätze, die dem Anspruch nach Hilfestellungen für den Pflegealltag geben sollen, werden im Folgenden vorgestellt und diskutiert.[110] Der Fokus der Betrachtung liegt dabei auf der Frage, welchen Beitrag die Pflegeethik zur moralischen Sensibilisierung und für die Lösung moralischer Konflikte leistet.

---

109 An aktueller Literatur, die das Thema *Ethik in der Pflege* umfassend behandelt, sind folgende Monographien zu nennen: *Ethik in der Krankenpflege* von Verena Tschudin wurde 1988 in deutscher Sprache veröffentlicht, gefolgt von Sara T. Frys Übersetzung *Ethik in der Pflegepraxis* (1995). Ebenfalls 1995 wurde *Ethik. Arbeitsbuch für Schwestern und Pfleger* von Eva Hoppe, Uwe Körner et al. vorgelegt. 1996 erschien Marianne Arndts Buch *Ethik denken – Maßstäbe zum Handeln in der Pflege*, sowie die deutsche Übersetzung von *Ethik für Pflegende* von Arie van der Arend und Chris Gastmans (1996). Van der Arend brachte 1998 ein weiteres kleines Buch *Pflegeethik* auf den Markt, in welchem die wesentlichen Gedanken von 1996 zur Lösung moralischer Konflikte noch einmal zusammenfassend dargestellt sind.

110 Sara T. Fry, eine international bekannte Pflegeethikerin, erarbeitete eine Anleitung für ethische Entscheidungsfindungen. Sie forscht im Bereich der Bioethik, unterrichtet die Fächer Philosophie der Pflegewissenschaft und Ethik in der Gesundheitsversorgung als Professorin an der University of Maryland School of Nursing, Baltimore, Maryland (nähere Informationen Fry, 1995: 192). Die Entscheidung, Frys Vorschläge für ethische Entscheidungsfindungen in die vorliegende Arbeit einzubeziehen, begründet sich mit den hohen Erwartungen des Deutschen Berufsverband für Pflege an die Lektüre ihres Werkes (s. u.).
Auf Marianne Arndts Veröffentlichung *Ethik denken – Maßstäbe zum Handeln in der Pflege* fiel die Wahl, weil es als praxisnah gilt und Hilfestellung sowohl für Auszubildende wie auch besonders für berufserfahrenes Pflegepersonal gibt (vgl. Arbeitsgruppe der Sektion *Ethik in der Pflege*, 2000). Arndt bedient sich eines Instrumentes zur Entscheidungsfindung, das jedem Pflegenden bekannt ist: dem Pflegeprozessmodell. Zudem kann Marianne Arndt in Deutschland aufgrund ihres Engagements und ihrer vielfältigen Tätigkeiten nicht nur als bekannt, sondern als einflussreich und vielleicht sogar prägend für die hierzulande geführte Ethikdiskussion gelten. Marianne Arndt kann als eine «Schlüsselperson» bezeichnet werden, die im *Who is Who in der Pflege* vorgestellt wird. Sie promovierte zum Thema der moralischen Entscheidungsfindung in pflegerischen Konfliktsituationen, ist Dozentin für Ethik in der Pflege, Gründungsmitglied des deutschen Vereins zur Förderung von Pflegewissenschaften und Mitinitiatorin der Ethik-Sektion des Vereins. Sie arbeitete an einem Forschungsprojekt der Humboldt-Universität zum Thema: Ethik in der Ausbildung von Pflege-

## 7.1 Sara T. Fry: Ethik in der Pflegepraxis

Im Auftrag des ICN (International Council of Nurses) hat Sara T. Fry 1994 einen Leitfaden für die Bewältigung ethischer Probleme in der Pflege verfasst. Dem DBfK wurde die deutschsprachige Publikation übertragen (Fry, 1995). Der Berufsverband weist darauf hin, dass Pflegende mit immer komplexeren Pflegesituationen konfrontiert werden, was dazu führe, dass auch ethische Orientierungslinien immer wichtiger werden. Auch der ICN äußert sich dahingehend, «daß die ethischen Probleme in dem heutigen komplexen und sich schnell wandelnden gesundheitlichen und sozialen Umfeld nach einem neuen, den Bedingungen angepassten Leitfaden verlangen» (Fry, 1995: 5). In den Vorworten des Buches werden sowohl durch die Präsidentin des ICN, als auch durch die Bundesgeschäftsführerin des DBfK der große Stolz und die besondere Freude hervorgehoben, diese Anleitung für ethische Entscheidungsfindungen und die Lösung ethischer Probleme des Berufsalltages den Pflegenden präsentieren zu können. Betont wird die hohe Erwartung, dass der Leitfaden häufige Anwendung in der Pflegepraxis finde. Frys Werk ist für einen großen Leserkreis bestimmt: Pflegepraktiker, Lehrer für Pflege, sowie Auszubildende und Studierende. Der DBfK sieht in dem Buch ein notwendiges Unterrichtsmaterial für die Aus- und Weiterbildung in der Pflege und auch eine Entscheidungshilfe im Berufsalltag (Fry, 1995: 4 f.). Geprüft werden soll, inwieweit Frys Schrift dieser Erwartungshaltung gerecht wird.

Im Folgenden werden die Ziele und der theoretische Hintergrund von Frys Konzept beschrieben (7.1.1). Im Anschluss werden ihre Vorschläge für ethische Entscheidungsfindungen vorgestellt, einige Fragen an das Konzept formuliert sowie eine Hypothese über die Praktikabilität ihrer Vorschläge aufgestellt (7.1.2). Eine Analyse des Entscheidungsfindungsmodells (7.1.3) soll helfen, die skeptischen Rückfragen zu beantworten und die Hypothese zur Praktikabilität des Ansatzes zu verifizieren (7.1.4).

---

und Gesundheitsfachberufen, wobei es u. a. um Wege der moralischen Entscheidungsfindung ging. (Trockel et al., 1999: 35–37). Zur Zeit ist Marianne Arndt an der Universität in Stirling/Schottland, aber auch in Deutschland weiterhin tätig. Unter anderem. arbeitet sie gemeinsam mit Mitarbeitern/Studierenden der Universität Witten/Herdecke an der Etablierung von Ethikforen in Pflege- und Gesundheitseinrichtungen.

### 7.1.1 Ziele und theoretischer Hintergrund

Einleitend weist Fry daraufhin, dass der Alltag Pflegender Konfliktsituationen berge, in denen Entscheidungen getroffen werden müssten, die die ethischen Dimensionen der Situationen berücksichtigen. Ethische Entscheidungen zu treffen, sei abhängig von der Entwicklung ethischer Sensibilität, und der Fähigkeit, in moralischen Kategorien zu denken. Unter moralischem Denken versteht Fry die Fähigkeit zu entscheiden, was in einer bestimmten Konfliktsituation getan werden solle. Ethische Sensibilität zu besitzen impliziere das Erkennen ethischer Aspekte in Situationen, in denen es um das Wohlbefinden von Menschen gehe. Das setze voraus, dass verbales und nonverbales Verhalten der Menschen interpretiert werden könne, ihre Wünsche und Bedürfnisse erkannt würden und ihnen in angemessener Weise entgegengekommen werden könne. Dazu bedürfe es eines Wissensfundus und der Erfahrung.

> Das Erlernen von ethischen Normen, von Maßstäben für die ethisch richtige Ausübung der Pflege, von Ethikkonzepten und der Bildung von Werten hilft der Krankenschwester und dem Krankenpfleger, ethische Sensibilität und moralisches Denken zu entwickeln und die neu erlernten Erkenntnisse in die Problemlösungsstrategien einzugliedern, die sie sich bereits während der Berufsausbildung und der Berufspraxis angeeignet haben. Da diese Problemlösungsstrategien bei komplexen ethischen Entscheidungen in der Patientenpflege wiederholt angewandt werden, verbessern und verfeinern sie sich im Laufe der Jahre. (1995: 10)

Für Fry ist die wichtigste Aufgabe zur Vorbereitung einer ethischen Entscheidungsfindung die sorgfältige Betrachtung der Wertvorstellungen aller in einer Konfliktsituation beteiligen Personen. Voraussetzung dafür sei das Wissen über Werte (nicht-moralische, moralische, persönliche, kulturelle und berufliche Werte), mit dem Wertekonflikte dann als solche überhaupt erst erkannt, differenziert betrachtet und reflektiert werden könnten. Durch das Abwägen der (konkurrierenden) Werte könne dann eine Lösung gefunden werden. (1995: 11 ff.). Förderlich für die Entwicklung ethischer Sensibilität seien weiterhin Kenntnisse über:

- Ethische Theorien (traditionelle Ethiktheorien, wie z. B. Pflichtethik, Utilitarismus u. a., zeitgenössische Ethiken wie etwa die von Kohlberg und Gilligan) und ethische Prinzipien. Letztere sind laut Fry Grundsätze der Theorien, die Richtlinien für die moralische Entscheidungsfindung darstellen sollen. Für die pflegerische Berufsausübung werden als wichtigste Prinzipien angegeben:
  - Wohltätigkeit, die in Zusammenhang mit Fürsorge gebracht wird
  - Gerechtigkeit
  - Autonomie
  - Aufrichtigkeit
  - Loyalität (1995: 25 ff.).

- Ethische Konzepte: Fürsprache, Rechenschaftspflicht/Verantwortung, Kooperation, Fürsorge, die zusammen die Grundlage für Handlungen, Beurteilungen, berufliche Standards und Normen liefern (1995: 40 ff.).
- Ethische Verhaltensmaßstäbe, wie sie von Ethikkodizes für Pflegeberufe formuliert sind. Sie halten u. a. zu ethischem Verhalten an, sensibilisieren für moralische Aspekte der beruflichen Tätigkeit, bieten Rat zur Lösung moralischer Konflikte und zeigen an, was die Öffentlichkeit von Berufsangehörigen erwarten kann (1995: 51 ff.).

Die Entwicklung ethischer Sensibilität und moralischen Denkens wird nach Fry durch eine theoretische Auseinandersetzung mit den o. g. ethischen Themengebieten gefördert. Unklar bleibt allerdings der Status ihrer Differenzierung zwischen ethischen Theorien, ethischen Konzepten und ethischen Grundsätzen, denn aus dieser Kategorisierung ergibt sich keine sinnhafte Struktur für die Aneignung oder die Darstellung des Problemfeldes.[111] Unkonkret bleibt auch Frys Vorstellung, Konflikte könnten aufgrund dieser Auseinandersetzung mit «Ethik im Allgemeinen» als Wertekonflikte erkannt werden. Diese Werte seien dann gegeneinander abzuwägen und entsprechend dem als wichtigsten identifizierten Wert sei dann eine Entscheidung zu treffen. Fry sieht in diesen Vorüberlegungen die Basis für die Erstellung eines Bezugsrahmens und darauf basierend eines Entscheidungsfindungsmodells für ethische Konflikte.

### 7.1.2 Das Entscheidungsfindungsmodell für ethische Konflikte

Fry konstruiert einen Bezugsrahmen für ethische Entscheidungsfindungen, der auf unterschiedliche moralische Konfliktsituationen übertragbar sein soll. Ihr zufolge können ethische Entscheidungen «durch einen geordneten Ablauf unterstützt werden, der die Methoden, Theorien und Prinzipien […] und den Kontext ethischer Probleme in der Pflege berücksichtig[t]». (1995: 62). Aus der Auflistung ethischer Dimensionen ohne Prioritätensetzung soll ein Bezugsrahmen konstruiert werden, der als Maßstab dem nach ethischer Legitimation Suchenden Hilfe bieten soll. Doch diese Erwartung nach Orientierung wird enttäuscht. Denn Fry

111 So äußert Fry sich beispielsweise nicht dazu, was der Unterschied zwischen ethischen Theorien und ethischen Konzepten ist, und in welchem Zusammenhang sie stehen. Zu fragen wäre jedoch z. B., wie die Beziehung zwischen ethischen Konzepten und Verhaltensmaßstäben zu verstehen ist und welchen Stellenwert die Verhaltensmaßstäbe für die Konzepte, oder die Konzepte für die Verhaltensmaßstäbe haben (vgl. auch 1995: 40 ff.).

weist darauf hin, dass es nicht nur einen einzigen Bezugsrahmen gibt, welcher einer Entscheidungsfindung zugrunde gelegt werden könne, sondern verschiedene; je nach Konfliktsituation, je nach Wertvorstellungen der Entscheidungsträger, der Krankenschwester und anderer betroffener Personen können so auch unterschiedliche Lösungsansätze entwickelt werden (1995: 62 f.). Der Begriff des Bezugsrahmens, der Orientierung verspricht, bzw. die Wahl eines Bezugsrahmens wird damit dem Ermessen der Entscheidungsträger überantwortet und wird damit in Pluralität aufgelöst.

Dementsprechend ist auch der Status des Bezugsrahmens, den sie schließlich vorstellt, unklar: Ist es nun *der* letztgültige Bezugsrahmen oder nur einer unter vielen möglichen und damit beliebig, das heißt ist er nun überhaupt ein «Bezugsrahmen» mit dem Anspruch auf irgendeine, wenn schon nicht objektive, so zumindest intersubjektive Gültigkeit, oder ist er nur die willkürliche Zusammenstellung irgendwelcher ethischer Dimensionen, die der Ethikerin aus ihrer ja augenscheinlich – wie sie selbst durch den Vermerk auf mögliche andere Bezugsrahmen deutlich macht – subjektiven Perspektive aufgefallen sind? Entsprechend diffus bleibt dann auch der von ihr vorgestellte Bezugsrahmen, in dem sie alle möglichen verschiedenen Bestandteile der ethischen Entscheidungsfindung, die sie in den ersten Kapiteln ihres Buches ausgeführt hat, erneut nennt (**Abb. 3**).

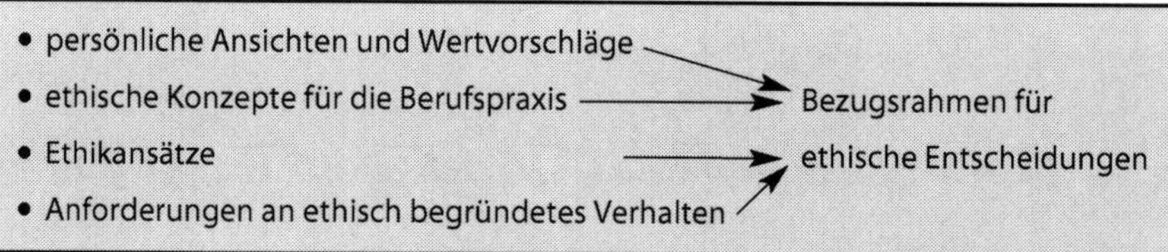


**Abbildung 3:** Die verschiedenen Bestandteile der ethischen Entscheidungsfindung (Fry, 1995, S. 61).

Ohne dass dem Leser an dieser Stelle nun der Zweck und der Nutzen dieses abstrakt alle ethische Dimensionen von Krankenpflege umfassenden «Bezugsrahmens» einsichtig wäre, wiederholt Fry ihr Versprechen, demzufolge die Berücksichtigung aller Komponenten unter Bezug auf konkrete Situationen von Pflegenden im Alltag helfen sollten, moralische/ethische Probleme zu erkennen und sie im Alltag zu lösen (1995: 62 ff.; insbesondere 61–64).

Die theoretische Unterbestimmtheit dieses Bezugsrahmens wird auch an den vier Fragen deutlich, die Fry im Anschluss formuliert. Ihrem Anspruch nach sollen sich die folgenden vier Fragen, die laut Fry für die jeweiligen Konfliktsituationen zu beantworten sind, aus dem Bezugsrahmen ableiten. Die vier Fragen erscheinen dann zwar alle als sinnvoll und nachvollziehbar. Dunkel bleibt aber, wie sie sich aus dem ethischen Bezugsrahmen ableiten sollen:

1. In was für einem Kontext treten die Wertekonflikte auf?
2. Welche Bedeutung haben die Werte für die Beteiligten?
3. Welche Bedeutung haben die Konflikte für die Beteiligten?
4. Was ist zu tun? (1995: 64)

Auch wenn man hier Fry zustimmen kann, dass die Fragen als sinnvolle Bestandsaufnahme für denjenigen erscheinen, der sich einer Prüfung seines ethischen Handelns unterziehen will, so ist doch der ganze vorher angeführte «Überbau» von ethischen Themengebieten und ethischen Bezugsrahmen für eine solche Einsicht weder notwendig, noch ergeben sich diese Fragen aus dem Rekurs auf diesen theoretischen Überbau. Er erscheint vielmehr als eine Absicherung der Autorin, die meint, sich ethisch legitimiert zu haben, indem sie auf die lange Tradition und die vielfältigen ethischen Theorien und Konzepte verweist, die sie alle in ihrer Pflegeethik berücksichtigt haben will – ohne allerdings auch nur mit einem dieser Bezugspunkte an dieser Stelle wirklich argumentativ gearbeitet zu haben. Die vier Fragen erscheinen vielmehr als erste Überlegungen einer in unserer pluralen Gesellschaft sozialisierten Person, die sich fragt, wie sie moralisch handeln solle. Die Plausibilität der Fry'schen Fragen scheint eher aus dem «Common sense» abgeleitet zu sein als aus ethischen Theorien, Konzepten oder Prinzipien. Sie sind deswegen nicht falsch, sondern rekurrieren auf ein fest lebensweltlich verankertes Alltagsverständnis von Moral. Darin liegt ihre Stärke. Zugleich muten die Fragen eher wie Alltagsweisheiten und -verhaltensweisen an.

Das Entscheidungsfindungsmodell mit seinen vier Fragen «will in vier Schritten der Krankenschwester und dem Krankenpfleger helfen:

a) den Kontext, in dem das Problem auftritt, zu verstehen,
b) die Bedeutung der für das Problem relevanten Wertvorstellungen zu erfassen,
c) die Bedeutung des ethischen Problems für alle Betroffenen einzuschätzen und
d) zu entscheiden, was getan werden soll» (1995: 64).

Ohne dass Fry bisher plausibel machen konnte, worin ihr ethischer Bezugsrahmen besteht, noch warum er zu gerade vier Fragen führen soll, postuliert sie weiterhin die versprochene Hilfeleistung für den Pflegealltag. Der Leser ist bereits an dieser Stelle recht ratlos. Er muss entweder der Autorin in ihren Begriffsbestimmungen und Modellkonstruktionen weiter folgen und darin sich selbst das Gefühl von Sicherheit suggerieren, oder er muss verzweifeln, da Frys Versprechen augenscheinlich nur für den gilt, der zumindest verstanden hat, wie ihr Bezugsrahmen konkret zu füllen ist. Denn, so Fry, alle Pflegenden sollten

> Bezugsrahmen für ethische Entscheidungen sowie die ethischen Ansätze, die dort vertreten werden, kennen. Wenn die Pflegenden einen Bezugsrahmen für ethische Entscheidungen anwenden, verbessert dies ihre Fähigkeiten, Wertekonflikte festzustellen, die Bedeutung, die die Werte für andere Personen haben, zu untersuchen und die Konflikte zu lösen. Durch die Entwicklung dieser Fähigkeiten werden die Pflegenden zu Hauptpersonen bei der Lösung von Wertekonflikten in der Pflegepraxis. Dies trägt letztlich dazu bei, die allgemeine Qualität der Gesundheitsversorgung zu verbessern. (1995: 67)

Der um Orientierung bemühte Leser erfährt hier nur wieder, dass er sich an etwas orientieren soll, von dem er noch immer nicht weiß, was es genau ist. Die in Frys Modell angelegte Offenheit, verbunden mit dem wiederholten Versprechen, dass dem Praktiker durch die Befolgung des Konzepts geholfen werde, führt eher zu einer Desorientierung, die sich nur unter dem Anschein von Orientierung vollzieht. Diese vorgebliche Orientierung in ethischen Fragen kann dann aber zur moralischen Legitimierung praktischen Handelns herangezogen werden, auch wenn sie realiter nicht zur Verbesserung der Praxis führt. Frys vorgebliche ethische Sensibilisierung könnte so in ihr Gegenteil umschlagen: in die Beruhigung des schlechten Gewissens durch die aufwendige rhetorische Legitimation der weiterhin schlechten Praxis.

Im Anschluss an die folgende Analyse eines der Fallbeispiele, die Fry mit Hilfe ihres Entscheidungsfindungsmodells bearbeitet, wird gezeigt, dass nicht eine ethische Sensibilität das Ziel der Anwendung des ethischen Entscheidungsfindungsprozesses ist, sondern vielmehr sich die angestrebte ethische Sensibilität in ihr Gegenteil verkehrt: eine Immunisierung gegenüber den Verhältnissen, unter denen es eine ethisch zu verantwortende Pflege gar nicht geben kann.

### 7.1.3 Analyse des Entscheidungsfindungsmodells

Fry überträgt ihr Modell auf 31 Fallbeispiele, die zum Teil nach den vier grundlegenden Aufgaben der Pflegenden gegliedert sind, wie sie im ICN-Pflegekodex festgelegt sind: Gesundheit fördern, Krankheit verhüten, Gesundheit wiederherstellen, Leiden lindern (ICN 1973).

Die Ursache für die ethischen Konflikte liegt bei 12 ihrer Fälle, und damit knapp einem Drittel, in mangelnden personellen/finanziellen Ressourcen, das heißt den schlechten objektiven Bedingungen der Praxis, die zugleich die Bedingungen der Möglichkeit ethischen Handelns für die Pflegenden massiv einschränken. Diese Ursache benennt Fry allerdings nicht explizit. Die anderen Konflikte hingegen drehen sich um Themen wie: Abtreibung und Empfängnisverhütung; Organtransplantation; Schweigepflicht, religiöse/kulturelle Wertekonflikte, wie z. B. Bluttransfusion bei Zeugen Jehovas, Betreuung von Folteropfern, politischen

Gefangenen und Soldaten; aktive Sterbehilfe; Streikrecht für Pflegende; Forschung an Patienten; Rechenschaftspflicht gegenüber dem Arbeitgeber; Anzeigepflicht versus Kollegialität; Loyalität gegenüber der Stationsleitung.

Dem Gliederungspunkt *Gesundheit fördern* ist das folgende Fallbeispiel zugeordnet, bei dem es um die Frage geht: *Was ist zu tun, wenn die Gesundheitsförderung dazu führt, eine Auswahl unter Patienten zu treffen?*[112] (Fry, 1995: 75–78)

Fry schildert ihrem Modell gemäß zunächst das Problem und damit den *Wertekonflikt im Kontext (1. Frage)*: Eine Nachtschwester hat 10 Patienten zu betreuen. Es handelt sich um eine sterbende Patientin, Frau R., die 83 Jahre alt ist, einen Schlaganfall hatte, halbkomatös ist und alle 15 bis 20 Minuten Absaugungen benötigt. Ein anderer Patient ist Herr J., 47 Jahre alt, der zur Beobachtung am selben Tag eingeliefert wurde, nachdem er mehrfach blutigen Stuhlgang hatte. Sein Zustand wird als insgesamt stabil bezeichnet, jedoch hat er starke abdominelle Schmerzen. Des weiteren liegt Herr P. mit Diabetes mellitus auf der Station. Er hat instabile Blutzuckerwerte, bekommt intravenös Insulin, scheidet wenig Urin aus und hat große Blutdruckschwankungen. Die vierte Patientin Frau M. ist 34 Jahre alt, wurde am selben Tag mit der Diagnose «metastasierender Eierstockkrebs» konfrontiert und gilt als suizidgefährdet. Sie hat bereits einige Suizidversuche hinter sich [die Gründe dafür werden nicht angegeben, K. K.] und sie leidet unter starken Schmerzen. Die anderen 6 Patienten erholen sich von der Operation und werden als stabil eingestuft. Nach der Beschreibung der Situation fragt Fry: «Welcher Patient benötigt die Pflege von Frau Aguinaga [der Nachtschwester, K. K.] am meisten? Ist es ethisch zu rechtfertigen, bestimmte Patienten mehr als andere zu fördern?» (1995: 76)

Gerechtfertigt werden soll also die Entscheidung, welche Patienten zu warten haben, obwohl ihr Gesundheitszustand zum Teil so beschrieben ist, dass sie eigentlich nicht warten können. Doch sollte man hier als erstes fragen, ob denn überhaupt die Gesundheitsförderung als eine Aufgabe der Pflegenden dazu führen kann, dass eine Auswahl unter den Patienten zu treffen ist. Vielmehr, und das zeigt das Beispiel, liegt die Notwendigkeit, eine Auswahl zu treffen, darin, dass es für *eine* Pflegende «physisch unmöglich» ist (s. u.), die Aufgabe der Gesundheitsförderung bei allen Patienten gleichzeitig zu erfüllen. Man könnte nun meinen, es sei gar nicht notwendig, dies bei allen Patienten gleichzeitig zu machen, jedoch zeigt Frys Beispiel aus dem Pflegealltag gleichermaßen, dass, wenn auch nicht bei allen Patienten, so doch bei mehreren Patienten zugleich die Notwendigkeit der

112 Dieses Fallbeispiel wurde ausgewählt, weil es einen typischen Konflikt aus dem Pflegealltag zeigt, der in dieser oder in einer ähnlichen Form häufig vorkommt. Der Konflikt ähnelt dem des Szenarios, welches in der vorliegenden Untersuchung den Probanden vorgelegt wurde. (Vgl. Kap. 1, S. 23 und Kapitel 4, S. 90)

vorrangigen Betreuung besteht. Das Problem müsste unter dieser Perspektive anders formuliert werden, um seine Tragweite darzustellen: «Was ist zu tun, wenn selbstverständliche Aufgaben, wie sie von den formulierten Verhaltensmaßstäben vorgegeben werden, von Pflegenden nicht ausgeführt werden können, weil die Arbeitsbedingungen dies verhindern?» Nicht die Aufgabe der Pflegenden, sondern die Bedingungen, unter denen diese Aufgabe erfüllt werden muss, führen zum Problem der Auswahl der Patienten. Indem Fry aber die Aufgabe (Gesundheit fördern) zum Problem erhebt und nicht die Bedingungen, setzt ihre Lösung dann auch (aus ihrer Perspektive folgerichtig) an der Aufgabe an. Diese müsste nun modifiziert werden, indem der Wert «Gesundheit fördern» genau betrachtet wird. Das indessen lässt sich ethisch nur schwer legitimieren, da ja gerade die Aufgabe «Gesundheit fördern», so wie sie vom ICN als Verhaltensmaßstab formuliert wurde, die ethische Petitio principii dieser Überlegungen sein sollte. Fry muss also eine Aufweichung des ursprünglich formulierten Standards vornehmen, die es ihr erlaubt, zu einer Vermittlung in dem an sich – gemessen am vorher formulierten Anspruch – unlösbaren Fall zu kommen. Diese Vermittlungsleistung gelingt ihr, weil der Kontext, in dem sie selbst den Wertekonflikt sieht, eine Mischung aus zwei Perspektiven ist:

1. Der Kontext des Wertekonflikts ist eine alltägliche, typische Pflegesituation. Sie spiegelt wider, dass im Rahmen der Arbeitsbedingungen die Aufgabe der Gesundheitsförderung nicht ohne veränderte Strukturen (beispielsweise mehr Personal) verwirklicht werden kann. Fry insinuiert indes, dass durch eine professionelle Herangehensweise auf der Grundlage ihrer Erfahrungen die Nachtschwester ihre Aufgaben doch bewältigen könnte. Die Nachtschwester soll mit einem geschulten Blick und Kenntnissen über die Krankheitsbilder und Patientenbedürfnisse diese sowie die Gefahren, die bei den einzelnen Patienten bestehen, einschätzen, eine Rangfolge in der Betreuung erstellen und durch eine geschickte Organisation diese alltägliche Konfliktsituation bewältigen. Die Konfliktbewältigung ist dann eine pragmatische; nicht die Gesundheitsförderung steht dann im Vordergrund, sondern eine kluge Organisation, mit der mögliche Gefahren für die Patienten minimiert werden. Sie setzt bereits voraus, dass die Aufgabe der Gesundheitsförderung, wie sie im Pflegeethikkodex fixiert ist und wie sie in den ethischen Konzepten und mit ethischen Prinzipien legitimiert wird, nicht ganz ernst genommen werden kann. Begründet wird die Entscheidung der Nachtschwester dann mit Blick auf ihre schlechten Arbeitsbedingungen: Es bleibt ihr nichts anderes übrig, als wider die Verhaltensmaßstäbe zu handeln.

2. Die Situation ist dramatisch aufgeladen: Jeder der vier Patienten, die im Mittelpunkt des Szenarios stehen, benötigt gleichzeitig die Betreuung durch die Nachschwester. Herr J. könnte innere Blutungen erleiden, die nicht rechtzeitig

erkannt werden, Herr P. ist schockgefährdet, Frau M. ist suizidgefährdet und Frau R. könnte ersticken, wenn sie nicht rechtzeitig abgesaugt wird. Hinzu kommt im übrigen ein weiterer Aspekt, den Fry gar nicht erwähnt: die Begleitung sterbender Patienten, die über ein «pünktliches» Absaugen hinausgeht. Erst durch die Gefahren, denen alle Patienten ausgesetzt sind, wird die Situation zum Konflikt. Da es der Nachtschwester unmöglich ist, all diese gefährdeten Patienten zugleich zu betreuen, ist dieser Konflikt gar nicht zu lösen. Es gibt somit auch unter dieser Perspektive hier auch keine Entscheidung, die ethisch zu rechtfertigen wäre.

Beide Sichtweisen auf den Konflikt treffen zu und führen zu Frys Vermittlungsleistung: Die Dramatik der Situation führt dazu, dass ethische Überlegungen angestellt werden müssen. Das Alltägliche der Situation wiederum erweckt den Anschein, dass der Konflikt doch lösbar sein müsse. So kann Fry an diesem Beispiel die Notwendigkeit ethischer Reflexionen aufzeigen und zugleich eine «alltägliche Lösung», wie sie erfahrene Pflegekräfte tagtäglich vollziehen, demonstrieren. Im Folgenden soll näher betrachtet werden, wie Fry diese Vermittlungsleistung vollbringt.

Nachdem der Kontext des Konflikts dargestellt ist, bearbeitet Fry die 3 weiteren Fragen, die zu einer Entscheidung verhelfen sollen, wie die Nachtschwester ethisch gerechtfertigt handeln soll.

Sie fährt fort mit der Frage nach der *Bedeutung der Werte für die Beteiligten (2. Frage)*. Fry hebt hervor, dass die Pflegenden verpflichtet seien, die Gesundheit aller Patienten zu fördern.[113] Für jeden einzelnen Patienten ist die Förderung seiner Gesundheit gleichermaßen von Bedeutung, geht es doch damit um einen Grund, warum sich die Patienten in das Krankenhaus begeben haben. Es sei aber «meist physisch unmöglich» (Fry 1995: 76), die Gesundheit aller Patienten gleichzeitig zu fördern, schränkt Fry ein. Also müsse eine Rangordnung erstellt werden, ohne die Gesundheit der anderen Patienten zu gefährden:

> Die Art und Weise, wie die Krankenschwester diese Entscheidung trifft, zeigt ihre Fähigkeit, die Bedürfnisse der Patienten zu beurteilen, den Krankheitszustand zu erkennen und ihr Beurteilungsvermögen darüber, wie man Gesundheit ethisch verantwortlich fördert. (1995: 76)

113 Im Fall von Frau R. scheint indes wohl eher das Lindern des Leidens im Vordergrund zu stehen. Die Gliederung der moralischen Konflikte nach den vier grundlegenden Aufgaben der Krankenschwester, wie sie vom ICN formuliert werden, erweist sich hier als ungenau.

Zur Aufgabe der Krankenschwester, die fachlichen Kenntnisse praktisch werden zu lassen, kommt so nach Fry die Aufgabe, unter den Patienten eine Auswahl zu treffen, welche dann als ethische ausgewiesen werden muss. Denn das, was als Aufgabe der Pflegenden im Pflegekodex verankert ist, lässt sich nicht ohne Probleme umsetzen.

> Das Problem ist, daß sie [die Nachtschwester, K. K.] zehn Patienten hat, von denen jeder ihre Hilfe braucht und sehr von ihr profitieren würde. Es wäre jedoch physisch unmöglich, allen Patienten gleichzeitig die Dienste zukommen zu lassen, die sie benötigen, und es ist auch offensichtlich, daß vier Patienten pflegebedürftiger sind als die anderen sechs. (1995: 76)

Der Grund für die Unmöglichkeit der Einlösung der Aufgabe der Gesundheitsförderung aller Patienten liegt also schlicht in der Physis der Krankenschwester begründet, die sich nicht aufteilen kann. Zunächst erscheint es merkwürdig, dass Fry nicht erwähnt, dass die Bedingungen dergestalt sind, dass die Nachtschwester ihrer Aufgabe der Gesundheitsförderung nicht nachkommen kann. Plausibel wird das aber in dem Moment, in dem man sich noch einmal vor Augen hält, dass die Gesundheitsförderung nach Fry zum Problem führt, nicht die Arbeitsbedingungen der Nachtschwester. Dass der pflegerische Anspruch nicht eingelöst werden kann, liegt aus Frys Sicht in der Kombination der Aufgabe mit der unteilbaren Physis der Krankenschwester. Die Situation der Nachtschwester und ihrer 10 Patienten wird so quasi als etwas von der Natur Verhängtes – nämlich der Unteilbarkeit der Nachtschwester – dargestellt. Frys Überlegungen zur Lösung bleiben diesem Verhängten immanent, indem sie zunächst die Anforderungen an die Nachtschwester primär auf die vier ausführlicher beschriebenen Patienten reduziert: Der Wert «Gesundheit fördern» sei bei diesen vier Patienten offensichtlich vorrangig. Unbemerkt bleibt dabei von ihr, dass die Aufstellung einer Rangordnung schon den vom ICN formulierten Anspruch aushöhlt, der doch unbedingte Gesundheitsförderung forderte und nicht die den zufälligen, aber veränderbaren Umständen nach mögliche.

Fry bearbeitet zudem den Konflikt nicht in der Art und Weise, wie sie es an anderer Stelle selbst vorschlägt. Sie prüft nicht die Bedeutung der Gesundheitsförderung für jeden einzelnen Patienten.[114] (1995: 64 f.). Damit demonstriert sie ungewollt die mangelhafte Praktikabilität ihres Modells: Sie reduziert die Prüfung angesichts der Zwänge des Alltags zunächst auf vier Patienten. Über die Bedeutung

114 Zu dieser Prüfung gehört nach ihren eigenen Angaben z. B., den betroffenen Patienten zu helfen, ihre Wertvorstellungen gegenseitig zu respektieren und Einzelpersonen darin zu unterstützen, dass sie ihren eigenen Werten Ausdruck verleihen können. Die wichtigsten Werte müssen dann im Entscheidungsprozess erhalten bleiben. (1995: 65)

der Gesundheitsförderung bei den anderen Patienten reflektiert sie dann aber nicht weiter. Anscheinend hält sie das nicht für notwendig, da die Fallschilderung der vier Extremfälle wohl bereits ausreichend zeigen soll, dass bei diesen Patienten die Notwendigkeit zur unterstützenden Pflege gleich hoch anzusetzen ist.

Nun könnte argumentiert werden, dass es bis hierher keine ethische Entscheidung ist, sondern allein von der Fähigkeit der Einschätzung der Bedürfnisse und der Krankheitszustände der Patienten zeuge. Dem ist entgegenzuhalten, dass dies im Sinne von Frys vorher formuliertem Anspruch her schon eine ethische Entscheidung ist, weil eine Rangordnung hergestellt wird, bei der sechs Patienten nachgeordnet werden: Der Wert der Gesundheitsförderung wird hier geringfügiger eingestuft, dies jedoch nur in Abgrenzung zu anderen Patienten. Dann wiederum stellt sich die Frage, warum das Nachordnen von sechs Patienten als ethisch ausgewiesen werden kann, wenn Ethik doch ist, «was sein sollte» (1995: 20) und nicht das, was unter schlechten, aber veränderbaren Bedingungen das beste ist. Gesundheitsförderung als Aufgabe der Pflegenden wird im Moment des Konflikts von Fry formuliert als «ethisch verantwortliche Gesundheitsförderung» (1995: 76). Was hier absichtsvoll als *ethisch verantwortlich* apostrophiert wird, beinhaltet im Kern indes schon das Unmoralische, das Setzen von Prioritäten und damit das Nachordnen von Patienten. Denn der Wert «Gesundheit fördern» an sich verändert sich für jeden einzelnen Patienten nicht. Erst im Vergleich der Patienten untereinander kommt es einer Veränderung des Wertes und damit zu einer Veränderung der Aufgabe der Nachtschwester: Sie muss nun selektieren. Und das heißt, Gesundheitsförderung bei diesen sechs Patienten verliert an Wert.

Unter den zwei Perspektiven des Kontextes des Szenarios bedeutet Frys Konfliktbearbeitung bis hierher: Aufgrund ihrer Fähigkeit der Einschätzung der Krankheitsbilder kann die Nachtschwester in einem ersten Schritt der Lösung näherkommen. Diesem ersten Schritt, der Rücknahme des Wertes der Gesundheitsförderung, liegt aber eine pragmatische, nicht eine ethische Entscheidung zugrunde.

Im nächsten Schritt bearbeitet Fry die Frage danach, *welche Bedeutung der Konflikt für die Beteiligten hat (3. Frage)*. Zunächst verbleiben für die Nachtschwester vier Patienten, bei denen sie sich dafür entscheiden könnte, ihnen die gleiche pflegerische Aufmerksamkeit zu schenken, so Fry.

> Selbst wenn Frau Aguinaga entscheidet, allen vier Patienten die gleiche pflegerische Aufmerksamkeit zu schenken, bedeutet dies noch nicht, daß auch die Patienten in gleichem Maße davon profitieren. Jeder Patient hat einen individuellen Pflegebedarf und profitiert unterschiedlich von der ihm zugeteilten Pflege. (1995: 76)

Diese Aussage ist als allgemeine Aussage grundsätzlich richtig. Für das Fallbeispiel ist aber festzuhalten, dass Frau Aguinaga sich erstens gar nicht dazu entscheiden *kann*, allen die gleiche pflegerische Aufmerksamkeit zu schenken, wie Fry oben mit dem Verweis auf die Physis der Krankenschwester festgestellt hat. Zweitens sind bei den beschriebenen Patienten offensichtlich sowohl der Bedarf wie auch der Nutzen *gleich*. Deshalb kommt es ja erst zum Konflikt.

Fry versucht nun anhand verschiedener Kriterien die Dramatik, die in jedem einzelnen ihrer beschriebenen Krankheitsbilder liegt, zurückzunehmen, so dass sie eine weitere Rangfolge der vier Patienten legitimieren kann. Zunächst erweckt Fry mit der o. g. Aussage der Anschein, die Nachtschwester könne sich wirklich entscheiden, allen Patienten die gleiche Aufmerksamkeit zu schenken, das brauche sie aber nicht, weil der Pflegebedarf individuell und der Nutzen für den einzelnen unterschiedlich seien. Dies erscheint plausibel und könnte die Entscheidung der Nachtschwester vereinfachen. Allerdings sind die Patienten ja gerade so beschrieben, dass der Pflegebedarf bei allen Patienten gleich groß ist; das ja macht die Situation erst so brisant.

Fry hebt nun verschiedene weitere Kriterien auf den «ethischen Prüfstand», um Klarheit über den Nutzen zu bekommen und dies zu legitimieren: Ein Kriterium sei die größte Effektivität der Gesundheitsförderung, um bei diesem Patienten mit der Pflege zu beginnen. Diese Art der Entscheidung sei jedoch subjektiv, so Fry, und zwinge die Nachtschwester dazu, zu entscheiden, «ob es am besten ist a) Absaugungen bei einem Sterbenden vorzunehmen oder b) einen Insulinschock zu vermeiden oder c) innere Blutungen zu beobachten oder d) die Selbstmordabsichten einer heilbar Krebskranken abzuwenden». (1995: 76). Die Aufzählung zeigt noch einmal die Dringlichkeit der Pflege bei allen Patienten. Bei diesen Überlegungen bleibt nach Ansicht von Fry jedoch immer noch unklar, bei welchem Patienten «das höchste Ausmaß an langfristiger gesundheitlicher Verbesserung durch vorrangige Pflege erreicht werden kann». (1995: 76). Ein weiteres Kriterium könne also das Alter sein und damit die Dauer bzw. die Lebenszeit, in der ein Patient von der Pflege profitieren kann. Die 83-jährige Frau R., die dringend abgesaugt werden muss, sei dann an die letzte Stelle zu rücken. Fry fragt sich nach diesen Überlegungen: «Aber sollte das Alter ein Entscheidungskriterium für die Förderung der Gesundheit sein, und ist es überhaupt das Ziel der Krankenschwester, langfristige, kumulative Gesundheitsförderung zu betreiben?» (1995: 77). Eine Antwort bleibt aus, es handelt sich wohl um eine rhetorische Frage. Sodann könne als weitere Entscheidungshilfe der Pflegebedarf als Kriterium herangezogen werden. Die Schlussfolgerung könnte dann sein, «daß der Patient mit dem größten Bedarf auch den größten Nutzen von der Pflege hat.» Fry fährt fort: «Aber dem ist nicht unbedingt so.» (1995: 77). Wenn das Ausmaß des Leidens ausschlaggebend sei für die Entscheidung, wer zuerst gepflegt wird, so müsse Frau R. vorrangig behandelt werden, da sie leidet, wenn sie nicht abgesaugt wird. Hier vollzieht Fry einen Wechsel von der primären Ausrichtung an der Gesundheitsförderung zu der an dem Gebot das Leiden zu lindern:

> Wenn die Verminderung des Leidens als größter Nutzen für den Patienten angesehen wird, so müsste Frau R. den Vorrang haben. Es muß jedoch gesagt werden, daß die Förderung der Gesundheit eines Patienten nicht gleichgesetzt werden kann mit dem größten Nutzen, den ein Patient durch die Pflege hat. (1995: 77)

Unklar bleibt für den Leser, welcher Wert, «Gesundheitsförderung» oder «Leiden lindern», nun Priorität hat.

Frys Überlegungen drehen sich im Kreis. Sie überdenkt sorgfältig Rangfolgen, Pflegebedarf und Nutzen der Pflege für die einzelnen Patienten, zukunftsgerichtete Folgen für die Patienten und Aspekte, die in einem gesamtgesellschaftlichen Zusammenhang stehen. Dies kann aber nicht zu einer Entschärfung des Problems führen, denn die Gefahr, dass einzelne der beschriebenen Patienten Schaden nehmen könnten, kann dadurch nicht abgewendet werden. Fry kommt mit ihren Reflexionen und Prüfungen der Lösung keinen Schritt näher. Somit kann sie ihre Überlegungen zur Bedeutung des Konflikts für alle beteiligten Personen auch nur mit allgemeinen, für die Problemlösung aber nichtssagenden Worten schließen, mit denen sie auf die moralische Verantwortung verweist: «Die Förderung der Gesundheit von Patienten ist eine spezielle moralische Aufgabe der Pflegenden und kann nicht auf die Förderung des allgemeinen Wohlbefindens oder auf das Profitieren individueller Patienten von der Pflege reduziert werden.» (1995: 77)

Der Leser weiß nun, dass Gesundheitsförderung eine «spezielle moralische Aufgabe» der Pflegenden ist. Was «ethisch richtig» ist, das weiß er nicht. Fry macht an dieser Stelle nicht deutlich, dass sich Gesundheitsförderung als eine «moralische Aufgabe», die zu lösen ist, erst in dem Moment stellt, in dem es der Krankenschwester unmöglich ist, ihren Aufgaben gegenüber allen Patienten selbstverständlich nachzukommen. Der Leser kann gar nicht wissen, was ethisch richtig ist, denn nimmt er Frys ethischen Anspruch beim Wort, so kann keine Rangfolge richtig sein, da bei allen vier Patienten die Dringlichkeit offensichtlich ist. Es gelingt Fry hier also nicht, eine Antwort auf die Frage nach der Reihenfolge der Betreuung der Patienten herauszuarbeiten und zu rechtfertigen.

Die Bearbeitung der *4. Frage* des Entscheidungsfindungsmodells, «Was ist zu tun?», soll nun eine Antwort für die Konfliktlösung bieten.

Fry merkt zunächst an, dass nach «Meinung vieler» (1995: 77) die Entscheidung der Nachtschwester berufliche Kompetenz und organisatorische Erfahrung erfordert. In dieser Hinsicht einig mit dem Common sense, der hier als Legitimationsbasis für berechtigte Ansprüche instrumentalisiert wird, hebt Fry indes auch die ethische Verantwortung und die ethische Dimension der beschriebenen Situation hervor:

> Da die Gesundheitsförderung eine *ethische* Verantwortung der Krankenschwester darstellt, können die *ethischen* Dimensionen dieser Situation nicht einfach außer acht

> gelassen werden. Krankenschwestern und Krankenpfleger treffen *ethische* Entscheidungen, die die Gesundheit fördern. Die Entscheidungen basieren auf der Beurteilung darüber, was *ethisch* verlangt wird und nicht nur darauf, was der effektivste Umgang mit den Patienten und ihren Bedürfnissen ist. Gesundheit zu fördern bedeutet, ein *ethisches* Urteil darüber zu fällen, was von der Krankenschwester verlangt wird. (1995: 77; Hervorhebung K. K.)

In vier Sätzen repetiert Fry fünfmal den Begriff *ethisch.* Fast wirkt es wie eine Beschwörungsformel, mit der die ethische Reflexion in den Mittelpunkt gerückt werden soll. Diese von ihr selbst vorgenommene Reflexion erwies sich aber bis hierher nicht als ethisch legitimierte Entscheidungshilfe für den Konflikt, denn sie selbst konnte nicht ethisch begründen, warum Patienten nachgeordnet werden. Diese gemessen an ihren Ansprüchen ethisch ungenügende Entscheidung versucht sie nun durch die wiederholte Attribuierung als *ethisch* als das erscheinen zu lassen, was sie nicht ist: ethisch legitimiert. Zugleich macht ihre Aussage noch einmal deutlich, dass die Entscheidung, die zu einem notwendigen Selektionsverfahren und der Erstellung einer Rangordnung von Patienten führt, positiv gewendet wird zu einer Entscheidung, die Gesundheit fördert.

Das in einer solchen Idealisierung liegende Unbehagen schiebt Fry von sich, indem sie die Verantwortung für das Misslingen an die Pflegenden delegiert, die sich durch entsprechende Entscheidungsfähigkeit auszuzeichnen hätten:

> Die Fähigkeit, ein ethisches Urteil zu fällen, entspricht möglicherweise nicht den beruflichen oder organisatorischen Fähigkeiten eines Pflegenden. Man kann eine effektive organisatorische Entscheidung treffen, die moralisch falsch ist. Zum Beispiel wäre es moralisch falsch, wenn die Rechte der Patienten nicht respektiert würden. (1995: 77)

Verdrängt wird an diesem Punkt, dass auch eine hervorragend ausgebildete Entscheidungsfähigkeit nicht das Unmögliche möglich machen kann: Wo sind etwa die Rechte der zehn Patienten in Frys Modell aufgehoben? Jeder der Patienten hat das Recht darauf, dass die Nachtschwester sich ihm zuwendet. Mit der ethischen Entscheidung werden die Rechte jedoch in eine Rangfolge gebracht, und das heißt, bis auf einen Patienten rangieren die Patienten bzw. deren Rechte dann auf den Plätzen 2 bis 10.

An dieser Stelle wird deutlich, dass Fry ihren eigenen Anspruch unterbietet, indem sie ihn allein rhetorisch hoch hält: Zuvor hatte sie auf die «Meinung vieler» verwiesen, der zufolge für die Entscheidung in dieser Situation berufliche Kompetenz und organisatorische Erfahrung erforderlich seien. Dem gegenüber hatte sie bemängelt, dass dabei die ethische Dimension außer acht gelassen werde, die Fry ja in den Mittelpunkt rücken wollte. De facto ist ihre Antwort auf den Konflikt aber die gleiche wie die der vielen, indem auch sie die praktische Auflösung des ethischen Problems dann in einer geschickten Organisation sieht. Das gleiche

Tun wird bei Fry nur mit moralischer Rhetorik und ethischem Vokabular ausgeschmückt, so dass das Unmoralische dieser Praxis durch die aufwendige ethische Reflexion kaschiert wird.

Ihr konkreter Vorschlag für die Arbeitsorganisation sieht dann vor, zunächst Frau R. abzusaugen, da sie sonst ersticken könnte. Der kritische Leser müsste sich hier fragen, ob diese Entscheidung nun Resultat moralischer Überlegungen ist oder aber ob die fachlichen Kenntnisse dafür ausschlaggebend sind. Da Frau M.'s Schmerzen und ihr Selbstmordrisiko eine unmittelbare Bedrohung ihrer Gesundheit und ihres Wohlbefindens darstellen, schlägt Fry vor, dass sie als nächstes an der Reihe sei. Die Entscheidung, die von der Nachtschwester dann noch gefällt werden muss (denn weiter geht Fry mit ihren konkreten Vorschlägen nicht), ist die nach der Rangfolge der beiden anderen Patienten (mit drohendem Insulinschock und inneren Blutungen). Dazu schreibt Fry: «Wenn sich der Zustand eines oder gar beider Patienten verändert und sich die Krankenschwester ihnen voll widmen muß, kann sie dies mit dem Wissen tun, daß die Gesundheit der beiden anderen Patienten dadurch nicht ernsthaft gefährdet wird.» (1995: 78). Was die Nachtschwester real tun müsste, sollte sich tatsächlich der Zustand beider Patienten verändern (Insulinschock *und* Blutungen) und das Problem nicht innerhalb von 15 bis 20 Minuten behoben sein (denn dann muss Frau R. wieder abgesaugt werden, und im übrigen Frau M. ggf. auch nach Medikamentengabe und einem kurzen Gespräch mit der Nachtschwester immer noch suizidgefährdet sein könnte), das berücksichtigt Fry nicht mehr. Ebenso wenig wie die Frage nach einer Begleitung sterbender Patienten tauchen auch die sechs weiteren Patienten nicht mehr in ihren Überlegungen auf. Für Fry jedoch ist der Konflikt gelöst, weil aus ihrer Sicht eine Entscheidung getroffen wurde und sie sich durch ihre vielfältigen ethischen Reflexionen legitimiert glaubt.

Da die Problemlösungsstrategien «bei komplexen ethischen Entscheidungen in der Patientenpflege wiederholt angewandt werden, verbessern und verfeinern sie sich im Laufe der Jahre». (1995: 10). Dem muss man zustimmen, denn voraussichtlich begegnet der Nachtschwester in ihrem nächsten Dienst eine ähnliche Situation, die sie wieder bewältigen muss. Sie wird dann schneller und souveräner eine Rangordnung erstellen, die aber leider den Konflikt als solchen – «Gesundheitsförderung versus knappe personelle Ressourcen» – nicht auflöst. Der von Fry postulierte Lerneffekt wird also vielmehr darin bestehen, dass die Nachtschwester zunehmend lernt, mit einer Situation umzugehen, die aus ethischer Sicht nicht zu verantworten ist und die auch Fry nicht ethisch legitimieren kann.

### 7.1.4 Die ethisch legitimierte Verwaltung des Mangels

Der von Fry vorgestellte Bezugsrahmen für ethische Entscheidungen soll zu einer intensiven Auseinandersetzung mit den Themen der Ethik/Pflegeethik führen. Eine Sensibilität für ethische Konflikte und auch die Fähigkeit zu moralischem Denken wird dadurch aber nicht gefördert, da die ethischen Reflexionen, in der inkohärenten und inkonsistenten Art und Weise wie Fry sie vollzieht, vielmehr einen Bezugsrahmen ergeben, der es erlaubt, vorschnell eine ethische Legitimation für einen Konflikt bei der Hand zu haben, der dadurch in der Praxis nicht gelöst wird. In dem Moment, in dem Fry das ethische Wissen zu nutzen versucht, um ethisch begründete Entscheidungen in moralischen Konfliktsituationen zu treffen, wendet sie das Wissen entgegengesetzt an. Ethisches Wissen wird dann dazu benutzt, Handlungen zu legitimieren, welche gegen das ethische Wissen gerichtet sind: Mit dem Wert «Gesundheit fördern» soll begründet werden, warum der Wert «Gesundheit fördern» nicht bei allen Patienten gleich anzusetzen ist. Es bleibt zudem bei einem Versuch, denn wie unter der Frage 3 («Welche Bedeutung hat der Konflikt für alle Beteiligten?») gezeigt werden konnte, gelingt es Fry nicht einmal, durch die Prüfung verschiedener Kriterien rational nachvollziehbar eine Rangfolge der Patienten zu bestimmen. Sie *versucht* an dieser Stelle ethisch zu legitimieren, was ethisch nicht zu legitimieren ist. Eine vermeintliche Lösung gelingt ihr erst in dem Moment, in dem sie sich der Meinung der «Vielen» anschließt, das heißt das ohnehin gängige Urteil affirmiert: Aufgrund der Bedingungen, unter denen die Nachtschwester ihren Aufgaben gerecht werden soll, ist eine umsichtige Arbeitsorganisation notwendig. Die Verantwortung ist damit wieder an die Pflegenden delegiert, die nach der Lektüre des Leitfadens genauso ratlos sind wie vorher. Allenfalls sind sie euphorisch gestimmt, wenn sie sich von der Rhetorik haben blenden lassen, die ihnen suggeriert, dass sie nun ethisch verantwortlich handelnde Pflegekräfte seien.

Die Erwartung der Öffentlichkeit, dass Pflegehandlungen in der Pflegepraxis von ethischen Prinzipien, ethischen Konzepten, ethischen Verhaltensmaßstäben bestimmt sein sollen, wird somit nur oberflächlich erfüllt. Bestimmend für das Bild der Pflegepraxis mögen zwar auch diese von der Pflegeethik formulierten Ansprüche sein. Im Stationsalltag setzen sich jedoch am Ende aufgrund der Situation in der Pflege ökonomische Faktoren durch. Und das heißt, dass die Pflegenden den ethischen Ansprüchen nicht gerecht werden können. Frys Optimismus, die allgemeine Qualität des Gesundheitswesens werde sich durch die Anwendung eines ethischen Bezugsrahmens verbessern, muss also im Hinblick auf das von ihr selbst angeführte Fallbeispiel, welches auch für eine alltägliche Konfliktsituation steht, bezweifelt werden. Aufgrund ihrer Erfahrungen und Fähigkeit der Einschätzung von Patienten, deren Bedürfnissen und Krankheitsbildern, sowie Fachwissen über mögliche Gefahren, die mit den Erkrankungen einhergehen, kann eine erfahrene Nachtschwester ihren Dienst so organisieren, dass sie diesen Gefahren entgegenwirken, bzw. durch eine rasche Beobachtung entsprechende weitere Maßnahmen ergreifen kann. Doch spiegelt sich darin nur eine Professionalitätsforderung an Pflegekräfte wieder, die mit den ethischen Legitimationsversuchen á la Fry nichts zu tun hat: Natürlich ist eine erfahrene, gut ausgebildete Krankenschwester immer besser als eine unerfahrene, schlecht ausgebildete. Mit den ethischen Forderungen des ICN an den einzelnen hat dieser Befund, der zudem trivial ist, allerdings nur wenig zu tun.

Frys Fallbeispiel zeigt ein gleichermaßen alltägliches wie auch dramatisches Problem der Pflege – den Mangel an Ressourcen. Dieses Problem wird als ein ethisches Problem erkannt, welches dementsprechend durch eine ethische Entscheidung gelöst werden soll. Mit einem hohen rhetorischen Aufwand unter Bezugnahme auf verschiedene Abwägungskriterien wird gezeigt, wie die Verwaltung des Mangels in der Pflege ethisch legitimiert wird. Was die Situation zur unhaltbaren Konfliktsituation macht – die Bedingungen, unter denen die Nachtschwester ihre Aufgaben erfüllen soll –, bleibt davon unberührt und damit der Konflikt bestehen. Indem diese Entscheidung als ethisch legitimiert ausgewiesen wird, ist das Problem selbst in die Lösung eingearbeitet worden. Das führt dazu, dass sowohl die Theoretiker, hier Fry, wie auch die Praktiker sich mit einer Praxis, die die Verhaltensmaßstäbe unterbietet, arrangieren und sich damit trösten können, dass die Entscheidungen unter Prüfung der Kriterien, was als richtig gelten soll, gefällt wurden. In dieser als ethisch – und damit im Sinne einer Annäherung an das, was sein soll – deklarierten Entscheidung liegt bereits die Hinnahme einer Praxis, die den Anspruch der Pflege unterläuft. Aus dieser Sicht stützen die als ethisch legitimiert ausgewiesenen Entscheidungen die Unmoral der Bedingungen, unter denen die Nachtschwester ihren Aufgaben nachkommen soll.[115]

Die Aussage Frys, «Gesundheit zu fördern bedeutet, ein ethisches Urteil darüber zu fällen, was von der Krankenschwester verlangt wird» (1995: 77), ist aus dieser Perspektive von Fry wie folgt bearbeitet worden: Von der Krankenschwester wird verlangt, ein ethisches Urteil zu fällen, um die Gesundheit ihrer Patienten gemäß der Verhaltensmaßstäbe zu fördern. In ihrem Arbeitsalltag kann sie dieser Forderung aber bestenfalls rudimentär nachkommen. Indem von der Seite der Pflegeethik diese im Widerspruch zu den Arbeitsbedingungen stehende Forderung an die Pflegepraktiker herangetragen wird, reagiert die Pflegeethik selbst unmoralisch, denn sie verlangt von den Praktikern etwas, was nicht eingelöst werden kann. Durch die Empfehlungen von rationalen Prüfverfahren, mit denen vermeintlich ethische Lösungen vorgestellt werden, wird die Unmöglichkeit der Ver-

115 Bezieht man dies übrigens auf die Pflegesituation in Deutschland und auf die hierzulande oftmals übliche Stationsgröße von 36 Betten, so verschärft sich der Konflikt.

wirklichung des ethischen Anspruchs an das Verhalten der Pflegenden verhüllt. Die ethische Legitimationspraxis der Pflegeethikerin ist damit selbst unethisch. Mit dieser Art ethischer Entscheidungsfindung wendet sich die Ethik gegen sich selbst: Nicht das, was sein soll, ist der Kern dieser Ethik, sondern ein Arrangement mit dem strukturell schon angelegten Scheitern dessen, was sein sollte. Dass die Nachtschwester in der geschilderten Situation eine Entscheidung treffen und dabei notgedrungen eine Rangordnung der Patienten erstellen muss, ist nicht zu leugnen, ebenso nicht, dass sie selbst kaum Aussichten darauf hat, die Bedingungen, die ihre Aufgabenerfüllung behindern, zu ändern. Sie wird in ihrem Alltag und mit zunehmenden Berufsjahren lernen, immer versierter auf ihre Arbeitsbedingungen mit organisatorischem Geschick zu reagieren. Ein Einüben der Art des ethisch angeleiteten Abwägens, wie Fry es vorschlägt, fördert so tatsächlich einen Lernprozess, nicht aber einen der ethischen Sensibilisierung: Die Leser von Frys «Ethik in der Pflegepraxis» lernen, auf der Grundlage ethischer Reflexionen die Defizite des Arbeitsalltages hinzunehmen, im Glauben, sie seien so zu überwinden, bzw. der moralische Konflikt sei aufzulösen. Dies aber entspricht wohl nicht den eingangs formulierten Erwartungen, die der DBfK an die Lektüre des Buches stellt. Frys Konzept gaukelt vor, das Problem sei als ethisches Problem gelöst, obgleich es in Wirklichkeit weiter bestehen bleibt. Mit der dem Konzept innewohnende Affirmation des Ist-Zustandes liefert sie die Legitimation des schlechten Status quo. Verzichtet man auf diese «umgekehrte Sichtweise», so wird die Ethik sich «zum Büttel der Ökonomie» machen: Weil wir durch ethisches Fachwissen unsere Handlungen wider dem ethisch Gebotenen innerhalb der ökonomischen Zwänge legitimieren können, weil wir uns als die «Hauptpersonen» (1995: 67) im Rahmen der Konfliktlösung bezeichnen dürfen, weil wir selbst unser Handeln als ethisch verantwortliches Handeln ausweisen können, verlieren wir das Skandalöse des Pflegealltages aus dem Blick. Die ethische Reflexion selbst deckt es zu.

## 7.2 Marianne Arndt: Ethik denken

Ebenfalls einen pflegeethischen Ansatz zur Lösung moralischer Konfliktsituationen im Pflegealltag stellt Marianne Arndt vor. Zu Beginn ihrer Ausführungen hebt sie als Problem hervor, dass sich Pflegende allen Ortes trotz der Diskrepanzen zwischen der gesundheitspolitischen Situation und der Forderung nach einer optimalen Pflege täglich dem Pflegealltag stellen müssen. Sie bietet ein pflegeethisches Konzept an, damit Pflegende in diesem Spannungsfeld ihr eigenes Handeln besser verstehen lernen, und «vielleicht auch das gute Handeln wissend und verstehend [einüben]». (1996: V). Arndt vertritt den Standpunkt, dass sorgfältige, vor dem Hintergrund einer «Ethik der Verantwortung» getroffene, ethische Entscheidungen «den Pflegealltag verbessern und damit die Pflege selbst verbessern [können, K. K.]». (1996: 83). Sie stellt eine derartige «Ethik der Verantwortung» für Pflegende vor und zieht dafür ethische Theorien und Grundsätze heran, die sie als einander ergänzend darstellt und die sie in ein pragmatisches Instrument zur Entscheidungsfindung im Pflegealltag überführt: Der Pflegeprozess wird um eine «moralische Dimension» erweitert[116]. (1996: 83)

Die Realisierung des «guten» Handelns in der Pflege, welches Arndt in ihrem Buch eingängig beschreibt (1996: 49 ff.), schränkt sie von Beginn ihrer Ausführungen an ein. Ihre Vorschläge zielen auf das Verstehen des eigenen Handelns und die Einübung dieses Handelns ab. Beides relativiert sie: Eine Auseinandersetzung mit theoretischen Elementen könne Pflegenden helfen, das gute Handeln «*vielleicht* wissend und verstehend einzuüben» (1996: V; Hervorhebung K. K.). Nicht die Verwirklichung des «guten» Handeln in der Pflege, sondern das «bessere» Handeln, welches in sorgfältigen Entscheidungen erkennbar werde, ist demnach die Zielsetzung dieser Überlegungen. Die strukturellen Bedingungen und die sich gegenüberstehenden Anforderungen, die zu moralischen Konflikten führen, bleiben dabei wiederum unangetastet. Dennoch wird von Arndt das Gelingen ihrer Konzeption unterstellt, weil sie aus ihrer Sicht praktikable Vorschläge für die Pflegepraxis unterbreitet.

Die Art und Weise, wie Arndt ihr pflegethisches Konzept samt seiner Einzelelemente darstellt, überdeckt, dass der dem Pflegealltag innewohnende Widerspruch bezüglich der Anforderungen an die Pflegenden, der gerade erst zu moralischen Konflikten führt, nicht aufgelöst werden kann. Er wird von Arndt vermeintlich aufgehoben, denn sie verfährt in dem Bewusstsein, durch ihr vorgeschlagenes Ethikkonzept das jeweilige moralische Problem tatsächlich zu lösen. Aber es bleibt objektiv bestehen, was sich bei Arndt dadurch zeigt, dass sie, ohne ein Bewusstsein davon zu haben, eben diesen Widerspruch mit in die Konzeption einarbeitet. Dies trifft sowohl auf die von ihr hergestellte Beziehung der ethischen Theorien untereinander zu als auch auf die Umsetzung der Theorien in die Pflegepraxis.

Im Folgenden wird in vier Abschnitten aufgedeckt, in welcher Weise es Arndt misslingt, den o. g. Widerspruch aufzulösen und dennoch der Anschein erweckt wird, mit ihrem Konzept könnten moralische Konflikte erfolgreich gelöst werden.

1. Arndt stellt die unterschiedlichen ethischen Theorien als ergänzungsfähig vor, obwohl diese von ihren Grundaussagen her unvereinbar sind.

116 Mit «erweitern» meint Arndt, dass der Pflegeprozess auf moralische Konfliktsituationen übertragen wird. Das heißt, formal bleiben die Schritte des Pflegeprozesses gleich: 1. Informationssammlung, 2. Planung, 3. Durchführung, 4. Bewertung.

2. Die umfassende Ansammlung ethischer Theorien und Grundsätze wird von Arndt in eine Form gebracht, die Pflegepraktikern geläufig ist: das Pflegeprozessmodell. Mit einer methodisch angeleiteten Prüfung aller denkbaren Einflussfaktoren im Zusammenhang mit moralischen Konflikten und der Auflistung von Entscheidungsmöglichkeiten für Lösungen wird ein auf den ersten Blick plausibles Konzept präsentiert. Nimmt man diesen Entscheidungsfindungsprozess ernst, so kommt es jedoch zu einer nicht enden wollenden Prüfung, deren Praktikabilität für den Pflegealltag bezweifelt werden muss.
3. Die von Arndt selbst vorgenommene Bearbeitung ausgewählter Themen der Ethik und der Probleme aus dem Pflegealltag geschieht ohne Rückgriff auf die zuvor entworfene Konzeption zur Entscheidungsfindung. Die Tragfähigkeit des Arndt'schen Konzeptes wird so weder empirisch nachgewiesen noch theoretisch plausibilisiert. Vielmehr spiegelt sich in der Problembearbeitung die collageartige Vorgehensweise wider, mit der die ethischen Theorien zuvor vermittelt werden.
4. Arndts Ausführungen sind zum Teil so formuliert, dass in der sprachlichen Darstellung schon die Vermittlung der widersprüchlichen Anforderungen eingearbeitet ist: indikativische Formulierungen und Postulate. Durch die Kraft der Sprache verleiht sie damit dem, was angestrebt werden soll, bereits Realitätscharakter.

### 7.2.1 Zur Kompatibilität der ethischen Ansätze

Um «Ethik denken» zu können, bedarf es aus Arndts Sicht zunächst theoretischer Ethikkenntnisse. Sie stellt dazu unterschiedliche ethische Ansätze[117] und Überlegungen vor und führt in die Ethik im Allgemeinen und in ethische Überlegungen speziell für die Pflege ein. Zum Teil werden diese Ausführungen mit fiktiven Geschichten veranschaulicht und durch Fallbeispiele ergänzt, um den Leser zum Nachdenken anzuregen. Alle traditionellen und zeitgenössischen Ethiken sowie eine Vielzahl von allgemeinen Einzelaspekten werden von Arndt zur Begründung ihrer eigenen Ethikkonzeption bemüht: Fürsorgeethik, Ethik des Rechts und der Fairness, Kohlbergs und Gilligans Moralentwicklungstheorie, kontextuelle Ethik, die Pflichtethik Kants, (Präferenz-) Utilitarismus, prinzipienorientierte Ethiken, Wertwirklichkeit des Daseins, Grundwerte des Menschseins, Menschenrechte,

117 Wenn hier von «ethischen Ansätzen» die Rede ist, sind damit alle Überlegungen Arndts zur Ethik gemeint. Das umfasst gleichermaßen ethische Theorien, ethische Prinzipien und das von Arndt explizierte pflegeethische Wissen.

Ebenen ethischer Auseinandersetzungen, Bereiche moralischer Verantwortung, pflegeethisches Wissen, pflegeethische Kodizes u. v. a. m.

Diese Fülle an Informationen, komprimiert auf nur etwa 80 Seiten, führt dazu, dass alle Ansätze nur angerissen werden können. Eine sinnvolle systematische Diskussion der Konzeptionen untereinander, die für eine Bearbeitung moralischer Konflikte in der Pflege fruchtbar gemacht werden könnte, ist nicht zu erkennen. Statt etwas über die Bedeutung der Widersprüche, in denen die ethischen Ansätze zueinander stehen, und ihrer Tragweite für moralische Konfliktsituationen in der Pflegepraxis zu lernen, ist der Leser damit beschäftigt, den roten Faden in Arndts Darstellung zu suchen, ihren Harmonisierungsbestrebungen hinsichtlich der verschieden Ethiken zu folgen und Begriffe voneinander abzugrenzen. Was der Orientierung dienen und Hilfestellung anbieten soll, verliert sich in einem Sammelsurium von Überlegungen, bei denen nur zum Teil Bezüge untereinander hergestellt werden. Lediglich fragmentarisch werden einzelne Aspekte der verschiedenen ethischen Ansätze aufgegriffen und diese Fragmente zueinander in Beziehung gesetzt. Unklar bleibt z. B. die Frage, wie denn die Fürsorgeethik, die Arndt in Abgrenzung zu einer Ethik des Rechts und der Fairness vorstellt, mit dieser in Einklang gebracht werden kann. Orientiert sich jene nach Arndts Beschreibungen an der einzelnen Person, so basiert diese nach ihren Aussagen auf dem Konkurrenz- und Leistungsprinzip. Für Arndt aber ergänzen sie einander, «sie leben voneinander» (1996: 7 f.). Sie stellt die Ansprüche der kontextuellen Ethik (offensichtlich ist damit dasselbe gemeint wie mit dem Begriff Fürsorgeethik), Sorgetragen füreinander, Hinwendung zu «konkreten Menschen in konkreten Situationen» (1996: 45), unter die Perspektive eines Dialoges zwischen Rationalität und Emotionalität. Der Dialog wird hier also als Vermittlungsmöglichkeit genannt. Aber die Grundideen der beiden Ethiken sind nicht vermittelbar und dieser Widerspruch der Ethiken wird von ihr selbst auch an anderer Stelle deutlich gemacht, denn sie weist darauf hin, dass eine Ethik des Rechts und der Fairness an Regeln gebunden ist, die den Tausch von Leistung und Gegenleistung berücksichtige. Wie hier ein Einklang zur Fürsorgeethik hergestellt werden kann, das wird von ihr nicht ausgeführt.

Aber nicht nur die hergestellten Zusammenhänge zwischen den ethischen Theorien führen zur Verwirrung, sondern auch die Ausführungen zu einzelnen ethischen Theorien. Zur Pflichtethik beispielsweise führt Arndt an einer Stelle den von Kant formulierten kategorischen Imperativ aus, an anderer Stelle wiederum bezieht Arndt die Pflichtethik allein auf Gesetze, Regeln, Vorschriften, Richtlinien, die das Zusammenleben regeln bzw. die Handlungsanweisungen in Institutionen geben (1996: 31 f.; 56 f.). Was etwa die Unterschiede zwischen einer feministischen Ethik, einer Ethik der Frauen, einer kontextuellen Ethik und einer Fürsorgeethik sind, oder ob die Begriffe synonym verwendet werden können, das bleibt im Dunkeln (1996: 37–46). Es bleibt dem Leser nichts anderes übrig, als den Assoziationen in den Textpassagen zu folgen, auch wenn er nicht weiß, wo es hingeht und welcher Sinn hinter den Ausführungen steht.

Diese assoziative Vorgehensweise zeigt sich auch an den Stellen, an denen Bezüge zum Pflegealltag hergestellt werden. Einzelne Aspekte einzelner Ansätze werden ausschnitthaft auf die Situation in der Pflege bezogen. Indem immer nur ein Aspekt der Pflegewirklichkeit mit einem «passenden Pendant» einer ethischen Theorie in Zusammenhang gebracht wird, gelingt es Arndt, die jeweilige Theorie als Entscheidungshilfe für die Pflegepraxis darzustellen. Die kontextuelle Ethik etwa wird mit dem je einzelnen Patienten, der zu betreuen ist, zusammen gebracht, der Utilitarismus mit den knappen Ressourcen im Gesundheitswesen: und hier habe er seine Berechtigung zur Maximierung des Guten in der «Gesamtschau». Zwar weist Arndt auch darauf hin, dass beim Utilitarismus auf der «abstrakten und anonymen Zahl der *anderen*», bei der kontextuellen Ethik auf den Bedürfnissen des konkreten einzelnen aufgebaut wird. (1996: 45). Aber eine umfassende Diskussion, bei der die Grundsätze der einzelnen ethischen Ansätzen und ihre Unvereinbarkeit thematisiert werden, bleibt aus. Arndt strebt vielmehr eine Integration als eine «sinnvolle Grundlage» für ein «modernes ethisches Konzept» an. (1996: 45 f.). Diese Integration indessen ist nur vordergründig: Die ethischen Ansätze bleiben unvermittelt nebeneinander stehen.

Exemplarisch für Arndts Modus der Darstellung seien ihre Ausführungen zum pflegeethischen Wissen und dem Utilitarismus näher betrachtet.

In dem von ihr als «Herzstück» des gesamten Buches bezeichneten Teil *Ethik in der Pflege* beschreibt sie das Fundament, «auf dem pflegerische Sorge jene moralische Legitimität erhält, die eine pflegerisch-therapeutische Beziehung zu einer solchen macht». (1996: 48). Dieses Fundament basiere auf dem ethischen Pflegewissen. Es setze sich zusammen aus objektivem, subjektivem und inhärentem Wissen. Objektives Wissen basiere auf abstrakten Befunden und Daten, welche hinsichtlich des Patienten erhoben werden. Subjektives Wissen werde z. B. aus Äußerungen von Patienten, seinem Erscheinungsbild und der eigenen Einschätzung gewonnen. Mit dem «inhärenten» (synonym auch «wesenhaftes», «wesentliches» oder «gelebtes») Wissen sei das Einbetten der Bedeutung von Symptomen und Beschwerden sowie Daten und Befunden in die Lebenswelt einer Person und das Verständnis des subjektiven und objektiven Wissens auf dem Erlebnishintergrund der betroffenen Person gemeint. (1996: 49 ff.). Dieses so gesammelte Wissen stelle das Fundament für das pflegerische Handeln dar, und daraus ergäben sich folgende spezifische Handlungsanweisungen für die Pflege:

- Pflegerisches Handeln soll aus gemeinsamen Denken mit dem Patienten erwachsen.
- Die gesamte Lebenssituation einschließlich der persönlichen Werte eines Patienten soll von den Pflegenden einbezogen werden.

- Die Eigenverantwortung des Patienten ist zu berücksichtigen und muß gefördert werden.

«Sie [die spezifischen Werte, K. K.] beziehen die moralische Legitimität für die Pflege ein, die durch den Bereich des gelebten Wissens erschlossen werden kann.» (1996: 52)

Diese Ausführungen verweisen darauf, dass die Begründung für moralisches Handeln in der Pflege von dem pflegeethischen Wissen ausgeht. Hier wird Arndts Sicht auf die pflegerische Verantwortung und auf die Person des einzelnen Patienten sehr deutlich: Alle pflegerischen Handlungen sollen an dem Wohl des einzelnen Patienten ausgerichtet sein. Bezieht man das auf Arndts Aussage zurück, dieser Teil des Buches sei das «Herzstück» des Buches, so wird damit suggeriert, dass der Ausgangspunkt und ausschlaggebende Impuls für Entscheidungen in moralischen Konfliktsituationen der einzelne Patient in der konkreten Lebenssituation ist. Dieser Perspektive kann man als Leser aus pflegerischer Sicht im Hinblick auf die zu betreuenden Patienten unbedingt zustimmen. Geht man von diesem Fundament der Pflege aus, so ist eine schlechte Pflegepraxis – eine Pflegepraxis also, die diesem patientenzentrierten Denken und Handeln entgegensteht – nicht zu legitimieren. Diese schlechte Pflegepraxis existiert jedoch, worauf Arndt an anderer Stelle selbst hinweist (s. o. zu den Diskrepanzen). Im Zusammenhang mit den Ausführungen zum pflegeethischen Wissen findet der konflikthafte Alltag aber keine Erwähnung mehr.

Vielmehr betrachtet Arndt nun auf der Folie des pflegeethischen Wissens noch einmal die zuvor vorgestellten Ethiktheorien und ihre Bedeutung für die Pflege. Dies geschieht jedoch weder systematisch noch konsequent. Nicht systematisch heißt, dass sie nicht alle ethischen Ansätze, die sie bis hierher umrissen hat, aufgreift, sondern nur die «Ethik der Nützlichkeit» und die «Ethik der Pflichten» (1996: 55–58). Die Ethik des Rechts und der Fairness, die kontextuelle Ethik und die Fürsorgeethik bleiben hier unerwähnt. Nicht konsequent heißt, dass sie weder die Ethik der Nützlichkeit, noch die Ethik der Pflichten auf die oben vorgestellte Maxime der Berücksichtigung des pflegeethischen Wissens bezieht. Arndt weist nur ganz allgemein darauf hin, dass Argumente, die die Wirklichkeit beträfen, eine Rolle spielten: materielle und personelle Ressourcen, Auslastung von Krankenhausbetten, Einsatz von teuren Medikamenten und Techniken. Hier müssen, so Arndt, Kosten und Nutzen, sowie vorhersehbare Resultate in die Planungen einbezogen werden. Sie führt aus, dass der Utilitarismus letztlich Gerechtigkeit und menschliches Wohlergehen im Auge habe. Der moralische Wert werde hierbei aus den Konsequenzen abgeleitet, und es müsse nach der Alternative gesucht werden, welche größere Zufriedenheit und mehr Wohlergehen in der Gesamtschau bewirke. (1996: 55). Es scheint, schreibt Arndt weiter,

> als ob nach dieser Theorie die Achtung vor dem Leben oder vor der Lebensqualität zurückstehen muß und an Bedeutung verliert gegenüber der Maximierung positiver Konsequenzen. Anhängern des Utilitarismus geht es jedoch primär nicht um persönliches Wohlergehen, sondern um die Maximierung des Guten, entsprechend den Möglichkeiten einer gegebenen Situation. Dies stellt einen hohen Anspruch [sic] und ist eine durchaus ernstzunehmende Haltung, die sorgfältiges Abwägen von Konsequenzen erfordert. (1996: 56)

Der wichtigste Einwand gegen den Utilitarismus ist nach Arndt die Möglichkeit, mit ihm Recht und Unrecht rechtfertigen zu können. Aus diesem Grunde könne der Utilitarismus nicht als alleinige Grundlage moralischen Handelns dienen. (1996: 56)

Arndt verweist also in ihren Ausführungen im Zusammenhang mit dem Utilitarismus auf die defizitäre Wirklichkeit des Krankenhausalltages und die damit einhergehenden Zwänge. Sie geht dabei sehr zurückhaltend vor, weil sie die in der Pflegepraxis zu moralischen Konflikten führenden Aspekte wie Zeit- und Ressourcenmangel lediglich benennt, diese aber nicht an ihre vorher ausgeführten Handlungsanweisungen auf der Grundlage der spezifischen Werte zurückbindet. Als Beispiel für ein Handeln nach dem Prinzip der Nützlichkeit bemüht sie ein ganz anderes Problem: die «Notlüge» (1996: 56). Man kann Arndt insoweit zustimmen, als es durchaus zu einem moralischen Konflikt führen kann, in einer Situation zu einer Notlüge zu greifen. Das ist jedoch nicht unmittelbar mit den zuvor genannten Zwängen in Zusammenhang zu bringen. In welcher Weise Pflegende hinsichtlich der mangelnden personellen und materiellen Ressourcen in eine solche Bedrängnis geraten, dass sie lügen müssen, führt Arndt dann auch nicht aus. Sie lenkt mit der Notlüge nur ab vom eigentlichen Problem, das jetzt thematisiert werden müsste und das Pflegende als virulentes Problem in ihrem Arbeitsalltag erfahren: Zeitmangel, knappe Ressourcen. Aber darauf geht sie nicht ein. Wie eine Ergänzung von Utilitarismus und der Orientierung der Pflegenden an dem gelebten Pflegewissen zu denken ist, erklärt sie nicht. Stellt man diese Überlegungen an, bezieht man also den Utilitarismus und die spezifischen Pflegewerte aufeinander und führt darüber eine Auseinandersetzung, dann kann am Ende nur eine der beiden ethischen Positionen aufrechterhalten werden. Eine Verquickung ist nicht statthaft. Denn entweder steht der einzelne Patient im Mittelpunkt des Denkens und Handelns, oder aber die größere Zufriedenheit in der Gesamtschau, der sich der Einzelne unterordnen muss. Im Falle des Letzteren aber bleibt das «wesenhafte», «wesentliche» Wissen ein theoretisches Wissen und wird nicht in praktisches Handeln umgesetzt.

In dem Moment, in dem Arndt tatsächlich einen Bezug herstellen würde, würde der eklatante Widerstreit einer Ethik der Nützlichkeit mit einer Orientierung an dem pflegeethischen Wissen deutlich werden, und zwar sowohl auf einer theoretischen als auch auf einer praktischen Ebene. Denn wie könnte unter dem

Zwang der ökonomischen Faktoren eine am einzelnen Patienten orientierte Pflege praktiziert werden, wenn der Begriff der Patientenorientierung mehr als nur Schlagwort bleiben soll? Wie Arndt anderenorts ausgeführt hat, muss doch das «wesentliche», «wesenhafte» Wissen über den Patienten der Ausgangspunkt für pflegerische Überlegungen und den entsprechenden Handlungen sein. Dessen Selbständigkeit und Autonomie wird von ihr als einer der pflegerischen Werte, die handlungsanleitend sein sollen, aufgeführt. Aus der Sicht des Utilitarismus hingegen ist die größte Zufriedenheit in der Gesamtschau der Ausgangspunkt für die Überlegungen, welche Handlungen ethisch zu legitimieren sind. Wie soll auf einer 36-Betten-Station das wesenhafte Wissen über jeden der Patienten ermittelt werden, ja in entsprechende Handlungen umgesetzt werden?[118] Umgekehrt werden pflegetherapeutische Handlungen, bei denen die persönliche Situation des einzelnen Patienten, das Einbeziehen seiner gesamten Lebenssituation und seiner individuellen Bedürfnisse mit dem Ziel der Förderung seiner Eigenverantwortung, aus der Perspektive des Utilitarismus auf die zweite Stelle verwiesen. Denn primär geht es ihm darum, die funktionalen Arbeitsabläufe auf einer Station zu sichern, damit alle anfallenden Arbeitsaufgaben bewältigt werden können, die Institution Krankenhaus die Versorgung einer breiten Bevölkerungsmasse sicherstellen und auch bei zunehmend engeren Budgetierungen im Gesundheitswesen gewährleisten kann.

Dieser brisanten Diskussion entzieht Arndt sich, indem sie fordert, dass der Utilitarismus nicht die alleinige Grundlage sein soll. Der Utilitarismus wird so als eine Ergänzung dargestellt – die er aber nicht sein kann, wenn er gegen eine patientenorientierte Pflege gesetzt wird. Mit dieser angestrebten Ergänzung, aufgrund der die Defizite im Gesundheitswesens berücksichtigt werden, verfängt Arndt sich unmerklich in dem Widerspruch, der Funktionalität Rechnung zu tragen, die doch dem normativen Anspruch einer Pflege, die auf dem inhärenten Wissen basiert, gegenüber steht. Sie versucht die widersprüchlichen Anforderungen in der Pflegepraxis und die widerstreitenden Grundaussagen der Ethiken mittels ihrer Art der Darstellung aufzulösen.

Dies scheint ihr sogar zu gelingen. Und zwar aus folgendem Grund: die verschiedenen, scheinbar integrationsfähigen Ansätze decken sich in Arndts Abhandlungen mit den verschiedenen Anforderungen, die an Pflegende gestellt werden: Die Fürsorgeethik, die kontextuelle Ethik und das ethische Wissen stehen für die Forderung nach einer am einzelnen Patienten orientierten Pflege. (1996: 7;

118 Eine personelle Besetzung von vier Pflegenden auf einer auf 36-Betten-Stationen wird von den in der vorliegenden Untersuchung befragten Probanden als realistisch eingeschätzt (vgl. Transkripte und Auswertungsbögen im Materialienband).

43; 45; 49 ff.). Die Ethik der Pflichten dagegen steht für die in Verträgen, Gesetzen, Richtlinien, Dienstanweisungen vorgegebene Handlungsanweisungen. Der Präferenzutilitarismus steht für das «kluge Haushalten» und für Entscheidungen, «die sich an der Wirklichkeit orientieren». (1996: 55). Die Ethik des Rechts und der Fairness steht für eine gerechte Verteilung der Ressourcen (1996: 8; 27 f.; 63). Arndts Ausführungen kann man als eine Zusammenstellung von Ausschnitten bezeichnen, ähnlich einer Collage, die sich in der Summe ihrer Teile als etwas Ganzheitliches präsentiert. So erscheinen alle Ethiken praxisnah, und es wird vorgetäuscht, sie könnten sich ergänzen. Dieser Anschein wird hergestellt, weil Arndt weder die Ethiken untereinander noch diese auf die Komplexität des Pflegealltags bezieht. Zugleich wird in der Art der Darstellung (jedoch nur da) jedem einzelnen Ansatz das «Extreme» (1996: 66) genommen und damit auch die Grundaussage stark reduziert, die eine ethische Theorie erst zu einer gegenüber anderen abgrenzbaren ethischen Theorie macht. Damit ist Arndts Intention benannt: ihre Konzeption will zwischen den Extremen der Ansätze und damit zwischen den Widersprüchen ausgleichen, und sie will in moralischen Konfliktsituationen Antwort geben auf die Frage «Was soll ich tun?»

> Diese Antwort [die mit einer Ethik der Verantwortung gegeben werden kann, K. K.] wird einen Ausgleich zwischen den Extremen der verschiedenen Ansätze darstellen und moralische Entscheidungshilfen aufzeigen, die für Pflegende im Alltag hilfreich sein können. (1996: 66)

Die angestrebte Vermittlung zwischen den widersprüchlichen Theorien gelingt aber de facto so wenig, wie die Vermittlung zwischen den widersprüchlichen Anforderungen im Pflegealltag: Jede Vermittlung ist ein Zugeständnis an die eine oder die andere Seite. Angesichts der defizitären Wirklichkeit, die Arndt beschreibt, läuft jede Ergänzung auf eine Rücknahme des normativen Anspruchs der Pflege hinaus.

Diese Form der misslingenden Vermittlung ethischer Ansätze und ethischer Konflikte durchzieht alle ihre Ausführungen zu den Grundlagen für eine Ethik der Verantwortung. Sie reiht einzelne Aspekte verschiedener ethischer Ansätze aneinander, statt sie prüfend aufeinander zu beziehen. Dies erweckt den Anschein, mit der Berücksichtigung verschiedener ethischer Ansätze könnten ethische Konflikte, wenn auch nicht immer, so doch häufig, zur Zufriedenheit gelöst werden. Spielt man als Leser die ethischen Ansätze jedoch gedanklich durch und hat dabei den Pflegealltag vor Augen, so kommt es zu – wie Horkheimer bezogen auf Kants Ethik und die Frage, warum das Allgemeine über dem Besonderen stehen soll und wie im Einzelfall ein Einklang hergestellt werden kann, ausführt – einer «unendlichen Reflexion und fortwährenden Bekümmerung, die grundsätzlich nicht zu überwinden ist». (Horkheimer 1988: 115). Diese Reflexion bleibt in Arndts Darstellung aus.

### 7.2.2 Ethik der Verantwortung

Vor dem Hintergrund der ethischen Ansätze stellt Arndt sodann eine Ethik der Verantwortung vor.[119] Dazu führt sie aus:

> Verantwortung kommt von Antwort geben. Im Rahmen ethischen Denkens heißt Verantwortung zunächst, in der Lage zu sein, Rechenschaft abgeben zu können, warum wir bestimmte Entscheidungen fällen. Verantwortung heißt hier ethisches Bewußtsein haben. (1996: 59)

Um Rechenschaft abgeben zu können, warum eine bestimmte Entscheidung in einer ethischen Konfliktsituation gefällt wird, bedarf es aus Arndts Sicht also zunächst der Kenntnis ethischer Ansätze. Eine konkrete Hilfe soll dann ein «humanitäres ethisches System» anbieten. Unter diesem Begriff stellt Arndt «ethische Positionen» vor: Pflichten und Rechte, Wohlbefinden und Nützlichkeit, Emotionen und Vernunft, Sorge für sich – Sorge für andere. (1996: 64). Mit diesen Positionen will sie noch einmal darauf hinweisen, dass es keine ideale Theorie zur Anleitung moralischen Handelns gebe und es einen Ausgleich zu schaffen gelte (1996: 64–66). Was aber ein humanitäres ethisches System ist, was eine ethische Position im Gegensatz zu einer ethischen Theorie ist und welchen Stellenwert diese Unterscheidung hat, das klärt Arndt nicht. Dafür stellt sie die Merkmale eines solchen Systems vor, welches sie als praxisbezogenes, moralisches System bezeichnet:

- Es muß klare Entscheidungshilfen geben, doch flexibel sein,
- es muß universell und auf einzelne, konkrete Situationen anwendbar sein,
- es muß rationell begründbar sein, aber auch Emotionen berücksichtigen,
- es muß lehr- und lernbar sein,
- es muß Möglichkeiten bieten, moralische Konflikte zu lösen. (1996: 66).

In ihren Ausführungen schließt sich diesen Merkmalen dann eine Auflistung von Prinzipien einer Ethik der Verantwortung an. Ob diese Prinzipien nun Teil eines humanitären Systems sind, oder dieses Teil einer Ethik der Verantwortung ist, wird wiederum nicht klar. Deutlich macht Arndt nur, dass im Mittelpunkt dieser Ethik der Verantwortung fünf Prinzipen stehen. Diese gelten ihr als Grundlage für

119 Arndt weist auf Hans Jonas hin, der eine Ethik der Verantwortung beschrieben hat (1996: 59). Ob das von ihr im Folgenden als Ethik der Verantwortung ausgeführte auf Jonas zurückgeht, bleibt unklar.

moralische Entscheidungen und sie müssen in moralischen Konfliktsituationen geprüft und es müssen ggf. Prioritäten gesetzt werden:

1. Wert des Lebens/Achtung vor dem Leben
2. Das Gute und Richtige
3. Gerechtigkeit und Fairness
4. Wahrheit und Ehrlichkeit
5. Individuelle Freiheit/persönliche Selbstbestimmung (1996: 66 ff.)

Aber nicht allein die Prinzipien müssen im Hinblick auf einen Moralkonflikt geprüft werden, sondern sie sollen zudem auf die sieben Grundwerte des Lebens bezogen werden, denn die «Teilhabe an diesen Grundwerten ist Erfüllung und Sinngebung menschlichen Lebens». «Sie stellen das Gut des Menschseins dar.» Dieses Gut des Menschseins sei zu respektieren. (1996: 60). Als Grundwerte des Lebens werden von Arndt angegeben:

1. Wert des Lebens
2. Lernen und Wissen
3. Arbeiten und Spielen
4. Die Freude am Schönen
5. Freundschaft
6. Entscheidungsfreiheit
7. Religiöse Bindung (1996: 60 f.; 66).

Als weitere Hilfe für eine ethische Entscheidung können dann noch die zuvor genannten Ethiktheorien hinzugezogen werden: Fürsorgeethik, Ethik des Rechts und der Fairness, Ethik der Pflichten, Utilitarismus (1996: 59–61). Eine Ethik der Verantwortung, die sich aus diesen Elementen zusammensetzt, könne den Bedingungen des Menschseins Rechnung tragen und sie könne sich als bedeutsam für den Pflegealltag erweisen. Es lohne sich, über sie nachzudenken, und sie könne Hilfe geben für konkrete Entscheidungen in der Praxis. (1996: 59 f.)

Wie kann sich der Leser, der Hilfe für die Bewältigung des konflikthaften Alltags sucht, nun einen Transfer der Ethik der Verantwortung auf einen moralischen Konflikt vorstellen? Gesetzt den Fall, Pflegende stünden in ihrem Arbeitsalltag vor einer moralischen Konfliktsituation. Dann wären sie nach Arndts Empfehlungen zunächst aufgefordert, diese Situation hinsichtlich der fünf Prinzipien zu prüfen, ggf. Prioritäten der einzelnen Prinzipien zu setzen und diese zu legitimieren. Zudem wäre nach Arndts oben ausgeführten Vorstellungen zusätzlich auf dem Hintergrund des konkreten Konflikts jedes der fünf Prinzipien im Zusammenhang mit den sieben Grundwerten zu betrachten. Das würde bedeuten, dass fünf mal sieben «Prüfungen» durchgeführt werden müssten, es fände also eine Betrachtung von 35 Einzelaspekten vor dem Hintergrund einer konkreten moralischen Konfliktsituation statt. Die von der Verfasserin erstellte «Entscheidungsmatrix» (vgl. **Tab. 4**) soll die von Arndt empfohlene mögliche Vorgehensweise hinsichtlich einer ethisch verantworteten Entscheidung anhand der zu prüfenden Kriterien (Prinzipien und Grundwerte) veranschaulichen.

In der ersten Tabellenspalte wäre zunächst das Prinzip «Wert des Lebens» zu betrachten und unter diesem Prinzip auch der erste Grundwert des Menschseins «Wert des Lebens» zu beleuchten. Rätselhaft bleibt der Unterschied zwischen «Wert des Lebens» als Prinzip und «Wert des Lebens» als Grundwert und warum hier Prinzip und Wert aufeinander bezogen werden müssen.

Der nächste Grundwert wäre «Lernen und Wissen». Auch im Hinblick auf diesen Wert sollte das Prinzip «Wert des Lebens» betrachtet werden. Weiterhin sollte das Prinzip «Wert des Lebens» hinsichtlich des Grundwertes «Arbeiten und Spielen» beleuchtet werden. Im Folgenden wären dann noch unter dem Prinzip

**Tabelle 4:** Eine von der Verfasserin erstellte «Entscheidungsmatrix» für das von Arndt empfohlene Prüfverfahren im Rahmen einer Ethik der Verantwortung.

| **1. Wert des Lebens** | **2. Das Gute und Richtige** | **3. Gerechtigkeit** | **4. Wahrheit** | **5. Autonomie** |
|---|---|---|---|---|
| 1. Wert des Lebens | 1. Wert des Lebens | 1. Wert des Lebens | 1. Wert des Lebens | 1. Wert des Lebens |
| 2. Lernen und Wissen | 2. Lernen und Wissen | 2. Lernen und Wissen | 2. Lernen und Wissen | 2. Lernen und Wissen |
| 3. Arbeiten und Spielen | 3. Arbeiten und Spielen | 3. Arbeiten und Spielen | 3. Arbeiten und Spielen | 3. Arbeiten und Spielen |
| 4. Freude am Schönen | 4. Freude am Schönen | 4. Freude am Schönen | 4. Freude am Schönen | 4. Freude am Schönen |
| 5. Freundschaft | 5. Freundschaft | 5. Freundschaft | 5. Freundschaft | 5. Freundschaft |
| 6. Entscheidungsfreiheit | 6. Entscheidungsfreiheit | 6. Entscheidungsfreiheit | 6. Entscheidungsfreiheit | 6. Entscheidungsfreiheit |
| 7. Religiöse Bindung | 7. Religiöse Bindung | 7. Religiöse Bindung | 7. Religiöse Bindung | 7. Religiöse Bindung |

«Wert des Lebens» die Grundwerte «die Freude am Schönen», «Freundschaft», «Entscheidungsfreiheit» und «religiöse Bindung» prüfend in Augenschein zu nehmen.

Nachdem das 1. Prinzip im Zusammenhang mit den sieben Grundwerten beleuchtet wurde, das heißt die erste Tabellenspalte abgearbeitet wäre, käme das 2. Prinzip: «das Gute und Richtige» auf den Prüfstand. Zu diesem schreibt Arndt: «Mit dem zweiten Prinzip wird Ethik definiert. [...] Es geht darum, das Gute und das Richtige zu sehen, zu verstehen und motiviert zu sein, es zu tun.» (1996: 67). Diese Erläuterung grenzt jedoch das erste Prinzip vom zweiten nicht ab, denn auch die Prüfung des ersten Prinzips soll doch dazu führen, das Gute und Richtige zu sehen und zu verstehen. Nun werden dem Prinzip «das Gute und Richtige» von Arndt noch zwei weitere Prinzipien ergänzend zur Seite gestellt. Denn, so Arndt, für den Gesundheitsdienst seien an dieser Stelle das Prinzip der Benefizienz und das Prinzip der Nonmalefizienz zu prüfen (1996: 67). Das Prinzip «das Gute und Richtige» steht demnach nicht für sich, sondern wird erst erhellt durch zwei weitere Prinzipien, die zuvor in der Auflistung der Prinzipien einer Ethik der Verantwortung aber keine Erwähnung finden. Allerdings, so stellt Arndt in ihren Überlegungen zum Prinzip des Guten und Richten fest, haben unterschiedliche Menschen unterschiedliche Vorstellungen davon, was das Gute und Richtige sei. Das jedoch war dem Leser schon vorher klar, denn sonst müsste überhaupt keine ethische Prüfung stattfinden. Um sich dem Guten und Richtigen nun anzunähern, gibt Arndt Hinweise auf eine Reihe von «Gütern», die den meisten Menschen wichtig seien, u. a. das Leben selbst, Bewusstsein, Wohlbefinden, Freude, Glück, Wahrheit, Wissen, Schönheit, Liebe, Freundschaft, Ehre, friedliches Zusammenleben, Selbstverwirklichung und Freiheit. Sie merkt an, dass «wir hier Werte [finden, K. K.], die das Gut des Menschseins ausmachen», und dass einzelne Menschen diesen einzelnen Werten andere Rangfolgen geben. (1996: 67). Dies scheinen nun die Grundwerte zu sein, die irgendwie aber noch Ergänzungen gefunden haben. Dann gehört zu dem Prinzip jedoch bereits das schon, was eigentlich den Grundwerten zuzuordnen ist, denn Arndt hat diese Trennung selbst in ihr Konzept aufgenommen.

Im Zusammenhang mit dem 2. Prinzip verweist Arndt zusätzlich darauf, dass das Gute und Richtige sowohl aus dem Blickwinkel der Pflichtethik als auch aus dem des Utilitarismus betrachtet werden könne. Warum sie nur diese beiden Ethiktheorien nennt und die anderen Theorien, die sie ja auch vorgestellt hat, nicht berücksichtigt, bleibt unausgeführt. Denn das Gute und Richtige könnte genauso gut auch aus der Perspektive einer Fürsorgeethik beleuchtet werden. Ob die weitere Prüfung zugleich unter Berücksichtigung beider Ethiktheorien oder nur der Pflichtethik oder aber nur des Utilitarismus stattzufinden hat, darüber gibt Arndt keine Auskunft. Vielleicht, so darf der Leser vermuten, müsste das im Prüfverfahren dieses Prinzips dann auch noch geprüft werden.

Diese Betrachtung und Prüfung der Prinzipien in Kombination mit den Grundwerten könnte nun weiter fortgeführt werden – aber darauf sei hier verzichtet. Bis zu diesem Punkt sollte deutlich geworden sein, dass Arndt, entgegen ihrer Absicht, eine klare Entscheidungshilfe für die Lösung moralischer Konflikte zu bieten, aufgrund der empfohlenen Begutachtung von Prinzipien, Grundwerten, Theorien und was ihr sonst noch alles im Zusammenhang mit den einzelnen Prinzipien in den Sinn zu kommen scheint, eher Verwirrung stiftet. Sie will durch eine klare Trennung und einen klaren Aufbau einer Ethik der Verantwortung eine systematische Entscheidung erleichtern und erreicht das Gegenteil: Konfusion.

Im Rahmen einer Ethik der Verantwortung kommt es so zu einem außerordentlich komplexen Prüfverfahren, welches Arndt zur Lösung moralischer Konfliktsituationen im Pflegealltag vorschlägt. Hat man jedoch alle Prinzipien mit allen Grundwerten in Zusammenhang gebracht, so kann man nach Arndt den einzelnen Prinzipien Prioritäten zuweisen, «die als Grundlage für moralische Entscheidungen gelten können». (1996: 66). Das heißt, nach der ausführlichen 35-fachen Begutachtung hat man noch keine konkrete Entscheidung getroffen, vielmehr zunächst eine Grundlage erarbeitet, auf der dann eine Entscheidung gefällt werden kann. Denn für die eigentliche Entscheidungsfindung bringt Arndt die Ethik der Verantwortung in eine Form, die eine Anwendung im Pflegealltag erleichtern soll. Sie orientiert sich dabei, wie andere Autoren das im Zusammenhang mit der Bearbeitung von moralischen Konflikten vor ihr auch schon gemacht haben, an dem Pflegeprozessmodell (Tschudin, 1988: 108–112; Arndt, 1996: 83). Dieses wird als «Problemlösungsmodell für die ethische Reflexion genutzt» (Arndt, 1996: 81).

In ungekürzter Form wird im Folgenden dieser Prozess einer «Strategie zur moralischen Entscheidungsfindung» wiedergegeben (Arndt, 1996: 81 ff.):

## Der Prozeß moralischer Entscheidungsfindung ist:

1. *Informationssammlung:* Klarheit gewinnen über das anstehende Problem
2. *Planung:* Lösungsmöglichkeiten abwägen
3. *Durchführung:* Treffen einer Entscheidung für eine bestimmte Lösungsmöglichkeit
4. *Bewertung:* Überprüfen der Resultate, unter Umständen wieder mit Schritt 1 beginnen

**Erster Schritt: Informationssammlung**
(Klarheit gewinnen über das anstehende Problem)

Der Schritt der Informationssammlung hat zwei Komponenten:

a) eine lebenspraktische, konkrete und
b) eine ethische, theoretische.

Hierzu können folgende Fragen gestellt werden:

**a) Was ist los?**

- Auf der sachlichen Ebene?
- Auf der emotionalen Ebene?
- Im rechtlichen Bereich?
- Wer ist betroffen?
- Was ist meine Rolle?

**b) Inwiefern kommen die fünf Prinzipien (Kap. 5) zum Tragen?**

1. Achtung vor dem Wert des Lebens,
2. das Gute, das Richtige,
3. Gerechtigkeit,
4. Wahrheit,
5. Autonomie.

**Diese Fragen können folgendermaßen konkretisiert werden:**

1. Hat das Problem etwas mit dem Wert des Lebens zu tun?
   Geht es um die Verkürzung, oder die Verlängerung des Lebens einer Person?
   Hat es etwas zu tun mit der Lebensqualität eines Patienten, einer Patientin, eines Kollegen, einer Kollegin oder deren jeweiligen Familie?
   Wo und wie sind die sieben Grundwerte des Menschseins angesprochen?

**Grundwerte des Menschen**

1. Gesundheit und physische Integrität;
2. die Fähigkeit zu denken, zu lernen, zu erkennen, die Fähigkeit nach Wahrheit zu streben;
3. die Möglichkeit zu arbeiten und zu spielen, kreativ tätig zu sein, aufbauend zu wirken;
4. die Fähigkeit, ästhetische Werte wahrzunehmen, sich an der Schönheit von Kunst und Natur zu freuen;
5. Freundschaft und kommunikativer [sic] Umgang mit anderen Menschen haben können;
6. die Fähigkeit, das eigene Leben zu planen und den Herausforderungen des Daseins in freier Entscheidung zu begegnen;
7. die Fähigkeit und Möglichkeit zu religiöser Bindung (s. auch Kap. 5)

2. Was ist das Gute oder das Richtige? Wo ist es gefährdet? Welche Person, welche Sache ist gefährdet? Wodurch? Wie?
3. Ist das Problem eine Frage der Gerechtigkeit? Welche Rechte sind gefährdet? Wodurch?
4. Bezieht sich das Problem auf Wahrheit und Ehrlichkeit? Geht es um eine Lüge oder unehrliches Handeln
5. Ist die Entscheidungsfreiheit von bestimmten Menschen angesprochen? Wollen oder können Betroffene nicht selbst entscheiden? Wird das Recht auf freie Entscheidung von anderen in Frage gestellt? Wird das Recht zu freier Entscheidung zu einer unerträglichen Bürde?

Die vorgegebenen Fragen überschneiden sich teilweise, sie sind nur Anregungen und müssen nicht als Checkliste verstanden werden. Sie sind auf die konkrete Situation hin zu erweitern oder einzugrenzen. Die Auseinandersetzung mit diesen Fragen sollte aber dazu führen, daß das anstehende Problem klar umrissen ist. Wir müssen uns in diesem ersten Schritt bemühen, sorgfältig alle Fakten zu überprüfen und so viele Einzelheiten wie möglich in Erfahrung zu bringen, die im direkten oder auch indirekten Zusammenhang stehen könnten mit dem anstehenden Problem.

Die Frage: ‹Was ist los?› ist nicht eine Frage, die unsere Neugier befriedigen soll, sondern diese Frage entspringt moralischer Verantwortung.

**Zweiter Schritt**
(Lösungsmöglichkeiten abwägen)

Um eine Handlungsstrategie zu entwickeln, um eine Entscheidung für ein bestimmtes Vorgehen zu treffen, müssen wir wissen, welche Möglichkeiten der Handlung es überhaupt gibt. Auf der Grundlage theoretischen Wissens über moralisches Handeln und ethische Prinzipien und auf der Grundlage einer klaren Vorstellung über die gegebene Situation können Lösungsmöglichkeiten betrachtet werden. Weiterhin soll hier alles zur Geltung kommen, was über die betroffene Person in Erfahrung zu bringen war, sowie die eigene praktische Lebenserfahrung.

Um in dieser Phase des Planens eine gute Lösung zu finden, ist *ethisches Pflegewissen* bedeutsam:

- Objektives Wissen
- Subjektives Wissen
- Inhärentes Wissen

Wie in Kapitel 5 erläutert wurde, ergeben sich aus dem ethischen Pflegewissen die *spezifischen Werte ethischen Pflegewissens:*

- Von der Dominanz zur Kooperation
- Vom Abstrakten Befund zur Gesamtsituation
- Von helfender Autorität zur Förderung der Eigenverantwortung

Diese Werte kommen im zweiten Schritt des Entscheidungsfindungsprozesses zum Tragen.

Wir fragen hier grundsätzlich:

**‹Welche Lösungen sind möglich?›**

**Folgende Aspekte sind für die Lösung zu bedenken:**

- Ähnliche Geschichten oder Erfahrungen;
- Regeln, Pflichten, Rechte;
- Konsequenzen;

**Wir können dann fragen:**

- Wer kann handeln?
- Welche Optionen gibt es?
- Welche Folgen hätten diese jeweils?

Unter Umständen gehen wir noch einmal mit jeder Option die Fragen nach den Prinzipien durch, die oben unter Schritt 1 genannt wurden. Dies alles mag einen langen Prozeß der Entscheidungsfindung beinhalten und Zeit und Kraft für einzelne oder für ein Team kosten. Doch es gibt keine Vorschrift, die besagt, daß wir uns eine moralische Entscheidung leichtmachen können oder sollen. Letztlich hilft uns dieser Planungsschritt weiterzugehen zum Schritt der Durchführung.

**Dritter Schritt: Durchführung**
(Die Entscheidung treffen für eine bestimmte Lösungsmöglichkeit, entsprechend handeln)

Dieser Schritt beinhaltet die Entscheidung für eine bestimmte Vorgehensweise. Eine Debatte über ein moralisches Problem muß darin enden, daß eine Entscheidung getroffen wird. Egal, ob eine Person die Debatte mit sich selbst führt, ob sie zwischen zwei Personen abläuft oder ob sie eine Gruppe, zum Beispiel ein Stationsteam, betrifft.

In einer Gruppe kommt es entweder durch die Diskussion zu einer Einigung, und der Weg ist offen, eine Zuordnung für bestimmte Handlungen zu treffen, oder es wird deutlich, daß eine bestimmte Person die letzte Entscheidung trifft. Wenn die Debatte zwischen zwei Personen stattfand, wird in diesem Schritt der Durchführung klar, daß eine Beratungs- oder Begleitungsfunktion hier beendet ist. Die verantwortliche Person muß nun auch die Entscheidung fällen. Hierzu gehört dann auch das konkrete Handeln entsprechend der Entscheidung. Daß bei dem Handeln nach einer bestimmten Entscheidung wiederum Unterstützung, Hilfe und Begleitung nötig sein können, liegt auf einer anderen Ebene. Diese Unterstützung, Hilfe und Begleitung haben dann jeweils auch anderen Charakter.

Schritt 3, der Schritt der Durchführung, hat somit im Rahmen des Prozesses der moralischen Entscheidungsfindung die vier aufgeführten Komponenten:

- Abschließen der Debatte und des Abwägens;
- Identifikation der Entscheidungsträger
- Entscheidung;
- Handeln entsprechend der Entscheidung.

**Vierter Schritt: Bewertung**
(Überprüfung der Resultate)

Wie im Pflegeprozeß ist es auch bei der moralischen Entscheidung, die einzelnen Schritte und letztlich das Resultat des Handelns zu überprüfen. Bei dieser Überprüfung geht es zunächst darum, die Folgen der moralischen Handlung, für die eine Entscheidung gefallen war, wahrzunehmen. Das heißt, wir schauen nach den Konsequenzen und überprüfen, ob das Resultat den Erwartungen entspricht oder schlechter oder besser ist, als erwartet werden konnte.

Dieser Schritt ist bedeutungsvoll, weil die Reflexion der Konsequenzen erlaubt, die Realität mit den theoretischen Vorgaben und den praktischen Erfahrungen, die zu der Entscheidung geführt haben, zu vergleichen. An dieser Stelle werden unter Umständen Vorgehensweisen festgelegt, oder es entwickeln sich Regeln und Richtlinien, die in ähnlichen Situationen angewendet werden können.

Andererseits mag es sein, daß bestimmte Aspekte einer Situation oder eines Problems deutlich werden, die zeigen, daß die Entscheidung nicht gut war. Dann sollte die Möglichkeit zur Revision wahrgenommen werden. An dieser Stelle würde dann der Entscheidungsprozeß wieder mit Punkt 1 beginnen, diesmal jedoch auf dem Hintergrund der Erfahrungen, die beim ersten Durchgang gewonnen wurden.

Schritt 4 kann mit folgenden Fragen zusammengefaßt werden:

**Fragen zur Überprüfung des Resultates:**

- Welche Folgen hatte die Entscheidung?
- Entsprachen die Folgen den Erwartungen?
- Muß die Entscheidung revidiert werden?
- Kann die Entscheidung/das Vorgehen verallgemeinert werden?
- Können wir Regeln oder bestimmte Vorgehensweisen/Verhaltensweisen ableiten und festhalten für die Zukunft?

**Zwei weitere Fragen betreffen die eigene Fähigkeit, ethisch zu reflektieren und reflektiert zu handeln:**

- Wie begründe ich meine Entscheidung?
- Was habe ich gelernt?»

Nach der Darstellung dieser Entscheidungsfindungsstrategie weist Arndt auf Folgendes hin:

> Mit der Anwendung der Schritte der Pflegeplanung auf die moralische Entscheidungsfindung bedienen wir uns eines Instrumentes, das letztlich unseren Pflegealltag und damit die Pflege selbst verbessern kann. Indem wir den Pflegeprozeß um die moralische Dimension erweitern, beziehen wir jene Elemente in die Pflege ein, die Pflege als Sorge umeinander auszeichnet. Weder der Pflegeprozeß, angewandt in der praktischen Pflege, noch die moralische Entscheidungsfindung auf der Grundlage des Pflegeprozesses stellen eine Theorie oder ein Modell dar. Gleichwie der Pflegeprozeß mit verschiedenen Modellen oder Theorien zur Anwendung kommen kann, braucht auch die moralische Entscheidung den Hintergrund ethischen Denkens und eine gewisse Vertrautheit mit ethischen Theorien und Begriffen. Im Rahmen eines strukturierten Entscheidungsprozesses finden Theorien und Modelle dann ihren Platz. (1996: 83 f.)

Das bereits im Zusammenhang mit der Ethik der Verantwortung vorgestellte Prüfverfahren von Prinzipien und Grundwerten findet sich im Pflegemodell als Informationssammlung wieder. Dieses Prüfverfahren wird hier ergänzt durch verschiedene Perspektiven auf die Situation und die beteiligten Personen. Ob die «lebenspraktische, konkrete Komponente» und damit die Beantwortung der Fragen nach dem, «was los ist», auf der sachlichen Ebene, der emotionalen Ebene, im rechtlichen Bereich, usw. systematisch auf die fünf Prinzipien bezogen werden soll, geht aus der Auflistung nicht hervor. Nimmt der Leser Arndts Ausführungen zur Ethik der Verantwortung ernst, so gilt es, diese Prinzipien auf Sachebene, Emotionsebene, rechtlichen Bereich, betroffene Personen und eigene Rolle einzeln zu begutachten. Denn die ethische, theoretische Ebene der Prinzipien muss ja auf die praktische Ebene bezogen werden, weil auf dieser eine Lösung angestrebt wird. Das hieße dann, eine Kombination der fünf Prinzipien mit den sieben Grundwerten (die bei der Betrachtung der Prinzipien im Auge behalten werden sollten) im Zusammenhang mit den fünf Aspekten, die unter dem Punkt «Was ist los?» genannt sind, zu bearbeiten.

Um alle Fakten berücksichtigen zu können und so einer ganzheitlichen Sicht auf den Konflikt gerecht zu werden, wird zudem in der Konkretisierung vorgeschlagen, ggf. neben der eigenen Person und der Person des Patienten auch noch die Kollegen, Kolleginnen und deren Familien in den Entscheidungsfindungsprozess einzubeziehen. Nun gehen die Vorschläge Arndts zwar nicht so weit zu sagen, die fünf Prinzipien und sieben Grundwerte sollten auch noch auf die Situation von Familienangehörigen der Kollegen übertragen werden. Theoretisch scheint dies gleichwohl möglich zu sein. Damit sind aber immer noch nicht alle empfohlenen Betrachtungen durchgeführt. Jede Handlungsoption, so der Vorschlag Arndts im Rahmen des Planungsschrittes, kann unter Umständen ein weiteres Mal auf die fünf Prinzipien hin befragt werden. Bei nur zwei Handlungsoptionen würde das bedeuten, weitere zehn Aspekte im Hinblick auf ihre Bedeutung für die

Konfliktlösung zu untersuchen, wobei die sieben Grundwerte korrekterweise ebenfalls einbezogen werden müssten, auch wenn Arndt das an dieser Stelle nicht erwähnt. Dafür führt sie andere weiterführende Überlegungen vor, die Berücksichtigung finden sollen: vorhandene Erfahrungen sollen reflektiert, Regeln, Pflichten, Rechte hinsichtlich der Lösung untersucht und Konsequenzen abgewogen werden. Eine nicht enden wollende Prüfung setzt so mit dem Entscheidungsfindungsprozess ein. Und mit dem vierten Schritt, der Bewertung, ergibt sich am Ende auch noch eine *Über*prüfung des Ergebnisses, wobei im Falle einer Entscheidung, «die nicht gut war», «die Möglichkeit zur Revision wahrgenommen» werden sollte. «An dieser Stelle würde dann der Entscheidungsprozeß wieder mit Schritt 1 beginnen, diesmal jedoch auf dem Hintergrund der Erfahrungen, die beim ersten Durchgang gewonnen wurden.» (1996: 83 f.). Die Untersuchung aller Kriterien, die bedacht werden könnten, wäre also fortzuführen unter einer neuen Perspektive – der erworbenen Erfahrung. Arndt empfiehlt somit ein unendliches Verfahren des Begutachtens und Abwägens. Nur scheinbar ist es übersichtlich und praktikabel, und dieser Anschein wird allein durch die methodische Anleitung nach den allseits bekannten vier Schritten des Pflegeprozesses erweckt.

Deutlich wird die dem Entscheidungsfindungsprozess innewohnende Additionsstrategie: nichts ist auszulassen, was in die Überlegungen einfließen könnte – auch wenn es noch so weit vom praktischen Konflikt entfernt zu sein scheint. Alles kann wichtig sein und ist deshalb sorgfältig zu berücksichtigen. Damit ist das Konzept geschützt gegen den möglichen Vorwurf, irgendein wesentlicher Aspekt sei nicht in Betracht gezogen worden. Jedoch wird durch diese allumfassende Informationssammlung und ausnahmslose Berücksichtigung nicht nur die Idee von Pflege, die sich an dem einzelnen Patienten orientieren soll, unterlaufen, sondern auch die Praktikabilität des Modells. Arndt schränkt (aus dem Grunde der Praktikabilität?) im Anschluss an die Ausführungen zur Informationssammlung ein, dass die Vorgehensweise nicht als Checkliste zu verstehen sei, sondern als Anregung, und sie sei der jeweiligen Situation anzupassen, das heißt entweder zu erweitern oder aber einzugrenzen.

Zu den Merkmalen des humanitären ethischen Systems, dem der Entscheidungsfindungsprozess als Instrument der Ethik der Verantwortung wohl angehört, zählen Universalität und Flexibilität (1996: 83 f.). Der Entscheidungsprozess entspricht durch seinen formalen Aufbau und durch Arndts Hinweise auf Erweiterung oder Eingrenzung, je nach aktueller Situation, diesen Merkmalen. Die Frage aber ist, was ist das Universelle und damit Allumfassende, und was ist das Flexible des Prozesses? Warum wird Flexibilität eingefordert, wenn zugleich ein Anspruch auf Universalität formuliert wird? Denn etwas alles Umfassende bedarf nicht des Zusatzes der Flexibilität. Das Allgemeine des Prozesses aber ist nichts anderes als das, was immer schon gemacht wird, ob es um eine Handlung oder eine Entscheidung geht – Informationen über eine Situation einzuholen, zu überlegen, welche Vorgehensweisen/Entscheidungen möglich sind, sich für einen Weg zu entscheiden, diese Entscheidung dann auch umzusetzen, sowie das Ergebnis prüfend zu betrachten.

Der wesentliche Aspekt für eine ethische Entscheidung wäre m. E. nicht die formale Vorgehensweise, sondern die inhaltlich Ausgestaltung der Entscheidung. Diese aber fällt in dem vorgeschlagenen Entscheidungsprozess unter das Flexible. Damit wird in dem ethischen Entscheidungsfindungsprozess keine Stellung bezogen für die «Idee des Guten», im Sinne einer Forderung danach, wie die Pflege sein soll. Zwar wird eine inhaltliche Aussage, wie die Pflege sein soll, mit der Orientierung an dem pflegeethischen Wissen (dem inhärenten Wissen) beschrieben. Dieses ist jedoch im Entscheidungsprozess und im Rahmen der Ethik der Verantwortung nur ein Aspekt unter vielen. Es gibt keine Parteinahme dafür innerhalb des Konzeptes, sondern vieles ist von Bedeutung, z. B. die Rolle der Pflegenden, die Emotionen, das Recht, die Prinzipien, die Grundwerte, die Familienangehörigen von Patienten und Pflegenden u. a. m. All diese Aspekte laufen auf einen Mittelpunkt zu und dieser Kerngedanke ist die Verantwortung. Mit «Verantwortung» ist so ein Konsensbegriff gefunden, der alles umfassen und inhaltlich je nach Situation und konkreten Bedingungen im Pflegealltag unterschiedlich gefüllt werden kann. «Verantwortung kommt von Antwort geben», und Verantwortung heißt zunächst, «in der Lage zu sein, Rechenschaft abgeben zu können, warum wir bestimmte Entscheidungen fällen» (1996: 83 f.), so Arndt. Wie diese Antwort ausfällt, das ist abhängig vom Entscheidungsprozess und den unterschiedlichen Faktoren, die jeweils Berücksichtigung finden sollen. Wichtig scheint es demnach nur zu sein, Rechenschaft abgeben zu können; wofür auch immer.

Zweifler an der Praktikabilität des Entscheidungsfindungsprozesses werden durch den Hinweis auf die Flexibilität in ihre Schranken verwiesen. Das heißt: kann (oder muss) man, je nach Situation, den Entscheidungsfindungsprozess nicht so durchführen, wie er hier vorgeschlagen wird, dann führt man den Entscheidungsfindungsprozess eben anders durch; er ist ja flexibel zu handhaben. Damit wird einem Hinterfragen hinsichtlich einer praktischen Anwendung und der praktischen Relevanz aller zu beachtenden Komponenten vorgebeugt und zugleich demonstriert, dass alles berücksichtigt werden könnte. Schutz vor kritischen Anmerkungen erfährt das Konzept zugleich von einer anderen Seite: dem Hinweis, dass «eine gewisse Vertrautheit mit ethischen Theorien und Begriffen» (1996: 83 f.) erforderlich sei. Sieht also der Leser Schwierigkeiten hinsichtlich der Anwendbarkeit, so kämen wohl zunächst einmal Selbstzweifel auf, ob nicht eigene mangelnde Ethikkenntnisse der Grund für die Schwierigkeiten beim praktischen Nachvollzug sind. Diese Selbstzweifel werden schon vor der Lektüre des Entscheidungsprozesses geschürt durch die Konfusion, die mit dem Prüfverfahren der Ethik der Verantwortung einhergeht. Zudem hebt Arndt hervor, dass es keine Vorschrift gäbe, die besage, dass wir uns eine moralische Entscheidung leicht machen könnten oder sollten. Und wer, so muss man hier fragen, will sich schon vorwerfen lassen, sich eine moralische Entscheidung leicht zu machen. Und am Ende ihrer Ausführungen zum Entscheidungsprozess weist Arndt darauf hin: «Wie in allen anderen Bereichen führt auch in den Bereichen der Ethik und Moral die Übung zur Meisterschaft. Nur durch moralisches Handeln lernen wir, moralisch zu sein.» (1996: 84 f.). Somit kann eine Ethik der Verantwortung, die mittels des Entscheidungsprozesses eine Hilfe für die Lösung moralischer Konflikte im Pflegealltag bieten soll, gar nicht scheitern. Im Zweifelsfalle muss der Anwender sich flexibel zeigen, sich mehr theoretische Ethikkenntnisse aneignen und mehr üben.

Diese Übungen können nach Arndt im Pflegealltag selbst, aber auch im Rahmen der Aus-, Fort- und Weiterbildung durchgeführt werden in Form von Ethikvisiten und Ethikbesprechungen. Bei der Ethikvisite geht es darum, durch die Betrachtung der Situation konkreter Patienten im Praxisalltag mit Hilfe der fünf Prinzipien systematisch zu überprüfen, ob und welche (ethischen) Probleme hier bestehen. «Eine solche Visite schult die Aufmerksamkeit für unter Umständen versteckte Probleme. Sie ermöglicht es, dann moralisch relevante Situation nach den vier Schritten des Problemlösungsprozesses anzugehen.» (1996: 84). Die Ethikbesprechung setze hingegen ein konkretes moralisches Problem voraus. In einer Gruppe könnten dann nach dem Entscheidungsfindungsprozess Lösungsmöglichkeiten erarbeitet werden; ggf. könnten sich auch zwei oder mehrere Gruppen mit dem Problem beschäftigen und dann die Ergebnisse austauschen, wobei Arndt auf den Lerneffekt hinweist, eine Vielfalt von Meinungen wahrzunehmen. Ethikbesprechungen setzten aber einen Grundkurs Ethik und ebenfalls eine gewisse Vertrautheit mit ethischen Begriffen voraus.[120] (1996: 84 f.)

Dieses umfassende Modell, mit dem die verschiedenen ethischen Ansätze auf eine konkrete Konfliktsituation übertragen werden sollen, soll Konfliktlösungen im Pflegealltag erleichtern:

> Dieses Instrumentarium hilft uns, bewußte, reflektierte Entscheidungen zu treffen. Somit sind wir problematischen Situationen, die eine moralische Entscheidung verlangen, nicht mehr ausgeliefert. Wir werden in unseren Handlungsmöglichkeiten gestärkt und letztlich zum Handeln befähigt. Wenn Menschsein heißt, Verantwortung zu übernehmen, dann hilft uns eine reflektierte Entscheidung, mehr Mensch zu sein. (1996: 84)

120 Auf die Ethikkommission, die Arndt als weitere Möglichkeit unter der Überschrift *Ethik einüben* nennt, wird hier nicht eingegangen, da es den Rahmen dieses Kapitels sprengen würde. Weil Ethik-Grundkurse als erforderlich eingeschätzt werden, damit die moralischen Konflikte des Pflegealltages bewältigt werden können, wird zugleich ein neues Beschäftigungsfeld für Pflegewissenschaftler geschaffen: Fortbildungsveranstaltungen, Workshops, Foren, Projekte zum Thema *Ethik in der Krankenpflege.*

> Diese Antwort [die mit einer Ethik der Verantwortung gegeben werden kann, K. K.] wird einen Ausgleich zwischen den Extremen der verschiedenen Ansätze darstellen und moralische Entscheidungshilfen aufzeigen, die für Pflegende im Alltag hilfreich sein können. (1996: 66)

Die angestrebte Vermittlung zwischen den widersprüchlichen Theorien, die in die Ethik der Verantwortung eingearbeitet sind, gelingt aber so wenig, wie die Vermittlung zwischen den widersprüchlichen Anforderungen im Pflegealltag: jede Vermittlung ist ein Zugeständnis an die eine oder an die andere Seite. Je mehr Faktoren im Entscheidungsprozess berücksichtigt werden, desto geringer wird der Stellenwert des pflegeethischen Wissens.[121] Je mehr die Pflegenden angeleitet und aufgefordert werden, alles allseitig zu berücksichtigen, desto beherrschender wird der Fokus, der auf das Verfahren als Verfahren gerichtet wird. Nicht das gute Handeln, sondern das Einüben eines allumfassenden Reflexionsprozesses ist das Resultat der Anwendung des Entscheidungsfindungsmodells. «Übung führt zur Meisterschaft», das ist ein Sprichwort, das nicht in Frage gestellt werden kann. Es beinhaltet aber nur eine «kleine Wahrheit», denn gemeint sein kann nur die Einübung eines andauernden Reflexionsprozesses, nicht eine «meisterhafte Pflege». Der Prozess macht die Pflege noch nicht zu einer besseren Pflege, wenn nicht die Bedingungen des Arbeitsalltages die Möglichkeiten bieten, dass das «wesentliche» Wissen in praktische Handlungen münden kann.

Das gleiche gilt für die vorgeschlagenen Übungsmaßnahmen wie Ethikvisite und Ethikbesprechungen. Die Sinnfälligkeit dieser Vorschläge ist nicht von der Hand zu weisen. Pflegende und auch Auszubildende können auf diesem Weg auf moralische Probleme aufmerksam gemacht werden, die ansonsten primär in der Theorie thematisiert werden, jedoch selten im Pflegealltag selbst. Arndt verfährt hier ähnlich wie Fry. Beide wollen eine ethische Sensibilität im Pflegealltag fördern, und das scheint angesichts der Pflegepraxis auch notwendig zu sein. Dabei handelt es sich um Einzelprobleme, auf die der Blick gerichtet ist, und die sich nach Arndt mit Hilfe des vorgestellten Instrumentes lösen lassen. Die Diskrepanzen selbst, die zu moralischen Konflikten führen, können damit aber nicht aufgelöst werden. Sie verschwinden hinter dem Verfahren. Das wird von Arndt übersehen. Ebenso die Frage, inwieweit im Stationsalltag Muße für diese Reflexionen

---

121 Spielte in einer Konfliktsituation beispielsweise die Hierarchie innerhalb der Institution eine Rolle, so würde auch dieser Aspekt einfließen. Das gleiche würde, je nach Situation, auch für ein Einbeziehen der unmittelbaren Mitpatienten/Bettnachbarn eines Patienten Geltung haben. In einem Tortendiagramm, in dessen Mitte die Verantwortung stünde, ließe sich das jeweils als ein weiteres Einfügen einzelner «Tortenstücke» veranschaulichen, wobei die Stücke immer schmaler würden.

besteht – und zwar die Muße, diese immer dann durchzuführen, wenn es ein Problem gibt.

Wichtig scheint es demnach nur zu sein, dass überhaupt Schritte eingeleitet werden: Die Pflegepraxis bleibt den Zwängen verhaftet, aber die Pflegenden haben nun ein Instrument zum Einüben ethischer Reflexionen erhalten. Im Zweifelsfalle taugt das Instrument immerhin für das Anbahnen von Lernprozessen, welcher Art diese auch sein mögen. Das Konzept als Konzept kann jedenfalls nicht scheitern – es eignet sich eben für Übungen. Auch wenn Arndt dies nicht explizit ausdrückt, so kann der Anspruch an ethisches Denken hier wie folgt beschrieben werden:

> Die Ethik mischt sich nicht in die Konflikte des Lebens, gibt keine Vorschriften, die auf dieses gemünzt wären, ist kein Kodex von Geboten und Verboten, wie das Recht. Sie wendet sich gerade an das *Schöpferische* im Menschen, fordert es heraus, in jedem Fall neu zu erschauen, gleichsam zu divinieren, was jetzt und hier geschehen soll. (Nicolai Hartmann, zitiert nach Horkheimer, 1988: 113)

Arndt appelliert daran, ethisch zu denken und sich nicht der Verantwortung für moralisches Handeln zu entziehen. Jeder ist so aufgefordert, sich in Problemsituationen schöpferisch, kreativ, sorgsam prüfend und abwägend zu verhalten und sich dazu zunächst ethisches Wissen anzueignen. Wie kann diesem Appell widersprochen werden – das wäre unverantwortlich. Die Frage ist, ob die Anwendung des Instrumentariums für ethische Entscheidungen nicht schmückendes Beiwerk ist für eine Praxis, die unverändert bleibt. Die Auseinandersetzung über moralische Konfliktsituationen und ethische Probleme im Pflegealltag wird so zu einer Diskussion über Verfahrensweisen und zum Spielfeld für das Einüben von Vorgehensweisen bei der Entscheidungsfindung. Der große Aufwand des rationalen Prüfverfahrens, mit dem nach Arndt ethische Probleme bearbeitet und Entscheidungen legitimiert werden sollen, ersetzt die Auseinandersetzung mit den Problemen selbst. Arndt hat mit ihren Ausführungen zum pflegeethischen Wissen im Grunde schon vollständig geklärt, was die Ethik erst begründen soll: eine Pflege, die an dem einzelnen Patienten orientiert ist. Eine Ethik der Verantwortung ist damit als Begründung überflüssig. Sie lenkt ab von den mangelnden materiellen Ressourcen im Pflegealltag.

### 7.2.3 Probleme der Pflegepraxis und «die großen ‹Lebens- und Todesfragen›»

Nachdem Arndt so die Grundlagen vorgestellt hat, die aus ihrer Sicht zu «Antworten [führen, K. K.], die unsere Handlungen bestimmen können», bearbeitet sie «ausgewählte ethische Probleme der pflegerischen Praxis» (1996: 90). Die Erwartung des Lesers, dass Arndt hier mit der von ihr vorgestellten komplexen Ethik der Verantwortung und dem Entscheidungsfindungsprozess beispielhaft moralische Konflikte aus der Pflegepraxis angeht und sie deren Praktikabilität demonstriert, wird aber enttäuscht. Ihre ausgewählten Konflikte aus der Pflegepraxis sind bis auf das dritte Beispiel gar keine Probleme der Pflegepraktiker, die diese in ihrem Arbeitsalltag zu lösen haben, und die Umsetzung ihrer eigenen Empfehlungen beschränkt sich auf einzelne Elemente der Ethik der Verantwortung.

1. Der erste Problembereich behandelt ethische Aspekte der Pflegeforschung. Mit Pflegeforschung aber, als einem Bereich der Pflegewissenschaft, haben die Pflegenden, die sich täglich den Anforderungen des Arbeitsalltags stellen und Hilfestellung erhalten sollen, nichts zu tun. Die in der Forschung zu berücksichtigenden ethischen Aspekte sind somit keine moralischen Konflikte der Pflegepraktiker. Im Rahmen der Bearbeitung dieser für die Pflegewissenschaft und Pflegeforschung durchaus wichtigen Fragen bezieht Arndt sich nicht auf ihre Entscheidungsfindungsstrategie, sondern allein auf die fünf Prinzipien für ethische Entscheidungen und auf eine kontextuelle Ethik. (1996: 91 ff.)

2. Das zweite Beispiel für einen ethischen Konflikt aus der Pflegepraxis handelt von einem psychisch kranken Patienten und geht der Frage nach, wie Pflegende mit einem «Teufelskreis» umgehen können, der wie folgt aussieht: bedrohlicher Gesundheitszustand des Patienten ▶ Zwangseinweisung des Patienten ▶ begrenzte pflegerische und therapeutische Möglichkeiten aufgrund der Schwere des Krankheitsbildes ▶ Entlassung dieses Patienten auf eigenen Wunsch ▶ zu erwartende Wiederaufnahme ▶ bedrohlicher Gesundheitszustand ▶ Zwangseinweisung usw. Arndt stellt nun die Frage, wie Pflegende in der Psychiatrie arbeiten können, ohne selbst zu verzweifeln (1996: 101). Sie beleuchtet die Situation des Patienten und seiner Angehörigen sodann im Licht der fünf Prinzipien, um damit die Legitimation der Pflege von psychisch kranken Patienten darzulegen. Arndt begründet hier auf einer moraltheoretischen Ebene die Notwendigkeit der medizinischen Versorgung und pflegerischen Betreuung von schwerst psychisch kranken Patienten. Ein konkreter Konflikt, vor dem Pflegekräfte stehen und den sie bewältigen müssen, steht in ihrem Problemaufriss somit gar nicht zur Lösung an. Arndt betont abschließend, dass gerade in der Psychiatrie Sensibilität, Wissen und pflegerisches Können miteinander verbunden werden müssen, und fordert moralisches Handeln durch pflegerische Exzellenz (1996: 104). Sie kritisiert zugleich die Bedingungen, unter denen Pflegende in der Psychiatrie arbeiten müssen:

   - Wenn aber die Bedingungen der personellen Besetzung, der Zusammenarbeit und der therapeutischen Ansätze dazu führen, daß gute Pflegende lieber abwandern als sich an nicht zu erfüllenden Anforderungen aufreiben, müs-

> sen unsere Überlegungen dahingehen, wie die Situation in der Psychiatrie grundlegend verändert werden kann. (1996: 105)[122]

An dieser Stelle also benennt Arndt am Beispiel der Psychiatrie ein grundlegendes Problem der Pflegepraxis, welches auch durch eine noch so sorgfältige Reflexion nicht behoben werden kann. Die Entscheidungsfindungsstrategie, die doch Lösungen und Verbesserungen verspricht, wendet sie jedoch nicht an. Würde Arndt sie auf eine konkrete Situation in dem Kontext der zu kritisierenden Bedingungen übertragen, so würde sich das Misslingen des Prozesses und die fehlende Sinnhaftigkeit der endlosen Reflexion für diese Pflegepraxis auch für sie erweisen.

3. Das dritte Beispiel bezieht sich auf das Problem der Zwangsernährung (1996: 106 ff.). Hier betrachtet Arndt die fünf Prinzipien im Zusammenhang mit dem Thema Hungerstreik und der Zwangsernährung Gefangener. Innerhalb ihrer Überlegungen zum Hungerstreik nimmt sie Bezug auf einen konkreten Fall aus dem Pflegealltag, bei dem eine Patientin die Nahrung verweigert[123]. Problematisiert wird jedoch die politisch motivierte Nahrungsverweigerung, nicht die Pflegesituation. Bezogen auf diese beschreibt Arndt nur als Fakt, *dass* eine Magensonde zur Zwangsernährung verordnet wurde, und sie weist ergänzend darauf hin, dass in dem Moment, in dem Patienten sich physisch dagegen wehren können, die «Anwendung von Zwang kaum vermeidbar» sei. Die geschilderte Pflegesituation wendet sich aber dennoch zum Guten:
   - Der guten Beziehung zwischen Corinna [das ist die Patientin, K. K.] und einer Krankenpflegeschülerin war es zu verdanken, daß Corinna, gerade wenn diese Schülerin im Dienst war, jeweils ein leichtes Frühstück aß und bei sich behielt. Die Geduld in Situationen, die es vermag, Aggressionen aufzufangen, ist hier wohl entscheidend. (1996: 108)

Mit Zuwendung und Geduld im Umgang mit den Patienten lässt sich am Ende also das Problem lösen. Ein Entscheidungsfindungsprozess, der zum Legen der Sonde führte, und mit dem das eigentliche Problem hätte bearbeitet werden müssen, findet keine Erwähnung. Arndt macht abschließend einige Anmerkungen, dass Pflegende in unterschiedlichen Situationen vor der Frage stünden, wie ein Patient zur Nahrungsaufnahme zu bewegen sein könnte, und schließt mit den Worten, Patienten, die in verwirrtem oder psychotischem Zustand das Essen ver-

---

122 Erste Schritte dieser Bemühungen erläutert Arndt anschließend, indem sie auf die *Wittenberger Thesen: Vorschläge zum ersten Kontakt mit der Psychiatrie* hinweist (1996: 105; 164 ff.).

123 Es handelt sich um eine Patientin mit Anorexia nervosa, die die Nahrung verweigert, sich verschluckt und an einer Aspirationspneumonie (Lungenentzündung, die durch Einatmen von Nahrung/Flüssigkeit in die Atemwege ausgelöst wird) erkrankt.

weigerten, bedürften einer pflegerisch-therapeutischen Zuwendung, «die manchmal auch die Ausübung von Zwang einschließen kann». (1996: 108)

Die im letzten Teil des Buches bearbeiteten Fragen im Zusammenhang mit Leben und Tod stellen moraltheoretische Reflexionen zu Themen dar wie: Suizid, Euthanasie, Organtransplantation, Abtreibung oder Schwangerschaftsabbruch (1996: 113 ff.). Eine exemplarische Anwendung des Entscheidungsfindungsprozesses, der im Rahmen einer Ethik der Verantwortung Maßstäbe für pflegerisches Handeln bieten soll, wird auch hier nicht gezeigt. Vielmehr bezieht sie sich hauptsächlich, wenn auch nicht systematisch, auf die fünf Prinzipien, wobei die im Zusammenhang mit einer Ethik der Verantwortung gegebene Aufforderung, dabei die sieben Grundwerte des Lebens im Auge zu behalten, nicht berücksichtigt wird.

Wie die Ergänzung aller Ethiktheorien, die in die Ethik der Verantwortung eingearbeitet sind, praktisch aussieht, das zeigt Arndt nicht. Die Ethik der Verantwortung ist in ihrer Komplexität an keiner Stelle zu erkennen. Auch wie die Umsetzung des als hilfreich bezeichneten Instrumentes konkret im Pflegealltag geschehen soll, demonstriert Arndt an keinem Fallbeispiel. Am Ende muss sie das aus ihrer Sicht auch gar nicht, denn der Entscheidungsprozess kann nach ihren Angaben ja flexibel gehandhabt werden. Dass die Flexibilität am Ende so groß zu sein scheint, dass er gar keine Anwendung finden muss, überrascht den Leser dann aber doch.

Arndts Ausführungen über die «großen moralischen» Konflikte scheinen eher sowohl von dem angeratenen Entscheidungsfindungsprozess, als auch von den «kleinen» Konflikten des Alltages abzulenken.[124] Die Fragen beispielsweise nach einer Abtreibung oder nach der Schwangerschaftsverhütung sind sicher Fragen, die sorgsamer Entscheidungen bedürfen. Sie sind jedoch nicht pflegespezifisch. Dass Pflegende sich in ihrem Arbeitsalltag z. B. häufiger vor das Problem gestellt

124 Damit spiegelt Arndts Abhandlung eine Tendenz wider, auf die Schröck bereits kritisch hingewiesen hat: «Die Dramatik des Leben und Tod Mythos, insbesondere wenn sie tatsächlich nicht zu meinem pflegerischen Alltag gehört, fasziniert sicher aus vielen Gründen. Provozierend könnte man sagen, daß die Teilnahme an Veranstaltungen mit dieser Thematik eine Art stellvertretende Möglichkeit darstellt, die sicher im eigenen Alltag oft als monoton, repetitiv und ganz gewöhnlich erlebte Pflege wieder einmal als wichtiger und aufregender zu empfinden. Vielleicht braucht es mehr Beschäftigung mit der Moralität des alltäglichen Handelns, um die unsägliche Dramatik des am Bett angebundenen alten und verwirrten Menschen zu erkennen.» (Schröck 1995: 319). Auch andere Fallbeispiele, die Arndt aufführt, scheinen sowohl diese Tendenz zu bestärken, als auch die alltäglichen Konflikte Pflegender in den Hintergrund treten zu lassen: etwa die Frage, ob ein Mann gezwungen werden kann, einen Indianer zu erschießen, wenn er dadurch 19 anderen Indianern das Leben retten kann (1996: 78).

sehen, unruhige, verwirrte Patienten zu fixieren, als über eine Abtreibung zu entscheiden, muss wohl nicht statistisch belegt werden. Eine methodisch angeleitete Entscheidung über eine Zwangsfixierung würde diese aber für den betroffenen Patienten nicht weniger dramatisch machen. Sie könnte höchstens das schlechte Gewissen Pflegender beruhigen, die sich damit trösten könnten, sorgfältig das Für und Wider abgewogen zu haben, bevor sie einen Patienten fixieren. Eine wahrhaftige Lösung für dieses Problem wäre aber das, was in Schottland «special care» genannt wird: die pausenlose Betreuung betroffener Patienten durch das Pflegepersonal, die eine Fixierung unnötig macht.[125] Damit wäre moralisches Handeln verwirklicht, ohne dass auch nur eine einzige ethische Reflexion erforderlich wäre. Für eine solche Betreuung der Patienten werden aber in Deutschland keine Mittel bereit gestellt.

Abschließend wird nun geprüft, wie Arndt auf diese Unmoral der Arbeitsbedingungen, innerhalb der Pflegende zu moralischem Handeln aufgefordert sind, reagiert.

### 7.2.4 «Ethik denken» – erstklassige Pflege denken

*Ethik denken – Maßstäbe zum Handeln in der Pflege* lautet der Buchtitel. Arndts Bestrebungen, Ethik als eine wissenschaftliche Disziplin auf der Ebene moralischen Handelns anzusiedeln und dabei die Theorien miteinander zu kombinieren, bzw. in Einklang zu bringen, führt zu den hier aufgezeigten Verwirrungen.[126] Dass es Arndt dennoch auf den ersten Blick scheinbar gelingt, den Widerspruch in den Anforderungen der Pflegenden und der ethischen Ansätze aufzulösen, liegt nicht allein in ihrem bis hierhin demonstrierten Versuch der Harmonisierung von Theorien untereinander und zugleich deren Anpassung an unterschiedliche Aspekte der Pflegepraxis begründet. Sondern auch die Art und Weise der Formulierungen, die Arndt wählt, ist dem Schein des Gelingens zuträglich: Mit indikativischen Aussagen und Postulaten wird das Angestrebte als etwas dargestellt, was bereits Realitätscharakter habe: Unter der Fragestellung, ob die strukturellen Be-

---

125 Die Informationen über «Special-care» erhielt die Verfasserin im Rahmen eines Gespräches mit Ruth Schröck am 01.02.2000.

126 Arndt unterscheidet die Begriffe «Ethik» und «Moral» wie folgt: «Ethik ist die wissenschaftliche Betrachtung moralischer oder sittlicher Fragen.» «Moral bezieht sich auf den Handlungsaspekt der Sittlichkeit.» (1996: 16). Zur den Ebenen der Ethik benennt sie sodann 1. die praktische Ethik als Ebene der Moral, 2. die Moraltheorie als Ebene der strukturierten Begründungen, die der Analyse praktischer Handlungen dient und 3. die Metaethik, auf der die theoretischen Positionen der zweiten Ebene begründet werden (1996: 22). In ihren Ausführungen kommt es jedoch zu einer Vermischung.

dingungen im Pflegealltag überhaupt moralisches Handeln zulassen und in der Entgegnung einer Position, die besagt, dass Pflegende aufgrund des akuten Mangelbewusstseins gelähmt sind, unter Dauerstress stehen, den Beruf verlassen oder auswandern, antwortet Arndt mit der Forderung nach «erstklassiger Pflege». Sie verweist darauf, dass die praktische Krankenpflege auf das Wohlbefinden der Patienten abziele. (1996: 80 f.). Den Folgen der Verunmöglichung einer erstklassigen Pflege hält sie so das entgegen, was gerade nicht erreicht werden kann: eine erstklassige Pflege. Zu ihrer eigenen Feststellung, dass auch Strukturen unmoralisch sein können, äußert sie sich dann wie folgt:

> Dennoch, wir haben in unserer Stellung zwischen ärztlicher Autorität und institutionellen Zwängen immerhin die Handlungsfreiheit zu pflegerischer Exzellenz, die sich in der persönlichen Begegnung zwischen uns und Patienten ausdrückt. (1996: 81)

Arndt stellt also fest, dass auch Strukturen unmoralisch sein können und benennt damit Ursachen, die zu moralischen Konflikten führen, und die mit einer Ethik der Verantwortung und dem um eine moralische Dimension erweiterten Pflegeprozess gelöst werden sollen. Im gleichen Zuge dementiert sie jedoch die Folgen dieser Zwänge, denn nach ihrer Aussage gibt es trotzdem eine Handlungsfreiheit, und zwar nicht nur für die Durchführung einer besseren oder gar guten Pflege, sondern sogar zu pflegerischer Exzellenz[127]. Veränderungen erführen Pflegende aus dem pflegerisch-praktischen Handeln selbst, die Pflege selbst habe eine moralische Kraft (1996: 81). Sie hält fest, dass Pflegende trotz aller Zwänge die Handlungsfreiheit zu «Bestleistungen» haben. Ohne zu beschreiben und zu erklären, welche Veränderungen Pflegende aus ihrem Handeln erfahren können, ohne zu erläutern, was eine «moralische Kraft» ist und was sie bewirken kann, ohne auszulegen, wie Handlungsfreiheit im Kontext der Zwänge zu verstehen ist, wird dies alles den Zwängen entgegengesetzt und mündet in pflegerischer Exzellenz in den Begegnungen mit den Patienten. In Arndts Darstellungen vermengt sich so der große Aufwand, der mit der Rationalität des Prüfverfahrens einhergeht, mit Unterstellungen und Beschwörungen der Verwirklichung einer guten Pflege. Die Art und Weise, wie Arndt hier Gebrauch von den Begriffen macht, lenkt ab von der Wirklichkeit in der Pflege.

> Ethik lebt nicht nur aus abstrakten Begriffen. Ethik ist das Miteinander von Pflegenden und Patienten und das Miteinander von Ärzten und Pflegenden. Und es geht nicht nur um einen Kampf gegen Strukturen. Ethisches Denken erschöpft sich auch nicht in Prin-

127 Pflegende haben nach Arndt so die Handlungsfreiheit, nicht nur eine gute Pflege durchzuführen, sondern eine überdurchschnittliche, vortreffliche, exquisite, fürstliche, brillante, überragende, beispiellose, mustergültige, eben exzellente Pflege (vgl. sinn- und sachverwandte Wörter, Duden Band 8, sowie Thesaurus Word 1997).

> zipien und Lehrsätzen. Ethik beinhaltet auch die Reflexion über menschliche Beziehungen. (1996: 81)

Indem Arndt Ethik als «das Miteinander» von Pflegenden, Patienten und Ärzten bezeichnet, klingt es so, als wäre dieses Miteinander bestimmt durch ethische Reflexionen – und das moralisch gute Handeln in der Pflege, wie immer das auch aussehen mag, wäre schon verwirklicht.

> Ethik gibt somit auch auf der persönlichen Ebene Antwort auf die Frage ‹*Was soll ich tun?*›. Antworten auf diese Frage ergeben sich weniger aus rechtsgeleiteten Denken, das sich an Pflichten orientiert. Antworten ergeben sich am ehesten aus gelebten Beziehungen, die sich an ganz kleinen Dingen festmachen. (1996: 81)

Der Leser fragt sich hier, warum er sich mit einer Ethik der Verantwortung auseinandersetzen soll, wenn sich die Antworten aus den «gelebten Beziehungen ergeben».

Arndt rückt nun die «ganz kleinen Dinge» in den Vordergrund und suggeriert damit eine mögliche Verwirklichung einer erstklassigen Pflege – eben im Kleinen. Dass diese Beziehungen immer schon überformt sind durch die strukturellen Bedingungen des Arbeitsalltages, blendet sie aus. Sie empfiehlt vielmehr Bescheidenheit, wo vehementes Einklagen der Bedingungen der Möglichkeiten für eine gute Pflege aus der Sicht der Patienten, der Pflegenden und auch aus der Sicht einer Pflegeethik erforderlich wäre.

«Ethik denken» heißt so, erstklassige Pflege zu denken. Nicht mehr das gute Handeln ist das Ziel dieser Pflegeethik, sondern das gute Denken, das heißt, eine Reflexion und Legitimation von Entscheidungen mit Rückgriff auf ethische Theorien – und dies wohl eher zu Übungszwecken, denn zur realen Anwendung.

## 7.3 Die Halbherzigkeit «konstruktiver» Problembearbeitung: Alles bleibt, wie es ist, weil alles besser werden soll

Die hier vorgestellten pflegeethischen Ansätze zur Lösung moralischer Konfliktsituationen in der Pflegepraxis haben gemeinsam, jeweils auf unterschiedlichen ethischen Theorien, Prinzipien und Konzepten zu basieren. Daraus resultiert, dass mit dieser Form der Konzepte nicht die Nötigung einhergeht, sich eindeutig auf eine Position festzulegen – in dieser Pluralität bleibt in jedem Entscheidungsfindungsinstrument ein «Hintertürchen» offen: Es wird nur ein formaler Rahmen für Moral angeboten, in dem jede praktische Entscheidung als moralisch gelten kann, sei sie in ihrer praktischen Konsequenz auch noch so unmoralisch, wenn ihr nur ein Reflexionsprozess vorausgeht und sie mit Rückgriff auf einen dieser vielfältigen Ansätze schlüssig begründet wird. Je nach subjektiver Sichtweise oder aktueller Situation soll der einzelne (oder eine Gruppe) sich aus diesem Rahmen bedienen. Maßstab für moralisches Handeln in der Pflege ist demnach nicht der einzelne Patient, sondern die Anwendung ethischen Wissens. Mit diesem Wissen sollen alle widerstreitenden Aspekte eines moralischen Konflikts, die ihn erst zu einem solchen machen, berücksichtigt werden. Dahinter verbirgt sich die Hoffnung, mit rationalen Entscheidungen und in Auseinandersetzung mit theoretischen Elementen moralische Probleme des Alltags praktisch lösen zu können. Glückt dieses Vorgehen nicht auf Anhieb, dann begnügt man sich damit, zumindest einen Lerneffekt erzielt zu haben, der dann aber auch wieder mit eben dieser Hoffnung verbunden ist.

Die Pflegeethik reagiert damit bereits auf die widersprüchliche Strukturlogik der Anforderungen im Pflegealltag, ohne überhaupt über den Widerspruch in ihm aufzuklären. Damit bleiben sämtliche ethischen Ratschläge der defizitären Praxis immanent. Die sich aufgrund der gegebenen Bedingungen in der Institution Krankenhaus notwendig reproduzierenden Missverhältnisse werden so zwar mittels der Ethik bearbeitet, in dieser Bearbeitung steckt jedoch ein ideologisches Moment: die Lösung der Probleme sei eine Frage des Umgangs mit ihnen, wobei die Unterstellung des Gelingens für diese Sichtweise konstitutiv ist. Gesucht wird nach immer besseren Problemlösungsstrategien, nach immer ausgefeilteren methodischen Herangehensweisen, um mit praktikablen Verhaltensanweisungen eine Verbesserung der Alltagssituation herbeizuführen. Damit beweisen sowohl die Ratgebenden als auch die Anwender einen kritischen Blick auf die Praxis zur Identifizierung der Probleme, einen kompetenten Umgang mit den zu bewältigenden, oft schwierigen Aufgaben und zugleich ein realitätstüchtiges Verhalten.[128]

---

128 An dieser Stelle ist zu fragen, inwieweit sich darin ein Zeitgeist widerspiegelt. Das heißt, ist diese Art und Weise des Umgangs mit Problemen, die bearbeitet werden, statt über deren Ursachen aufzuklären, auch an anderen Orten zu finden? Im Hinblick auf die Frage nach der «kleinen Wahrheit», die in diesen Problemlösungsstrategien steckt und im Hinblick auf die Frage, inwieweit sich darin auch Ablenkungsmechanismen von den Ursachen der Probleme auffinden lassen, wären z. B. «Qualitätszirkel», mit denen Defizite der Pflegepraxis aufgehoben werden sollen, zu prüfen. Oder es könnte der Frage nachgegangen werden, auf welche Weise die Moderations- und Visualisiserungsmethode vom Mittel der Problemlösung zum (Selbst-) Zweck wird, indem fachfremde Personen eigens beauftragt werden, fachlich qualifizierte Personen methodisch bei der Lösung von sachlich-fachlichen Problemen anzuleiten. Neurolinguistisches Programmieren für eine bessere Bewältigung des (Berufs-) Alltags, Erlebnispädagogik für gestresste Manager oder auch die Präventions- und Interventionsmaßnahmen bei Burnout könnten als weitere Beispiele für eine solche

Zur Problemlösung bedarf es demnach einer «kritisch-konstruktiven» Vorgehensweise, und diese Forderung erfüllt die Pflegeethik. Das erklärt den zu Beginn dieser Arbeit angesprochenen «Boom» der Ethik-Diskussionen in der Pflege (s. o. S. 17). Es werden z. B. Ethik-Workshops, Ethik-Foren, Kurse wie etwa «Sommerschule Ethik und Pflege» (Pflege & Gesellschaft, 1/1999, S. 25) und «Aufbau von Ethikfaktoren» (Pflege & Gesellschaft, 2/2000, S. 61), Ethikbesprechungen, Ethikvisiten angeboten und Entscheidungshilfen für den Alltag formuliert. Mit ihnen wird auf die Missstände in der Pflege reagiert. Das impliziert aber zugleich, dass in dem Moment, indem die Kritik konstruktiv gewendet und in pragmatische Vorschläge überführt wird, die strukturellen Bedingungen, die zu den Problemen führen, unangetastet bleiben, denn es gilt, im «Hier und Jetzt» Hilfen zu geben.

Diese Vermischung von theoretischer Auseinandersetzung und praktischen Vorschlägen führt zu einer Immunisierung gegenüber der Empirie: Die materiellen und gesellschaftlichen Bedingungen werden als unveränderbar hingenommen, denn würde man sie zum Gegenstand der Kritik erheben, so entbehrte diese der praktischen Folgen. Das wiederum wäre dann keine praxistaugliche Kritik mehr, weil keine umsetzbaren Verbesserungsvorschläge daraus resultierten. Und weil das «Gute» im emphatischen Sinne nicht zu verwirklichen ist, werden die Forderungen für Veränderungen anspruchsloser formuliert. Der Ersatz für die Verwirklichung des «Guten» ist das Streben nach dem «Besseren». Mit einer solchen Problembearbeitung wird also Aufmerksamkeit gegenüber moralischen Problemen in der Pflege und Verantwortungsbereitschaft und -fähigkeit signalisiert. Zugleich bleibt sie aber auch systemimmanent und zeigt damit eine Bescheidenheit, die ihr im Hinblick auf den normativen Anspruch nicht ansteht.

Die unmerkliche Gewöhnung an die strukturellen Bedingungen der Pflegepraxis bezieht sich also nicht nur auf die Pflegepraktiker, sondern auch auf die Pflegeethiker (die «Distanzierten», vgl. dazu auch Adorno, 1994 b: 23, vgl. auch Kap. 2, S. 50). Man könnte deren Reaktionen mit dem Muster «Idealisierung falscher Praxis» vergleichen. Auch sie lernen, das hinzunehmen, wogegen sie angehen müssten, weil es dem entgegen steht, was sie zu verwirklichen helfen wollen (vgl. dazu auch Timmerberg, 1999: 148). Das heißt, auch sie lernen, die unmoralischen Bedingungen in der Pflege hinzunehmen, die sie in ihrer Partei-

---

Analyse herangezogen werden. Das diese Beispiele Verbindende ist der Aufwand, der betrieben wird, um Veränderungen anzustreben und zugleich die Verantwortung auf die von den Problemen Betroffenen abzuschieben, obgleich die Ursachen an anderer Stelle zu suchen sind. Die «kleine Wahrheit», die in allen Vorschlägen und Aktivitäten steckt, bezieht sich darauf, dass oftmals Verhaltensveränderungen der Subjekte erforderlich und auch möglich sind. Indem diese jedoch in den Mittelpunkt der Aufmerksamkeit gerückt werden, wird der Kritik an den Strukturen ausgewichen.

nahme für moralisches Handeln radikal in Frage stellen und negieren müssten: eine Praxis, die ihren pflegerischen Ansprüchen nicht gerecht wird. Mit dieser Affirmation des Ist-Zustandes, dessen Ursache in den nicht bereitgestellten Mitteln liegt, gerät ein Zustand aus dem Blick, in dem moralisches Handeln nicht mehr gefordert und angeleitet werden müsste, weil es verwirklicht wäre.

Die zu Beginn dieser Arbeit gestellte Frage nach dem Beitrag, den Pflegeethik zur moralischen Sensibilisierung leistet, kann nun dahingehend beantwortet werden, dass sie zum einen eine moralische Desensibilisierung auf theoretischer Ebene spiegelt und zum anderen damit in der Praxis eine weitere Desensibilisierung zur Folge hat. Pflegeethik, wie sie hier vorgestellt und diskutiert wird, ist nicht die Grundlage für eine gelingende Pflegepraxis, sondern das Resultat der objektiv Kälte verursachenden Bedingungen, denen sie immanent bleibt (vgl. da zu auch Schweppenhäuser, 1989: 128).

# 8. Was ist zu tun?

Der Dialektik von Sein und Sollen in der Pflege wohnt der unauflösbare Widerspruch von normativem Anspruch und funktionalen Verhaltensweisen inne, und darauf müssen die Pflegenden reagieren. Moralität – untersucht an lebensweltlich verankerten Konflikten – entwickelt sich entgegen der Beschreibung der klassischen Moralentwicklungstheorie von Kohlberg nicht notwendig in einer stufenweise Abfolge ohne Regression, bei der die Subjekte eine immer «vernünftigere», weil zunehmend dezentralisierte soziomoralische Perspektive auf moralische Konflikte entwickeln. Die hier vorgestellten empirischen Untersuchungsergebnisse weisen im Gegensatz dazu nach, dass die Strukturlogik in den Anforderungen, die an Menschen gestellt werden (hier an Pflegende in ihrem Arbeitsalltag), dazu führt, dass es zu einem Prozess moralischer Desensibilisierung kommt, der theoretisch mit einer zunehmenden Einsicht in die strukturellen Bedingungen einhergehen kann, jedoch nicht einhergehen muss: Rückentwicklungen sind durchaus möglich. In dem Moment aber, in dem von einer linearen Abfolge und damit auch von einer Rückentwicklung die Rede ist, wird der Maßstab schon falsch angelegt: an den traditionellen Theorien und nicht an der widersprüchlichen Wirklichkeit. Hier zeigen die Pflegenden vielmehr, dass sie mit – möglicherweise wechselnden und so immer wieder neu zu entwickelnden – unterschiedlichen Anpassungsmechanismen auf die strukturellen Bedingungen des Pflegealltags reagieren müssen. Mittels der objektiven Hermeneutik konnte so die Reproduktion sozialer Wirklichkeit in den Reaktionsmustern der Pflegenden herausgearbeitet werden: Die Pflegenden reagieren mit unterschiedlichen Mechanismen auf die objektiv Kälte verursachenden Strukturen. Diese Mechanismen setzen früh in der Ausbildung ein, und sie besagen nicht, dass Pflegende immer unsensibler gegenüber der Verletzung des normativen Anspruchs werden. Die Reaktionsmuster sind mit ihren Merkmalen so angelegt, dass sie sowohl unempfindlich machen gegenüber der Normverletzung, als auch für eine neue Sensibilisierung offen sind. Es wurde darauf hingewiesen, dass sie nicht in «bessere» und «schlechtere» unterschieden werden, sondern alle resultieren aus den objektiv Kälte verursachenden Strukturen und schützen vor diesen zumindest so lange, bis (un-) bestimmte Erfahrungen und vielleicht erworbene theoretische Kenntnisse dazu führen, die Kälte wieder stärker wahrzunehmen und einen neuen Schutzmechanismus zu entwickeln. Betrachtet man die Reaktionsmuster unter einem «Bewertungskriterium», so kann das unter drei Aspekten, die ineinander übergehen, geschehen:

- dem subjektiven Befinden der Probanden
- der konkreten Auswirkungen auf die praktische Pflege
- der zunehmenden Einsicht in die strukturellen Bedingungen des Pflegealltags.

Welche Probanden sich subjektiv «besser» fühlen im Umgang mit moralischen Konfliktsituationen, kann aus ihren Äußerungen bzw. den Merkmalen der Muster abgeleitet werden. So werden die Probanden, die fraglos die Gepflogenheiten der Praxis übernehmen, und die Probanden, die glauben, mit ihren praktischen Strategien den Widerspruch auflösen zu können, mit den von ihnen genutzten Möglichkeiten und Handlungsspielräumen hinsichtlich des pflegerischen Anspruchs zufriedener sein als andere, die sich z.B. als Opfer der Strukturen sehen oder die den Widerspruch reflektiert hinnehmen. So allein betrachtet, hätte dies zur Konsequenz, diese Handlungsspielräume und Möglichkeiten in der theoretischen Ausbildung (stärker als bisher) ins Bewusstsein zu rufen. Das wäre jedoch kurzschlüssig, weil man sich damit selber zu einer Idealisierung der falschen Praxis verführen ließe. Denn erstens schildern auch die Probanden mit den Mustern einer «konstruktiven» Problembearbeitung, wie bedrängend und frustrierend sie teilweise den Pflegealltag erleben.[129] Fragt man außerdem zweitens nach den konkreten Auswirkungen auf die praktische Pflege, so ist zu bemerken, dass diese, wenn überhaupt, sich nur geringfügig unterscheiden, es sei denn, dass ein Patient zufällig während seines gesamten Krankenhausaufenthaltes von einer Pflegeperson betreut würde, die sich ungeachtet des Arbeitsanfalls auf der Station Zeit für ihn läßt, oder aber er wäre zufällig ein Patient, der «Eingang in die Nische der Kompensation» einer Pflegeperson gefunden hätte. Damit ist die Verwirklichung einer patientenorientierten Pflege in den Bereich der Zufälligkeit verlagert. Auch eine Zunahme des pflegerischen Wissens und der praktischen Berufserfahrung, sowie eine zunehmende Einsicht in die strukturellen Bedingungen des Pflegealltags, die durch komplexere Bearbeitungsstrategien zum Ausdruck kommen, führen somit nicht zu einer systematischen Verwirklichung des pflegerischen Anspruchs.

129 Vgl. etwa die Transkripte von MK 7 (Idealisierung falscher Praxis) und OK 9 (Kompensation für falsche Praxis), die sich dahingehend äußern, dass sie vieles im Pflegealltag «traurig» (OK 9), «zum Kotzen» (MK 7) finden. (Vgl. auch den Ordnungspunkt *Kälteerfahrung* in den Auswertungsbögen im Materialienband.)

Die Pflegeforschung hat in den letzten Jahren umfassend pflegespezifische Fragen und Themen erforscht und aufgearbeitet. Damit konnte sie einen Beitrag zur Weiterentwicklung der Pflegewissenschaften und in dessen Folge auch für die Pflegeausbildung leisten. Zahlreiche theoretische Konzepte und Handlungsanweisungen sind darauf ausgerichtet, die als defizitär identifizierte Pflegepraxis zu verbessern, und besonders die Pflegeethik hat es sich zur Aufgabe gemacht, dieses Defizit zu beseitigen. Wie das bereits eingangs beschriebene Szenario eines «ganz normalen» Stationsalltags versinnbildlicht, hat sich die Situation in der Pflegepraxis trotz aller theoretischen Bemühungen nicht dahingehend verändert, dass der pflegerische Anspruch verwirklicht wird. Die Norm der patientenorientierten Pflege stimmt nicht mit der Funktion der Institution Krankenhaus überein, und gleichzeitig stimmt der moralische Anspruch der Pflegenden nicht mit den Regeln der Pflegepraxis überein. Wenn die Pflegenden jedoch nicht am normativen Anspruch festhielten, würden sie die Orientierung am Selbstverständnis des Pflegeberufs verlieren. Trotzdem sind sie in der Lage, sich dem Regelwerk der Praxis anzupassen, obwohl dieses der Norm der patientenorientierten Pflege widerspricht. Die vorliegende Studie war durch zwei Fragen motiviert: wie ist eine Pflegepraxis möglich, die ihren eigenen Anspruch unterläuft, und wie reagieren die Pflegenden auf diesen Widerspruch in ihrem Alltag?

Wie gezeigt, handelt es sich dabei um einen Prozess der moralischen Desensibilisierung gegenüber dem strukturellen Widerspruch in der Pflege. Die Konfrontation der Auszubildenden mit dem «Guten» im Sinne der gebotenen Norm führt nicht dazu, dass diese sensibler werden hinsichtlich moralischer Probleme oder sie tatsächlich die Norm verwirklichen können. Was sie tun *sollen*, das wissen sie alle. Aber sie gewöhnen sich unmerklich an die Unterwanderung des pflegerischen Anspruchs, weil sie im Alltag lernen, damit umzugehen. Die Rettung der Moral und damit des pflegerischen Anspruchs also in einer «positiv» formulierten Theorie zu suchen, lenkt eher ab von der Wirklichkeit, als dass die Chance besteht, dass sie in ihr praktisch umsetzbar wird. Sie täuscht über diese hinweg, weil so getan wird, als könne der Anspruch verwirklicht werden, und sie wird so zur bloßen Rhetorik. Diese Studie hat sowohl Erkenntnisse über die Moralität Pflegender als auch eine Ist-Analyse des Pflegealltags vorgelegt. Diese Ergebnisse müssen an den pflegewissenschaftlichen Diskurs zurückgebunden werden, um ihn durch die Konfrontation mit der Pflegepraxis kritisch zu reflektieren. Pflegeforschung, die den Anspruch erhebt, einen Beitrag zur Verbesserung der Pflegepraxis leisten zu wollen, muss sich in ihrem Vorgehen und mit ihren Ergebnissen auf die Pflegewirklichkeit beziehen.

Die Ergebnisse der Pflegewissenschaft müssen also Eingang in die Pflegeausbildung finden. Gegenstand der Ausbildung muss demnach auch die Aufklärung über die Dialektik von Sein und Sollen in der Pflege sein: Die Auszubildenden werden so über die strukturellen Bedingungen ihrer täglich erlebten Praxis aufgeklärt und lernen anhand der hier herausgearbeiteten Reaktionsmuster kennen, wie sie und andere mit dieser Praxis umgehen. Im besten Falle kann daraus mündige Kritik und die Einsicht entstehen, dass in praktischer Hinsicht kontrafaktisch die strukturelle Geltung des pflegerischen Anspruchs unterstellt werden muss. Für die Pflegeausbildung bedeutet das, die Pflegeethik «vom Kopf auf die Füße zu stellen». Das heißt, statt mit einer «verkopften» Debatte um Entscheidungsfindungsinstrumente die Förderung eines moralischen Bewusstseins anzustreben, muss die Konfliktbearbeitung der in die praktischen Probleme verwickelten Pflegenden selbst zum Ausgangspunkt für moralische Bildungsprozesse gemacht werden. Gilt für die rekonstruierte Entwicklungslogik der Reaktionsmuster, dass ohne (immer wiederkehrende) Erfahrung des Widerspruchs keine Weiterentwicklung stattfindet, so gilt für die theoretische Ausbildung: In der Auseinandersetzung mit der Dialektik von Sein und Sollen ist die Möglichkeit der Bildung als Bildung im Medium des Widerspruchs aufgehoben.

Mit der vorangegangenen kritischen Analyse soll auf die Praxis bezogen keine radikale Abkehr jeglicher Verbesserungsvorschläge demonstriert werden. Denn jede Anstrengung, die dazu führt, dass Patienten tatsächlich ihren Bedürfnissen entsprechend gepflegt werden, ist aufzunehmen und zu fördern. Das heißt (sowohl aus pflegewissenschaftlicher, als auch aus pflegepraktischer Sicht), sich als theoretischer Pessimist und praktischer Optimist (Horkheimer) zu verstehen. Das ist die Folie, auf der Pflegewissenschaft und Pflegeausbildung stattfinden müssen, wenn sie nicht zur Täuschung über die Wirklichkeit führen sollen.

# 9. Weiterführende Forschungen

Forschungsfragen, die an diese Studie anknüpfen, können sich direkt auf den Bereich der Pflege beziehen, aber auch über das Berufsfeld hinausgehen. Für die Pflege werden einige weiterführende Fragen formuliert, der zweite Bereich wird ausführlicher dargestellt, um auf diesem Wege auch den übergreifenden Gehalt der vorliegenden Untersuchung herauszustellen.

## 9.1 Forschungen in der Pflege

1. Es ist der Frage nachzugehen, inwieweit die jeweilige Konfliktdeutung auf einen speziellen moralischen Konflikt bezogen ist, also: Reagieren Pflegende auf einen anderen moralischen Konflikt mit einem anderen Deutungsmuster? Um diese Frage zu beantworten, müssen die zu einem zweiten alltäglichen Konflikt, in dem es um ein selbständiges Urteil im Rahmen der Ausführung einer Pflegehandlung geht, bereits vorliegenden Transkripte[130] ausgewertet werden.

2. Die Probanden dieser Studie wurden frühestens am Ende des Unterkurses interviewt, sie waren also mit dem Pflegealltag bereits vertraut. Eine interessante Frage wäre, wie Auszubildende auf einen gleichartigen Konflikt reagieren, wenn sie mit dem Regelwerk der Institution Krankenhaus noch nicht vertraut sind (z. B. am Ende des Einführungsblocks und somit vor dem ersten praktischen Einsatz). Eine entsprechende Modifikation des Erhebungsinstrumentes wäre erforderlich. Die Annahme könnte lauten, dass sie aufgrund ihrer Motivation, den Pflegeberuf

---

130 Es geht um den Konflikt, ob ein Blasenkatheter gelegt werden soll, wenn bei einer Pflegeperson Zweifel an der Sterilität des Katheters aufkommen, die andere Pflegeperson jedoch darauf beharrt, dass der Katheter steril ist. Diese Situation spielt sich vor einer Patientin ab, bei der die Vorbereitungen (Intimtoilette, Lagerung, Desinfektion) zur Katheterisierung abgeschlossen sind und die die Diskussion mithört. Zu berücksichtigen ist dabei die Autorität der Pflegeperson, die den Katheter legen möchte und das Gebot, dass den Patienten bei der Durchführung von Pflegemaßnahmen das Gefühl der Sicherheit vermittelt werden soll.

zu erlernen, den Anspruch formulieren, Patienten so zu pflegen, wie es zu deren Wohl sein muss. Das heißt sie werden vehement einklagen, dass die Pflege gemäß des Anspruchs durchgeführt wird. Ein solcher Befund würde darauf hinweisen, dass den Auszubildenden im Rahmen ihrer beruflichen Sozialisation die uneingeschränkte, spontane Solidarität mit den Patienten abhanden kommt, und dass dieses Defizit, welches aus der Institutionalisierung der Pflege hervorginge, mit den in der Ausbildung vermittelten Postulaten erst aufgefangen werden muss. Mit anderen Worten: Weil die Schüler erst in der Ausbildung auf die «Unüberwindbarkeit der Knappheitsbedingungen geeicht» (Gruschka, 1997: 56) werden, sind die pflegepädagogischen Bemühungen um eine moralische Bewusstseinsbildung überhaupt erforderlich.

3. Inwieweit eine Aufklärung der Auszubildenden über die strukturellen Bedingungen des Pflegealltags und eine «Bildung im Medium des Widerspruchs» didaktisch-planerisch verfügbar gemacht werden kann, ist eine weitere Frage, die es zu beantworten gilt. Vorstellbar wären in erster Linie eigene Forschungen der Auszubildenden und damit eine intensive Auseinandersetzung mit Sachverhalten an Stelle der Konfrontation mit bereits «gesichertem» Wissen, welches sie reproduzieren.

4. Die letzte Frage geht über die Ausbildung hinaus. Auffällig ist, dass aus der Pflegepraxis ausdrucksstarke Klagen zu hören sind, die die Klagenden selbst vielleicht darüber hinwegtäuschen, dass es tatsächlich Handlungsspielräume gibt, sie diese aber nicht so nutzen, wie es möglich wäre. Zeitgleich nehmen die Veröffentlichungen z. B. zur Professionalisierung in der Pflege zu (sie soll «vorangetrieben» werden), oder aber es werden Analyseinstrumente entwickelt, mit denen die Defizite differenziert beschrieben und im Rahmen des Machbaren behoben werden sollen. Genauer zu untersuchen ist der Zusammenhang bzw. die Wechselwirkung von praktischem Pessimismus, wie er in den Klagen der Pflegepraktiker oftmals zum Ausdruck gebracht wird und von theoretischem Optimismus, wie er in der Pflegewissenschaft vorherrscht. Es ist der Frage nachzugehen, warum Pflegende Vorbehalte gegen angestrebte Verbesserungen haben, statt sie aufzugreifen und zu nutzen, und warum zugleich die theoretischen Konzepte mit so viel Optimismus angeboten werden, obwohl die Realität gegen deren Verwirklichung spricht.

## 9.2 Weitere Forschungen im Zusammenhang mit Belastungen im (Arbeits-) Alltag

Um die Reichweite der hier vorgestellten Untersuchungsergebnisse aufzuzeigen, werden erste Umrisse für Forschungen, die über die Pflege hinausweisen, vorgeschlagen.[131]

Die subjektiv empfundene Bedrängnis der Menschen im Zusammenhang mit Belastungen und zu bewältigenden Anforderungen im (Arbeits-) Alltag werden in der Burnout-Forschung thematisiert. Seit Mitte der siebziger Jahre wird in der Literatur das Burnout-Syndrom diskutiert.[132] In der Burnout-Forschung wird versucht, negative Auswirkungen auf die Menschen, die durch Belastungen hervorgerufen werden, zu klären. Es werden Ursachen und Folgen untersucht und Präventions- und Interventionsmaßnahme vorgeschlagen. Bezeichnet wird mit Burnout ein Syndrom, welches bislang nicht eindeutig definiert ist. Als bekannteste Definition gilt die von Maslach; sie definiert Burnout als

> ein Syndrom *emotionaler Erschöpfung, Depersonalisation* und *reduzierter Leistungsfähigkeit,* das insbesondere bei Personen auftreten könne, die mit Menschen arbeiten. Die Depersonalisation bezeichnet dabei eine gefühlsarme, abgestumpfte Reaktion auf die Empfänger der Humandienstleistungen. (Richter/Hacker, 144; vgl. auch Kruse/Wagner, 1994: S. 72 f.; weitere Definitionen im Überblick bei Enzmann/Kleiber, 1989: 20)

Die Burnout-Forschung hat eine Reihe von Konzepten hervorgebracht, die unterschiedliche Ursachen für die Entstehung verantwortlich machen. Die Konzepte können nach Enzmann und Kleiber (1989: 20–64) drei Kategorien zugeordnet werden, die aus den Verursachungszusammenhängen abgeleitet sind:

- *Individuenzentrierte Ansätze:* die Ursache ist hier in der Persönlichkeit des Helfers zu suchen, der unrealistische Anforderungen mit aller Kraft zu verwirklichen versucht. Im Vordergrund steht das Erreichen von Zielen, und es

---

131 Die Beschreibungen der allgemeinen Merkmale der Reaktionsmuster als Verdichtungstypen erlaubt es, diese auf unterschiedliche Konfliktsituationen und Personengruppe zu übertragen.

132 «Burnout» heißt ausgebrannt. (Zur Begriffsgeschichte Wagner, 1993: 5 ff.). Angestoßen wurde die Burnout-Diskussion durch einen Artikel dem amerikanischen Psychoanalytiker Herbert Freudenberger. Er beschreibt mit diesem Begriff den Wandel ehrenamtlicher Mitarbeitern einer Selbsthilfe- und Kriseninterventionseinrichtung von anfänglich engagierten, aufopferungsvollen und pflichtbewussten Betreuern zu schnell erschöpften, leicht reizbaren, den Klienten gegenüber zu zynischen bis negativen Einstellungen und rigiden Verhalten neigenden Mitarbeitern. (Wagner, 1993: 5)

entstehen dann Probleme, wenn diese Ziele so hoch gesteckt sind, dass sie entweder gar nicht oder nur mit unverhältnismäßig großem Energieaufwand erreicht werden können.

- *Arbeit- und organisationsbezogene Ansätze:* die Ursachen werden der Umwelt zugeschrieben: Rollenkonflikte, Rollenambiguität, zu hohe Verantwortung, routinierte Arbeitsabläufe, schlechte Ausbildung, Hierarchieprobleme, administrative Zwänge, Knappheit personeller und finanzieller Ressourcen.
- *Sozialwissenschaftliche Ansätze:* Wertewandel in der Gesellschaft, Veränderungen in der Sozialstruktur, ökonomische Krise, entfremdeter Charakter der gesellschaftlichen Arbeit, Arbeitsteilung, Konkurrenz zwischen Institutionen und bürokratische Strukturen, sowie Knappheit finanzieller und personeller Ressourcen werden hier als Ursachen genannt.[133]

Die verschiedenen Ursachen werden zwar in allen Ansätzen berücksichtigt, jedoch sind die Schwerpunkte unterschiedlich gesetzt; entsprechend setzen die Präventions- und Interventionsmaßnahmen an. Übereinstimmung besteht allerdings in einem Punkt: Burnout tritt auf der individuellen Ebene in Erscheinung. Das einzelne Individuum kann die Anforderungen nicht mehr bewältigen. Daraus folgen negative Erfahrungen, die Auswirkungen auf die berufliche Tätigkeit haben, welche – bezieht man sie auf helfende Berufe – zu einer Veränderung in der Helfer-Klientbeziehung führen, und die persönliche Beeinträchtigungen und vielfältige Beschwerden verursachen: angefangen von chronischer Müdigkeit, Erschöpfung bis hin zu psychosomatischen Störungen und Depressionen. (Wagner, 1993:11 ff.)

Drei Aspekte der Burnout-Forschung sollen herausgegriffen, in Zusammenhang mit der vorliegenden Arbeit gebracht und weiterführende Fragen formuliert werden: Zuerst geht es um die identifizierten Verdichtungstypen und ihre Beziehung zum Burnout-Prozess. Dann um einige Präventions- und Interventionsmaßnahmen. Schließlich um Burnout als eine individuelle Krankheit, die behandelt werden muss, versus Burnout als sozialem Prozess, über den ein Arrangement mit dem Bestehenden hergestellt werden kann («Cooling-out-Prozess»).

133 Während alle anderen Angaben zu den Ursachen allgemein gehalten sind, beziehen sie sich hier konkret auf Sozialarbeiter/Sozialpädagogen (Wagner, 1993; Enzmann/Kleiber 1989).

### 9.2.1 Der Burnout-Prozess und die Reaktionsmuster auf Kälte

Trotz aller Unklarheiten darüber, ob mit Burnout ein Prozess, oder aber ob erst das Ergebnis eines Prozesses als Burnout bezeichnet wird, wird von einer schrittweisen Entwicklung ausgegangen. **Abbildung 4** stellt den Prozess dar, wie er etwa von Cherniss konzipiert wurde. (Wagner, 1993: 40 ff.; Dahmen-Fischer, 1992: 18 ff.; Enzmann/Kleiber, 1989: 41 ff.)[134]:

Ob eine Person eine Situation als stresshaft bewertet oder nicht, ist abhängig von der subjektiven Wahrnehmung der Situation bezogen auf die Ambiguität, Kontrollierbarkeit, Neuheit und die Vorbereitung der Person auf die Situation. Im *ersten Stadium* entsteht «Job-stress», wenn die Anforderungen[135], die an ein

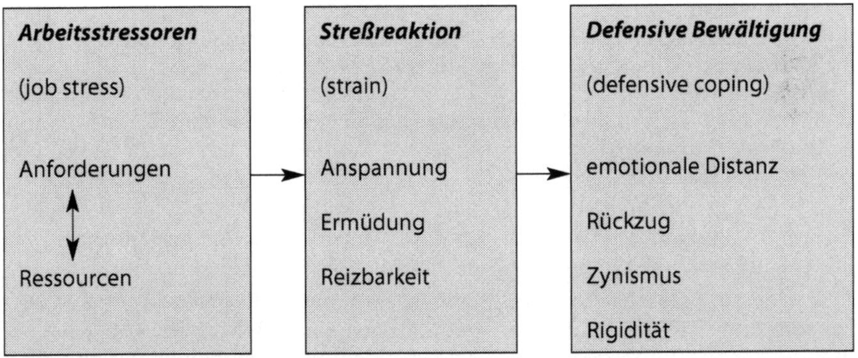


**Abbildung 4:** Transaktionale Burnoutdefinition nach Cherniss (zit. n. Dahmen-Fischer, Ulrike (1992), S. 23; vgl. auch Enzmann, Dirk, Kleiber, Dieter (1989), S. 43, Wagner, Peter (1993), S. 41).

134 Das Konzept von Cherniss wird hier als Beispiel vorgestellt, weil es als theoretisch gut fundiert gilt (ihm liegt das psychologische Stresskonzept von Lazarus & Launier zugrunde) und durch Untersuchungen in der Praxis überprüft wurde.

135 Die Anforderungen werden in externe und interne Anforderungen unterschieden, das heißt, einmal werden Anforderungen von Außen an eine Person herangetragen, die sie zu bewältigen hat, zum anderen stellt das Individuum selbst Anforderungen an sich, die sich etwa auf erstrebenswerte Ziele, Werte oder Aufgaben beziehen. (Wagner, 1993: 40 ff.) Die Unterscheidung der zwei Arten von Anforderungen müsste in einer weiterführenden Forschung mit Bezug zu der in der vorliegenden Arbeit dargestellten Dialektik von Norm und Funktion neu diskutiert werden, denn vor diesem Hintergrund verliert sich diese Trennschärfe: die externen Anforderungen selbst sind in sich widersprüchlich, ebenso die internen Anforderungen, denn das Subjekt will bzw. muss beidem – Norm und Funktion – gerecht werden.

Individuum gestellt werden, seine Bewältigungsressourcen übersteigen. Es kommt also zu einem Ungleichgewicht von Anforderungen und Ressourcen. Darauf wird mit Anspannung, Ermüdung und Reizbarkeit reagiert. Dies kennzeichnet das *zweite Stadium.* Solche Stressreaktionen stellen zwar den *Beginn* des Burnout-Prozesses dar, entscheidend für die *Entstehung* ist jedoch die Art der Bewältigung (Coping).

> Als Coping bezeichnet man diejenigen Reaktionen, die ein Individuum, eine Gruppe oder eine ganze Organisation zeigt, wenn es (sic( ein Ungleichgewicht zwischen Anforderungen und Ressourcen wahrnimmt. Diese können die Form kognitiver Reaktionen (zum Beispiel Neubewertung der eigenen Arbeit) annehmen, verhaltensbezogener Art sein (zum Beispiel Arbeitsplatzwechsel) oder aus Kombinationen von beiden bestehen und das Gefälle zwischen Anforderungen und eigenen Möglichkeiten reduzieren. Analog zu Lazarus & Launier, die von vier grundlegenden Coping-Formen (Informationssuche, direkte Aktion, Aktionshemmung und intrapsychische Formen) ausgehen, nimmt Cherniss an, daß es sich bei Burnout um eine, im wesentlichen intrapsychische Form der Bewältigung von psychologischem Stress handelt. Diese zeigen sich im *psychischen* Rückzug, im Herabsetzen von Ansprüchen und dem Verantwortlichmachen anderer, aber auch in *physischem* Rückzug und in körperlicher-räumlicher Distanzierung und dem Meiden etwa von KlientInnen-Kontakt. (Wagner, 1993: 41; vgl. auch Dahmen-Fischer, 1992: 24)

Das *dritte Stadium* ist charakterisiert durch defensive Bewältigungsformen und wird als Burnout bezeichnet (Wagner, 1993: 41).

Einer ersten Einschätzung nach können die in der vorliegenden Untersuchung herausgearbeiteten Verdichtungstypen bezogen auf das Konzept von Cherniss entweder als komplementäre Phänomene zum Burnout-Syndrom verstanden werden oder aber als Coping-Strategien: Weil die Probanden durch ihre Deutungen die Anforderungen, die an sie gestellt werden, bewältigen können, könnte man sagen, dass die Verdichtungstypen quasi vor dem oben beschriebenen Prozess liegen und hinsichtlich des Burnout-Syndroms gelungene Reaktionsformen repräsentieren. Oder aber die Verdichtungstypen könnten als weiteres Stadium zwischen «Arbeitsstressoren» und «Stressreaktion» in das Konzept integriert werden. Das heißt, indem die Pflegenden sich in den vielfältigen in Kapitel 5 beschriebenen Formen kalt machen gegenüber dem Widerspruch in den Anforderungen, schützen sie sich auch gegen den Prozess des Ausbrennens. Sie sind in der Lage, die Anforderungen mit ihren Ressourcen, das heißt hier den Konflikt mit ihren kognitiven Fähigkeiten so zu verarbeiten, dass es nicht zu einem Ungleichgewicht kommt. Denn ihnen allen gelingt es, ihren Alltag so zu interpretieren, dass sie aus ihrer subjektiven Sicht am pflegerischen Anspruch festhalten können, handlungsfähig bleiben und nicht mit emotionaler Distanz, Rückzug, Zynismus und Rigidität reagieren. Eine Ausnahme ist vielleicht das Reaktionsmuster «Täter», wenngleich der Proband in seinen Aussagen keinen Zynismus gegenüber den Patienten zeigt[136]. Hinweise gibt es jedoch auf eine emotionale Distanz[137] gegenüber den Patienten und eine Tendenz zum Rückzug, die er jedoch nicht auslebt, denn die Patienten werden auch weiterhin von ihm gepflegt (*«sicher, man macht sie natürlich»*; vgl. OK 12, S. 152).

Ob die Verdichtungstypen konkrete Ausprägungen für Coping-Strategien sind, die durch ihre Anpassungsmechanismen vor Burnout schützen, das müsste in einer entsprechenden Studie geprüft werden. Auf der theoretischen Ebene hieße das z. B., sie mit den in der Psychologie erforschten Stressverarbeitungsstrategien, wie sie von Janke/Erdmann/Kallus und von Lazarus & Folkmann herausgearbeitet wurden, in Beziehung zu bringen (Schwarzer, 1992).[138] Auf der empirischen Ebene müssten ergänzende Befragungen mit Instrumenten der Burnout-Forschung durchgeführt werden.[139]

---

136 Zu seiner Verwendung des Begriffs der «Waschmaschine» vgl. Fußnote 107 zum Zynismus auf S. 237.

137 Hier müsste geklärt werden, was unter «emotionaler Distanz» zu verstehen ist und in wieweit dies in Zusammenhang mit der Hilflosigkeit, von der der Proband im Umgang mit schwerkranken Patienten berichtet, zu bringen ist.

138 Janke/Erdmann/Kallus haben einen Stressverarbeitungsfragebogen (SVF) entwickelt, mit dem verschiedene Strategien erfasst werden, wie z. B.: Ablenkung, Bagatellisierung, Resignation, Vermeidung (Schwarzer, 1992: 136). Lazarus & Folkmann definieren Coping als sich ständig änderndes Bemühen in kognitiver und verhaltensmäßiger Hinsicht, um den stressreichen Anforderungen zu begegnen. Sie beschreiben verschiedene Coping-Strategien, wie problembezogenes und emotionales Coping (Schwarzer, 1992: 129 ff.; 131; 134). In einer «Way of Coping Skala» sind 8 Dimensionen beschrieben, z. B. konfrontierendes Coping (Kämpfen für die eigenen Interessen), Distanzieren (so tun als sei nichts geschehen), Übernahme von Verantwortung (Üben von Selbstkritik), geplante Problemlösung (Anstrengungen verdoppeln) Flucht/Vermeidung (Schwarzer, 1992: 136).

139 Zur Beschreibung der Instrumente zum Erfassen von Burnout vgl. Enzmann und Kleiber (1989: 107 ff.), Knoben und Wolff (1994: 16) sowie Wagner (1993: 56 ff.). Die Fragen, die die Probanden z. B. bei dem Maslach-Burnout-Inventory auf einer Skala von 1 bis 7 zu beantworten haben lauten etwa: «Ich fühle, dass ich durch meine Arbeit das Leben anderer Menschen positiv beeinflusse», «Ich fühle mich frustriert in meinem Beruf», «Ich habe viele wertvolle Dinge in meinem Beruf geleistet», «Ich fühle mich ausgebrannt von meiner Arbeit» usw. Weitere Instrumente zur Erfassung des Burnout-Syndroms wie etwa die «Überdrussskala» von Aronson, Pines und Kafry oder auch der SBS-HP (Staff-Burnout-Scale for Health-Professionals) von Jones sind ähnlich strukturiert (Aronson et. al., 1983: 49 f.; Wagner, 1993: 58–60). Eine kritische Betrachtung der Selbsteinschätzungen durch die Fragebögen müsste in eine weiterführende Forschung ebenfalls eingehen.

Ein weiteres Konzept, das Burnout als vierstufigen Prozess der Desillusionierung beschreibt, haben Edelwich und Brodsky erarbeitet. Sie definieren Burnout als «zunehmenden Verlust an Idealismus und Energie [...], den die in helfenden Berufen Beschäftigten als Folge ihrer Arbeitsbedingungen erfahren» (Enzmann/Kleiber, 1989: 24). Die Stufenabfolge umfasst: 1. Idealistische Begeisterung, 2. Stagnation, 3. Frustration, 4. Apathie (Enzmann/Kleiber, 1989: 24; Kruse/Wagner, 1994: 75–79). Auch dieser Prozess einer Desillusionierung könnte in Zusammenhang gebracht werden mit dem Prozess einer moralischen Desensibilisierung und zwar in Form einer Ergänzung, denn Edelwich und Brodskys' Konzept bezieht sich auf eine Überidentifikation der Betroffenen mit den Klienten. Die Verdichtungstypen hingegen beschreiben Bewältigungsstrategien, die eine umfassendere Personengruppe einbeziehen, also über Personen mit bestimmten Persönlichkeitsmerkmalen hinausgehen, sich aber dennoch auf solche beziehen, die den gleichen Belastungen ausgesetzt sind und damit eine Antwort auf die Frage geben können: Wie reagieren die Menschen auf die Belastungen, die nicht auffällig (im Sinne von krank) werden. Zudem sind sie so differenziert beschrieben, dass mit ihnen ggf. auch Übergänge zwischen den einzelnen Stadien der Desillusionierung erfasst werden können.

### 9.2.2 Präventions- und Interventionsmaßnahmen

Enzmann und Kleiber listen unter dem Stichwort «Burnout: Gegenstrategien» die von den Burnout-Forschern meistzitierten Interventionen zur Verhinderung und Bewältigung auf. Je nach angenommenem Verursachungszusammenhang setzen die Strategien unterschiedlich an, z. B.:

- Verbesserung der Arbeitsbedingungen
- Soziale Unterstützung in der Arbeit, soziale Unterstützung in der Familie
- Selbsterfahrung
- Realistische Ziele setzen
- Urlaub, Hobbies, Arbeitspausen
- Workshops, Seminare, Weiterbildung
- «Dampf ablassen»/systematische Ablenkung
- Stellenwechsel
- Es leicht nehmen (Humor)
- Meditation/Yoga (Enzmann/Kleiber, 1989: 179).

Diese Liste könnte um vielfältige Vorschläge erweitert werden, z. B. wird speziell für Krankenpflegeschüler *Joggen als Teil der Ausbildung in der Krankenpflege* empfohlen (Bartmann/Wolf/Kassing, 1995: 557).

Eine kritische Betrachtung der Präventions- und Interventionsmaßnahmen bezüglich des Schwerpunktes, der auf das einzelne Individuum, welches burnoutgefährdet oder schon betroffen ist, ist sowohl bei Enzmann und Kleiber (1989: 180), wie auch bei Wagner (1992: 112) nachzulesen. Die Kritik bezieht sich darauf, dass Burnout als individuelle Störung oder Krankheit betrachtet wird und dieser Blick dazu verführen kann, die gesellschaftlichen Bedingungen, die, je nach Ansatz, zumindest zur Entstehung beitragen sollen, außer acht gelassen werden. Diese Kritik müsste hinsichtlich der Nützlichkeit und Hilfe, die in jedem der Interventionsvorschläge steckt, und der Ablenkung von den Ursachen, die zum Burnout beitragen, differenziert weitergeführt bzw. spezifiziert werden (vgl. Kap. 7, Fußnote 128 auf S. 293). M. E. müsste sie auch dahingehend erweitert werden, dass mit den Forschungen zum Burnout, unabhängig davon, welcher Ansatz vertreten wird (einzuschränken wäre ggf. das Konzept von Karger und der spätere Ansatz von Cherniss, die soziale und gesellschaftliche Bedingungen für die Burnout-Entstehung verantwortlich machen), immer schon unterstellt wird, dass es eine gelingende Praxis gibt, und das heißt, objektiv können aus der Perspektive der Burnout-Forscher die Anforderungen, an denen einzelne Personen scheitern, erfüllt werden. Die Unterscheidung zwischen dem Burnout-Syndrom und den Verdichtungstypen liegt also darin, dass Burnout in das Scheitern einzelner Subjekte verlagert wird, während die Verdichtungstypen auf Kälte zeigen, darauf, dass jeder auf Kälte reagieren muss, weil das, was von den Menschen erwartet wird, objektiv widersprüchlich und dieser Widerspruch in der Dialektik von Norm und Funktion verankert ist. Empfehlungen auszusprechen, wie z. B. «es leicht zu nehmen» und mit «Humor» auf nicht zu bewältigende Anforderungen zu reagieren, signalisieren unter dieser Perspektive schon die Internalisierung der Kälte bei den Ratgebenden.

### 9.2.3 Anpassungstypen und «Cooling-out-Prozess» in der beruflichen Sozialisation

Im Zuge dieser Forschungen wäre auch zu prüfen, welcher Zusammenhang zwischen den Verdichtungstypen auf die objektiv Kälte verursachenden Bedingungen und den Untersuchungsergebnissen aus der Sozialisationsforschung herzustellen ist. Zwei Beispiele werden skizziert: Blinkert et al. haben in einer Untersuchung zum Orientierungswandel von Sozialarbeitern in ihrem konflikthaften Berufsalltag verschiedene Anpassungstypen herausgearbeitet (1977).[140] Gildemeister diskutiert als Folge der Widersprüche in der Berufsrolle der Sozialarbeiter/-pädagogen alternativ zum Burnout-Syndrom das Phänomen des «Cooling-out». Beide, Blinkert et al. und Gildemeister versuchen, den Anpassungsprozess zwischen den normativen Ansprüchen des Berufes und der ihnen entgegenstehenden realen Arbeitssituation zu klären.

Blinkert et al. arbeiten in einer empirischen Untersuchung vier Typen der Anpassung an die Wirklichkeit der Arbeitssituation heraus: Vermeidung, Immunisierung, Innovation und Übernahme bürokratischer Orientierungen, wobei die ersten beiden Typen nach Blinkert et. al. nicht empirisch untersucht werden konnten, weil Interviewführung und Auswertung dies nicht zuließen. (Standardisiertes Interview, bei dem je fünf Antwortmöglichkeiten zu verschiedenen Frage über die Möglichkeiten und Wirkungen der beruflichen Tätigkeit vorgegeben wurden. Die Antworten wurden mit Punktwerten versehen und die Summe aller Antworten einer Skala zugeordnet.) Unter Immunisierung beispielsweise verstehen Blinkert et al. «die Übernahme von Interpretationsmustern, mit denen es gelingt, zwischen beruflichen Ansprüchen und der Arbeitssituation zu harmonisieren».(1977: 115 ff.) Diese Interpretationsmuster werden von ihnen als solche nur benannt, jedoch werden sie nicht beispielhaft beschrieben: «Sind immunisierende Interpretationsschemata subjektiv verfügbar, lässt sich der Anspruch einer professionalisierten Sozialarbeit aufrechterhalten bei gleichzeitiger Konformität mit den Anforderungen einer davon abweichenden Berufspraxis.» (1977: 118). Hier wäre zu prüfen, inwieweit die methodische Vorgehensweise der hier vorliegenden Untersuchung und die Verdichtungstypen diesen Immunisierungsprozess für den Bereich der Sozialarbeit erhellen könnten.

Das gleiche gilt für Gildemeisters Veröffentlichung, die berufliche Sozialisation als einen «Prozeß des ‹cooling the mark out› (Goffman)» beschreibt. Gemeint ist ein Prozess des «Enttäuschungsmanagements» (Gildemeister, 1983: 92). «The mark» bezeichnet in diesem Zusammenhang das «Opfer» eines Prozesses, in dem es um seine

> Investitionen für ein bestimmtes Ziel betrogen wird und diese verliert. Der Versuch, den Ärger und die Enttäuschung des ‹Opfer› in für es selbst und der Öffentlichkeit handhabbare Grenzen zu halten, es von seinem ursprünglichen Ziel abzulenken, ist Inhalt des ‹Cooling-out-Prozesses›. [Das Opfer lernt es demnach, K. K] einen Verlust hinzunehmen und das Unvermeidliche zu akzeptieren. (Gildemeister, 1983: 92 f.)

140 Zu prüfen wäre hier, inwieweit aktuell an diese Untersuchung angeschlossen wurde. Wagner bezieht sich noch 1993 darauf, ebenso bezieht er sich auf Gildemeisters Veröffentlichung von 1983.

Die Nähe zu den Verdichtungstypen, und nicht allein zum Muster des «Opfers», wird hier deutlich, denn alle Pflegenden lernen es, das Unvermeidliche hinzunehmen. Wie dies die Sozialarbeiter tatsächlich in ihrem beruflichen Kontext machen und wie sich dieser Prozess darstellt, das untersucht Gildemeister nicht. Sie bezieht sich auf die Beschreibung des Scheiterns als Effekt einer strukturellen Diskrepanz zwischen Zielen und zur Verfügung stehenden Mitteln von B. R. Clark (1973), der damit an Goffman angeschlossen habe (1983: 92 f.). Diese Beschreibung von fünf Bewältigungsstrategien, wie beispielsweise die, Trost in Supervisionen zu suchen oder die Verhaltensformen dem in der Praxis gewünschten Handlungsmuster anzupassen, scheint jedoch wesentlich undifferenzierter zu sein, als die hier vorliegenden Typen (1983: 93 f.).

Gildemeister grenzt den Begriff des «Cooling-out» vom Begriff des Burnout ab: «Nicht das ‹Ausbrennen› als innerpsychischer Prozeß steht hier im Vordergrund, sondern das soziale Arrangement, mit dem sichergestellt wird, daß Enttäuschungen und Verluste hingenommen werden». (Gildemeister, 1983: 93). «Verlust» bezieht sich dabei auf ideelle Werte und Vorstellungen von sich selbst. Die Folge der beruflichen Sozialisation «als ‹Cooling the mark out›» ist nach Gildemeister somit eine «zunehmende Sinnentleerung der beruflichen Identität». (Gildemeister, 1983: 93). Das wiederum ist eine Schlussfolgerung, die den Schutzfunktionen der Verdichtungstypen konträr gegenübersteht. Die Übereinstimmungen und die Unterschiede eines Prozesses der moralischen Desensibilisierung und eines «Cooling-out-Prozesses» wären hier zu klären.

Diese Ausführungen zum Burnout-Syndrom, zu den Anpassungstypen bei Blinkert et al. und dem «Cooling-out-Prozess» sind als beispielhafte Hinweise zu verstehen, in welchen anderen Themenfeldern enge Bezugspunkte zu der hier vorliegenden Untersuchung aufzufinden sind und welchen weiterführenden Fragen nachgegangen werden muss.

**Anhang:**

# Darstellung der Themen der Moralkonflikte im Forschungsprojekt Moralische Krisenerfahrung in Kindheit und Jugend

Die nachstehende kurze Beschreibung aller im Forschungsprojekt aufgenommenen Normbereiche und den diesen Normen konträr gegenüberstehenden gesellschaftlichen Funktionen ist der Dissertation von Martin Heinrich (2000: 238 ff.) entnommen[141]:

Das Ziel dieser empirischen Untersuchung ist die Darstellung einer «Ontogenese bürgerlicher Kälte», die Suche nach einer Antwort auf die Frage: «Wie lernt man, kalt zu werden?» (Gruschka, 1997). Die soziomoralische Entwicklung wird beobachtet an der Verarbeitung von Widersprüchen zwischen moralisch gebotenem und real gezeigtem Verhalten, das heißt den Gegensätzen zwischen den ge-

141 Vgl. dazu auch folgende Arbeiten:
Gruschka, Andreas (1997)
Langfeld, Marco: *Die Entwicklung des moralischen Urteils im Umgang mit Gütern. Dargestellt an Kindergartenkindern, Primarstufenschülern und Schülern der Sekundarstufe I,* unveröffentlichtes Manuskript, Universität Gesamthochschule Essen 1999.
Roxel, Heidi to: *Widerspruchserfahrungen von Arbeitslosen,* unveröffentlichtes Manuskript, Universität Gesamthochschule Essen 1998
Timmerberg, Vera (1998)
Uecker, Markus: *Gerechtigkeit und bürgerliche Kälte,* Diplomarbeit in Vorbereitung, Universität Gesamthochschule Essen
Vogel, Sebastian: *‹Interessenloses Interesse› als Norm der Liebes- und Beziehungsmoral, ihre Funktion und Verankerung in der Lebenswelt,* unveröffentlichtes Manuskript, Universität Gesamthochschule Essen 1998
Weingarten, Annette: *Solidarität und bürgerliche Kälte,* Diplomarbeit in Vorbereitung, Universität Gesamthochschule Essen 2000

sellschaftlich und pädagogisch an die Kinder und Jugendlichen herangetragenen Normen und den zur gleichen Zeit einsozialisierten Regeln erfolgsorientierten *funktionalen* Handelns in der Gesellschaft. Gefragt wird, wie den Heranwachsenden die Widersprüche in ihrer Lebenswelt, also in alltäglicher Form begegnen. Diese werden übersetzt in Geschichten über exemplarische, strukturell immer wieder auftretende Konflikte und so den in die Untersuchung einbezogenen Kindern, Jugendlichen und jungen Erwachsenen vorgestellt.

Ein Fokus der Aufmerksamkeit liegt auf der Wirkung pädagogischer Institutionen für die soziomoralische Entwicklung. Diese legitimieren ihr Handeln unter der Berufung auf pädagogische Normative:

- Die Kinder einer Lerngruppe oder Klasse sollen gemäß eines approbierten Curriculums unterrichtet werden. Dem Anspruch nach sollen «alle» Kinder einer Gruppe oder Klasse am Ende des Unterrichts diesen Stoff beherrschen (soziale Allgemeinheit der Bildung).
- Alle sollen dabei grundsätzlich gleich behandelt werden. Gleichzeitig sollen sie aber auch alle gemäß ihren individuellen Voraussetzungen gefördert und gefordert werden (Gerechtigkeit).
- Die Heranwachsenden sollen von den Pädagogen zunehmend zu selbständigem Urteil und Verhalten befähigt werden (Mündigkeit).
- Sie sollen zudem lernen, dies im Bewusstsein «sozialer Verantwortung» zu tun. Sie werden aufgefordert, die Vereinzelung durch gegenseitige Hilfe zu überwinden, dem Schwachen zu helfen, wo sie nur können (Solidarität).

Das Verhalten der Erzieher im Kindergarten und später der Lehrer in der Schule soll auf diese grundlegenden pädagogischen *Normen* der Allgemeinbildung, Gerechtigkeit, Mündigkeit und Solidarität ausgerichtet sein. Erst, wo ihre Geltung unterstellt werden kann, erscheinen die Kindergärten und Schulen als pädagogisch legitimiert. Zugleich folgen Pädagogen in ihrer Arbeit gesellschaftlichen *Funktionen* und Erwartungen, die sie daran hindern, die Normenauflagen konsequent zu erfüllen, wie etwa:

- Die Selektionsfunktion der Schule führt dazu, dass die Lehrer den Lernerfolg der Schüler skalieren, schwache von leistungsstarken Schülern unterscheiden und damit die soziale Allgemeinheit der Bildung unterbieten. Aus der Bringepflicht der Schule (den Stoff allen zu vermitteln) wird die der Schüler (Leistung selbständig zu erbringen). Die mit der Selektionsfunktion verbundene, im schulischen Konkurrenzsystem angelegte Vereinzelung steht im Widerspruch zur pädagogischen Aufforderung zu solidarischem Handeln. Wenn es ernst wird in der Schule (bspw. in der Klassenarbeit), kommt es darauf an, dass sich jeder selbst der Nächste ist.

- Die Qualifikation der Schüler zielt auf eine möglichst reibungslose Eingliederung des Nachwuchses in die arbeitsteilige Gesellschaft. Diese soll die qualitative und quantitative Differenzierung sichern und verfolgt die entsprechende Vernutzung des vermittelten Wissens. Die Bildung aller an den für alle wesentlichen Inhalten wird dadurch konterkariert.

- Der nachwachsenden Generation soll die Legitimität der gesellschaftlichen wie der schulischen Ordnung vermittelt werden. Das limitiert von vornherein die Optionen für Mündigkeit, die sich entsprechend der vorgegebenen Zielsetzungen zu bewähren hat. Sinnfällig wird das an der Übernahme der Maßstäbe für erfolgsorientiertes Verhalten der Schüler oder an deren Bereitschaft, sich Erfolg wie Versagen selbst zuzuschreiben. (Zum theoretischen Hintergrund dieser Opposition von Normen und Funktionen vgl. Gruschka, 1994: 118 ff.)

Der zweite thematische Fokus der Essener Studie richtet sich auf zwei Normenbereiche, die erzieherisch eher in der Familie als in den pädagogischen Institutionen verankert sind:

- Es geht zum einen um die Verfolgung des interessenlosen Interesses am Nächsten, um die Liebesmoral. Ihr widerspricht in der Praxis die Erfahrung, wie stark das den eigenen Vorteil kalkulierende Interesse am anderen bestimmend wird. Form und Inhalt der Zuwendung soll sich mit dem angestrebten Glück und Bedürfnis des geliebten Menschen wie von selbst verstehen, in praxi aber wird sie in die Tauschkalkulation von Geben und Nehmen einbezogen.

- Kindern wird der Wert von Gegenständen im Umgang mit Gütern vermittelt: Von ihnen wird der schonende Umgang mit Gütern erwartet, während sie sich gleichzeitig in dem Maße als erfolgreich erfahren, wie sie sich am gesellschaftlich gewollten Konsumismus beteiligen können. Sie sollen den Wert von Gütern (des «Habens») gegenüber dem Wert eines Menschen als Menschen (des «Seins») gering schätzen, während in der lebensweltlichen Erfahrung die Fixierung auf den Tauschwert der Güter unübersehbar ist: Man gewinnt Anerkennung und Zuwendung durch das, was man besitzt. Zugang zu den Gütern soll jeder haben. Kindern wird das Teilen gepredigt. Zugleich aber erscheint die Ungleichheit der materiellen Lebensverhältnisse als Verdienst eines jeden Einzelnen und damit als legitimiert.

**Abbildung 5** auf S. 316 gewährt eine Übersicht über die verschiedenen, im Projekt untersuchten Normbereiche (und, K. K.) die ihnen entgegenstehenden Funktionen und Verweise auf die übergreifende historische und ideengeschichtliche Fundierung.

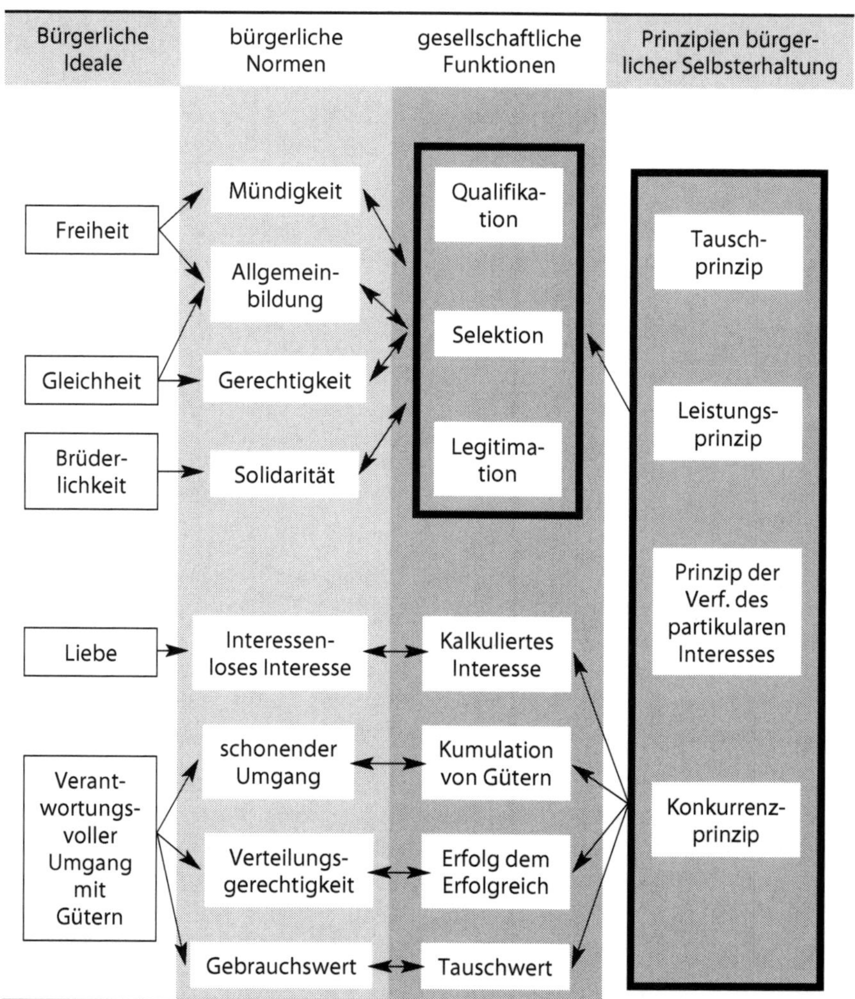


**Abbildung 5:** Übersicht über die verschiedenen im Projekt untersuchten Normbereiche, die ihnen entgegenstehenden Funktionen und Verweise auf die übergreifende historische und ideengeschichtliche Fundierung (S. 316)

# Literatur

Adorno, Theodor W.: *Negative Dialektik,* 8. Auflage, Suhrkamp Verlag, Frankfurt 1994 (zitiert als 1994 a)

–: *Minima Moralia. Reflexionen aus dem beschädigten Leben,* 22. Auflage, Suhrkamp Verlag, Frankfurt 1994 (zitiert als 1994 b)

–: *Einleitung in die Musiksoziologie,* 9. Auflage, Suhrkamp Verlag, Frankfurt 1996

–; Horkheimer, Max: *Dialektik der Aufklärung. Philosophische Fragmente,* Fischer Verlag, Frankfurt 1994

Aebli, Hans: *Zwölf Grundformen des Lehrens,* 3. Auflage, Klett-Cotta Verlag, Stuttgart 1987

Arbeitsgruppe der Sektion *Ethik in der Pflege* im Deutschen Verein für Pflegewissenschaft und -forschung (Hg.): *Annotierte Bibliographie Ethik in der Pflege,* Beilage der Zeitschrift Pflege & Gesellschaft 03/2000

Aronson, Elliot; Pines, Ayala; Kafry, Ditsa: *Ausgebrannt. Vom Überdruß zur Selbstentfaltung,* Klett-Cotta Verlag, Stuttgart 1983

Arndt, Marianne: *Ethik Denken – Maßstäbe zum Handeln in der Pflege,* Frankfurt 1996

Bartholomeyczik, Sabine: *Arbeitssituation und Arbeitsbelastung beim Pflegepersonal im Krankenhaus,* in: Bandura, Bernhard; Feuerstein, Günter; Schott, Thomas (Hg.): *System Krankenhaus. Arbeit, Technik und Patientenorientierung,* Juventa Verlag, Weinheim 1993, S. 83–99

Bartmann, Ulrich; Wolf, Margarete; Kassing, Maritta: *Joggen als Teil der Ausbildung in der Krankenpflege,* in: Die Schwester/der Pfleger 6/1995, S. 557–559

Benzmann, Hans-Georg: *Ganzheitlichkeit – Was ist das?,* in: Die Schwester/Der Pfleger 1/1997, S. 41–43

Bischoff, Claudia: *Frauen in der Krankenpflege. Zur Entwicklung von Frauenrolle und Frauenberufstätigkeit im 19. Und 20. Jahrhundert,* Campus Verlag, Frankfurt 1984

Blinkert, Baldo u. a.: *Berufskrisen in der Sozialarbeit,* 2. Auflage, Beltz Verlag, Weinheim 1977

Bobath, Berta: *Die Hemiplegie Erwachsener. Befundaufnahme, Beurteilung und Behandlung,* Georg Thieme Verlag, Stuttgart 1993

Bolle, Eckart: *Gesundheitsreform 2000,* in: Blickpunkt Pflege 3/1999, S. 20

Bonß, Wolfgang: *Empirie und Dechiffrierung von Wirklichkeit. Zur Methodologie bei Adorno,* in: Friedeburg, Ludwig von, Habermas, Jürgen (Hg.): *Adorno-Konferenz 1983,* 3. Auflage Suhrkamp Verlag, Frankfurt 1999, S. 201–225

Dahmen-Fischer, Ulrike: *Psychologische Interventionen zur Reduktion von Streß und Burnout in der onkologischen Krankenpflege,* Peter Lang Verlag, Frankfurt 1992

Deutscher Berufsverband für Pflegeberufe (DBfK): *Wir stellen uns vor,* Eschborn 1992

Enzmann, Dirk; Kleiber, Dieter: *Helfer-Leiden. Streß und Burnout in psychosozialen Berufen,* Robert Asanger Verlag, Heidelberg 1989

Fiechter, Verena; Meier, Martha: *Pflegeplanung. Eine Anleitung für die Praxis,* 5. Auflage, Recom Verlag, Basel 1987

Fry, Sara T.: *Ethik in der Pflegepraxis,* Deutscher Berufsverband für Pflegeberufe e. V. (Hg.), Eschborn 1995

Galuschka, L.; Hahl, B.; Neander, K.-D.; Osterloh, G.: *Die Zukunft braucht Pflege. Eine qualitative Studie über die Belastungswahrnehmung beim Pflegepersonal,* Mabuse-Verlag Wissenschaft, Frankfurt 1993

Garz, Detlef: *Lawrence Kohlberg. Zur Einführung,* Junius Verlag, Hamburg 1996

Gildemeister, Regine: *Als Helfer überleben. Beruf und Identität in der Sozialarbeit/ Sozialpädagogik,* Luchterhand Verlag, Neuwied 1983

Gilligan, Carol: *Die andere Stimme. Lebenskonflikte und Moral der Frau,* 2. ungekürzte Auflage, dtv München, 1996

Gruschka, Andreas: *Von Spranger zu Oevermann,* Zeitschrift für Pädagogik, 31. Jahrgang, 1/1985, S. 77–95 (zitiert als 1985 a)

–: *Wie Schüler Erzieher werden. Studie zur Kompetenzentwicklung und fachlichen Identitätsbildung in einem doppelqualifizierenden Bildungsgang des Kollegschulversuchs NW,* Büchse der Pandora Verlags GmbH, Wetzlar 1985 (zitiert als 1985 b)

–: *Bürgerliche Kälte und Pädagogik. Moral in Gesellschaft und Erziehung,* Büchse der Pandora Verlags GmbH, Wetzlar 1994

–: *Wie mißt und wie stimuliert man moralische Urteilskraft? Von den Konflikten auf dem Weg zum guten und schlechten Menschen (Teil 1),* in: Pädagogische Korrespondenz. Zeitschrift für kritische Zeitdiagnostik in Pädagogik und Gesellschaft 18/1996, S. 49–71

–: *Wie lernt man kalt zu werden? Von den Konflikten auf dem Weg zum guten und schlechten Menschen (Teil 2),* in: Pädagogische Korrespondenz. Zeitschrift für kritische Zeitdiagnostik in Pädagogik und Gesellschaft, 19/1997, S. 34–59

–: Korrektur einer Auswertung und Verdichtung eines Verdichtungstypen, unveröffentlichtes Manuskript, Universität Gesamthochschule Essen 1998

– et al: *Szenariensammlung Stand 01.04.1996,* unveröffentlichtes Manuskript Universität Gesamthochschule Essen 1996

Heinrich, Martin: *Moralische Krisenerfahrung in Kindheit und Jugend,* unveröffentlichtes Manuskript, Universität Gesamthochschule Essen 1999 (zitiert als 1999 a)

–: *Zum Stand einer Theorie der Ontogenese Bürgerlicher Kälte. Oder: «Wie man kalt wird» (Teil 3),* in: Pädagogische Korrespondenz. Zeitschrift für kritische Zeitdiagnostik in Pädagogik und Gesellschaft, 24/1999, S. 5–29 (zitiert als 1999 b)

-: *‹Alle, alles, allseitig› zu lehren als uneingelöstes und uneinlösbares Versprechen der Pädagogik,* Dissertation, Universität Gesamthochschule Essen 2000

Höffe Ottfried (Hg.): *Lexikon der Ethik,* 5. neubearbeitete und erweiterte Auflage, Verlag C. H. Beck, München 1997

Horkheimer, Max: *Materialismus und Moral,* in: Gesammelte Schriften 1931–1936, Fischer Taschenbuch Verlag, Frankfurt 1988, S. 111–149

Hübinger, Hans-Dieter: *Aktuelle krankenhauspolitische Situation und Umsetzungsmöglichkeiten für die Pflege,* in: Die Schwester/der Pfleger 1/1997, S. 41–43

International council of nurses (ICN): *Ethische Grundregeln für die Krankenpflege,* 1973

Juchli, Liliane: *Krankenpflege. Praxis und Theorie der Gesundheitsförderung und Pflege Kranker,* 6. überarbeitete und erweiterte Auflage, Georg Thieme Verlag, Stuttgart 1991

–: *Pflege Praxis und Theorie der Gesundheits- und Krankenpflege,* 7. neubearbeitete Auflage, Georg Thieme Verlag, Stuttgart 1994

Kersting, Karin: *Patientenorientierte Pflege zwischen Anspruch und Wirklichkeit aus dem Erfahrungshorizont von KrankenpflegeschülerInnen,* Diplomarbeit, Universität Gesamthochschule Essen 1997

Knoben, Gerti; Wolff: *Burnout bei Schüler/innen einer Krankenpflegeschule,* Pflegezeitschrift 3/1994, Beilage Pflegeforschung, S. 15–20

Kohlberg, Lawrence: *Die Psychologie der Moralentwicklung,* Suhrkamp, Frankfurt 1997

Kruse Torsten; Wagner, Harald (Hg.): *Ethik und Berufsverständnis der Pflegeberufe,* Springer Verlag, Berlin 1994

Kuhmerker, Lisa; Gielen, Uwe; Hayes, Richard L.: *Lawrence Kohlberg. Seine Bedeutung für die pädagogische und psychologische Praxis,* Kindt Verlag, München 1996

Kurtenbach, Hermann; Golombek, Günter; Siebers, Hedi: *Krankenpflegegesetz,* 2. Auflage, Verlag W. Kohlhammer, Köln 1986

Lamnek, Siegfried: *Qualitative Sozialforschung, Band 2: Methoden und Techniken,* Beltz Psychologie Verlags Union, Weinheim 1995

Montada, Leo: *Moralische Entwicklung und moralische Sozialisation,* in: Oerter, Rolf; Montada, Leo, (Hg.) *Entwicklungspsychologie,* 3. vollständig. überarbeitete. und erweiterte Auflage, Psychologie Verlags Union, Weinheim 1995, S. 862–894

Nagler, Kerstin; Reichertz, Jo: *Kontaktanzeigen – auf der Suche nach dem anderen, den man nicht kennen will,* in: Aufenanger, Stefan, Lenssen, Margrit (Hg.): Handlung und Sinnstruktur, Kindt Verlag, München 1986, S. 84–122

Oevermann, Ulrich: *Kontroversen um sinnverstehende Soziologie. Einige wiederkehrende Probleme und Mißverständnisse in der Rezeption der ‹objektiven Hermeneutik›,* in: Aufenanger, Stefan; Lenssen, Margrit (Hg.): Handlung und Sinnstruktur, Kindt Verlag, München 1986, S. 19–83

–: *Zur Sache. Die Bedeutung von Adornos methodologischem Selbstverständnis für die Begründung einer materialen soziologischen Strukturanalyse,* in: Friedeburg, Ludwig von; Habermas, Jürgen (Hg.): *Adorno-Konferenz 1983,* 3. Auflage Suhrkamp Verlag, Frankfurt 1999, S. 234–289

–; Allert, Tilmann; Konau, Elisabeth; Krambeck, Jürgen: *Zur Methodologie einer objektiven Hermeneutik und ihre allgemeine forschungslogische Bedeutung in den Sozialwissenschaften,* in: Soeffner, Hans-Georg (Hg.): *Interpretative Verfahren in den Sozial- und Textwissenschaften,* J. B. Metzlersche Verlagsbuchhandlung, Stuttgart 1979, S. 352–433

Pollmanns, Marion: *Die Welt als Wille oder Widerwille,* unveröffentlichtes Manuskript, Universität Gesamthochschule Essen 1999

Reble, Albert: *Geschichte der Pädagogik,* 15. neubearbeitete Auflage, Klett-Cotta Verlag, Stuttgart 1989

Reichertz, Jo: *Die Objektive Hermeneutik – Darstellung und Kritik,* in: König, Eckard; Zedler, Peter (Hg.): *Bilanz Qualitativer Forschung,* Band II: *Methoden,* Deutscher Studien Verlag, Weinheim 1995, S. 379–423

Richter, Peter; Hacker, Winfried: *Belastungen und Beanspruchung. Streß, Ermüdung und Burnout im Arbeitsleben,* Robert Asanger Verlag, Heidelberg 1998

Roper, Nancy; Logan, Winifred W.; Tierney, Alison J.: *Die Elemente der Krankenpflege*, 2. Auflage, Recom Verlag, Basel 1989

Rumpf, Horst: *Didaktische Interpretationen*, Beltz Verlag, Weinheim 1991

Schneider, Gerald: *Strukturkonzept und Interpretationspraxis der objektiven Hermeneutik*, in: Jüttemann, Gerd (Hg.): *Qualitative Forschung in der Psychologie: Grundfragen, Verfahrensweisen, Anwendungsfelder*, Beltz Verlag, Weinheim/Basel 1985, S. 71–91

Schröck, Ruth: *Zum moralischen Handeln in der Pflege*, in: Pflege, Band 8, 4/1995, S. 315–322

Schwarzer, Ralf: *Psychologie des Gesundheitsverhaltens*, Hogrefe Verlag, Göttingen 1992

Schweppenhäuser Gerhard: *Die ‹kommunikativ verflüssigte Moral›. Zur Diskursethik bei Habermas*, in: Bolte, Gerhard (Hg.): *Unkritische Theorie. Gegen Habermas*, Dietrich zu Klampen Verlag, Lüneburg 1989, S. 122–145

Singel, Ralf: *Eine/r für alles – berufliche Sozialisationsprozesse der Schüler in der Krankenpflegeausbildung*, in: Bals, Thomas (Hg.): *Was Florence noch nicht ahnen konnte. Neue Herausforderungen an die berufliche Qualifizierung in der Pflege*, Bibliomed – Medizinische Verlagsgesellschaft mbH, Melsungen 1994, S. 77–115

Sutter, Hansjörg: *Bildungsprozesse des Subjekts. Eine Rekonstruktion von Ulrich Oevermanns Theorie- und Forschungsprogramm*, Westdeutscher Verlag, Opladen 1997

Timmerberg, Vera: *Zur Ontogenese bürgerlicher Kälte im Normbereich der Allgemeinbildung*, Diplomarbeit, Universität Gesamthochschule Essen 1999

Trockel, Birgit; Notthoff, Irmgard; Knäuper, Margret (Hg.): *Who is Who in der Pflege*, Verlag Hans Huber, Bern 1999

Tschudin, Verena: *Ethik in der Krankenpflege*, Recom Verlag, Basel 1988

Urbas, Lothar: *Die Pflege des Hemiplegiepatienten nach dem Bobath-Konzept*, Georg Thieme Verlag, Stuttgart 1994

Wagner, Peter: *Ausgebrannt. Zum Burnout-Syndrom in helfenden Berufen*, KT Verlag, Bielefeld 1993

Zegelin, Angelika: *Vorwort zur deutschen Ausgabe ‹Pflegeforschung›*, in: LoBiondo-Wood, Geri; Haber, Judith: *Pflegeforschung. Methoden – kritische Einschätzung – Anwendung*, Ullstein Mosby, Berlin 1996, S. V-IX.

Zegelin-Abt, Angelika: *Ethische Konflikte in der Pflege*, in: Die Schwester/Der Pfleger, 36. Jahrgang, 5/1997, S. 361

Zieger, Gabriele: *Ganzheitliche Pflege – Stationsalltag. Ein unvereinbarer Gegensatz?*, in: Krankenpflege 4/1992, S. 230–233

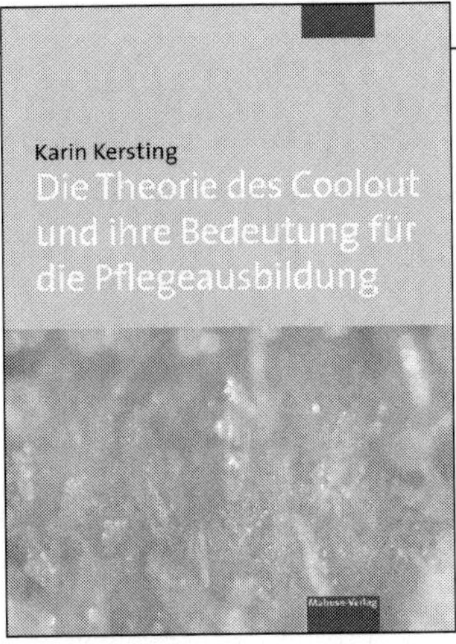
Karin Kersting
Die Theorie des Coolout
und ihre Bedeutung für
die Pflegeausbildung
Mabuse-Verlag



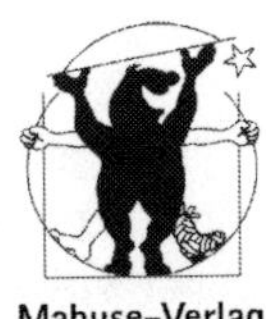
Mabuse-Verlag